重症超声

主　　编　刘大为　王小亭

副主编　晁彦公　张丽娜　张宏民　尹万红

主编助理　丁　欣

作者名单（按汉语拼音顺序）

柴文昭　北京协和医院　　　　刘大为　北京协和医院
晁彦公　北京华信医院　　　　刘丽霞　河北省第四人民医院
陈　焕　北京协和医院　　　　苗　齐　北京协和医院
陈　未　北京协和医院　　　　尚秀玲　福建省立医院
陈秀凯　北京朝阳医院　　　　汤　铂　北京协和医院
程　卫　北京协和医院　　　　王春鲜　北京平谷区医院
崔　嵩　大连中心医院　　　　王敏佳　浙江医院
丁　欣　北京协和医院　　　　王小亭　北京协和医院
杜　微　北京协和医院　　　　王晓猛　徐州市中心医院
段　军　中日友好医院　　　　武　钧　上海瑞金医院
方理刚　北京协和医院　　　　杨荣利　大连中心医院
关　键　北京华信医院　　　　尹万红　四川大学华西医院
何怀武　北京协和医院　　　　张宏民　北京协和医院
何　伟　北京同仁医院　　　　张丽娜　中南大学湘雅医院
黄道政　广东省人民医院　　　张　青　北京协和医院
李冬凯　北京协和医院　　　　赵　华　北京协和医院
李晗歌　北京协和医院　　　　朱　然　中国医科大学附属第一医院
李　莉　中南大学湘雅医院　　曾学英　四川大学华西医院
李梅玲　上海瑞金医院

人民卫生出版社

图书在版编目（CIP）数据

重症超声/刘大为，王小亭主编.—北京：人民卫生出版社，
2016

ISBN 978-7-117-23701-7

Ⅰ.①重…　Ⅱ.①刘…②王…　Ⅲ.①险症-超声波诊断

Ⅳ.①R459.7

中国版本图书馆 CIP 数据核字（2016）第 279605 号

人卫智网	www.ipmph.com	医学教育、学术、考试、健康，购书智慧智能综合服务平台
人卫官网	www.pmph.com	人卫官方资讯发布平台

重 症 超 声

主　　编：刘大为　王小亭

出版发行：人民卫生出版社（中继线 010-59780011）

地　　址：北京市朝阳区潘家园南里 19 号

邮　　编：100021

E - mail：pmph @ pmph.com

购书热线：010-59787592　010-59787584　010-65264830

印　　刷：保定市中画美凯印刷有限公司

经　　销：新华书店

开　　本：787×1092　1/16　印张：31.5

字　　数：767 千字

版　　次：2017 年 2 月第 1 版　2024 年 1 月第 1 版第 9 次印刷

标准书号：ISBN 978-7-117-23701-7/R·23702

定　　价：108.00 元

打击盗版举报电话：**010-59787491　E- mail：WQ @ pmph.com**

（凡属印装质量问题请与本社市场营销中心联系退换）

重症超声是重症医师在重症医学理论指导下运用超声技术，针对重症患者，问题导向的多目标整合的动态评估过程，是确定重症治疗，尤其血流动力学治疗方向及指导精细调整的重要手段。

刘大为

前　言

　　重症医学以令人瞩目的速度快速发展着，而其中最令人兴奋的事件之一是原本就已经存在，因为重症而焕发的超声技术，即重症超声（critical ultrasonography，CU）迅猛地在重症医学领域生根、发芽、结果，并成为重症医学科（intensive care unit，ICU）必不可少的诊疗工具。

　　重症超声不同于传统的诊断超声，实施者和影像结果解读者均为 ICU 医生，ICU 医生首先发现问题，然后将重症医学诊疗思路借助超声这一影像学工具在床旁实现，而不是借助中间人、借助影像学报告解决问题，也正是这个原因使得重症超声在重症领域得到迅猛发展，甚至从心、肺、血管逐渐发展为全身超声（whole-body ultrasound），而重症相关操作的可实施性与安全性也因为重症超声的介入而得到进一步发展。

　　在不远的将来，ICU 医生将会随身携带超声，或者在 ICU，甚至医院的每个角落里遍布超声，为随时可能出现的重症患者服务。重症超声将会借助超声新技术，同时从不断应用中创新性发展从而推动重症医学的变革。

　　本书针对重症医学的专业人员编写，对其他专业的医务人员在重症超声的学习上也有重要的帮助作用。本书的作者包括了我国重症医学的著名教授，更是包括了一些近年来在重症医学领域崭露头角，并"痴迷"于重症超声临床应用推广与科研创新的青年专家学者。作者们根据临床工作与重症超声应用的经验，大量查阅文献，力求从重症医学的角度，把重症超声相关的基础知识、临床实践技能、不同重症的应用特点、学术发展的重要位点等在全书中体现。

　　重症医学发展迅猛，因而重症超声发展也日新月异，所以由于时间与水平有限，书中一定有不当之处，恳请读者指正。

刘大为

2017 年 1 月

目　录

第二篇　重症超声的临床应用

绪　论

重症超声与重症

一、重症超声的历史

重症医学（critical care medicine）是研究任何损伤或疾病导致机体向死亡发展过程的特点和规律性，并根据这些特点和规律性对重症患者进行治疗的学科。中国重症医学的理念起步于 20 世纪 70 年代初期。随着第一个重症医学科病房（ICU）的建立及之后 ICU 逐渐在医疗工作中起到的不可比拟作用，重症医学已经成为中国医疗卫生系统中不可缺少的重要组成部分。今天，作为临床二级学科、具有丰富学术内涵的重症医学，正在系统化、规范化的道路上持续发展。在重要器官功能，如循环功能、呼吸功能、肾脏功能等器官功能的监测评估和支持方面，重症医学开始表现出自己明确的专业特点。其中，由于超声具有动态、实时、可重复的特点，不仅可以用于病情评估，还可以进行动态监测，与其他监测手段共同获得重症患者相关的重要监测和评估数据，为诊断与治疗调整提供及时、准确的指导。因此，由于重症医学的发展，赋予超声新的内涵和功能，被逐渐称为重症超声，正如《重症血流动力学治疗-北京共识》所述：重症超声是在重症医学理论指导下运用超声针对重症患者，问题导向的多目标整合的动态评估过程，是确定重症治疗，尤其血流动力学治疗方向及指导精细调整的重要手段。

重症超声的发展离不开重症医学理念内涵和技术的快速进步，正在影响着重症监测与支持技术应用的改变与发展。因为重症的特色是患者复杂的发病机制和瞬息的多系统多器官性损害，同时对治疗有着迅速的反应，超声作为重症患者监测评估的一部分，自身的快速发展一方面使重症患者的评估监测更加方便直观和准确；另一方面，如果没有对重症医学理念的深刻理解和对患者病情变化的细微观察和思考，超声技术就只能是技术的进步。

自 20 世纪 50 年代起，超声被逐渐广泛应用于疾病诊断、筛查和辅助治疗，大多由放射科医生和有资质的超声科医生实施。在之后近 20 年，随着一些临床医学学科的快速发展，因为超声床旁、可视、便捷和一些特殊评价监测功能，快速被临床医师认知而掌握应用。心脏超声在 ICU 中应用的发展非常具有代表性。早期在 ICU，心脏超声大多由心脏专科医生来做，主要目的是帮助诊断心血管疾病。当时，心脏超声被限制于检查心脏和大血管的解剖结构，快速准确地获得图像，有助于诊断一些急性心血管疾病，如心脏压塞、急性心肌梗死（心梗）的并发症、自发的主动脉夹层和创伤性主动脉损伤等。20 世纪 70 年代，随着漂浮导管作为重要的血流动力学评估工具进入临床，对重症患者循环功能的改变有了更深入的认识，更加具体地探寻到休克的血流动力学内涵；循环支持性治疗从根据血压、心率等常规指标，发展到可以直接面对心输出量、前负荷、后负荷等重要基本因素，乃至氧输送的精确指导，并将这些原本孤立的参数变成连续动态的、定量的指标，与治疗紧密联系。心脏超声因为二维技术联合多普勒模式来测量每搏量和心输出量与漂浮导管热稀释法测量非常一致，又因为本身无创的特点从而开始广泛应用。到 20 世纪 80 年代中期，一些 ICU 医生的先行者开始拓展应用心脏超声对血流动力学进行全面而详尽地评估。首先他们推荐在感染性休克和急性呼吸窘迫综合征（ARDS）的患者进行血流动力学评估，尤其是可以 24 小时随时进行和重复检查和评估，并且指导治疗。随后，由于在循环衰竭的诊断、评估和有助于治疗的一些经验的积累，尤其是经食管超声心动图（TEE）准确度的增加，逐渐对 ICU 中心脏超声的应用价值有了进一步的认识。但直到 20 世纪 90 年代，ICU 时刻存在的心功能评估需求和容量反应性理念的提出，同时，超声技术发展的参数准确地评估了 ICU 机械通气的感染性休克患者的心功能和液体反应性，从而进一步丰富了血流动力学内涵和评估手段。近年来，由于血流动力学从监测到治疗，以及重症血流动力学治疗的概念提出，再次推动了其在重症患者中的应用，与重症患者的治疗，尤其血流动力学治疗变得息息相关。

随着重症认识的不断深入，血流动力学的概念早已不仅限于循环的领域，而是深入到了重症患者的循环、呼吸、器官功能支持、感染控制等各个方面。呼吸困难是重症患者呼吸、循环受累的共同表现，是影响重症患者预后的独立危险因素。重症患者常见的肺部病变包括：肺水肿（心源性、容量过负荷和 ARDS）、肺部感染、肺栓塞、气胸及慢性阻塞性肺疾病（COPD）急性恶化等；肺部超声是近年来发展进步的评估、监测肺部改变，指导滴定治疗的有效工具，而在 1989 年 Lichtenstein 于法国 François Jardin 的 ICU 将肺部超声常规用于 ICU 之前，肺部超声一直是超声检查的禁区，之后他利用肺部超声的 10 大征象，基于对解剖、生理、病理生理、临床表现、传统影像学和呼吸困难的生物学特征制定了急性呼吸衰竭床旁肺部超声的诊断流程，在 3 分钟内通过对肺和深静脉血栓（deep venous thrombosis，DVT）的快速筛查，可以对 90.5% 的急性呼吸衰竭做出快速、准确的诊断，由此可以减少胸片和 CT 检查所致的放射性损伤，减少转运风险。肺部超声就像是一个可视化的听诊器，可以在床旁和重症发生的第一现场，快速清晰地提供重症患者的肺脏信息。

在过去的 25 年中，肺部影像，尤其是 CT 改变了对 ARDS 的认知。肺部病变具有多样性的特点，而在治疗过程中肺泡复张、过复张、不同呼气末正压（PEEP）诱导的肺部气化的改变，既往常常只能通过 CT 进行评估，临床难以进行广泛应用。而现在肺部影像手段已经从仅仅的肺部病理生理诊断工具发展成床旁监测技术，而肺部超声在床旁即可提供良好的评估监测。已有研究证实，肺水的半定量 B 超评分可以用于准确地对肺水的情况进行评估，并且与 CT 的结果有着良好的相关性。同时，肺部超声也可以用于监测评估机械通气的设置与肺部病变的相关性，最新的研究显示，运用超声指导最适 PEEP 的滴定与 P-V 曲线的低位拐点法相比相关性很好，仅略高于低位拐点法，这为指导 ARDS 的治疗提供了一条新的思路。对 ARDS 的认知与评价的进步促进了肺部超声的发展，从而有可能促进临床预后的改善。

　　多系统多器官损害是重症患者的特点，在损害发生的过程中各器官、各系统相互之间的关系密切，互相影响，互相促进病情改变。休克可以引起 ARDS，而 ARDS 又可以引起右心乃至肾脏等肺外脏器的损害；液体复苏是休克治疗的重要环节，但容量过负荷也会对于肺、肾脏等重要器官造成影响。重症超声不仅可以同时评估循环与呼吸的改变，还能够监测器官灌注的改变，并且可以动态地反复进行，进而准确指导治疗、滴定治疗。因此，重症超声在 20 世纪 90 年代后期迅速进入"全身超声"时代。以肾脏为例，它既是重症患者的常见受损器官，也是休克低灌注、脓毒血症乃至感染性休克时全身受累的前哨器官。因此在重症患者中，监测肾脏灌注的改变不仅有利于评估肾脏本身的灌注，还有利于评估整体的器官灌注状态，肾脏超声除了发现肾肿大以外，还能够发现肾动脉的阻力指数增加，据此可以评估肾脏损伤的严重程度。研究证实，这种改变在损伤的发生期和恢复期均早于肌酐的改变，较肌酐更为敏感。应用超声造影技术可以使得血管结构显影，利用特殊的影像模式或软件可以监测毛细血管水平的微循环情况，从而使得超声的监测可以涵盖微血管及微循环水平。

　　重症超声的发展也是重症超声培训规范化的过程，"让更多 ICU 医生获益，让更多重症患者获益"是重症超声规范化培训的宗旨。世界重症超声联盟（World Interactive Network Focused On Critical Ultrasound，WINFOCUS）在世界各地开办重症超声规范化培训班。从 2008 年前陆续发布了重症超声培训的指南，以及肺部超声、心脏超声、血管内导管置入的相关指南。2011 年，北京协和医院重症医学科携手 WINFOCUS 在中国开办了第一期重症超声培训班，并持续至今。近年建立更加符合中国 ICU 的培训课程，并逐渐完善课程内容和评价细则，培训课程包括基础班、进阶班和超声血流动力学培训课程。课程包括理论、实践、上机培训，以及可视化远程 ICU 病例讨论等。同期，欧洲开始出现由欧洲重症医学会组织的重症超声培训，并针对性制定了有关 ICU 的初级和高级心脏超声培训规范；稍晚些时候，在北美，2014 年前后，美国的重症医学会启动相关的重症超声培训，并逐步制定相关的指南和规范，其中包括有关重症经食管心脏超声的规范。总之，在全世界范围内，针对 ICU 的超声培训受到前所未有的重视。甚至在一些医学院校已经将包括重症超声在内的 POC（point of care）超声纳入医学生教育教学课程。卡罗莱纳州南部大学医学院在 2006 年，将 POC 超声作为医学院校医学生课程，贯穿大学 4 年，其结果发现，医学生很喜欢这样的教学，他们的超声成绩很好，而且由此提高了医学教育，他们相信这样的教学能够提高对患者的救治水平，改善医疗质量。随后，他们又做了一个 9 年的调查，得到了相似的结论。在美国的医学毕业生教育中，超声培训已经成为急诊住院医生的必修课程，而内科、普外、重症以及其他专业也强烈要求将 POC 作为其专业必修培训课程。目前，世界重症超声联盟已经与医学教育超声协会携手成立了世界医学教育超声协会，我们相信在不久的将来，医学教育将会因此发生革命性的改变。

　　重症超声的推广应该关注资源的存储与整合、培训与质量控制、专业化与重症超声的亚专业化以及广泛的国际交流与合作。资源存储是非常重要的环节，只有完整的合理的资料保存整理才是最后整合的基础，形式可多样，包括结合病例资源，以及网络资源和科学研究的资源的存储与整合。国际上重症超声培训越来越多，目前已有基本合理的培训体系，包括培训教材和不同的培训形式，因此，培训的过程管理和质控变得非常重要。培训是发展与推广的基础，而质量控制（质控）是可持续发展的动力。重症医学发展已经到了亚专业化的阶段，出现了重症呼吸、重症血液净化、重症营养和重症感染等亚专业，尽管均处于发展阶段，但重症超声作为多系统多器官评估的工具，作为重症医学的一个关键环节，进行专业化规范化发展也是必由之路。重症超声未来发展的关键在于重症医学的发展，在于国际交流与合作，包括临床、培训与科研的每个方面，要让中国重症超声发展就必须自我发展的同时增进国际交流与合作，让世界倾听中国的声音，让国内重症超声发展与国际同步，更期待部分领先于国际发展。最终，我们期望通过这种强制性、规范化的培训能够让所有的 ICU 医生在床旁常规应用重症超声，就像常规的物理检查，把它作为一项基本技能应用和服务于重症患者。

二、重症超声的特点

重症超声是由 ICU 医师操作的，在重症医学理论指导下的超声检查，既包括对患者主要问题的病因判断，又可在床旁对血流动力学各环节（前负荷、左右心功能等）、肺部气水比例的变化进行连续性评估。重症超声不是重症医生与超声操作本身的简单相加，而是在重症的思路指引下，二者结合产生的巨大化学效应：一方面使得重症医生获得更接近病情本质的指标，同时也使超声与临床治疗更紧密的结合。因此重症超声有其鲜明的特点。

1. "问题导向" 重症超声的一大特点就是以临床问题为导向。重症超声不是"常规"检查，该操作的始动因素是重症医生遇到的明确临床问题。也就是说临床医生在进行操作前往往都有明确的、需要判断和解决的临床问题。如对于新收入的休克患者，临床医生首先要解决的是判断休克病因、确定治疗方向，这时重症超声有助于快速、准确判断低血压的原因，如通过下腔静脉内径及变异度、左室舒张末面积大小等判别是否存在低血容量性休克；通过评价右室功能、左室收缩舒张功能判断是否存在心源性休克；通过评价股静脉血栓、右室大小、室间隔运动、肺动脉压力及心包积液等判断是否存在梗阻性休克。

2. "实时实地" 血流动力学治疗贯穿于重症患者治疗的各个环节，无论休克复苏、机械通气，还是持续肾脏替代治疗、严重感染的控制等，均离不开血流动力学治疗。而血流动力学治疗的最基本特征就是连续与动态。重症医生可以在重症患者管理的任何时间及治疗阶段对患者进行检查，找出关键环节，且可以对相应的治疗进行动态跟踪指导，"实时实地"解决重症患者的关键问题。"实时实地"的重症理念赋予超声更广阔的发挥空间，真正具有了重症的内涵。

3. 多系统整合 多器官功能不全是重症患者的常见临床表现，重症患者的治疗本身就是一个多系统评估和治疗的过程，所以重症超声也具有多系统整合的特点。重症超声可以在循环、呼吸、器官功能支持等各个方面发挥作用。更重要的是，其检查方法可以很好地融合到临床医生的诊疗思路过程中，起到多系统整合应用的作用。例如呼吸衰竭患者，肺部超声被认为可以敏感地监测肺部变化及气与水的平衡，动态和静态地分析肺部超声的伪像和实际图像准确诊断肺部疾病，同时还可以通过心脏功能及容量状态的评估，对肺水肿的原因进行鉴别。而休克患者除了对循环做细化的评估外，还可以对肾脏血流、肾动脉阻力指数等测量，明确肾脏的灌注情况，有利于从器官灌注的角度对休克进行管理。

4. 多目标流程化实施　重症患者的心功能处于变化之中，而每种心功能不全的处理方式均有不同，连续而无创的床旁超声评估，有利于及时地动态调整。而且超声的操作应根据患者的具体情况，确定目标，按一定流程及顺序进行。还是以休克患者举例，通过心脏超声评价，除外低血容量、梗阻因素及左室收缩舒张因素，考虑分布性休克，结合患者发热病史考虑感染性休克，进一步利用超声筛查感染灶，发现一侧肾盂扩张，考虑上尿路感染造成，继续明确病因发现肾结石。所以基于重症思路的目标顺序出现，指导超声操作，超声检查结果为下一目标的制订提供新的信息，使整个治疗按流程有序进行是重症超声的重要特点。另外，基于重症理念，由临床医生制定的针对特定临床情况的超声操作流程是超声多目标流程化实施的较好诠释。如针对心脏骤停患者的 FEEL 方案、针对呼吸困难评估的 BLUE 方案、针对创伤出血筛查的 FAST 等。

总之，伴随重症医学的发展与变革，借助重症超声临床与基础科研的发展，借助新技术、借助规范化培训和医学生教育，重症超声将持续、创新性的发展。

（刘大为　王小亭）

参考文献

1. Lamperti M，Bodenham AR，Pittiruiti M，et al. International evidence-based recommendations on ultrasound-guided vascular access. Intensive Care Med，2012，38：1105-1117.

2. Fragou M，Gravvanis A，Dimitriou V，et al. Real-time ultrasound-guided subclavian vein cannulation versus the landmark method in critical care patients：a prospective randomized study. Crit Care Med，2011，39：1607-1612.

3. Czarnik T，Gawda R，Nowotarski J. Real-time，ultrasound-guided infraclavicular axillary vein cannulation for renal replacement therapy in the critical care unit—A prospective intervention study. J Crit Care，2015，30：624-628.

4. Gurnaney HG，Maxwell LG，Kraemer FW，et al. Prospective randomized observer-blinded study comparing the analgesic efficacy of ultrasound-guided rectus sheath block and local anaesthetic infiltration for umbilical hernia repair. Br J Anaesth，2011，107：790-795.

5. Weinberger SE，Drazen JM. Diagnostic procedures in respiratory diseases//Kasper DL，Braunwald E，Fauci AS，et al. Harrison's Principles of Internal Medicine. 16th ed. New York：McGraw-Hill，2005：1505-1508.

6. Lichtenstein DA，Mezière GA. Relevance of lung ultrasound in the diagnosis of acute respiratory failure. The BLUE Protocol. Chest，2008，134：117-125.

7. Owan TE，Hodge DO，Herges RM，et al. Trends in prevalence and outcome of heart failure with preserved ejection fraction. N Engl J Med，2006，355：251-259.

8. Lichtenstein D. Whole body ultrasonography in the critically Ill. Berlin：Springer-Verlag，2010.

9. Lichtenstein D. BLUE-Protocol and FALLS-Protocoltwo applications of lung ultrasound in the critically Ill. CHEST，2015，147：1659-1670.

10. Vincent JL，De Backer D. Circulatory shock. N Engl J Med，2013，369，18：1726-1734.

11. Labovitz AJ，Noble VE，Bierig M，et al. Focused cardiac ultrasound in the emer-gent setting：a consensus statement of the American Society of Echocardiography and American College of Emergency Physicians. J Am Soc Echocardiogr，2010，23：1225-1230.

12. Vincent JL，Rhodes A，Perel A，et al. Clinical review：update on hemodynamic monitoring —a consensus of 16. Crit Care，2011，15：229.

13. Jones AE，Tayal VS，Sullivan DM，et al. Randomized，controlled trial of immediate versus delayed goal-directed ultrasound to identify the cause of nontraumatic hypotension in emergency department patients. Crit Care Med，2004，32：1703-1708.

14. 王小亭，刘大为，张宏民，等. 扩展的目标导向的心肺超声方案在感染性休克患者中的应用. 中华医学杂志，2011，91：1879-1883.

15. 王小亭，刘大为，张宏民，等. 改良床旁肺部超声评估方案对重症患者肺实变和肺不张的诊断价值. 中华内科杂志，2012，51：948-951.

16. Wang XT，Liu DW，HE HW，et al. Using critical care chest ultrasonic examination in emergency consulta-tion/a pilot study. Ultrasound med boil，2015，41：401-406.

17. 尹万红，周然，吴红，等. 目标导向重症超声在庐山地震创伤伤员应急救治中的作用. 中华医学杂志，2014，94：1135-1138.

18. Rossaint R，Bouillon B，Cerny V，et al. Management of bleeding following major trauma：an updated Euro-pean guideline. Crit Care，2010，14：R52.

19. Brenchley J，Walker A，Sloan JP，et al. Evaluation of focused assessment with sonography in trauma（FAST）by UK emergency physicians. Emerg Med J，2006，23：446-448.

20. Kirkpatrick AW，Sirois M，LauplandKB，et al. Hand-held thoracic sonography for detecting post-traumatic pneumothoraces：the Extended Focused Assessment with Sonography for Trauma（EFAST）. J Trauma，2004，57：288-295.

21. Dulchavsky SA，Henry SE，Moed BR，et al. Advanced Ultrasonic Diagnosis of Extremity Trauma：The FASTER Examination. J Trauma，2002，53：28-32.

22. Kanji DK，McCallum J，Sirounis D，et al. Limited echocardiography-guided therapy in subacute shock is associated with change in management and improved outcomes. J Crit Care，2014，29：700-705.

23. 刘大为，王小亭，张宏民，等. 重症血流动力学治疗—北京共识. 中华内科杂志，2015，54：248-271.

24. Bender SP，Rodriguez G. Focused echocardiography trainee curriculum and competency：demand outpacing training? Crit Care Med，2013，41：2063-2064.

25. Mosier JM，Malo J，Stolz LA，et al. Critical care ultrasound training：a survey of US fellowship directors. J Crit Care，2014，29：645-649.

26. Hoppmann RA，Rao VV，PostonMB，et al. An integrated ultrasound curriculum（iUSC）for medical students：4-year experience. Crit Ultrasound J，2011，3：1-12.

27. Hoppmann RA，Rao VV，Bell F，et al. The evolution of an integrated ultrasound curriculum（iUSC）for medical students：9-year experience. Crit Ultrasound J，2015，7：18.

28. Morris AE. Point-of-Care ultrasound：seeing the future. Curr ProblDiagnRadiol，2015，44：3-7.

29. 王小亭，刘大为. 重症超声：急性呼吸窘迫综合征诊治中的新手段. 中华内科杂志，2012，51（12）：539-540.

30. 王小亭，刘大为. 重视心脏多普勒超声在重症医学领域的应用. 中华内科杂志，2011（7）：539-540.

31. 王小亭，刘大为. 重症超声是整合重症医学的有力武器. 中华内科杂志，2013，52（08）：631-633.

第一篇

重症超声基础理论部分

第一章

重症超声基础知识

第一节　超声诊断的物理基础

我们生活在充满声音的世界里，鸟语虫鸣，管乐弦乐，歌声和语言……但是还有一些声音是人耳听不到的。人耳所能听到声波的频率范围通常在 20～20000Hz，频率高于20000Hz 的声波就叫做超声波（ultrasound）。

琴弦振动发出乐声，声带振动发出语声，超声波作为声波的一种，其本质也是机械振动波，和人耳能够听到的声波具有共同的物理性质。例如，必须通过弹性介质进行传播；在液体、气体和人体软组织中的传播方式为纵波；具有反射、折射、衍射和散射的效应；在不同介质中具有不同的传播速度和不同的衰减等。由于超声波方向性好、穿透力强，在无损检测方面有着非常广泛的应用，例如工业中的流量、液位测量，对材料的无损探伤等。医学中常用的临床超声检测，就是利用超声波的物理特性进行无损检测的一个重要方向。

若想理解临床超声图像，势必要理解超声波的物理特性和与周围介质的相互作用。重症医师还经常作为超声检查的执行者操作机器，获取图像，因此对超声基本理论的学习是非常必要的。由于本书面向的是医学专业人员，在超声物理原理方面的介绍将力求简明实用、通俗易懂。读者如对超声技术原理的细节有兴趣，可以参考超声学专业书籍。

一、超声成像的基市原理

1. 回声成像的基本原理　当声波遇到两种不同介质的界面时，一部分能量会穿透界面继续向前传播，剩下的能量将反射回声源形成回声（echo）。回声信号的延迟时间由声速和界面位置决定，其强度与界面的物理性质有关。因此，回声可以为我们提供生成图像所需的信息，这便是超声最基本的原理。在界面上未被反射的声波会继续向前传播，这一透射声波在到达下一界面会再次发生透射和反射。通过不同时间返回的回声信号，可以获知不同深度界面的情况。

在界面上反射超声能量与入射超声能量的比例由界面两侧介质的"声阻抗"（acoustic impedance）决定。声阻抗是介质的一种物理特性，对于同一种材料（介质、组织），声阻抗通常不会发生改变。界面两侧介质声阻抗的差异越大，反射信号越强，透射信号越弱。当界面两侧介质声阻抗相等时，声信号完全透过，不会产生反射。图 1-1-1 直观地反映了声信号垂直入射时，不同声阻抗介质界面上透射信号和反射信号强度的关系，以及反射信号到达时间与界面距离的关系。

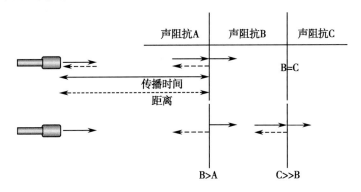

图 1-1-1　不同声阻抗介质界面透射信号和反射信号强度的关系

垂直入射时，如果在两介质的界面上，声阻抗没有差异，将不会发生反射。声阻抗的差异越大，反射回声源的超声波就越多。界面的距离可以根据超声波到达界面和返回声源的时间（延迟时间）计算得出。在软组织中，可以这样计算：到界面的距离（mm） = 传播的时间（μs）×0.77（mm/μs）（摘自 Levitov Alexander B，Mayo Paul H，Slonim Anthony D. Critical Care Ultrasonography. New York：The McGraw-Hill Companies Inc，2009.）

2. 超声模式的类型和成像过程　超声机实际使用的检测模式分为 A 型、B 型和 M 型。不同模式下，超声机发出超声信号的方式和对接收信号的处理和显示并不相同（图 1-1-2）。

A 型（amplitude mode）：即幅度调制式，又叫一维超声，显示单声束界面回声幅度，主要用于测量器官的径线，以判定其大小。可用来鉴别病变组织的一些物理特性，如实质性、液体或是气体是否存在等。此时，超声探头仅在一个方向上发出和接收超声信号，并将回声的强与弱以脉冲波形的幅度显示。

B 型（brightness mode）：即亮度模式，显示超声束扫描切面的回声图像。在这一模式中，超声探头在一个切面的各个方向上依次发出和接收超声信号，并将每个方向上的回声信号的强弱映射为亮度显示在屏幕上，并排列起来。这样屏幕上就可以得到由亮度表示回声强度的一个切面上的二维图像了。

M 型（motion mode）：即运动模式，可用于显示心脏各层次，如心脏房室壁、心脏瓣膜和大血管的运动。在这一模式下，超声探头仅在一个方向上发出和接收超声信号，并将回声信号的强与弱用亮度表示。这一测量反复进行，将测量结果按时间排列起来，可以得到一幅 Y 轴（垂直方向）代表软组织空间位置深浅，而 X 轴（水平方向）代表时间的二维图像。从这幅图像上，可以读出不同反射面随时间的变化，即不同位置的运动情况。

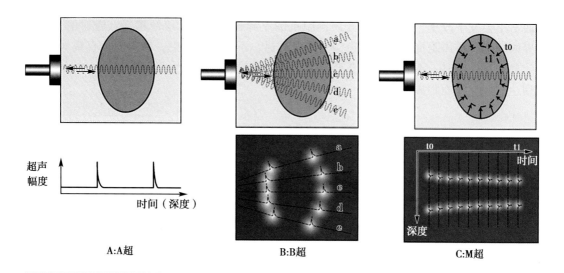

图 1-1-2　三种不同超声检测类型原理和相互关系的示意

图A、B、C分别示意了A型、B型和M型超声检查的原理。其中，图B和图C中的每条虚线相当于在对应方向上进行一次A型检测的检测结果。图C中，物体从to时刻的形状变化到了虚线表示的t₁时刻的形状。从三张图的对比可以看出，B型超声可以看作是把A型超声在一个平面不同方向上的检测结果结合起来，并将各方向上回声信号强度映射到亮度上进行显示的检测方法；而M型超声则是将同一个方向上不同时刻A型超声的检测结果按时间排列起来，并用亮度显示回声信号强度的检测方法

二、超声检查中的重要参数

1. 探头频率和分辨率　超声检查最后的输出结果为图像。图像的质量很大程度取决于成像的分辨率。对于常用的B超检查而言，其图像两个方向上的分辨率分别称为横向分辨率和轴向分辨率。物理上说，横向分辨率对应的是反射超声信号分辨出同一深度界面上细节的能力，而轴向分辨率对应的是对深度接近的不同界面所产生反射信号的区分能力。

和其他机械波一样，超声波的频率（f）、波长（λ）和声速（c）满足以下基本公式：

$$\lambda = c/f$$

由于在同一介质中声速是恒定不变的，因此声波的频率越高，其波长就越短；反之，频率越低，波长就越长。在其他物理条件相同的情况下，高频率的超声波能够在更小的物体上发生反射，即回声信号能够包含更小物体的信息，从而使解析出的图像具有更高的横向分辨率。图1-1-3阐释了这一现象。

当两个界面相距较远时，它们各自回声的延迟时间不同，将在图像上分别显示出来。但是，当两个界面离得较近时，它们各自的回声信号时间差异很小，致使在图像上分辨不出，看上去像是一个界面。两个界面能被分辨的最小间距被称为轴向（纵向）分辨率。高频超声的轴向分辨率优于低频超声的轴向分辨率。表1-1-1总结了高频超声与低频超声的特点比较。

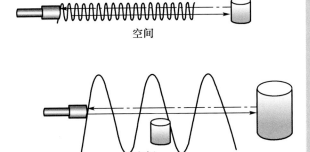

空间

空间

图1-1-3 波长、频率与图像分辨率的关系
波长越短、频率越高的超声可在更小的物体上发生反射，从而产生更好的图像。因为在某一介质内的声速是介质的固有属性，声波在某介质的波长与发射声波的频率成反比（摘自 Levitov Alexander B，Mayo Paul H，Slonim Anthony D. Critical Care Ultrasonography. New York：The McGraw-Hill Companies Inc，2009.）

表1-1-1 高频超声与低频超声的比较

	成像深度	衰减	成像质量	轴向分辨率	横向分辨率
低频（2M～5MHz）	深	低	较差	较低	较低
高频（5M～10MHz）	浅	高	较好	较高	较高

因此，在进行不同深度，不同分辨率需求的超声成像时，需要选用不同频率的探头进行检测。

2. 衰减、增益和动态范围 超声信号的响度与声波的振幅有关，其能量与振幅的平方成正比。在超声领域中，常用"输出增益"（output gain）或"声功率"（acoustic power）来反映输出超声信号振幅和能量的大小。和声波一样，超声信号的强度也会在介质中的传播过程中逐渐衰减（attenuation），即能量降低，幅度减小。这样的衰减是由于能量在传播介质中的散射和释放造成的。信号强度衰减的多少与声信号传播的距离以及信号频率相关。超声信号传播的距离越长，衰减越多，这一点很容易理解；而在同样的传播距离上，高频信号相较低频信号衰减得更多。为了便于理解，不妨想想我们在搓手时的状况：搓手频率越高双手越热，这是因为更多的能量由于摩擦转化为了热量，这与高频信号衰减较快的原理类似。

由于超声探头接收到的信号是发射信号经历了传播过程中衰减、反射，甚至多次反射后的回声信号，这一信号非常微弱。为了让回声信号构成的图像合理地显示在屏幕上，需要对这些信号做一些处理工作：

首先，由于接收信号非常微弱，需要对信号进行放大。对所有回声信号进行整体无差别放大的操作是通过调节"增益"（gain）实现的。由于回声信号的振幅反映在显示屏上是图像的亮度，提高增益将增加整个图像的亮度。

其次，由于信号在传播过程中的衰减，较深处的回声信号（返回较晚）与较浅处的回声信号（返回较早）相比，信号会不成比例地减弱。另外由于浅层界面的反射，到达深层界面上的信号本身较弱，即使在深层界面发生了较强的反射，也很难得到很强的回声信号。为了补偿这样的问题，需要对回声信号根据深度（到达时间）进行有区别的补偿（compensation）。这一调控方法被称为时间增益补偿（time-gain compensation，TGC）或深度增益补偿（depth-gain compensation，DGC）。

11

　　补偿结束之后，图像生成的基本信息已经准备就绪，接下来是图像的生成和显示。超声机屏幕显示（人眼可见）的亮度范围是有限的，生成图像时需要将不同强弱的信号使用不同亮度的点表示，即需要完成信号强度到亮度的映射，这一步骤被称为"信号压缩"。屏幕能够显示的（人眼可见的）最亮和最暗的点所对应的信号强度差，称为检测的"动态范围"（dynamic range）。当需要观察回声影像整体情况时，可以采用较大的动态范围，使图像包含所有不同强弱回声对应的亮度信息。这样做的缺点是图像对比度不高，可能会有回声强度接近的点映射到了相近的灰度上而难以区分。若需要区分亮度相近的点以观察细节时，可以缩小动态范围来增加图像对比度，但此时整体图像上亮度较高／较低的部分可能会落在动态范围之外，统一以最高亮度／最低亮度显示而无法观察。动态范围的数值需要根据实际情况进行调节。

　　3. 多普勒成像　1842 年的一天，奥地利一位名叫克里斯蒂安·多普勒的物理学家路过铁路，恰逢一列火车从他身边飞驰而过。他发现火车从远而近时汽笛声调变高，而火车从近而远时汽笛声调变低。研究后发现，这是由于振源与观察者之间存在着相对运动，使观察者听到的声音频率不同于振源频率。这就是多普勒现象。

　　对于定向声源发出声波的反射，若反射物向声源移动，声波将被压缩，其反射波频率升高（正向多普勒位移）；若反射物相对声源远去，声波将被拉长，反射波频率降低（负向多普勒位移）。在多普勒频移公式中，频移的大小与声源运动速度在声波发射方向上的分量相关，即与声源运动方向和声波发射方向夹角的 cosine 值成正比。因此，在夹角为 0°或 180°时频移最大，在夹角为 90°时频移为 0。

　　由于血管中的红细胞能够反射超声信号，因此可以通过比较从超声探头发射超声信号和由运动中红细胞反射的回声信号的频率差来测量红细胞的运动速度，即血液的流速（图 1-1-4）。

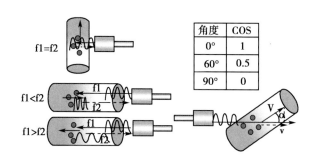

图 1-1-4　血液流速测定的原理

若红细胞朝向探头移动，反射信号的频率将比发射频率高（正向多普勒位移）。若红细胞远离探头移动，反射信号的频率将比发射频率低（负向多普勒位移）。多普勒位移的大小与反射器（红细胞）运动方向和声波发射方向的夹角有关（与夹角的 cos 值成正比）。当夹角呈 90°时，多普勒频移为零，无法计算反射体的运动速率。运动速率的计算在成角为 0°时最为准确（摘自 Levitov Alexander B, Mayo Paul H, Slonim Anthony D. Critical Care Ultrasonography. New York: The McGraw-Hill Companies Inc, 2009.）

在利用多普勒效应进行的超声血流测量中，有两种常用的方式：连续波多普勒（continuous wave Doppler，CWD）和脉冲波多普勒（pulsed wave Doppler，PWD）。在连续波多普勒方式下，超声探头发射和接收连续的超声信号，并通过对收/发连续信号频移的测量计算血流速度。连续波多普勒方式主要用于高速血流的定量分析，优点是能测量较高的血流速度（流速≥2m/s），缺点是由于使用了连续波测量，无法计算回声的延迟时间，因而不能提供距离信息。在脉冲波多普勒方式下，超声探头发出一系列脉冲超声波信号，并通过对回声时间和频率的测量计算位置和血流流速。脉冲多普勒方式的优点是能够与B超显像进行组合，精确测量特性位置的血流情况，缺点是由于脉冲时间短，获取信息较少，所能准确检测的血流速度有上限限制（流速 <2m/s）。

彩色多普勒血流显像就是以显示解剖结构的二维声像图为背景，对感兴趣的血流区域进行实时取样，把平均血流速度以彩色显示的一种检测方式。在彩色多普勒血流显像的影像中，红色代表血液流向探头，血流速度加快时颜色变成黄色。蓝色代表血流流离探头，血流速度加快时颜色变成天蓝色。

4. 人体组织的回声特点　人体组织可分成三类，第一类是气体和充气的肺，第二类是液体和软组织，第三类是骨骼和矿物化后的组织。

人体软组织与水的声阻抗相近。人体体液的一般性规律为：均质性液体，如胆汁、尿液为无回声；非均质性液体，如尿液中混有血液和沉淀，或囊肿合并出血或感染时，液体内回声增加；体液中含蛋白成分越多，声衰减越高。

人体组织和体液回声强度可分为高水平回声（强回声）、中等水平回声、低水平回声（弱回声）和无回声四级，可以简称为高、中、低、无四级。很高（很强）回声常伴声影，见于含气肺（胸膜-肺界面）、胆结石、骨骼表面（软组织-骨界面）；典型的中等水平回声（等回声）见于肝、脾实质；典型的低回声见于皮下脂肪；典型的无回声见于胆汁、尿液和胸腹水（漏出液）。高回声见于皮肤、肝脾包膜、血管瘤及其边界等。

表1-1-2归纳了人体不同组织的回声强度情况。

表1-1-2　正常人体不同组织回声强度举例

人体组织	回声强度
皮肤	中高回声
皮下脂肪组织	低回声
肝、脾实质	等回声
肾皮质	等回声（比肝脾实质回声略低）
肝、脾、肾包膜	高回声
胸膜-肺组织	极高回声伴声影

三、超声机的重要组成

（一）探头的基本原理

超声的基本原理就是超声波，超声探头发射超声波，发出的超声波经过组织后发生回波，回波再次作用于超声探头，探头内部的压电晶体就产生电流，产生的电流经过处理以图像形式显示到屏幕上，这是超声的最基本的原理。但是探头为什么能产生超声波，同时又能接收超声波？我们需要对超声探头内部做进一步的了解。

超声探头主要构件是压电晶体，压电晶体的一个非常重要的特性是在压电晶体两边加载电场（电压），压电晶体就会产生形状变化（压电晶体的厚度发生增加或减少），这种现象在物理学上称为"逆压电效应"。如果作用在压电晶体两端的电场不停发生变化，在这种作用下压电晶体的厚度也会随着电场的变化发生厚度的变化，压电晶体厚度变化导致压电晶体产生振荡，晶体振荡产生超声波。同时压电晶体厚度变化的幅度和作用于压电晶体的电压高低是相关的（一定的电压决定压电晶体变化幅度），压电晶体厚度的变化和产生的超声波的频率相关，不同的超声频率穿透组织的深度和清晰度明显不同，频率越高，超声的穿透性越低，但是清晰度越高；超声频率越低，组织穿透性越高，清晰度越低，这也是为什么对于不同的检查部位需要选择不同探头的原因。

探头不仅要产生超声波，同时超声波作用于人体后要产生回波，这种回波会作用于探头，探头的压电晶体在回波的影响下也会产生形变，这种形变导致压电晶体产生不同的电流变化，超声的这种作用在物理学上称为"正压电效应"。由于压电晶体的这两种特性（负压电效应和正压电效应），我们在实际应用时可以这样理解：探头的压电晶体在电场作用下产生超声波，这种超声波发出后作用于人体，超声波遇到的不同组织或器官会发生反射、散射、折射、吸收等，发射的超声波频率是固定的，但反射回来的超声波却不相同，由于不同组织和器官在人体的深度和产生（发射、散射、折射、吸收）也不一样。不同深度不同超声的信息转化成不同的图像信号。这种不同的超声信息显示的图像是不一样的。也就有了临床上用的强回声、弱回声、等回声、无回声。这些回声和器官组织直接相关，比如气体、骨骼表现为强回声，实体器官（肝脏、脾脏）等回声，液体、血液等为无回声。

以上介绍了超声探头产生超声波和接收超声波的基本原理，下面简单介绍超声探头的内部结构（图1-1-5）。将探头的不同的结构按照探头接触人体的距离由近到远分别介绍。

1. 声透镜　使压电晶体发出的超声波以汇聚的形式将超声波传入人体内，同时又可以将反射的超声波以汇聚的形式接受；主要作用是提高探头的灵敏度，同时起到防止水分、耦合剂等进入探头内部的作用。

2. 匹配层　如果压电晶体直接和人体接触因为声阻抗有很大的差别，这样超声波会产生发射，为了更好使超声传播及接收，就要添加匹配层使之更好地检查。匹配层的主要作用是提高探头的能量传出和接收；提高轴向分辨力；起到绝缘作用，防止电击伤发生。

3. 压电晶体　这是超声探头的主要构件，主要是产生和接收超声波，但是压电晶体机械强度

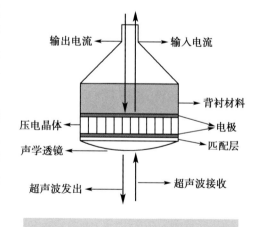

图1-1-5　超声探头的内部结构

低，受外力会导致损坏，所以在用探头检查时要轻拿轻放，防止由于机械力导致探头损坏。

4. 电极　位于压电晶体两侧，将银层涂到压电晶体两侧，然后连接到电极上，产生脉冲电压作用于压电晶体，导致压电晶体发生厚度变化从而产生超声波。同时脉冲间歇期压电晶体接受超声波时会产生电流变化通过电极转化成电流信号。

5. 背衬材料　由于压电晶体具有双向辐射作用，超声波可以向压电晶体双方向产生超声波，但是我们只需要向检查方向产生超声波。如果有反方向的超声波，会产生杂波，会对回波信号产生干扰。最好要消除探头后方的干扰，加入的这种材料称作背衬材料，主要作用是最大限度使向后发射的超声波消耗，避免对反射的声波造成影响，同时缩短压电晶体的振动周期。

6. 开关电路板　通过程序控制使不同的压电晶体完成发射组合及接收组合。

（二）探头的选择

临床上应用的探头很多种，但基本的工作原理是一致的。涉及重症超声的应用，目前能够应用到的探头有腹部探头、血管探头、心脏探头、食管超声探头等，根据不同的检查需求设计探头不同的形状（图 1-1-6）。

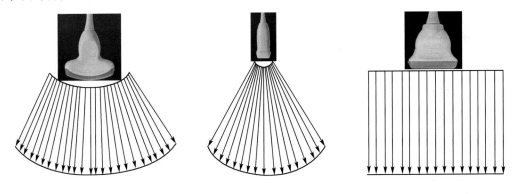

图 1-1-6　不同探头扫描的示意图

探头设计成不同的形状主要是为了不同部位的检查，腹部探头成弧形，扫描深度较深，范围比较广，如临床检查肝脏、脾脏；中间位心脏探头，探头比较小，便于从肋间隙检查心脏，同时检测深度较深；右侧探头为血管探头呈线性，深度较浅。需要强调一个概念，上述各种探头的称呼如上面所述是临床的称呼，实际上合理的称呼是探头的标注的赫兹数，同时也并不是腹部探头只能检查腹部、心脏探头检查心脏、血管探头检查血管。实际应用需要结合临床，如检查腹主动脉应用血管探头就不合适，腹主动脉比较深在需要腹部探头才能达到检查的深度，血管探头的深度达不到腹主动脉的深度。对于重症患者肺部检查是常规检查项目，上述探头都能检查，但是腹部探头和血管探头更为合适。探头的选择需要根据临床需要检查患者的部位、自身条件及经验而选择，并不是固定不变的。

目前大多数的超声机具有预设功能，根据不同的探头、组织特点、检查深度等条件提前选择探头的频率、深度等同时优化了图像的质量，可以在此预设条件下配好一定的测量条件，预设探头就可以满足一定的测量，这样减少了临床上检查调节机器的时间。所以我们在选择探头时，可以在选择探头后再做进一步选择，比如血管探头，可以选择检查动脉、静脉、甲状腺、体表等。由于不同的机型预设不完全相同，检查时根据检查部位，可以按设定好的预设条件进行选择。

由于超声机配有不同的探头，所以牵涉不同探头的切换问题。目前多数床边超声机并不是像超声科一样每台超声机具有探头转换架，在检查中如果需要更换探头时，需要按freeze键冻结图像才能更换探头。如果不进行上述操作探头是在加电状态，这种情况下很容易导致超声机或探头损坏，这一点需要每个临床医生注意，尤其是初学者。

（三）耦合剂的应用

超声波遇到空气会衰减得非常严重。如果探头直接接触人体表面，超声波也无法进入人体，那么超声波也不会产生回波用于检查，为了使超声波能够很好地进入人体就要消除这一障碍，就必须使用耦合剂才能完成超声检查。耦合剂是一种水溶性高分子胶体，中性，对人体无毒、无害、无刺激性、不易干燥、无油腻性。应用耦合剂主要是消除探头和人体之间空气屏障作用，有利于超声波进入人体，同时还起到超声检查时的润滑作用，所以耦合剂对于临床超声检查是不可缺少的一部分，而且耦合剂的质量优劣在一定程度上影响超声图像的质量。检查时可以涂到探头或是检查部位上才能进行超声检查。

临床上经常需要超声引导下操作。如果应用成品套装一般配有无菌套和无菌的耦合剂，然而临床上有时没有无菌的耦合剂应用，经常应用无菌手套套在探头操作，这样操作解决了探头的无菌问题。但是无菌手套和检查部位的接触部考虑应用碘仿或无菌生理盐水涂抹后才能得到清楚的图像。这种方法紧急情况可以考虑应用，条件允许建议使用无菌套装完成相关操作，上述操作不符合无菌的原则。

（李晗歌　王小亭）

第二节　重症超声检查优化图像获得的基本原则

超声检查的探头选择非常重要，根据不同的检查目的选择不同的探头，只有通过超声探头才能获得图像，图像质量和探头本身有关，同时通过各种调节也可以使得图像更符合我们的视觉要求，图像质量对临床判断非常重要，由于重症患者的自身特点导致临床图像质量差，通过图像优化可以使得图像清晰，这对于临床医生非常重要。

一、超声图像优化

图像质量和探头、超声机本身、耦合剂等有关。对于一幅图像需要进一步调节才能使得图像更清晰。清晰的图像是我们减少诊断错误关键的一步。如何使超声图像更清晰是涉及许多调节的问题，以下参数可以帮助我们调节，使得超声图像优化。

1. 输出功率　输出功率可以简单地认为是超声波发出的强度。输出功率越强，形成的超声图像整体亮度就会越高，这样会改善图像内部结构的清晰程度及细节，目前有预设功能的超声机实现预设条件的自动调节，同时使用者也可以通过功率和输出按键手动调节。需要强调的是输出功率过强会导致潜在的风险，尤其是敏感组织（胚胎），所以更安全的方法是增益的调节。

2. 深度（depth）　虽然不同的部位选择不同的探头，不同的探头预设了不同的深度，但是实际检查中预设的深度很难满足临床需求。临床检查过程中同样的部位，其大小、深度也许不尽相同，如肝脏检查时肥胖和瘦弱的患者检查的深度不一样，肝脏的体积也会随不同的病变发生相应的变化，比如肝硬化时，肝脏变小。这样，检查时就要调节检查目标的深度才行。我们调节深度的基本原则是检查者想观察的位置位于屏幕中央。同时屏幕周边有深度的信息，这样我们会更准确地调节深度。

3. 增益的调节（gain）　超声波发射出去，然后通过回波发射回来，这一过程会导致超声信号的衰减，距离越远衰减越明显，为了达到更好的视觉效果，必须调节，使回波信号在不同深度显示符合整体的观察，每个超声机都会对信号放大，使图像总体亮度发生变化，达到检查者的视觉要求，这就涉及增益的调节。增益的调节分为总增益调节和深度补偿增益调节。

（1）总增益的调节：调节超声机对接收信号的放大倍数，即决定接收的信号用什么灰阶来显示。机器预设的增益是固定不变的，这种增益很难满足所有患者的临床需要，必要时还需要使用者在检查过程中根据患者的实际需要做相应的调节，调节总增益按钮使得图像总体显示更清楚。需要强调的是总增益调节是图像整体的调节。

（2）深度增益补偿（depth gain compensation，DGC）：超声回波遇到不同的组织就会产生衰减，深度越深衰减越明显，补偿回波因探测深度的增加（或频率更换）造成的衰减。通过其不同深度调节达到图像整体显示更清晰。从而避免了由于回波衰减造成的图像不清晰。通过增益的调节使得超声图像显示更清晰，和总增益的区别是实现局部的调整。

不同超声机增益的调节不同，有的超声机通过旋钮调节（总增益、近场及远场）；有些超声机通过更多滑块按钮实现不同深度的调节，不同的滑块代表不同的深度增益调节，这样得到一幅图像后根据图像的位置选择相应的滑块，使图像局部更适应整体图像的要求，经过调节图像质量提高。

4. 频率的选择（frequency）　超声频率决定组织穿透力及分辨率。超声频率增加，穿透力降低，同时分辨率增强，如果超声频率降低则穿透力增强但分辨率降低。一般，探头的频率基本是固定的，但目前超声机同一个探头的频率在一定的范围可以做相应的调整，这样根据临床的需要选择合适的频率使得图像显示更为清晰。

5. 聚焦调节　声束聚焦的深度，此处的图像分辨力最佳。通过旋钮选择聚焦的位置，同时我们还可以选择多个焦点，但是最多选择 5 个焦点。焦点数目增多会导致帧频降低，使得图像连续性降低。

6. 扇形宽度　超声图像表现形式多呈扇形，扇形的超声图像是由众多相邻的扫描线组成的，数目多达数百条，可以应用线密度表示。相同的扫描线的条件下，扇形的角度小的图像比角度大的图像清晰，因为线密度增加了，提高侧向分辨率；如果线密度不变，扇形图像角度越大，所用的时间越长，帧频会降低，角度变小帧频提高。

7. 谐波成像（harmonic imaging，HI）传统超声采用的是线性声学规律，如果发射的频率是f0，经过人体内部发射或散射并被探头接收的回声信号也在f0附近的窄带信号，然而医学超声存在着非线性现象。简单说反射的频率除了基波 F0 外还有 2f0、3f0、4f0……这样的成分称为谐波，但是二次谐波 2f0 的能量最大，但二次谐波的强度随着深度的变化呈非线性变化，二次谐波开始随着距离增加而增强，达到一定距离后开始衰减。了解上述二次谐波原理后，我们可以进一步了解二次谐波的应用，主要原理是通过滤波技术把基波去除，使二次谐波成像。这样在近场的二次谐波很少，所以应用二次谐波成像后使其在二次谐波范围内成像，这样近场仅有很少的二次谐波，近场的伪像大大消除，图像质量提高。在临床具体应用中，20%～30%的患者由于肥胖、肺气肿、肋间隙狭窄、胃肠道气体的干扰等原因造成成像困难。采用二次谐波成像的原理仅接受和处理机体组织的谐波信号，通过改善组织对比分辨力提高图像清晰度。

8. 帧平均（frame average）帧平均指将连续数幅声像图信息叠加后取其均值显示图形。帧平均可使图像柔和，颗粒变细抑制微小回声的抖动（如噪声），数值越高图像越清晰，同时增加延迟。

9. 边缘增强技术（edge enhance）通过增强相应结构的边界的灰阶，使得组织细微差别及边界显示更加清楚。通过强化器官和血管间的界面来改变图像的质量。有些超声机可以调节焦点的数目及位置，使得图像显示更清晰。

10. 灰阶图（MAP图）灰阶图表示最亮和最暗之间的差异级别。级别越多图像越细腻，级别越少则图像越粗糙。我们可以根据图像情况及视觉习惯做出调整。

11. 空间复合成像　通过声束的偏转并多幅图复合成一幅图，以便提高图像分辨率和边界分辨率。通过调节使得图像边界更清晰、对比更分明。

12. 斑点噪声抑制（rejection）简而言之，斑点噪声抑制是指减少图像边界分辨的"雪花点"技术，也就是抑制斑点噪声造成对图像的影响。

13. 动态范围（dynamic range）如果图像只由黑和白组成，只有两种颜色图像会显得没有层次感，如果再继续将黑和白分类，就会使原来显示黑的图像显示为不同的黑色，白色也会显示不同的白色，图像会显得更加细腻，图像会产生层次感。

14. 线密度（line density）线密度指图像单位面积内穿过的超声线数。线密度越高，图像侧向分辨率越好，帧频降低，结构和细节会显示更清楚；线密度越低，图像侧向分辨率越低，帧频提高，更好地观察运动的部位。

15. 帧频（frame rate）帧频是指单位时间内获得图像的帧数。帧数越高则获得图像细节越好。超声获得图像首先能够获得一幅完整的图像，如果1秒内能够刷新多幅这样的图像就是帧数。随着时间的顺序逐渐放出来，利用人眼的视觉差就显示为动态的图像，而这种图像单位时间能够获得越多，图像也就越清晰逼真，表现为动态图像。

16. 放大功能（zoom）当一幅图像展示在屏幕上，图像某个局部显示较小，通过放大功能可以实现图像的局部放大。使得想要观察的部位放大利于临床观察需要。

上述是如何使2D图像优化的方法，目的主要是使图像显示得更清晰，一副图像的获得和机器本身有关，同时在现有条件下通过不同的调节键使图像进一步优化，达到检查者理想的视觉要求。这种优化图像的方式有时不是通过一种方法能够获得的，可以通过综合调节而实现。具体实施需要在临床中逐步摸索才能实现。

二、多普勒图像的优化

多普勒图像可以通过以下方式进行优化。

1. 脉冲重复频率（PRF & SCALE）选择不同的SCALE显示的血流速度是不同的，尤其是在血流有混叠时。选择的原则是，低速血流应用低SCALE，高速血流选用高SCALE，主要是根据临床的需要。通过选择使想看的血流显示更清晰。

2. 彩色增益（gain） 通过调节使得临床想要观察的血流显示得更清晰。

3. 彩色频率的调节 通过频率的选择使得需要观察的主要的血流显示得更清晰。

4. 焦点位置 通过调节焦点位于需要观察的血流的位置，使观察的血流显示得更清晰。

5. 取样框的偏转（STEER） 在同样的条件下，不同角度的取样框偏转显示的血流却不同。临床上取样角理论上要小于60°，如果超过60°测量会产生明显误差。

6. 取样框内的像素（pocket size） 提高超声血流色彩的敏感性和彩色平均的准确性，同时也降低了图像的帧频。

7. 帧平均（frame average） 平滑彩色多普勒。

8. 彩色线密度（line density） 采样窗内的扫描线数，线密度越高，彩色分辨率越好，帧频会越低。

9. 空间滤波（spatial filter） 平滑色彩，使图像显得更柔和。

10. 壁滤波（wall filter） 用于调整脉冲波或连续波多普勒低频信号的滤过频率的装置。低频信号多数来自于壁运动信号，诸如心房壁、心室壁、血管壁、瓣膜以及腱索运动等。为了不使其干扰频谱显示，宜将其滤掉，但同时也将导致一些与其频率相近的低频血流信号被滤掉，因此滤过频率的选择需视检测要求而有所不同，如检测低速血流（腔静脉、肺静脉、房室瓣）可选择200~400Hz，正常高速血流（心室流出道、半月瓣）可选择400~800Hz，高速射流（瓣膜狭窄、反流，心内分流的射流）则以800~1600Hz为宜，视需要而定。

11. 闪烁抑制（flash suppression） 抑制运动伪像。

12. 取样容积的调节（SV length） 取样容积是获得多普勒效应的窗口，其大小直接影响到血流的速度和血流量，小的取样容积用于动脉狭窄速度的准确测量；大的取样容积用于观察血流的方向及血流量的测量。

超声最基本的原理是超声探头的压电晶体发出超声波进入人体内部，经过人体后机体会产生回波作用于压电晶体产生电流信号，电流信号经过处理变成图像信号，图像质量和我们探头选择有关，也可以通过调节使图像变得清晰，图像调整并不是通过单一的调节按钮完成，有时需要通过多个的操作完成。最基本的按钮包括（深度、增益、局部放大）的调节，其他的按键需要在实践中逐步应用，实现图像的进一步优化。

（张 青 王晓猛）

第三节 重症超声的不良反应及预防

床旁重症超声在急诊和ICU等部门的应用日益增加，越来越为人们所重视。重症超声已成为急性呼吸衰竭、休克、心脏骤停等急重症疾患病因的高效、快速、无创诊断工具之一，在重症患者救治过程中起到重要的作用。但是，重症超声检查过程中一些潜在风险和问题往往容易被人们忽视。

一、院内感染的传播

如何控制院内获得感染是目前重症患者治疗的重大挑战。在重症超声检查过程中，通过潜在被污染的超声探头传播细菌已引起了人们的关注。特别在急诊的环境下，超声探头可能被患者皮肤、伤口、血液等污染，超声探头一般容易受到金黄色葡萄球菌污染，已有学者报道了超声检查凝胶污染相关的院内金黄色葡萄球菌感染的暴发流行。在重症超声检查过程中导致的院内感染扩散已成为不可能回避的问题。

目前关于重症超声检查过程中，超声探头的消毒流程尚未达成统一的标准。重症超声检查多为体表接触，探头的清洁和消毒是必需的，但针对携带耐药菌的重症患者，如何进行超声探头消毒仍是一挑战。Frazee 等提出了超声探头消毒三步法（干纸巾擦拭、盐水湿纸巾擦拭、含氨消毒液擦拭），其研究在实验模型中发现消毒三步法能有效地清除耐甲氧西林金黄色葡萄球菌（MRSA），而单纯的干、湿纸巾擦拭清洁探头虽能减少探头上的细菌量，但不能起到完全清除细菌的效果。此外还应注意到超声机器其他部位的细菌定植的可能：键盘、操作面板（键盘）、操作者手持超声检查的把持部位等。研究表明超声机器首次清洁消毒 7 天后出现细菌定植时较常见，而目前临床医生检查者除了超声探头消毒外，容易忽视超声机器其他部位的消毒清洁。

此外，在应用超声导引的穿刺时，对于穿刺前的常规定位，一般消毒即可；但穿刺过程中如果需要超声动态导引，对消毒无菌的要求则更高，现在已出现一次无菌的保护套膜和无菌性检查凝胶，有利于实现超声探头在无菌环境下动态对血管穿刺导引。关于重症超声检查过程中探头清洁消毒的流程仍需进一步研究证实，和更多临床证据来建立统一标准。

院内获得感染的问题，我们还应注意，重症超声检查过程通过超声探头传播细菌而获得感染的风险还是很低的，重症超声导引静脉置管，可以减少中心静脉置管时穿刺的次数，缩短置管时间，某种程度上还可以减少导管相关感染，起到院内感染防控的作用。

此外，对于重症超声检查过程中食管超声检查和视神经检查应特别注意消毒和感染防护。食管超声属于人体体腔内检查，进入食管接触食管黏膜，对超声探头的消毒级别应该更高，不同于常规体表超声探头的消毒，其消毒要求等同于胃镜、纤维支气管镜的消毒，并且检查前注意评估有无乙型病毒性肝炎、人免疫缺陷病毒（HIV）的感染，做好相应防护。而对于测量视神经直径来判断脑水肿情况，多应用在昏迷患者，检查过程中应加强眼睛的保护，预防结膜和角膜操作相关的获得性感染。

二、操作者的职业损害

关于重症超声检查导致操作者的职业损害，目前相关报道甚少。理论上，重症超声检查由于环境和条件等多因素的限制，其对操作者体位和姿势的要求更为苛刻，但检查时间相对较短。目前在常规超声检查中对操作者的职业性肌骨损伤已广泛被人们认识，从事超声检查工作的操作者多存在颈椎病、肩周炎、腰肌劳损、椎间盘突出、脊柱侧弯等疾病。超声工作者职业性肌骨损伤在国外也甚为普遍，现已得到超声工作者、超声医学专业协会及政府劳动保护部门高度重视，并且提出了相应预防措施。2010 年澳大利亚超声技师协会与澳大利亚超声医学会共同发布了关于降低超声工作者职业性肌骨损伤的联合指南,分别从工作环境、超声仪、检查床、超声工作者、雇主等多个方面提出比较完整的指导意见。这对重症超声检查的操作者值得参考,应注意自我保护,降低职业损害。结合并对照2010年澳大利亚超声技师协会与澳大利亚超声医学会发布的联合指南,重症超声检查者应加强职业防护,减少职业损害。

三、超声的检查环境

重症患者超声检查多在床旁进行,检查环境相对受限,根据不同检查需要并结合当时情况,将超声仪容易地移动到不同位置,重症超声机器的摆放相对灵活。操作者使用的支垫、耦合剂瓶架、备用超声探头和床上用品要放在就近位置,并易于取用。同时应配备洗手及超声探头清洗设施。

四、超　声　仪

根据检查需要选择不同型号和配置超声机器。目前出现便于会诊抢救用的迷你式-便携超声机器,大小等同于一般的宽屏手机。

五、检查的手法

检查时要时刻考虑到姿势。要避免弯曲、扭曲、过伸、提重、持续加压、手臂过度外展和不舒适的姿势。尽管不易做到,但交替采用坐位和站立扫描、改变扫描技术以及超声探头持握方式可能会有帮助。

六、职　业　防　护

操作者如果遭受疼痛或不适,应该寻求专业医学指导。重复过量的超声检查工作引起的肌骨损伤,通常在一天工作结束后或晚间才变得明显。而这些损伤常常需要很长时间才表现出来,如果能够得到解决,也需要很长时间。如果已经有慢性损伤,发生急性损伤时,其严重程度可能较重。适当的运动可以减少受损的概率,并可降低损伤严重程度,如参加伸展、强体与健身运动课程;遵守控制感染规定,预防交叉感染;应适当增加休息次数以减少疲劳与损伤,不要连续进行困难的检查而不休息。

（何怀武）

参考文献

1. Levitov A, Mayo PH, Slomim AD. Critical Care Ultrasonography. New York: The McGraw-Hill Companies, Inc, 2009.
2. 张缙熙,姜玉新. 彩色多普勒技术（CDFI）辅导教材. 北京:科学技术文献出版社,2005.
3. Weist K, Wendt C, Petersen LR, et al. An outbreak of pyodermas among neonates caused by ultrasound gel contaminated with methicillin-susceptible Staphylococcus aureus. Infect Control Hosp Epidemiol, 2000, 21: 761-764.
4. Rodriguez G, Quan D. Bacterial growth on ED ultrasound machines. Am J Emerg Med, 2011, 29: 816-817.

5. Frazee BW, Fahimi J, Lambert L, et al. Emergency department ultrasonographic probe contamination and experimental model of probe disinfection. Ann Emerg Med, 2011, 58：56-63.

6. Stone MB, Nagdev A, Tayal VS, et al. Ultrasonographic infection control practices in the emergency department：a call for evidence-based practice. Ann Emerg Med, 2012, 59：83-84.

7. Talan DA, Partida CN. Emergency department ultrasound infection control：do unto（and into）others. Ann Emerg Med, 2011, 58（1）：64-66.

8. 澳大利亚超声技师协会与澳大利亚超声医学会关于降低超声技师/超声医师（职业性）损伤的联合指南（2001 年 11 月制定，2008 年 7 月再确认，2010 年 7 月修订）. 中华医学超声杂志（电子版），2011, 8：656-661.

第二章

重症心脏超声基础理论

第一节　经胸心脏超声基本平面

一、基础知识

（一）心脏解剖

对心脏解剖的熟悉和掌握是学习心脏超声的基础。特别是心脏的位置、体表投影及心脏各结构毗邻关系，对于快速、准确地找到相应切面，清晰显示并辨认正常组织结构与病变等都非常重要。当为患者进行超声检查时，头脑中就要同时想象该患者的心脏形态、体表投影，构建患者胸腔内的心脏结构。本部分将围绕心脏解剖及体表投影做一简单介绍。

1. 心脏位置　心脏位于下纵隔、胸骨后正中偏左位置（图 2-1-1），形状类似顶点在心尖的三棱锥体，上与位于上纵隔的大血管相连，下卧于膈肌之上，前方为胸骨及肋骨，两侧及左后方有肺覆盖，因此在胸壁行超声检查时需避开胸骨及肋骨。当患者行呼吸机辅助正压通气时肺过度充气可能影响经胸超声从体表来观察心脏。

2. 体表投影　心脏在前胸壁表面的轮廓为心脏的体表投影（图 2-1-1），分右、下、左、上四个缘。右缘为胸骨右第 3 肋软骨至右侧第 6 肋软骨稍向右突出的连线；下缘为胸骨右侧第 6 肋软骨至胸骨左侧第 5 肋间锁骨中线内 0.5cm 左右心尖处的连线；左缘为心尖部到胸骨左缘第 2 肋软骨的连线；上缘为胸骨左侧第 2 肋软骨到胸骨右侧第 3 肋软骨的连线。具体情况因个体差异或病理状况的存在而有所不同。通常在胸骨左缘 3、4

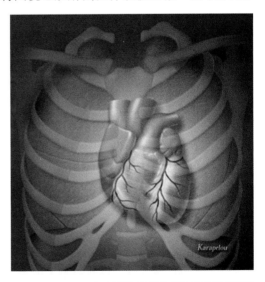

图 2-1-1　心脏的解剖位置

肋间寻找左室长短轴平面，心尖部寻找心尖四腔心平面。

3. 毗邻关系（图 2-1-2）心脏主要由三个面和四个缘组成，三个面为前（胸肋）面、左（肺）面和下（膈）面，四个缘为右缘、下缘、左缘和上缘。右房、右室位于心脏右前方，右心房构成心脏右缘，右心室构成了心脏的前面（胸肋面）及下缘；左房、左室位于心脏左后方，左房构成心底，左心室构成心脏左缘、下（膈）面及心尖。左房及右房外分别为左、右心耳。二、三尖瓣分别位于左、右房室交界处，肺动脉瓣位于主动脉瓣右前方，二者形成约 120° 夹角。右房上下有上下腔开口，左房后壁有左右各两个肺静脉开口。

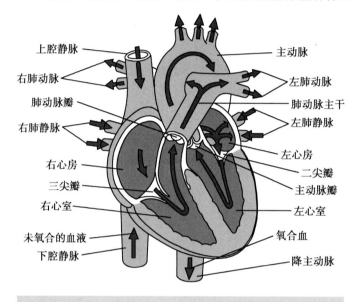

上腔静脉　主动脉
右肺动脉　左肺动脉
肺动脉瓣　肺动脉主干
右肺静脉　左肺静脉
　　　　　左心房
右心房　二尖瓣
三尖瓣　主动脉瓣
右心室　左心室
未氧合的血液　氧合血
下腔静脉　降主动脉

图 2-1-2　心脏的结构组成

对心脏位置、体表投影及三维解剖结构的掌握有助于快速而准确地在体表找到合适的声窗，从而获取想要的超声图像与信息。对心脏解剖熟悉的心脏外科医师，即使没有接受专门的超声培训，也可以在体表迅速找到所需平面。另外，当对心脏解剖的体表投影和毗邻关系掌握熟练之后，可以将心脏一些具体的解剖结构（如主、肺动脉及主肺动脉瓣、上、下腔静脉，二、三尖瓣及四个心腔）在体表投影中标识出来，这样更有利于应用经胸心脏超声快速准确地显示目标结构。

（二）超声轴向与平面

人体解剖通常采用矢状面、冠状面与横截面来定位，心脏解剖也有相应的三个平面（图 2-1-3）。由于心脏三个面与人体解剖的三个面存在夹角，因此通常采用长轴平面、短轴平面与四腔平面来描述心脏。心尖与心底的连线为心脏的长轴，所以长轴平面为与右肩和左腰连线平行而垂直于前胸壁下切的平面，与人体解剖的矢状面成约 45° 夹角；短轴平面为与左肩和右腰连线平行而垂直于前胸壁下切的平面，与长轴平面垂直，与人体解剖矢状面也成约 45° 夹角；四腔平面分为心尖四腔和剑突下四腔，该平面同时与长轴平面和短轴平面垂直，与人体解剖冠状面成一个较小的角度（图 2-1-3）。

长轴平面、短轴平面与四腔平面为经胸心脏超声的三个最基本平面，从这三个平面可以获得常规心超检查所需大部分信息。如果在这三个平面无法获取或图形质量差，或者患

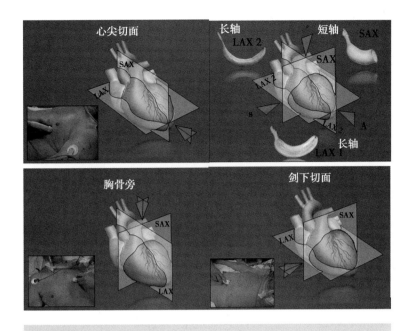

图 2-1-3　心脏解剖的平面

者病情需要更多信息的情况下才需要获取其他平面。掌握好这三个平面有助于对其他平面的获取与理解。

（三）检查方法

1. 标记点　经胸心脏超声探头使用频率在 3 ~ 5Hz 的相控阵探头，探头一端有凸起（或凹陷、标识等）为标记点，在屏幕显示的扇形图像定点的一端也有一个标记点与之相对应，也可在探头表面涂上耦合剂后用手指在一端轻点，看屏幕上显示来明确位置。明确标记点的位置有利于辨识探头下结构。

2. 检查方法　将患者置于平卧位或左侧卧位（垫高右肩）。左侧卧可使心脏贴近胸壁，有利于获取更加清晰的图像。将患者左臂抬起以增大肋间隙宽度、从而获得更好的声窗，减少肋骨干扰。检查时尽量在患者平静呼吸时获取图像，避免过度平移。由于前胸壁有胸骨、肋骨、肺等组织结构影响超声波透入的组织结构，为避开这些结构，需要在体表寻找特定部位进行检查。这些特定的部位叫做声窗，像一扇让超声声束透过的窗子，通常将探头置于胸骨旁、心尖、剑突下、胸骨上窝以获得所需平面（图 2-1-4）。

3. 获得理想图像　心脏超声采用滑、摇、倾、转四个基本动作获取图像（图 2-1-5）。滑：探头在胸壁表面滑动；摇：探头表面轻贴胸壁，尾部沿着探头长轴方向在所取切面的平面内摇动；倾：探头表面轻贴胸壁，整体在垂直于所取切面的平面内倾斜；转：探

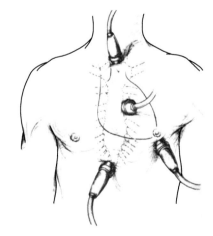

图 2-1-4　心脏超声的检查位置

头表面轻贴胸壁，以探头长轴中心线为轴，正或逆时针旋转。检查时在头脑中想象并重构出探头下心脏结构，先将探头置于相应的体表位置，通过滑动探头，在探头下方找到心脏图像和大致的平面位置，再结合四个动作调整探头获取想要的标准平面。调整探头时动作尽量小，每次一个动作，多平面逐步定位。在找到所需标准平面后，在超声机器上调节超声声束深度，使所需图像占据屏幕扇形区域的 2/3 左右大小，图像大小既不可太大，使周围结构缺失，也不可太小，而难以分辨相关毗邻结构。然后调整增益，使图像显示更清楚。在检查过程中随时关注屏幕上扇形区侧的标尺，可对心脏房室大小、壁的厚度等有一个初步的了解。

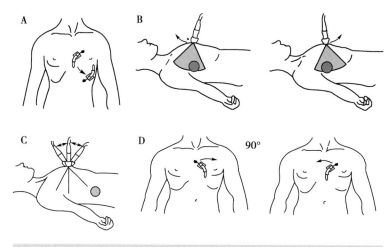

图 2-1-5　心脏超声获取图像的手法
A：滑：探头在胸壁表面滑动；B：摇：探头表面轻贴胸壁，尾部顺着探头长轴方向在所取切面的平面内摇动；C：倾：探头表面轻贴胸壁，整体在垂直于所取切面的平面内倾斜；D：转：探头表面轻贴胸壁，以探头长轴中心线为轴顺势正或逆时针旋转

二、经胸心脏超声基本平面

　　心脏大血管拥有复杂的三维立体结构，经胸心脏超声平面可以显示心脏大血管多个不同截面的二维结构。本部分对重症超声领域最常用的基本平面进行重点介绍。其中胸骨旁左室长轴、胸骨旁左室短轴及心尖四腔心三个平面最基本和重要，其他几个平面大多能从此三种平面中通过微调探头衍生出来，而这些基本平面还可以衍生出更多特殊情况下所需的平面。

（一）胸骨旁左室长轴平面（parasternal long axis view）

　　1. 标准平面的获取方法　探头置于胸骨左缘 2～5 肋间（多在 3～4 肋间）前胸壁区域内，标记点朝向右肩（图 2-1-6），探测平面基本与右肩到左季肋部连线相平行，声束指向患者后背方向。滑动探头找到长轴平面，通过摇、倾这两个动作小幅度调整探头以获得最佳图像，标准图像可见右室为一类棱形结构，最靠近扇形顶端，左室长轴、主动脉根部水平横于图像中，室间隔及左室后壁几乎平行，主动脉瓣、主动脉根部的管型结构、二尖瓣及左房切面均显示清楚。由于左室形态近似圆锥体，如果切面没有切到左室长轴的最大平面上，测量易出现明显误差，影响对左室大小、运动等指标的判断。因此在检查时采用倾斜探头的动作找到最大切面，并且用摇动探头的动作显示左室心尖部，清晰显示二尖瓣及主动脉瓣瓣叶找到最佳切面（图2-1-6）。

2. 平面结构及重症临床意义　平面结构（图2-1-6）：胸骨旁左室长轴平面显示的结构包括左室心腔、右室心腔、左心房、右室前壁、室间隔、左室后壁、主动脉根部、主动脉瓣、二尖瓣、冠状静脉窦及心包，多数情况下还可看到左室心腔内乳头肌及腱索结构。图像中内含血液的心脏房室腔及主动脉内为无回声的液性暗区，心室壁为内膜回声稍高、室壁心肌回声稍低的曲线带状结构，而心包及瓣膜为回声较强的结缔组织。可以看到图像左侧离探头从近到远（从扇形顶点到边缘）依次为右室前壁、右室心腔、室间隔、左室心腔、左室后壁及心包，图像右侧依次为右室前壁、右室心腔、主动脉、左心房，其中左房与左室间可见二尖瓣瓣膜，主动脉与左心室间可见主动脉瓣瓣膜，有时还可在左房与左室交接的二尖瓣瓣环根部看见一个小圆形无回声的冠状静脉窦开口，及左房后看到一圆形或椭圆形无回声的胸段降主动脉短轴。随着心室的收缩及舒张室间隔与左室后壁呈镜像运动，主动脉及二尖瓣依次开合。

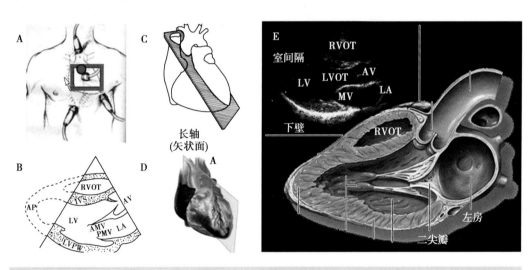

图2-1-6　胸骨旁长轴切面

A：胸骨旁左室长轴平面位置；B：显示结构：左室心腔、右室心腔、左心房、右室前壁、室间隔、左室后壁、主动脉根部、主动脉瓣、二尖瓣等；C、D：超声扫描的切面，简图与解剖图；E：超声图像与解剖图像的对比

临床意义：①观察及测量左、右心室及左心房大小及形态；②测量室间隔及左室后壁增厚；③观察有无心包积液，测量积液深度以半定性积液量；④观察有无因容量极度欠缺所致左室心腔收缩期游离壁与室间隔接触（KISS征）；⑤观察二尖瓣及主动脉瓣瓣膜状况及运动，有无增厚、钙化、僵硬及瓣膜狭窄（高速血流）或关闭不全（反流）征象等；⑥可采用M型超声简洁快速地获取左室射血分数（节段运动障碍患者不适用）。

（二）胸骨旁左室短轴平面（parasternal short axis view）

1. 标准平面的获取方法在获得胸骨旁左室长轴平面后，将二尖瓣调整至扇形图像从顶点发出的竖直中线上，稳住探头，顺时针旋转约90°（图2-1-7）使标记点朝向左肩（图2-1-8）可获得胸骨左缘短轴基底部平面。微微调整探头获得标准图像，以清晰显示左右心室截面及二尖瓣前瓣及后瓣鱼嘴状瓣膜活动为短轴基底部平面的标准。在此平面上，将探头尾部稍向下倾斜，探头超声束稍向前胸壁抬起，可以获得胸骨旁左室短轴乳头肌平面，也可直接向心尖部稍平移滑动探头获得此平面。标准平面为清晰显示两个贴壁的圆形乳头肌，分别位于3点及8点钟位置。在短轴乳头肌平面再将探头向心尖部平移滑动可获得胸骨旁左室短轴心尖部平面（图2-1-8）。

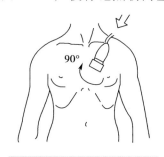

图2-1-7　胸骨旁短轴切面

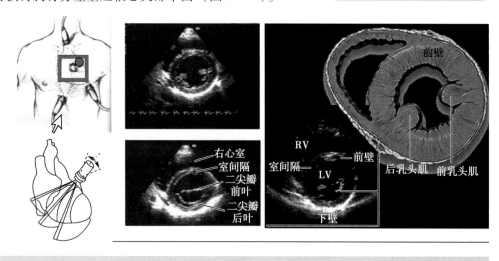

图2-1-8　胸骨旁左室短轴切面

2. 平面结构及重症临床意义平面结构（图2-1-8）：胸骨旁左室短轴平面包含基底部、乳头肌及心尖部三个平面，可显示右室及左室短轴，此时右室靠近扇形顶端，呈半月形或"C"形，左室在扇形图像边缘，右室下方，被右室包绕，呈满月形或"O"形，右室与左室联合起来呈典型"CO"征象，左室室壁可明显看到内膜回声较高而中间室壁心肌组织回声较低。另外，短轴基底部平面圆形的左室心腔中从上到下依次为二尖瓣前瓣和后瓣，二者组成"鱼嘴"形状的二尖瓣开口；短轴乳头肌平面可见圆形左室心腔内大致在3点和7点左右方向的前外和后内乳头肌；而短轴心尖平面中左室心腔内无任何结构显示。

临床意义：①观察左室收缩运动，通过左室圆形横截面是否能够向心收缩1/3，肉眼判断左室心肌收缩力有无受损；②观察右室大小及室间隔运动，判断有无右室明显扩大、有无因容量过负荷或肺栓塞所致右室压力过高的相关征象（如室间隔被推向左室所致的左室收缩/舒张期D字征）；③基底部平面可显示二尖瓣前瓣与后瓣组成的二尖瓣口鱼嘴状开合运动，可判断有无二尖瓣瓣膜改变、测量瓣口面积从而判断有无二尖瓣狭窄；④乳头肌平面可见前外及后内乳头肌，是观察左室收缩运动协调性的最佳平面；⑤可通过短轴的三个平面观察有无室壁节段运动障碍（参照左室17节段）、判断有无心肌梗死的发生及根据冠状动脉（冠脉）对不同阶段左室室壁的供血情况估计受累冠脉。

（三）心尖四腔心平面（the apical four-chamber view）

1. 标准平面的获取方法　获得胸骨旁左室长轴平面后将探头向心尖部持续滑动，直至心尖显示在探头正下方中线即扇形图像顶点处，将探头顺时针旋转使探头标记点朝向患者左侧（图2-1-9），将探头尾部下压，可获得心尖四腔心平面；或者直接在心尖搏动处，超声束垂直于长轴平面并与冠状面略成角度，标记点朝向患者左侧获得此平面。标准图像为心尖部显示在扇形顶点处，室间隔竖直位于图像正中，与二、三尖瓣连线呈十字交叉，二尖瓣及三尖瓣瓣膜及左心室内膜显示清晰。正常情况下左室呈椭圆形或子弹形，右室呈三角形，双房呈卵圆形。左房长轴约占左室1/2（或占整个图像长度的1/3），在此平面要避免在十字交叉处出现主动脉根部影像而变为五腔心平面，并且若心尖部过于圆钝或左右心尖部没有接触，可尝试向下移动一个肋间再次观察。

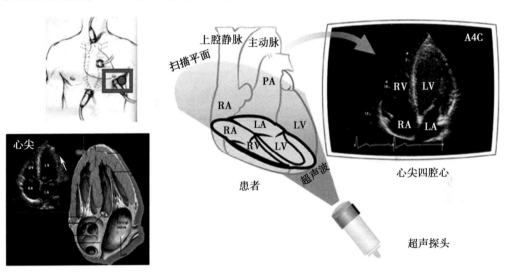

图2-1-9　心尖四腔心平面

2. 平面结构及重症临床意义　平面结构（图2-1-9）：心尖四腔心平面结构在扇形左侧依次为右心室、三尖瓣、右心房，中间为室间隔及房间隔，扇形图像右侧依次为左心室、二尖瓣及左心房，有些情况下在左心房外侧可见降主动脉短轴的圆形无回声暗区。图像中左室呈椭圆形或子弹形，右室呈三角形，左心房长轴约占左心室长轴的1/2，有时在左房上可看见肺静脉开口。左心室的两个壁在图像上从左到右依次为后间壁及侧壁。由于体循环压力明显高于肺循环压力，左心室做功大于右心室，因此左室室壁直径是右室室壁的2倍。

临床意义：①观察左心室、右心室、左心房及右心房的形态、大小，是否有右心增大、心尖球形心等改变；②观察室间隔及房间隔形态及血流有无异常改变，由于室间隔与房间隔与超声束方向一致，有时可发生回声失落，即在室间隔、房间隔上发现一段类似缺损的征象，要注意与真正的室缺与房缺相鉴别；③测量心肌收缩力评估指标，如辛普森面积法测量左室射血分数，评估心脏整体收缩功能，组织多普勒 S 峰、MAPSE 和 TAPSE 评估心室纵向收缩功能等；④测量二、三尖瓣血流频谱 E、A 峰及组织多普勒 E'、A' 峰或肺静脉血流指标等判断心室舒张功能，估测肺动脉楔压（PAWP）；⑤评估二三尖瓣有无瓣膜狭窄或反流，观察有无瓣膜病变及赘生物等；⑥观察室间隔运动及左室后间壁及侧壁的节段运动。

该平面是经胸心脏超声测值的最常用平面，也是能评估心脏收缩舒张功能、获取信息最多的一个平面。

（四）心尖五腔心平面（the apical five-chamber view）

1. 标准平面的获取方法　获得标准心尖四腔心平面后，探头位置不动，将探头尾部稍下压，同时探头的超声束向前胸壁稍上抬，使第五个心腔（即左室流出道和主动脉根部）出现在图像四个心腔的结合处（图 2-1-10），以在心尖四腔心基础上清晰显示左室流出道的管型结构及主动脉瓣根部的影像为标准。

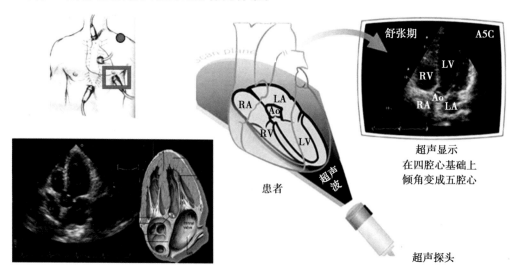

图 2-1-10　心尖五腔心平面

2. 平面结构及重症临床意义　从此平面（图 2-1-10）除了可以看到四腔心的相关结构外，可看到左室流出道的管型结构及主动脉瓣结构，主动脉根部位于两个心房之间，主动脉根部可见主动脉瓣，左室流出道位于室间隔与二尖瓣瓣叶相接的部位。在此平面可以观察主动脉瓣反流、测量主动脉血流峰速度、速度时间积分等指标，并可以以此计算每搏量及心输出量，还可在特定情况下通过计算主动脉血流峰值变异或速度时间积分变异辅助判断患者容量状况。

（五）心尖两腔心及心尖左室长轴平面

1. 心尖两腔心平面　在心尖四腔心平面将左室移动到图像中线上，逆时针旋转探头 60°，使标记点接近竖直朝上，并且超声束基本平行于室间隔，可获得左室及左房组成的心尖两腔心平面（图 2-1-11）。可见左心室、二尖瓣、左心房、乳头肌及肺静脉等结构，而完全没有右心的图像，左心室两个壁在图像上标记点一侧为前壁，另一侧为下壁。此平面也可观察左室、左房的形态、大小，室壁厚度，二尖瓣情况及左室前壁及下壁节段运动。

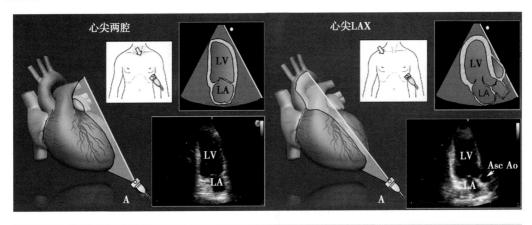

图2-1-11 心尖两腔心及心尖长轴切面

2. 心尖左室长轴平面 在心尖四腔心平面将左室移动到图像中线上，逆时针旋转探头120°（或在心尖两腔心基础上逆时针旋转探头60°），可见左室、左房、主动脉流出道及主动脉根部组成的心尖左室长轴平面（图2-1-11）。该平面与胸骨旁左室长轴平面显示的结构类似，但图像逆时针旋转了90°，使心尖处于扇形的顶点位置。当在心尖四腔心平面测主动脉血流指标有困难时可尝试在此平面进行主动脉血流的测量。左心室的两个壁在图像从左到右依次为后壁和前间壁，该平面也可观察左室此两个心室壁的节段运动障碍。

（六）主动脉瓣短轴及右室流入流出道平面

1. 标准平面的获取方法 在胸骨旁左室长轴平面将主动脉瓣移动至扇形图像由顶点发出的中线上，顺时针转动探头约90°，使标记点朝向左肩（图2-1-12）可获得主动脉瓣短轴平面，对心脏解剖足够熟悉者也可在前胸壁主动脉瓣投影处直接寻找主动脉瓣短轴平面。在主动脉瓣短轴平面小幅度调整探头可分别获得右室流入流出道、肺动脉及其分叉平面。主动脉短轴平面以图像正中清晰显示主动脉瓣短轴三个瓣叶结构，周围可见右房、右室、左房及肺动脉主干等结构为标准；右室流出流入道平面及肺动脉主干平面分别以能清晰显示三尖瓣、肺动脉瓣处结构及肺动脉主干和左右分叉处结构为标准。

2. 平面结构及重症临床意义 平面结构（图2-1-12）：主动脉瓣短轴和右室流入流出道平面主动脉瓣短轴位于图像正中，可见主动脉瓣三个瓣叶开放时呈三角形，关闭时呈"Y"字形结构。主动脉瓣左侧为右心房，右房上缘为三尖瓣，连接的位于主动脉瓣上方、扇形顶点的结构为右室，往右是肺动脉瓣及肺动脉主干，图像右侧肺动脉主干往下是左、右肺动脉分叉，主动脉瓣正下方为左心房。

临床意义：①图像正中可见主动脉瓣及三个瓣叶，可评估主动脉瓣开合状况及有无增厚、钙化、赘生物等，可测量主动脉及肺动脉宽度，以判断有无肺动脉高压；②若于心尖四腔心平面进行三尖瓣血流测值质量不佳，可尝试在此平面测量；③怀疑大面积肺栓塞时，可尝试在此平面观察肺动脉主干或左右肺动脉分叉处有无栓子；④观察有无房间隔缺损；⑤有时可以看到先天性心脏病动脉导管未闭的血流改变。

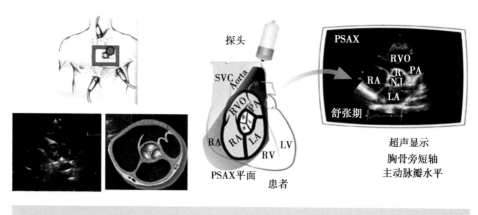

图 2-1-12　主动脉瓣短轴平面

（七）剑突下四腔心及剑突下下腔静脉纵轴平面

1. 剑突下四腔心平面　探头置于剑突下，标记点朝向患者左下方（图 2-1-13），超声束朝向左肩和心脏方向，超声束垂直于左室长轴。如图 2-1-13 所示，可见剑突下四腔心平面在扇形图像右侧，肝脏在扇形图像左侧，靠近肝脏的心腔为右室与右房，而远离肝脏的心腔为左室与左房，其形态结构与心尖四腔心相似，相当于将扇形图像上心尖四腔心图像顺时针旋转约 45°获得。

此平面可能会高估右室大小。但其不受胸骨、肋骨及肺的影响，当其他平面无法获得或所获图像质量差时，通常可在此平面获得良好的四腔心图像。此外，在此平面还可以调整探头获得左室长短轴、主动脉瓣短轴、双腔静脉、肺动脉-右室等平面，有利于多角度了解心脏。但此平面只能主观观察心室形态大小、室壁运动及血流，诸多指标的测量缺乏参考值，故一般不作测量。另外，当肺部病变使纵隔移位、心脏位置移动到右侧时，前胸壁及心尖处可能无法看到心脏各平面图像，此时可尝试在剑突下寻找心脏位置，再在前胸壁相应区域寻找平面。

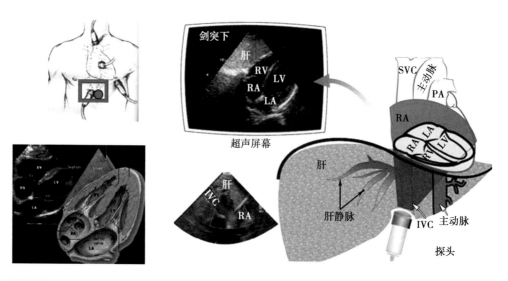

图 2-1-13　剑突下四腔心及下腔静脉纵轴平面

2. 剑突下下腔静脉纵轴平面　将剑突下四腔心平面中下腔静脉入右房开口处移动至图像中线位置，逆时针旋转探头使标记点朝向头侧（图 2-1-14），可见下腔静脉及肝静脉于下腔静脉的汇入口显示在图像中，即为剑突下下腔静脉纵轴平面。扇形图像的左侧依然为肝脏。标准图像为下腔静脉长轴平行横卧于扇形图像远处 2/3 的位置，静脉管腔两个壁显示清楚，并且可以看到下腔静脉向扇形图像右侧汇入右房的开口及肝静脉汇入下腔静脉的开口。此平面可以通过测量下腔静脉宽度及变异评估患者容量，并可观察腹主动脉有无夹层等。

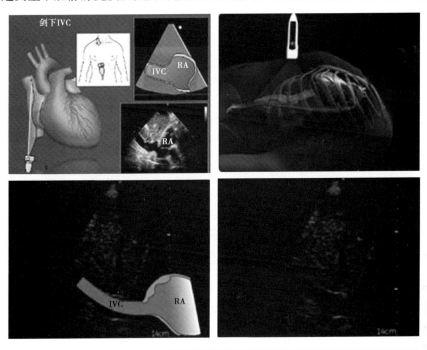

图 2-1-14　剑突下下腔纵轴平面

（八）胸骨上窝主动脉长轴平面

将探头置于胸骨上窝，超声束指向左后下方的心脏方向，超声束平面与主动脉弓长轴平行，与人体解剖的冠状面及矢状面成一定夹角。标准平面（图 2-1-15）为清晰显示升主动脉、主动脉弓及其分支、降主动脉、右肺动脉、部分左房及肺静脉等结构，其中靠近扇形定点的拱形结构为主动脉弓，有时可观察到向上的三个分支血管：无名动脉、左颈总动脉和左锁骨下动脉，主动脉弓包绕的结构为右肺动脉截面，再往下是左房的部分结构及左右各两支的肺静脉。此平面可观察主动脉弓夹层及一些先天性心脏病改变等，在重症

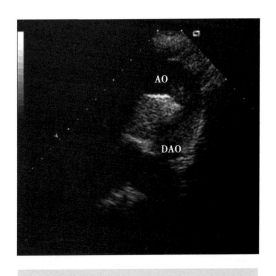

图 2-1-15　胸骨上窝主动脉长轴平面

超声中使用较少。

经胸心脏超声基本平面的位置、标准及意义参见表2-1-1。

表2-1-1 经胸心脏超声基本平面的位置、标准及意义

基本平面	位置	标准	临床意义
胸骨旁左室长轴平面	胸骨旁第3、4肋间，标记点指向右肩	右室为一类梭形结构，最靠近扇形顶端，左室长轴、主动脉根部水平横于图像中，室间隔及左室后壁几乎平行，主动脉瓣、主动脉根部的管型结构、二尖瓣及左房切面均显示清楚	左右心室、左房大小及形态，室间隔及左室后壁厚度，心包积液，KISS征，二尖瓣及主动脉瓣，左室射血分数（节段运动障碍患者不适用）
胸骨旁左室短轴平面	胸骨旁长轴切面顺时针旋转90°	显示右室及左室短轴，此时右室靠近扇形顶端，呈半月形或"C"形，左室在扇形图像边缘，右室下方，被右室包绕，呈满月形或"O"形，右室与左室联合起来呈典型的"CO"征象	左室收缩力、收缩运动协调性，右室大小及室间隔运动，左室收缩/舒张期D字征，二尖瓣狭窄，左室室壁节段运动障碍
心尖四腔心平面	心尖搏动处，朝向患者右上方指向心底	左右室心尖部接触显示在扇形顶点处，左室呈椭圆形，右室呈三角形，室间隔竖直位于图像正中，与二、三尖瓣连线呈十字交叉，左房约占左室1/2（或占整个图像长度的1/3），二尖瓣及三尖瓣瓣膜及左心室内膜显示清晰	房室形态、大小，右心长大，心尖球形心，室间隔及房间隔缺损，左室射血分数，组织多普勒S峰，MAPSE，TAPSE，测量二、三尖瓣血流频谱E、A峰，组织多普勒E'、A'峰，肺静脉血流指标，左心室舒张功能，估测PAWP，二、三尖瓣狭窄或反流
心尖五腔心平面	探头尾端下压，超声束向前胸壁上抬	在心尖四腔心基础上清晰显示左室流出道的管型结构及主动脉瓣根部的影像	主动脉峰流速、速度时间积分，计算每搏量及心输出量，通过主动脉血流变异指标判断患者容量状况
心尖两腔心及心尖左室长轴平面	心尖四腔心平面逆时针旋转60°和120°	前者标准同四腔心左心室侧的描述，后者在胸骨旁左室长轴描述基础上顺时针旋转90°	前者：左室、左房的形态、大小，室壁厚度，二尖瓣及左室前壁及下壁节段运动；后者：主动脉血流测值
主动脉瓣短轴及右室流入流出道平面	胸骨旁左室长轴平面将主动脉瓣移至中线后逆时针旋转90°	前者以图像正中清晰显示主动脉瓣短轴三个瓣叶结构，周围可见右房、右室、左房及肺动脉主干等结构；后者以能清晰显示三尖瓣、肺动脉瓣处结构及肺动脉主干和左右分叉处结构为标准	主动脉瓣状况，三尖瓣血流测值，肺动脉主干栓塞，房间隔缺损，动脉导管未闭

续表

基本平面	位置	标准	临床意义
剑突下四腔心及剑突下下腔静脉纵轴平面	探头置于剑突下朝向左肩及心脏位置；此平面逆时针旋转90°得下腔静脉长轴平面	前者以心尖四腔心平面描述基础上将扇形图像上心尖四腔心图像顺时针旋转约45°；后者为下腔静脉长轴平行横卧于扇形图像远处2/3的位置，静脉管腔两个壁显示清楚，并且可以看到下腔静脉向扇形图像右侧汇入右房的开口及肝静脉汇入下腔静脉的开口	前者：其他平面图像质量不佳时，此平面能获得良好的四腔心图像，并可以获得几乎所有其他平面的替代平面；后者：通过测量下腔静脉宽度及变异评估患者容量，腹主动脉夹层
胸骨上窝主动脉长轴平面	探头置于胸骨上窝，超声束指向左后下方的心脏方向，超声束平面与主动脉弓长轴平行	清晰显示靠近扇形定点的主动脉弓拱形结构及其分支、右肺动脉、部分左房及肺静脉等	主动脉弓夹层及一些先天性心脏病改变

（尹万红）

第二节　经食管心脏超声基本平面

一、概　　述

经食管心脏超声（transesophageal echocardiography，TEE），即是指利用安装在内镜尖端的小型超声探头经由食管内探查心脏和大血管解剖结构和血流信息的影像诊断技术。在多种疾病的定性和定量诊断中，TEE 的价值已明显高于 TTE（经胸心脏超声）。1954 年，Elder 首次成功应用超声波从体表记录到人体心脏二尖瓣前叶的运动曲线，宣告了超声心动图学的诞生。1976 年，Frazin 等首次报道用经食管的方法获得 M 型超声心动图。1977 年，Hisanaga 等首次获得二维 TEE 图像。1980 年，Hanrath 等通过革新 TEE 探头来扩展 TEE 的使用。直到今天，经食管超声心动图已经成为评价心脏结构和功能的重要方法，在心血管疾病的诊断、心脏外科手术、麻醉学及危重患者中得到广泛的应用。

TTE 与 TEE 在重症患者的评估中各有优势。TTE 相对无创，对于特定部位如心尖部血栓、心包、下腔静脉的结构评估有优势，尤其在跨瓣区域的多普勒超声测量上优势更明显；但是 TTE 经常由于患者因素（如肥胖、心脏手术后、高 PEEP、存在肺过度充气等情况）和疾病病情（如心内膜炎、主动脉夹层、心脏术后评估等）等限制了其部分临床应用价值。TEE 的优势在于对于深部大血管、心脏瓣膜、腱索、左心耳等深部结构及心内分流等评估更准确，并且相对于 TTE 可以更好地评估上腔静脉及其变异度。但是相对于 TTE，TEE 的并发症多，很难做到动态重复监测评估。因此，当有些疾病需要全面系统或者特殊平面评估时需要 TTE 与 TEE 联合应用。

二、TEE 临床应用及局限性

TEE 通过自然腔道进入患者体内进行检查，能很好地避免外界因素干扰，提供优质的图像，以具有更好的诊断能力及可重复性。不仅如此，TEE 还能够提供快速简单的心功能监测路径。因此，应用 TEE 评估血流动力学状态可用于管理循环衰竭的脓毒症休克及其他各类重症患者。

（一）ICU 的 TEE 临床应用

TEE 主要用于常规 TTE 检查成像困难或者有关结构显示不够满意、致使诊断难以明确的各种心脏或大血管疾病患者。包括：

1. 常规 TTE 检查困难时血流动力学的评估 超声心动图是血流动力学衰竭患者的标准评估手段。当患者因水肿、肥胖、肌肉肥厚、外伤、伤口敷料或气胸 TTE 检查不满意时，TEE 是其适应证。尤其在心脏术后患者由于胸骨正中切口和胸壁装置的出现，TTE 检查受限时，TEE 是其适应证。

2. 不可解释的低血压 尤其心脏术后出血伴有局部填塞是心脏术后威胁生命的并发症此时需要 TEE 进行诊断，因为 TTE 不能做出肯定的诊断。

3. 评价前负荷 机械通气期间使用 TEE 评估上腔静脉随呼吸的变异度相当简单，并可以敏感地评价前负荷状态。

4. 不可解释的低氧血症 利用快速注射盐水法，TEE 能较好地识别心内右向左分流。

5. 主动脉夹层的鉴别 TEE 能较清晰地检查升主动脉和降主动脉，这是 TTE 无法做到的。

6. 心脏骤停 在心肺复苏过程中，TEE 具有连续检测心脏图像的优势，可以明确心脏骤停的原因和复苏是否充分。

7. 肺栓塞的鉴定 近端肺栓塞可以用 TEE 检测。

8. 引导操作 作为可视化操作的替代方法，TEE 可以实时引导各种操作，如插入体外膜肺氧合导管、主动脉内球囊反搏和静脉起搏器。

9. TTE 诊断不充分的情况 如心内血栓的检查、微小瓣膜病的诊断、详细肺静脉血流的评估。这些异常情况检查是 TEE 的典型适应证，但它可以被重症工作者所掌握。

（二）TEE 的禁忌证

TEE 的禁忌证与胃镜检查大致相似。由于 TEE 属于半侵入性检查，而受检者均是怀疑心血管疾病的患者，检查中有发生严重并发症的潜在可能性，故不应盲目开展此项目。应严格掌握下列禁忌证，尽可能减少或避免。

1. 咽部或食管疾病。

2. 严重心血管疾病 巨大心脏、重症心力衰竭、严重心律失常、急性冠脉综合征、严重高血压、低血压或休克等。

3. 其他系统疾病 剧烈胸痛、腹痛、咳嗽、哮喘，症状未控制者；严重感染、传染性疾病、凝血功能障碍及体质极度虚弱者。

4. 局部麻醉药物过敏。

5. 精神障碍或过度紧张等不能配合检查的患者应禁用或慎用。

（三）TEE 的并发症

TEE 检查常见并发症较轻，一般不需要特殊处理，个别患者可出现严重并发症，甚至死亡。随着检查者操作水平的提高，并发症可明显减少甚至完全避免。

并发症主要包括：①恶心、呕吐或呛咳；②咽部黏膜损伤、血痰；③黏膜麻醉剂过敏；④严重心律失常，如阵发性室上性心动过速或室性心动过速、心室颤动、心室停搏等；⑤食管穿孔、出血或局部血肿；⑥其他意外，如心肌梗死、急性心力衰竭、休克或大出血等。

三、TEE 检查

对于初学者来说，TEE 图像很难定位，其图像的透视角度取决于食管与心脏之间的关系。要认识这一新的透视角度，应理解食管与心脏的解剖结构及相互关系。因为心脏在胸腔的位置是可变的，通常获得不标准的图像，当操作 TEE 探头时，没有获得标准图像的妙法。为了胜任 TEE 的操作，必须从食管的透视角度去理解心脏的三维解剖结构。

美国心脏超声协会（ASE）及心血管麻醉协会于 1999 年编写的指南中，建议在术中进行复杂的心脏和大血管 TEE 检查包括 20 个连续的横断切面（表 2-2-1）。这些切面是根据探头位置（如超声声窗）、图像平面类型（长轴、短轴）及图像的主要解剖结构所确定。

表 2-2-1　经食管超声的 20 个切面的检查位置及成角

距门齿距离（cm）	横截面	多切面角度	图像结构
食管上段（20~25）	主动脉弓长轴切面（s）	0°	动脉弓左头臂静脉
	主动脉弓短轴切面（t）	90°	动脉弓、肺动脉、肺动脉瓣、左头臂静脉
食管中段（30~40）	四腔心（a）	0°~20°	左右心室、左右心房、二尖瓣、三尖瓣、室间隔
	二尖瓣根部（g）	60°~70°	二尖瓣、左心室、左心房
	二腔心（b）	80°~100°	左心室、左心房、左心耳、二尖瓣、冠状动脉窦
	长轴（c）	120°~160°	左心室、左心房、主动脉瓣、左室流出道、二尖瓣、升主动脉
	右室流入-流出（m）	60°~90°	右心室、右心房、三尖瓣、右室流出道、肺动脉瓣、肺动脉
	AV 短轴（h）	30°~60°	主动脉瓣、室间隔、冠状窦、左室流出道、肺静脉
	AV 长轴（i）	120°~160°	主动脉瓣、左室流出道、主动脉弓、右肺动脉
	Bicaval（l）	80°~110°	右心房、上腔静脉、下腔静脉、室间隔、左心房
	升主动脉短轴（o）	0°~60°	升主动脉、上腔静脉、肺动脉干、右肺动脉
	升主动脉长轴（p）	100°~150°	升主动脉、右肺动脉
	降主动脉短轴（q）	0°	胸主动脉降部、左侧胸膜腔
	降主动脉长轴（r）	90°~110°	胸主动脉降部、左侧胸膜腔

续表

距门齿距离（cm）	横截面	多切面角度	图像结构
经胃（40~45）	基部短轴（f）	0°~20°	左心室、二尖瓣、右心室、三尖瓣
	中部短轴（d）	0°~20°	左心室、右心室、肺动脉压、乳头肌
	二腔心（e）	80°~100°	左心室、二尖瓣、腱索、肺动脉压、乳头肌、冠状动脉窦、左心房
	长轴（j）	90°~120°	左室流出道、主动脉瓣、二尖瓣
	右室流入（n）	100°~120°	右心室、三尖瓣、右心房、三尖瓣腱索、肺动脉压、乳头肌
经胃深部（45~50）	长轴（K）	0°~20°（前屈）	左室流出道、主动脉瓣、升主动脉、弓部

　　检查时，不应该直接就对病变部位（手术指征）进行检查，而是按照标准方案进行 TEE 检查。每一步都应专注于一个心脏结构（瓣膜、心腔），分析病变特点以及与其他结构的关系。检查时通过移动探扫平面，并从二维切面构建出所检查部位的三维结构非常重要。心脏检查从三个位置进行，第一个位置是食管中段的主动脉瓣水平，第二个位置是远离食管中段数厘米的二尖瓣水平，第三个位置是胃内左心室水平。心脏检查完成后，再进行主动脉胸内走行部分的检查。在完成心脏检查后，需对全部胸段的主动脉进行评估。

　　1. TEE 检查　在选择标准切面的同时，也获得多个非标准切面。下面介绍 1999 年 TEE 指南推荐的最经典的 TEE 检查的标准切面（图 2-2-1）。

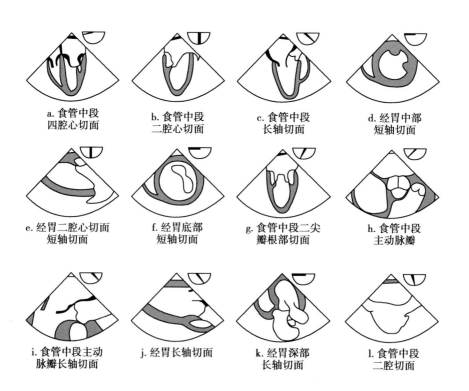

a. 食管中段
四腔心切面　　b. 食管中段
二腔心切面　　c. 食管中段
长轴切面　　d. 经胃中部
短轴切面

e. 经胃二腔心
短轴切面　　f. 经胃底部
短轴切面　　g. 食管中段二尖
瓣根部切面　　h. 食管中段
主动脉瓣

i. 食管中段主动
脉瓣长轴切面　　j. 经胃长轴切面　　k. 经胃深部
长轴切面　　l. 食管中段
二腔切面

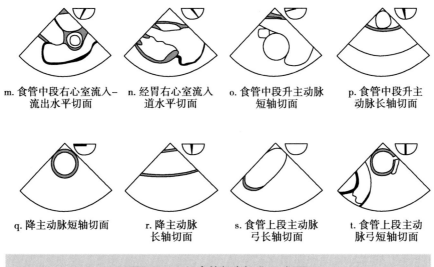

m. 食管中段右心室流入–流出水平切面　　n. 经胃右心室流入道水平切面　　o. 食管中段升主动脉短轴切面　　p. 食管中段升主动脉长轴切面

q. 降主动脉短轴切面　　r. 降主动脉长轴切面　　s. 食管上段主动脉弓长轴切面　　t. 食管上段主动脉弓短轴切面

图 2-2-1　经食管超声标准 20 切面

2. 由于经典经食管超声检查的 20 个切面操作起来相对复杂，故出现了 TEE 基础 11 切面，被广泛应用于围术期和 ICU 危重症患者的检查。下面介绍经食管超声围术期基础 11 切面或 ICU11 切面（图 2-2-2）。

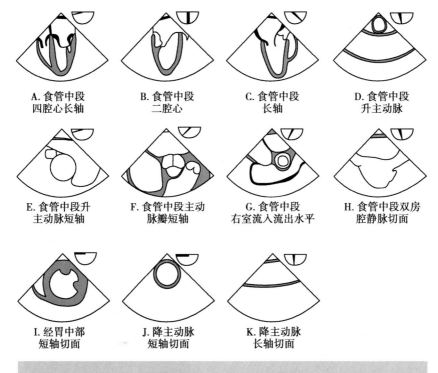

A. 食管中段四腔心长轴　　B. 食管中段二腔心　　C. 食管中段长轴　　D. 食管中段升主动脉

E. 食管中段升主动脉短轴　　F. 食管中段主动脉瓣短轴　　G. 食管中段右室流入流出水平　　H. 食管中段双房腔静脉切面

I. 经胃中部短轴切面　　J. 降主动脉短轴切面　　K. 降主动脉长轴切面

图 2-2-2　食管超声围术期基础 11 切面或 ICU11 切面

（1）食管中段四腔心切面：当完成食管中段双房腔静脉切面后，扫描角度调至 0°，继续前送探头至二尖瓣水平，在横截面角度可获得食管中段四腔心切面。该切面可以观察到心脏的四个腔室。调整扫描角度 0°~10°并将探头轻微后屈，可以观察到左房、左室、右房、右室、二尖瓣、三尖瓣、室间隔和心室侧壁。如果该切面显示部分左室流出道和主动脉瓣，可调整探头适当前屈，并稍微前送或旋转扫描切面 5°~10°得到四腔心切面（图 2-2-3）。

食管中段四腔心切面是 TEE 中诊断价值最高的切面之一，该切面的诊断目标包括评估心腔大小及功能、瓣膜功能（二尖瓣及三尖瓣）、心室相互作用及左心室侧壁及室间隔的节段运动。该切面的另一重要作用是可以观察体外循环时心室间有无气泡通过。在通过该切面的二维超声观察后，应采用彩色多普勒超声观察二、三尖瓣，评估有无瓣膜关闭不全或狭窄。

（2）食管中段二腔心切面：在食管中段四腔心切面基础上，扫描切面旋转 60°~90°即可获得食管中段二腔心切面。本切面可探查到左心耳及左室前壁和下壁无法探查右心系统结构。向右侧旋转探头，可以使扫描角度与心室轴向更加一致，能看到左室心尖部。常可在该切面探查到心室内血栓或心尖运动减低（图 2-2-4）。

该切面的首要目标是评估左室功能（尤其是心尖）和左室前壁、下壁局部运动情况。该切面同样可用来探查心室内血栓及左心耳。

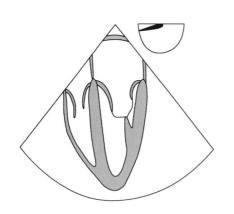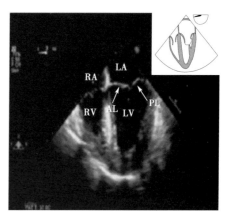

图 2-2-3　食管中段四腔心切面

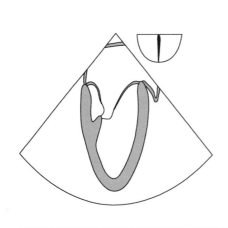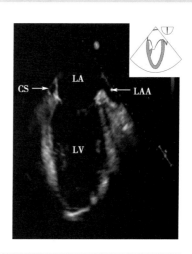

图 2-2-4　食管中段二腔心切面

（3）食管中部长轴：在食管中段两腔心的基础上，向前多角度转动120°~140°，直到左室流出道和主动脉瓣出现，即为食管中段长轴切面（图2-2-5）。可以观察到的结构包括左心房、二尖瓣、左心室、左室流出道、主动脉瓣和升主动脉近端。该切面可以评估左心室的容积和功能、二尖瓣和主动脉瓣的功能、左室流出道病变、左心室的局部运动评估。基底部的下侧壁和中下侧壁由右冠状动脉和回旋支共同供血，心尖侧壁、心尖部、心尖前壁、前间隔中部和前间隔基底部由左前降支供血。彩色多普勒可用于二尖瓣、左室流出道和主动脉瓣的瓣膜疾病（关闭不全和狭窄）的诊断。

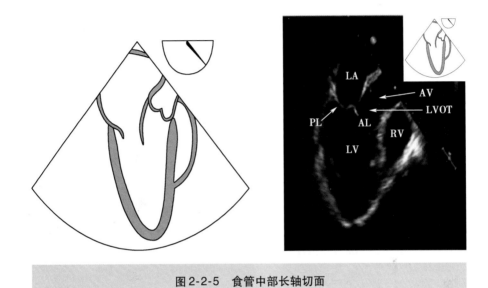

图2-2-5　食管中部长轴切面

（4）食管中部升主动脉长轴：在食管长轴上回退探头即可见降主动脉图像。右肺动脉与食管相邻，且在升主动脉的后方。当图像位于中间时，逆时针旋转探头就可获得主肺动脉和肺动脉瓣的长轴图像。由于肺动脉长轴和超声声束平行，因此这是使用脉冲多普勒和连续多普勒观测右室流出道和肺动脉瓣的最佳切面。肺动脉近端血栓可以在该切面观察到（图2-2-6）。

（5）食管中部升主动脉短轴：在食管中部升主动脉长轴的基础上，转动多平面角度回到20°~40°，即肺动脉的分叉处，既是升主动脉短轴切面，也就是上腔静脉短轴切面（图2-2-7）。该切面观察到的结构包括近端升主动脉、上腔静脉、肺动脉瓣和近端的主肺动脉。近端肺动脉栓塞可以在该切面观察到。

（6）食管中段主动脉瓣短轴切面：探头进入食管后，继续前进至主动脉瓣出现，然后调整扫描角度至45°，可以获得食管中部主动脉瓣短轴切面。这个切面可以比较主动脉瓣直径与左房大小，可以观察主动脉瓣的活动度及是否存在钙化（图2-2-8）。

这个切面的诊断目标是确定主动脉瓣的形态（如二叶或三叶）及是否存在主动脉瓣狭窄。该切面也可同时检查房间隔的情况，如存在房间隔缺损或卵圆孔未闭都可以观察到。

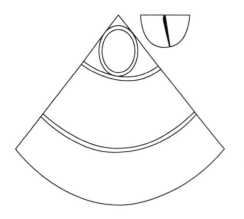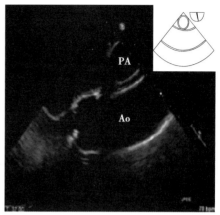

图2-2-6　食管中部升主动脉长轴

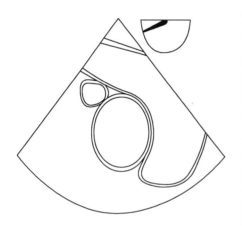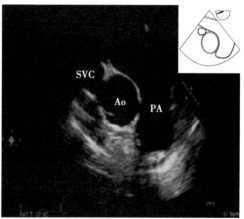

图2-2-7　食管中部升主动脉短轴

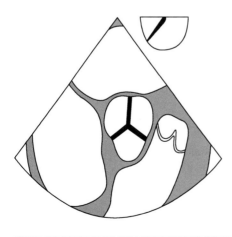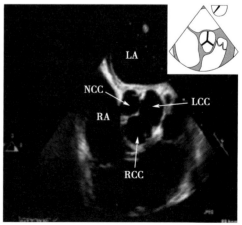

图2-2-8　食管中段主动脉瓣短轴切面

（7）食管中段右室流入-流出道切面：在主动脉瓣水平可获得的下一个切面是食管中段右室流入-流出道切面，从食管中段主动脉瓣短轴切面开始，无须移动探头位置，将扫描切面角度调整至60°～90°即可获得该切面。理想的切面应该能显示三尖瓣、右室流出道和近端肺动脉（图2-2-9）。

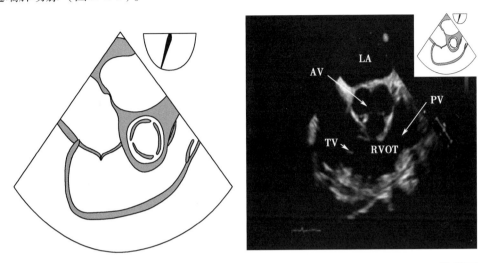

图2-2-9　食管中段右室流入-流出道切面

该切面的诊断目标是测量右室心腔和肺动脉的大小，并评估肺动脉瓣。在采用多普勒超声评估三尖瓣方面，该切面评估要优于食管中段四腔心切面。

（8）食管中段双房腔静脉切面：通过转动探头进一步朝向患者的右侧获得食管中段双房腔静脉切面。该切面最好通过食管中段主动脉瓣长轴切面基础上调整5°～15°而获得。该切面可探查到的主要结构包括左房、右房、上腔静脉、房间隔和右心耳（图2-2-10）。

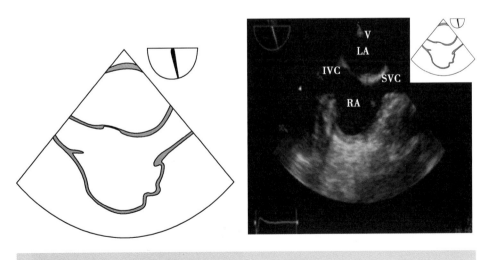

图2-2-10　食管中段双房腔静脉切面

本切面的诊断目标是探查心房扩大、卵圆孔未闭及房间隔缺损，并探查心房内气体。如果怀疑房间隔完整性，可通过彩色多普勒成像或气泡造影成像进行探查。

（9）经胃中部短轴切面：在完成主动脉和二尖瓣水平的心脏超声检查后，扫描切面调回0°，继续前送探头至胃部，得到经胃切面。第一个是经胃中部短轴切面，探头需要前曲并适当回撤使之紧贴胃壁。该切面可观察到的主要结构除了左室后内侧及前侧乳头肌，还包括左室室壁和左室心腔。左室短轴横切面的确定标志是两个乳头肌大小相等。准确调整到切面较为困难（图2-2-11）。

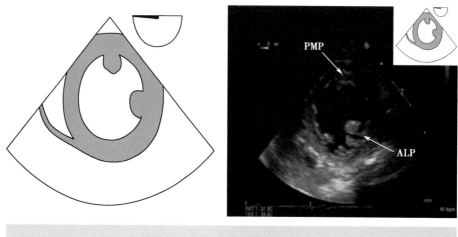

图2-2-11　经胃中部短轴切面

该切面的主要诊断目标是评估左室收缩功能，左室容积和节段运动情况。

（10）降主动脉短轴切面：在完成心脏的初步检查后，需进一步检查主动脉。从经胃两腔心切面，调整扫描角度至0°，向患者左侧旋转探头，轻度回撤探头直到显露主动脉的横截面（降主动脉短轴切面）。主动脉超声成像的关键因素是主动脉内径较小，且紧邻食管内的探头。下一步程序是优化主动脉成像。首先，减小图像深度，放大主动脉成像，调整探头频率以提高分辨率，然后沿着主动脉走行回撤探头逐步检查。主动脉逐渐变长即到达主动脉弓水平（图2-2-12）。

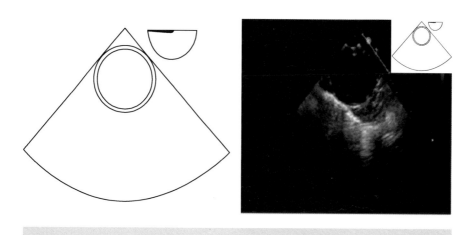

图2-2-12　降主动脉短轴切面

（11）降主动脉长轴切面：从食管上部主动脉弓短轴切面，将扫描角度调整90°，前送探头就可获得降主动脉长轴切面。再进一步向前送探头时，轻微向左、向右旋转探头可以更好地探查主动脉壁（图2-2-13）。

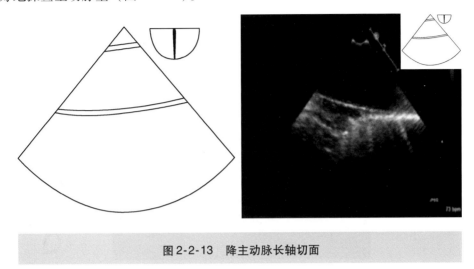

图2-2-13 降主动脉长轴切面

四、常用重症超声测量切面

1. 上腔静脉（SVC）二维超声切面将M型超声光标放置在垂直于SVC的切面上所产生的图像，可以测量SVC直径随呼吸的变异率。临床常用来评估前负荷状态。变异率 > 36%提示患者存在容量反应性（图2-2-14）。

2. 二尖瓣流入切面 在心尖四腔心切面的基础上，利用脉冲多普勒在二尖瓣瓣尖处测量二尖瓣口血流频谱。临床常用来评估左室的舒张功能和左室充盈压（图2-2-15）。

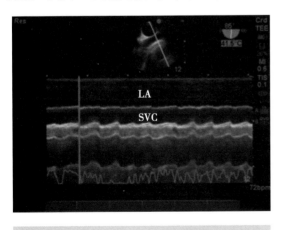

图2-2-14 上腔静脉二维超声切面

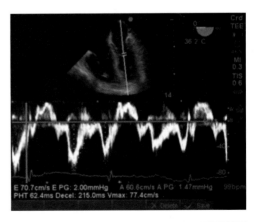

图2-2-15 二尖瓣流入切面

3. 二尖瓣环组织多普勒成像（TDI） 在心尖四腔心切面的基础上，可以使用组织多普勒测量二尖瓣环的横向速率，这种测量也可以在间隔处完成。临床上常用来评估左室舒张功能和左室充盈压（图2-2-16）。

4. 经胃中部乳头肌短轴切面面积变化分数（FAC%），从左心室中部水平冻结心室腔图像，可以测量左心室舒张和收缩末期面积，从而可以计算面积变化分数。FAC% =（左室舒张末容积 – 左室收缩末容积）/左室舒张末容积（LVEDV – LVESV/LVEDV）。临床常用来评估左室的收缩功能（图2-2-17）。

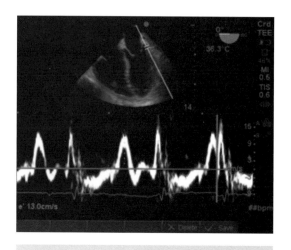

图2-2-16 二尖瓣环组织多普勒成像

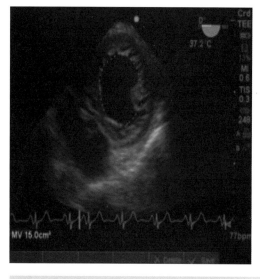
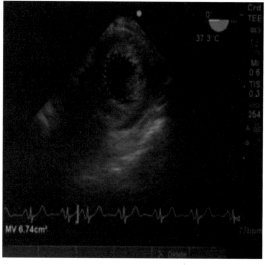

图2-2-17 经胃中部乳头肌短轴切面

五、迷你TEE探头的使用和前景

超声心动图应用于ICU患者的血流动力学监测已具诸多优势。其中，TEE因对机械通气的患者有更好的重复性、诊断能力和治疗影响，而优于TTE。然而通过传统TEE监测的血流动力学参数在ICU中并非随时可得。有报道称重症医师至少需要6个月时间并进行至少31次TEE检查才能获得TEE评估ICU机械通气患者血流动力学的能力。另外，TEE 实施中可能因反复评估需要多次插拔探头而增加并发症的风险。同时这一操作也有更强的操作者依赖性，需要进行大量的培训来获取可靠的结果，因此临床应用受到一定限制。正是由于 TEE 在临床使用中的优势和劣势并存，近期多篇研究探究了迷你 TEE 探头新技术的临床应用，这一新技术的使用可能进一步推动 TEE 在重症领域的临床应用。

迷你 TEE 探头已被证明能相对于传统监测手段提供额外信息，迷你 TEE 探头比传统 TEE 探头更易置入，需要喉镜辅助与额外镇静药物更少。从放置探头的时间上，尽管有研究发现只接受了 6 小时培训的重症医师使用迷你 TEE 系统完成启用、获取和处理图像所需平均时间为 25 分钟。但研究者认为这是由于研究本身需要的信息繁多，而在真正临床情况下可能时间更短。另一研究认为对于有经验的 TEE 操作者来说，两种探头的操作时间无明显差异，均为 12 分钟左右。并且迷你 TEE 探头能够在体内留置时间长达 72 小时，以实现实时血流动力学监测，进一步缩短了检查所需准备时间。另外，迷你 TEE 探头可以与超声机分离，从而使一台超声机能够同时半连续地监测多名患者。这些研究都提示迷你 TEE 简单易操作，节省时间，而且经过短时培训都能获取有效的血流动力学参数信息并用于指导临床血流动力学管理。

总之，TEE 是重症的重要评估手段，与 TTE 结合可以更加完整的监测评估心血管结构与功能状态，更加准确指导诊断与治疗。

（尚秀玲 王小亭）

第三节 重症心脏超声评估每搏量

心输出量（cardiac output，CO）等于每搏量（stroke volume，SV）乘以心率（heart rate，HR）。心输出量的改变与心率的改变（跟心肌氧耗成比例）、每次心脏射血的差异（每搏量）有关。每搏量减少时心率会代偿性增快，从而维持一定的心输出量。然而，这种变化无疑反映了不利的情况，那就是心肌能耗增加。相反地，补液试验可以增加每搏量，但不一定增加心输出量，因为随着液体进入心率反应性降低。但总的来说，这是一个好的结果，因为在获得同样体循环系统灌注的情况下，能耗更低。另外，每次心脏搏动之间每搏量的变异需要考虑心肺相互作用的机制所在。因此，能够直接测量每搏量（ml）的方法较测量平均心输出量（L/min）的方法更可靠。

每搏量的测量方法很多，应用最广泛、最容易接受的还是通过二维及脉冲多普勒超声技术测量左室流出道直径和血流速度来得到。

一、测量原理

多普勒超声技术能够无创测量每搏量，即每搏血流容积。血流容积（volumetric flow）是指在单位时间里流经某一横截面（心脏瓣口或大血管）的血流量。多普勒超声技术测定血流容积是定量分析多种血流动力学指标的基础，包括心搏量、心输出量、分流量及反流量等。利用多普勒超声技术测量血流容积的原理：假设血流以均匀的流速（v）流经某圆形管道，该管道横截面积为 A，那么经过时间 t，血流流过的距离为 $v \cdot t$，而通过该横截面

的血流量 Q 可看作一圆柱体，其容积为

$$Q = A \cdot v \cdot t \tag{1}$$

由公式 1 可见，只要测量出血流经过的瓣口或管腔的横截面积、血流速度和时间，即可计算出血流容积。然而，人体心脏瓣口和血管管腔并不是规则的圆形管道，血流经过的横截面积和血流速度也是随心动周期变化而变化的．因此，要应用上述原理需满足以下 3 个前提：

1. 瓣口或管腔的横截面积不变　对于心血管的许多部位，如房室瓣口、升主动脉、降主动脉和主动脉等，这一前提都不能满足。但如果横截面积变化较小，如瓣环处（主动脉瓣环和肺动脉瓣环），或者能进行校正，例如求得心动周期中的平均面积，则横截面积可视为一固定值。为了尽量减小面积测量的误差，应尽可能直接测量血流经过的瓣口或管腔的横截面积。但是，在许多情况下，很难甚至不可能进行直接测量。若瓣口或管腔面积或者接近规则的几何图形，可由直径推算横截面积。

2. 空间流速分布基本一致　即要求在所测量的横截面积上，血流流速均匀，即同一横截面上各个点的速度基本一致，在这种情况下，脉冲多普勒取样容积所在部位测量的局部流速才具有代表性，才能反映整个横截面上的平均流速。事实上，在人体心血管系统的多个部位（如房室瓣下、升主动脉、降主动脉和主动脉等）空间流速分布并不一致。但对于某些部位（如房室瓣和半月瓣环等）流速基本一致。此时，脉冲多普勒取样容积所在部位的空间平均流速则代表了血流流经的横截面上空间平均流速。即使如此，由于血流的脉动，空间平均流速仍然会随时间而变化，因此，需要将每瞬时的流速对时间进行积分，公式 1 变为

$$Q = A \cdot VI \tag{2}$$

式 2 中 VI 为取样容积中内容的空间平均流速积分。一般来说，将脉冲多普勒频谱中灰阶最深的轮廓线用来作为取样容积中的空间平均流速，这一流速又被称为模式流速（model velocity），利用计算机或求积仪将上述轮廓线积分，即可求出空间平均流速积分。由于积分得出的面积的单位为 cm^2，而频谱中的纵坐标单位为 cm/s，横坐标单位为 s，因此必须对积分后的面积进行单位换算才能得到流速积分的单位 cm。换算时，首先按下式求出定标系数 C。

$$C = t \cdot V (L \cdot H) \tag{3}$$

式 3 中频谱曲线的时间为 t，单位为 s，频谱曲线的峰值为 V，单位为 cm/s，频谱曲线在横坐标上的长度为 l，单位为 cm，频谱曲线峰值在纵坐标上的高度为 h，单位为 cm。由式 3 可见，定标系数的单位为 cm^{-1}，因此将这一系数乘以频谱曲线积分后的面积即可得出流速积分的单位。

3. 多普勒声束与血流方向的夹角最好为零，且不随时间变化　这一前提要求操作者记录下与血流方向平行的最大流速，以免低估流速。在心脏的多个部位（如房室瓣、半月瓣、升主动脉和降主动脉等）都可以使声束与血流方向基本平行。因此，需根据音频信号和频谱显示，而不单纯依据二维图像所显示的解剖结构，仔细调整超声探头的方向，以记录到血流的最大频移。虽然在心动周期中，有心脏搏动的影响，声束与血流方向难以始终保持平行，但因为心脏搏动引起的声束-血流夹角很小。夹角 <10° 时，速度测量误差只有 2%，可忽略不计。根据公式 1 可计算心搏量，流速时间积分的含义是每次心脏搏动，流经面积为 A 的横截面的血流柱所通过的距离。所以，流速时间积分又称为每搏距离（stroke distance）。

二、主动脉血流量的测量

应用多普勒超声技术测量主动脉血流量的部位目前尚不统一。现有文献中报道的测量部位包括主动脉瓣环、主动脉窦、升主动脉近端、升主动脉远端和降主动脉等。但根据血流容积测量的三个前提，主动脉瓣环目前被认为是测量主动脉血流量比较理想的部位。

（一）主动脉血流量测量流程

1. 首先找到胸骨旁长轴，观察主动脉瓣运动确保没有主动脉瓣狭窄。

2. 于收缩期主动脉瓣完全打开时冻结图像，用电子游标测量主动脉瓣根附着水平主动脉前后壁距离得到左室流出道直径（LVOD）。

3. 找到心尖五腔心平面。

4. 脉冲多普勒模式下将取样容积置于左室流出道，即主动脉瓣下方，窗宽为 2~4mm。

5. 记录左室流出道血流速度，冻结图像，描记最大速度轨迹。超声仪会计算主动脉速度时间积分（VTI），后者反映了搏出血流的位移。搏出血流位移乘以左室流出道横截面积（将左室流出道看作圆柱形，由主动脉瓣根直径计算而来）则得到每搏量（SV）。选择同一个呼吸周期内 3~5 个连续图像进行测量，计算 SV 的平均值。

6. 平均 SV 乘以心率（HR）即得到心输出量（CO）。

（二）主动脉血流量测量的具体方法

1. 操作前准备

（1）探头选择：检查心脏时成像最佳的探头为相控阵探头，能够比较清晰地显示随时间变化的动态图像。通常成人超声心动图所用的频率范围为（1.5~4.0）MHz。

（2）患者体位：患者应为仰卧或左侧卧位，必要时可垫右肩。在对胸骨旁及心尖进行图像采集时，若情况允许，将患者的身体转向左侧，可使心脏更加贴近胸壁。尽量将左臂展开，使肋间隙最大，可获得更好的声窗。

（3）仪器调节：仪器的设置对图像能否清晰显示有着十分重要的作用。首先选择合适的低频探头，其次调节合适的图像深度，使图像占据约屏幕的 2/3，调整增益和对比度，使图像显示清晰。彩色多普勒时注意调节彩色增益，得到清晰的血流彩色频谱，避免丧失部分血流信号或者出现彩色斑点影响判断。频谱多普勒增益过高容易出现镜面图像和噪点，过低则可能丧失部分频谱信号。可通过改变取样容积的长度来调节其大小，一般脉冲多普勒取样容积长度成人为 5~8mm。取样频率可调节脉冲多普勒与彩色多普勒的探测深度和最大可测流速之间的关系。在不影响探测深度的情况下，取样频率应尽可能高。尽可能调整探头方向，使取样线与血流方向平行，才能探测到血流最大速度。若频谱多普勒无法探测到血流最大速度，可选用连续多普勒。

2. 相关平面及判断标准

（1）胸骨旁长轴平面-2D：可显示右室前壁、右室部分、室间隔、左室、左室后壁、左房、主动脉、二尖瓣、主动脉瓣。心房、心室、室壁结构显示清楚，二尖瓣、主动脉瓣开闭清楚，室间隔与左室后壁平行即为标准胸骨旁长轴平面。

（2）心尖四腔心平面-2D：可显示左右心房、左右心室及各自的壁、室间隔。标准平面下双房、双室及二、三尖瓣显示清楚，室间隔竖直位于屏幕中央，左室呈子弹型，右室

49

呈三角形，右室/左室的比例不超过 0.6。

（3）心尖五腔心平面-2D：在四腔心基础上探头尾部稍向下压即可得到，可见左室流出道、左心室、左心房以及右心的一部分。

（4）左室流出道彩色多普勒：心尖五腔心平面，从心尖探测表现为左室收缩期均匀蓝色血流，为心脏收缩时血流由心室经左室流出道向主动脉射出形成的背离探头的蓝色血流。正常情况下，左室流出道除了在收缩早期可出现局部少量绿色或青色的斑点图像外，一般无其他色彩的血流。

（5）左室流出道频谱多普勒：测量主动脉 VTI 时选择脉冲多普勒 PW 模式，将取样容积置于主动脉瓣下，调整探头方向至探测到最大速度，若最大速度超过探测范围则可改为连续多普勒 CW 模式，显示出心室收缩期窄带单峰、基本对称的三角形频谱曲线，上升支较窄，顶峰及下降支较宽，PW 时为中空三角形，CW 时为实心、稍圆钝的三角形。成人正常最大流速均值为 0.9m/s，范围 0.7～1.1m/s。

3. 测量详细步骤

（1）胸骨旁长轴图像获取：将相控阵探头置于胸骨旁 3、4 肋间，标记点指向右肩，找到胸骨旁长轴平面，上下倾斜探头，力求显示主动脉最大直径。有的患者 3、4 肋间被肺遮挡或显示不清者，可考虑上移或下移一个肋间，或者沿肋间前进或后退一些，以获得更加清晰的图像。

（2）判断是否存在主动脉瓣狭窄：冻结图像，回放图像，仔细观察是否存在主动脉狭窄，必要时可在彩色多普勒模式下观察是否有收缩期经狭窄处高速花色血流。

（3）左室流出道直径测量：若不存在主动脉瓣狭窄，冻结图像的情况下，选择收缩末期（主动脉瓣关闭前、瓣口完全打开的一帧），用电子游标测量主动脉瓣瓣根附着点水平主动脉前后径之间的距离，即为左室流出道直径（LVOD）（图 2-3-1）。左室流出道直径的测量为内膜到内膜的测量，即为主动脉壁回声内侧缘到内侧缘的距离，此时测得的直径垂直于主动脉长轴。为了减少呼吸对瓣环直径的影响，应测量连续 3～5 个心动周期的直径并加以平均。测得左室流出道直径后即可计算流出道面积。对于大多数成人，利用二维超声心动图直接测量主动脉横截面积常较困难。由于主动脉的横截面积近于规则的圆形，因此通常测量其直径并由式 4 求出横截面积（A）：

$$A = (\pi/4) \ D^2 \tag{4}$$

（4）心尖五腔心的获得：2D 模式下先找到胸骨旁长轴，沿心脏长轴方向滑动探头，将心尖置于屏幕中央，将相控阵探头顺时针旋转 90°得到心尖四腔心标准平面（此时标记点指向左边）。在心尖四腔心基础上稍微下压探头尾部，即可得到心尖五腔心（此时可见左室流出道）。

（5）VTI 的测量：选择彩色多普勒模式，显示出主动脉血流信号及方向，正常情况下为收缩期背离探头的蓝色明亮血流。将取样容积置于主动脉瓣口下方（图 2-3-2），通过左右摆动探头调整血流方向尽量与取样线平行，选择脉冲多普勒模式（PW），则可得到主动脉血流的速度时间积分（VTI）图像（中空、窄峰、形态一致的三角形，若峰速度过大无法探及可选用连续多普勒模式，则为实心、稍圆钝的三角形）（图 2-3-3）。描记主动脉速度时间积分图像的轨迹，计算机或求积仪可计算出 VTI 值，单位为 cm。选择同一呼吸周期内连续 3～5 个 VTI 图像进行测量并求其平均值，以减少呼吸周期的影响。

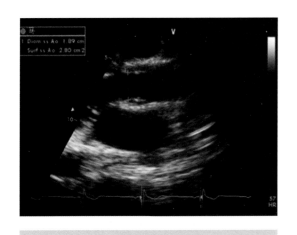

图2-3-1　左室流出道直径的测量

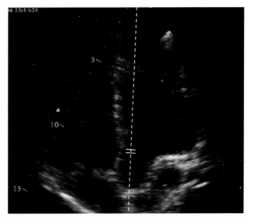

图2-3-2　VTI 的测量：取样容积的位置

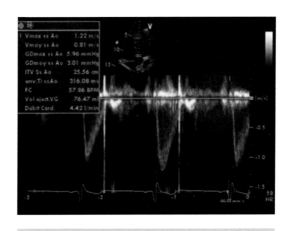

图2-3-3　VTI 的测量：速度时间积分的描记

（6）SV 的计算：如前所述，测得主动脉瓣环直径和主动脉 VTI 值即可通过公式 2 计算得出 SV。

（7）CO 的测量：窦性心律患者，SV 乘以心率即计算出心输出量 CO。

4. 注意事项

（1）选择合适的增益及对比度，获得更高的图像质量，使内膜显示清晰，减小测量误差。

（2）平面需标准。胸骨旁长轴时应能看到主动脉瓣两个瓣随心脏收缩舒张而开闭，为避免斜切，应仔细调整探头角度，显示最大直径；为获得标准的心尖五腔心平面，最好由胸骨旁长轴滑动至心尖，找到心尖四腔心后再获得，避免直接经心尖探测时肋间隙不同所引起的误差。

（3）若瓣膜狭窄或有赘生物则不能用此法测量。

（4）直径的测量为内膜到内膜的测量，避免高估或低估左室流出道横截面积。且左室流出道直径与主动脉长轴是垂直的。

（5）取样容积需置于瓣膜下方，取样线与血流方向应尽量平行，若实在无法调整到平行，二者夹角不能超过20°。

（6）主动脉血流速度的测量一般选择脉冲多普勒，但若存在高速血流则选择连续多普勒。

（7）脉冲多普勒模式下，标准的 VTI 图像应是边缘清晰、窄峰、中空的三角形，形态相似，随呼吸可能存在变异；连续多普勒模式下，则为较圆钝的实心三角形。

（8）描记时应选择相对稳定且相似的连续 3~5 个图像求平均值，描记时紧贴边缘，避免高估或者低估。

（三）小结

多普勒测量重复性好。影响精确性的主要来源在 LVOD 的测量。任何 LVOD 测量的误差都会在计算横截面积时平方，从而高估或者低估 SV。主动脉 VTI 的变异和 SV 的变异成比例，因为即使血流和压力发生改变，左室流出道的面积也是一定的。因此主动脉 VTI 的变异可以精确反映干预措施或者患者本身引起的血流变化。正常成年人静息状态下主动脉 VTI 的测值为（20±3）cm，峰速度为 0.7~1.1m/s。

脉冲多普勒 PW 能够在左室流出道处精确测量血流流速。然而，在主动脉瓣或者瓣膜水平以下存在狭窄时，可以应用连续多普勒 CW，用 CW 能将沿多普勒取样线最狭窄处的最大速度记录。

同样的脉冲多普勒、连续多普勒亦可用于 TEE 达到同样的目的。用 TEE 测量 LVOD 往往结果更可靠，但是血流流速的测量要求探头位置放置要合适。为了获得主动脉血流的最佳多普勒声束，可以采用深胃底五腔心 0°视角或经调整的探头角度为 120°~130°的经胃平面。

（四）局限性

主动脉瓣狭窄或瓣膜下梗阻限制了此法的应用，因为此时最大速度的 VTI 并不能代表左室流出道水平的实际搏出血流的位移，而是狭窄水平的搏出血流位移。心房颤动患者要求计算连续几个主动脉 VTI 的平均值从而得到因每次心搏变异引起 SV 不同的平均值。最后，对于主动脉瓣反流的患者，此法会高估，因为舒张期反流量并未计入其中。

（五）主动脉狭窄者的测量

1. 单纯主动脉瓣狭窄 单纯主动脉瓣狭窄患者，舒张期通过二尖瓣口的血流量应等于收缩期通过主动脉瓣口的血流量。

$$AVA = （CMA \times DVI）/SVI \tag{5}$$

式 5 中，二维超声测量的舒张期二尖瓣口的平均面积为 CMA，脉冲多普勒测量的舒张期二尖瓣血流的流速积分为 DVI，连续多普勒测量的收缩期主动脉瓣口的流速积分为 SVI。

2. 主动脉瓣狭窄合并反流 收缩期通过主动脉瓣口的血流量等于收缩期通过主动脉瓣环的血流量。

$$AVA = （AOA \times SVI_1）/SVI_2 \tag{6}$$

式 6 中，主动脉瓣环收缩期的面积为 AOA，脉冲多普勒测量的收缩期主动脉瓣瓣环处的流速积分为 SVI_1，连续多普勒测量的收缩期主动脉瓣口的流速积分为 SVI_2，主动脉瓣口的面积为 AVA。

（六）其他测量 SV 或者 CO 的方法

在二尖瓣或者肺动脉瓣水平估测 SV 同样可以，但是瓣口直径的测量不如主动脉水平可靠，导致测值变异更大。收缩期与舒张期左室容积同样可以用于估测 SV。然而，不管何种算法（Teichholz，Simpson），测量的任何小误差都会被放大，影响估测 SV 的准确性。

（曾学英　尹万红）

第四节　重症心脏超声评估容量反应性

一、机械通气时心肺相互关系的评价

心肺相互关系的背景知识是重症超声评估容量反应性的临床应用理论基石，并且有助于理解为什么使用重症超声评估，且有利于临床更好地将重症超声应用于重症患者的救治。ICU 的重症患者多数为使用机械通气的休克患者，有评估容量反应性的临床迫切性，且要求判断机械通气时容量反应性的简便性。

（一）生理学理论背景

1. 呼吸系统内在每一个呼吸周期存在 3 种压力（图 2-4-1）。

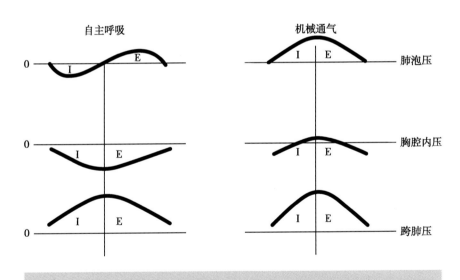

图 2-4-1　呼吸周期中的三种压力的变化

（1）肺泡压：是指肺泡内的压力，呼吸系统（包括肺及胸壁）的顺应性影响其数值。自主呼吸时，呼气末是 0，患者维持功能残气量，吸气末亦是 0；但是在吸气期是负压，呼气期是正压。机械通气时，在整个呼吸周期中完全是正压，并在吸气末达到最大值。

（2）胸腔内压：是指胸腔内的压力，胸壁顺应性部分影响其数值。自主呼吸时，在整个呼吸周期中完全是负压，代表了吸气期的驱动力，并且影响静脉回流系统。机械通气

时，在整个呼吸周期中大部分是正压，特别是给予呼气末正压（PEEP）时。

（3）跨肺压：是指肺泡压与胸腔内压的差值，肺顺应性部分影响其数值。跨肺压代表肺的扩张压，其力作用于肺泡。

2. 长期以来，心肺相互关系一直用于研究心内压的变化，但是需要注意，有2种心内压需要进一步加以鉴别。鉴别这两种压力在以下2种临床情况下非常重要：心脏压塞和机械通气。

（1）腔内压：是指导管放入心血管腔内，实际测量到的压力，如实时测量的中心静脉压（CVP），腔内压差产生血流。

（2）跨壁压：是指心血管的扩张压，如心血管管壁的顺应性是一定的，跨壁压决定管腔内的血容量的大小。计算公式：跨壁压 = 腔内压 − 腔周围压。

（二）反奇脉现象

机械通气患者血流动力学改变受心肺相互关系的影响，这一现象在1973年就被发现，Massumi等将其命名为"反奇脉现象"。反奇脉现象的定义是在机械通气的呼吸周期中，在吸气期动脉收缩压上升，而在呼气期动脉收缩压下降。应用呼气末暂停，得到一条参考基准线，由此可以把动脉压的改变分成2部分：①dUp，在吸气期动脉收缩压的绝对上升值；②dDown，在呼气期动脉收缩压的绝对下降值（图2-4-2）。dUp和dDown的改变是在机械通气时跨肺压和胸腔内压周期性改变对左心室及右心室造成的功能改变。

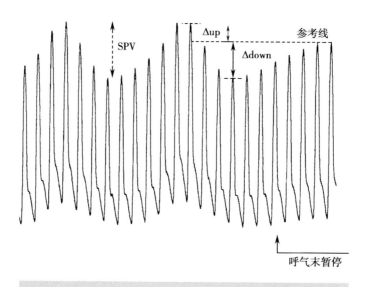

图 2-4-2　dUp 和 dDown 的形成

1. dDown 左心室直接接受肺静脉的血充盈，并不接受系统体循环静脉回流，所以很多影响肺静脉血流的因素会对左心前负荷产生瞬时的影响，并影响左心室每搏量。正常情况下，肺循环总血量大约500ml，肺动脉血80ml，120ml在肺毛细血管中，还有300ml血在肺静脉中。正压通气时，胸腔内压及跨肺压的增加，使右心每搏量下降，通过几个心动周期，在呼气期导致左室前负荷的下降，并最终使左室每搏量下降。

右心室的每搏量在机械通气时有 2 种机制使其上升：系统静脉回流下降、右心室后负荷增加。研究表明，增加胸腔内压，并不改变跨肺压，降低右房跨壁压，会由于降低静脉回流导致心输出量的下降；而增加跨肺压，导致右心室后负荷增加，即便右心房跨壁压增加，同样会导致心输出量的下降。

（1）系统静脉回流的降低：在正压通气时，胸腔内压是增加的，通过压力传导，增加右房压，降低了静脉回流梯度，减少了静脉回流，并最终减少了右室前负荷，也就是减少了右心房的跨壁压，并最终导致右室每搏量的减少。

还有一种机制解释机械通气时静脉回流的减少，机械通气使上腔静脉的塌陷，当低血容量时，上腔静脉受胸腔内压的影响，周期性塌陷，静脉回流周期性减少，形成 dDown 的成分。

（2）右心室后负荷的增加：在机械通气时，跨肺压增加，使肺毛细血管阻力增加。早在 1960 年，有研究就揭示了跨肺压和肺血管阻力的非线性关系，在一定的压力下，轻微增加的跨肺压即会明显增加肺血管阻力，这种现象的改变和 "West's 区域" 相关。在 2 区，肺泡压高于肺静脉压力；在 1 区，肺泡压甚至高于肺动脉压力，导致部分肺毛细血管塌陷。这种右心后负荷的改变是急性的，且是周期性的，使得右心每搏量周期性减少。

（3）机械通气时血流动力学作用：右心室前负荷还是后负荷？每个具体的患者其血流动力学状态在机械通气时的改变是因为右心室前负荷改变还是后负荷改变，取决于患者的血流动力学状态及呼吸机制。在低血容量、肺顺应性正常或仅仅轻度降低时，患者以降低系统静脉回流，影响右心室前负荷为主。在这种情况下，机械通气时，胸腔内压的改变几乎影响肺泡压力的 50%。而在容量状态合适、但肺顺应性明显下降的患者，机械通气主要以影响右心室后负荷为主，肺泡压主要是机械通气给予的正压，跨肺压代表其中绝大部分压力数值，而胸腔内压不及其中 50%。

由此可知，右室每搏量下降可影响 dDown 的大小，但是处理方法并不一样，可以通过扩容纠正低血容量因素，通过限制跨肺压达到降低右室后负荷的目的。

2. dUp 正压通气间断辅助将肺毛细血管内的血挤向左心室，提高左室充盈压，增加左室每搏量，这也就是 dUp 的作用。通过记录肺静脉血流入左房及左房的大小，重症超声在记录并呈现这一现象时非常有用，并且可以通过判断鉴别患者肺循环是否正常充盈，来判断是否存在容量过负荷的状态。

降低左室后负荷也通常被用做机械通气提高左室射血的原因，提高胸腔内压减低左室后负荷。

综上所述，心肺相互关系理念的正确理解，对于正确使用 ICU 中血流动力学监测系列工具很有帮助，对重症超声结果的判读有重要意义。

二、评估容量反应性

（一）评估容量反应性

在很多临床情况：低血压、休克、急性肾衰竭、少尿、有实验室或者临床证据表明有脱水，低血容量需排除。低血容量状态分为相对低血容量和绝对低血容量 2 种情况：绝对低血容量指循环内全血容积减少，与大量失血失液有关；相对低血容量是指血容量在外周循环与中心循环分配相对不足。在感染性休克时，两种低血容量状态都有可能。

作为 ICU 医师，当你怀疑低血容量时，必须做以下两件事：其一，容量反应性判断或者容量负荷试验。当做容量负荷试验时，必须评估血压、CO 的上升，以及心脏前负荷静态压力指标，如 CVP 或 PAWP；以及需评估组织灌注的变化或休克状态的改变。而在容量反应性判断过程中，需分析判断预测给容量是否会带来 CO 的上升。重症心脏超声无创性，给容量反应性预测判断以帮助，始终给重症医学医师带来无尽的兴趣，并且建立起一套从诊断到治疗的系列流程，并且超声把休克患者血流动力学的诊断及治疗向前大力推进。

本章将简述重症超声的各项预测容量反应性参数，具体应用常常是很复杂的 ICU 场景，如感染性休克患者初始容量复苏后，而并非简单的临床情况，如伴有显著失血、失液的低血容量休克。

（二）Frank-Starling 曲线

Frank-Starling 曲线包含两部分，第一部分是陡直的上升部分，在这部分，前负荷和 SV 呈线性关系，前负荷的明显改变，会带来 SV 的明显改变，患者处于前负荷依赖期；第二部分是平台期，在这部分改变心室前负荷，并不会带来 SV 的改变，患者处于前负荷非依赖期。

低前负荷意味着给予容量会增加静脉回流，进而增加 SV、CO 以及组织灌注。但另一方面，由于心脏收缩功能不同而有不同的 Starling 曲线，给定的心脏前负荷并非对应一定的心输出量。所以，前负荷的绝对数值不能预测容量反应性，评估容量反应性，心脏需要评估至少 2 种前负荷状态，实现 2 种状态的评估可以输液，评估输液前后前负荷状态，也可以通过机械通气对静脉回流的影响来动态评估。

（三）前负荷的静态指标

前负荷的静态指标是指在某一特定心室前负荷状态下，评估单心室或者双心室容量反应性。

1. 和 CVP 相类比的指标　最常见的指标是通过经胸超声测量下腔静脉直径（the diameter of inferior vena cava），而随着呼吸条件不同，下腔静脉（IVC）随呼吸变化也不同，自主呼吸患者 IVC 在吸气期塌陷图 2-4-3，机械通气患者吸气期扩张图 2-4-4，但通常都测量呼气末 IVC 直径。在自主呼吸的患者，有研究将 IVC 直径与 CVP 做类比研究，当 IVC 直径 <20mm 时，CVP <10mmHg。机械通气时，并将 IVC 直径和 CVP 比较相关性，结果发现两者的相关性低。

Feissel 等指出 IVC 直径的绝对数值和 CVP 的绝对数值一样，不能准确预测感染性休克患者容量反应性，其原理亦如 CVP 的绝对值不能预测容量反应性一样；但是 IVC 直径的绝对数值也是有意义的，如果非常小或者非常大，亦如 CVP 的绝对值一样，也可以判断大多数患者在相应范围内有无容量反应性，感染性休克机械通气患者通常 <10mm 有容量反应性，>20mm 没有容量反应性。

2. 和 PAWP 相类比的指标通过重症心脏超声评估，重症医师希望寻找能和最接近左室前负荷压力指标 PAWP 相类比的指标，曾用跨二尖瓣血流 E 峰/A 峰、组织多普勒（E/E'）、彩色多普勒（E/Vp）等图 2-4-5。如果跨二尖瓣血流提示患者处于限制性充盈状态时，提示左室充盈压升高，几乎没有容量反应性。研究表明，E/E' 和 PAWP 之间具有相关关系，目前是重症心脏超声中常用的反映左室压力前负荷的参数。

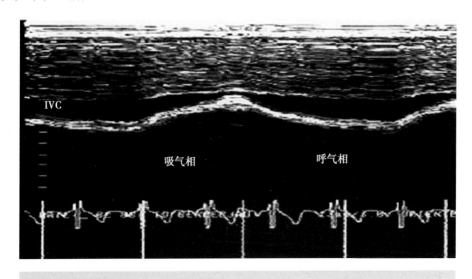

图 2-4-3 下腔静脉 M 超：自主呼吸患者吸气期塌陷

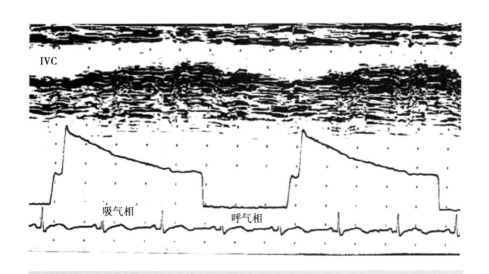

图 2-4-4 下腔静脉 M 超：机械通气患者吸气期扩张

3. 反映心脏前负荷容积指标 右心室及左心室的直径、面积及容积是反映心脏前负荷最直接的指标，同时这一类参数也是血流动力学治疗中床旁监测能获得的无创、直观、最接近心脏前负荷的参数，是重症超声的特色指标。很多研究希望单纯凭借心室大小的参数，来准确预测容量反应性，但是均因为患者个体差异而失败。

但是如果将右心室及左心室的直径、面积及容积等反映心室前负荷指标与心脏功能指标相联系，结合分析，则更具有临床意义。如果左心室是小的、高动力型，则反映左心室容积的系列指标提示有容量反应性。此类情况提示患者心脏前负荷不足，且存在左室收缩

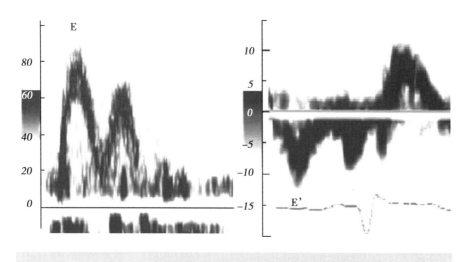

图 2-4-5　跨二尖瓣血流 E 峰/组织多普勒二尖瓣环收缩速

增强代偿。而右心室舒张末期容积、右心室舒张末期面积如果结合右心室收缩功能共同判断，也能提供较准确的容量反应性预测。

（四）前负荷的动态指标

1. 机械通气患者前负荷的动态指标

（1）最大主动脉流速和流速时间积分（velocity-time integral，VTI）变化：机械通气对胸腔压力的影响以及 SV 在此过程中的动态改变用于预测容量反应性的原理如前所述，SV 随呼吸变异可以通过经胸超声或者经食管超声动态评估。如果患者没有自主呼吸努力，左心室 SV 会在吸气期增加，呼气期降低。Slama 等在动物实验中用主动脉血流速随呼吸变异来预测有无容量反应性。在后来的临床试验中发现 VTI 的改变也具有很高的敏感性和特异性，可以预测休克患者随着扩容的增加，CO 的增长。主动脉最大流速伴随呼吸变异

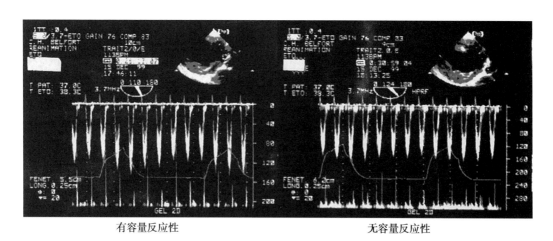

有容量反应性　　　　　　　　　　　　　　无容量反应性

图 2-4-6　主动脉流速随呼吸变异判断容量反应性

度 12% 是临界值，VTI 随呼吸变异度超过 20% 是临界值，以区别有变异和无变异人群图 2-4-7。测量 VTI 主要技术细节是注意测量线与左室流出道成角尽量小，如果形成夹角 30° 会低估 SV 约 13% 。

（2）外周动脉峰流速在呼吸周期中的变异　外周动脉如桡动脉、肱动脉峰流速会伴随呼吸周期而改变，监测机械通气患者随呼吸周期，外周动脉峰流速的变异某种程度能替代测量左室流出道峰流速及 VTI 的变化，其优点在于避免了测量点与流出道夹角问题，同时结合被动抬腿试验（PLR）等方法简单，便捷；缺点是患者大动脉弹性各不相同，外周动脉峰流速的改变程度会受动脉弹性的影响而放大。

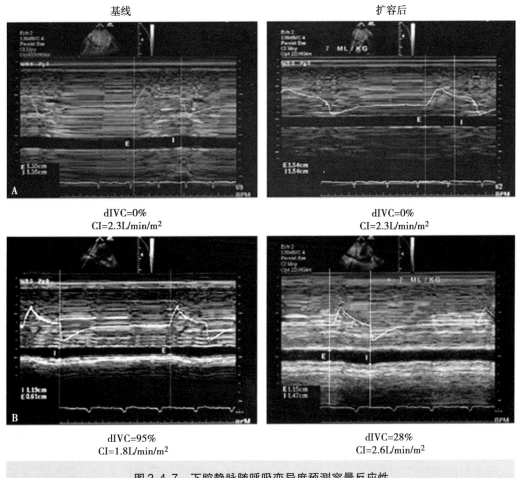

图 2-4-7　下腔静脉随呼吸变异度预测容量反应性

（3）IVC 和上腔静脉（SVC）直径随呼吸变异：IVC 和 SVC 直径随呼吸变异经常被用于预测有无容量反应性，常用方法是经胸超声在剑突下长轴平面用 M 超记录 IVC 直径随呼吸变化。如果机械通气患者没有自主吸气努力，IVC 在吸气期直径达到最大值，呼气期则为最小值。IVC 的扩张指数可以预测容量反应性，阈值大致为 12% （IVCmax – IVCmin）/IVCmean，或者为 18% （IVCmax – IVCmin）/IVCmin 图 2-4-7。经食管超声上腔静脉长轴切面，旋转晶片 90°~100°，可观察 SVC 直径随呼吸变异，变化趋势与经胸超声下 IVC 正相反，在没有自主呼吸时，在吸气期塌陷达到最小 SVC 直径，呼气期扩张达到最大 SVC 直径。判断容量反应性的 SVC 塌陷指数（SVCmax – SVCmin）/SVCmax 的阈值 36% 图 2-4-8。

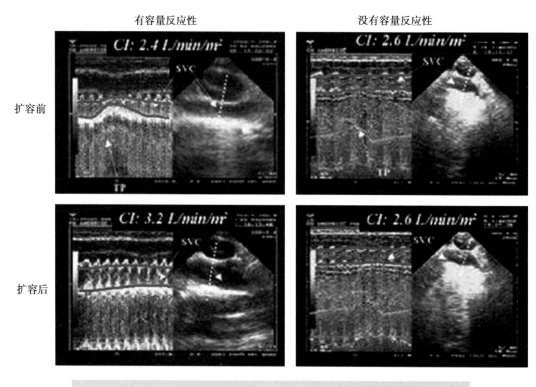

图 2-4-8 上腔静脉随呼吸变异度预测容量反应性

机械通气患者前负荷的动态指标应用有明显的方法学局限。首先，必须都是机械通气患者，并且均需要没有自主呼吸努力，很多指标还需满足窦性心律的要求（但 SVC、IVC 随呼吸变异度除外）。很多研究关于 ARDS 患者实施肺保护要求患者潮气量低于 7ml/kg，如果遵循此通气原则，很多患者用动态指标预测容量反应性都是假阴性。基于此，呼吸的周期性改变不足以引起心脏前负荷的改变。最近研究基于肺泡驱动压，调整呼吸的改变（肺泡压 – 总呼气末正压）使得预测容量反应性更加准确。还有，关于容量反应性的研究大多数基于脓毒症患者，但并没有大规模临床试验针对心功能不全患者，特别是右心功能不全的患者。这些患者可以有假阳性的结果。

技术层面的问题也需要考虑，测量 IVC 和 SVC 需要很好的超声影像，例如假设 IVC 切面是圆形的，伴随超声声束的移动，IVC 直径的测量值会改变，只有测到最大直径才是真正的直径。另外，在测量主动脉血流流速时，多普勒取样容积点的位置一旦改变会导致主动脉流速的改变，会得出错误的测量结果。

2. 自主呼吸患者的前负荷的动态指标

（1）被动抬腿试验（passive leg raising，PLR）：前述很多动态指标在自主呼吸患者并不能应用，最近 PLR 越来越多地应用于临床，用以预测容量反应性。这种操作可以快速将约 300ml 下肢自体血回输患者，类似扩容反应，并且这种扩容反应是可逆的。PLR 试验不要求患者窦性心律，对呼吸条件无要求，广泛适用于自主呼吸的患者。PLR 实施的具体步骤：将患者体位调成 45° 半坐位，然后将体位转为上半身平卧，下肢抬高 45° 的体位。并在改变体位后约 1 分钟时用重症心脏超声测量 SV 并获得 CO，最常用的方法是经胸超声测量主动脉流出道的 VTI，获得 SV 的变化。

Lamia 等发现如果 PLR 后通过 VTI 测算 SV 增加 15%，预测容量有反应的灵敏度 77%，特异性 100%。并且比一些常用的静态指标如 E/E' 预测容量反应性要更准确。在 Maizel 等的研究中，入选人群为自主呼吸的气管插管患者，PLR 时 SV 上升 >12%，可以判断患者此时处在低血容量状态，在 PLR 过程中 CO 的上升和扩容后 CO 的上升有明显相关性。特别值得注意的是，PLR 可以用于心房颤动的患者，同样 PLR 也适用于机械通气的患者。

下列情况中，PLR 可能提供临床假阴性的结果。在极其严重的低血容量休克时，下肢也没有多少血，下肢很少量的血提供心脏前负荷很有限，并不能引起明显 VTI 上升及 SV 增加。相似的，如果患者下肢穿着弹力袜，在静脉已经存在压力梯度促进静脉回流，做 PLR 时也有可能出现假阴性结果。而在做 PLR 时，最好是改变床的位置实现体位的改变，而不仅仅是将下肢抬起。另外，如果患者存在腹腔内高压时，PLR 的反应大打折扣。对于外科术后如果 PLR 操作会对患者疼痛感觉产生变化，也不适用于 PLR。

（2）下腔静脉吸气塌陷率：自主呼吸时，测量下腔静脉吸气塌陷率在近期的研究中，预测容量反应性的准确程度受到挑战：在 40 例休克患者，下腔静脉吸气塌陷率高（> 40%）能预测有容量反应性，但相关度不如使用跨二尖瓣血流频谱估测系列静态参数（E 峰速度、E/A、E/E'）等，且下腔静脉吸气塌陷率低并不能完全除外有容量反应性。而下腔静脉塌陷率准确性受限的主要原因之一是测量误差，测量下腔静脉直径的常用位置有 2 个，其一是肝静脉以远 2cm，其二是下腔静脉汇入右房前，但是后者非常容易受到膈肌收缩的影响，故而测量自主呼吸患者下腔静脉塌陷率必须以前者为准；此外，为了进一步观察呼吸周期对下腔静脉直径的影响，在 M 超测量时应采用中等速度（25mm/s）以完整记录 3 个呼吸周期。

（五）临床应用

当临床怀疑低血容量状态时，需要评估容量反应性，流程如图 2-4-9 所示。重症医师依赖重症超声完善容量反应性的判断，通常也可以结合静态指标对容量状态有大体判断，使得进一步进行容量负荷试验时更加安全、有效。

三、容量负荷试验时评价容量反应性

（一）容量负荷试验重症超声评估的意义

重症患者液体治疗是 ICU 工作中很重要的一部分，尤其是脓毒症患者，但是输液会带来肺水肿的风险，尤其是肺血管通透性增高的患者，这往往决定患者的预后。容量负荷试验的指征包括患者目前存在组织灌注不足的临床表现，以及根据容量反应性的评估得到的结论是患者目前存在容量反应性。

重症心脏超声具有可以迅速、准确、实时了解患者是否有扩容、增加心输出量的作用。然而，给患者输液并不是一件很简单的事，如果患者现正存在活动性出血、失血性休克，输液的必要性及容量的反应性是显而易见的，但是多数患者没有这么简单，需要重症超声评估，评估内容包括患者是否能从输液中获益，在输液中有什么不良反应，以及两者

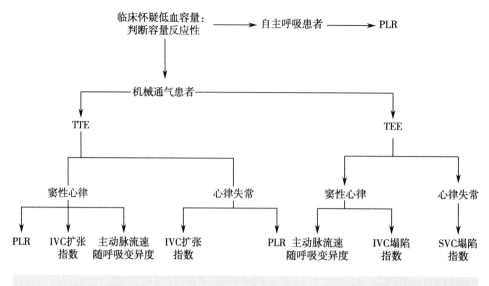

图 2-4-9 容量反应性判断的临床应用

间风险获益配比关系。在 ICU 中，合并 ARDS 的患者很多，他们是扩容后肺水肿的高危人群；而右心功能不全的患者可能常常没有容量反应性，左室舒张功能障碍的患者扩容，肺水肿风险也较高。ICU 医师在输液时需考虑液体选择及给液速度，重症超声评估容量反应性及评估容量耐受性。

（二）如何进行容量负荷试验

1. 液体选择及给液速度 重症超声评述晶体和胶体的区别有点超范围，但是我们还是应该明确在扩容的瞬间，晶体和胶体液的扩容效力是相等的，但是随着时间的延长，两者后续效应并不相同，胶体持续更久，或者胶体有可能给机体带来的总扩容效力超过扩容液体体积。

在绝大多数文献中，容量负荷试验是指在 30 分钟内给予 1000ml 晶体，或者是 500ml 胶体，但是必须注意的是，整体容量负荷试验不是必须完成，如果患者出现不耐受症状，或者是扩容目标已经达到，该试验是可以随时终止的。

然而，容量负荷试验的最佳血流动力学操作是给予的液体越少越好，同时能准确判断是否有容量反应性；也就是说用最少的液体判断患者处于 Frank-Starling 曲线的何种位置上。近年来微扩容技术因为重症超声的发展而广泛应用。有研究使用 100ml 胶体 1 分钟快速扩容，监测 VTI 变化率可以预测容量反应性。此后又有研究证实扩 50ml 胶体亦有类似结果。

2. 评估容量反应性 判断容量反应性的金指标是患者心输出量是否上升，而重症心脏超声判断 CO 和 SV 上升具有快速、实时的特点。常用操作方法是经胸心脏超声左心室流出道（LVOT）测算每搏量：首先，胸骨旁左心室长轴测量左心室流出道直径；其次，获得清晰心尖五腔观，脉冲取样容积置于主动脉瓣环中央，测量左心室流出道血流速度（v）并描记速度曲线下面积，获得时间-速度积分（VTI）。结合机器内置公式通过左心室流出道内径获得的左心室流出道面积，由此得到左心室流出道的每搏量（SV）：SV（ml）= 面积（cm^2）× VTI。心输出量（CO）= SV × 心率（HR）。当患者处于低血容量状态下，VTI 随呼吸周期有变异，故应选择固定时点测量，多数研究选择呼气末 VTI 计算，如果扩容后复查呼气末 VTI 上升 10%～15%，则认为患者存在容量反应性。

3. 评估容量耐受性　循环内容量增加后，由于静水压的增加，肺水肿的风险则会上升，但是肺水肿的风险度并不与循环内舒张末容积增加能带来 CO 增加的幅度绝对相关。换句话说，并不是患者有容量反应性，给予液体的过程就是绝对安全的，仍然需要承受如毛细血管通透性增加带来的肺水的增加。

如何监测肺水的增加？我们可以在呼吸支持条件不变的情况下观察 SaO_2，也可以抽血气查 PaO_2，监测氧合改变的灵敏度不够；或者有 PiCCO 监测的患者在扩容前后对比血管外肺水（EVWL）。但是无论是氧合改变还是肺水改变均会有延迟性，并不一定能反映扩容即刻导致静水压升高及肺水肿的形成。重症肺部超声应用 B 线评估肺水肿可能给临床提供更多的直观信息参考。

重症心脏超声可以通过评价 PAWP 来评估容量耐受性，常用的参数包括 E/E'。在心室充盈压增加时，E' 速度减低而 E 速度增加，因此 E/E' 常用来评估左室充盈压。常用 E/E'＞14 来作为阈值，而 E/E'＜8 也常是左室充盈压正常的证据，如果 E/E' 为 8～14，那么可能需要更多的指标辅助判断。

跨二尖瓣血流 E/A 也有参考价值。Vignon 等报道，血透患者超滤量增加后，可以看见患者 E/A 下降。而 Lamia 等报道，在脱呼吸机过程中，尤其是脱机失败患者人群 E/A 进行性增加。所以有人在扩容前后用 E/A 来判断扩容中静水压的改变。但是，很难在扩容中定义一个 E 峰最大值或者 E/A 的最大值作为容量负荷试验过程中的安全上限，但是通过床旁心脏超声的监测，的确可以发现伴随扩容是否有 VTI、SV、CO 的上升，过程中有无左室压力前负荷过度上升致肺水肿的增加图 2-4-10。

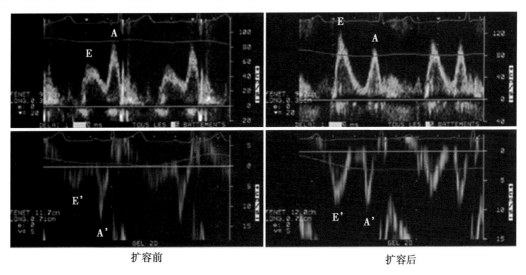

扩容前　　　　　　　　　　　　　　扩容后

图 2-4-10　扩容前后 E/A、E、E' 的变化

另外，在扩容中还可以观察扩容导致右室的变化。在 ICU 的患者中，尤其是 ARDS 患者给予高 PEEP 以改善氧合，有可能进展为右心功能不全，以及肺栓塞导致肺动脉高压患者中，扩容导致右室容量急性增加，甚至右室容积超过左心室，最终容量反应性是阴性的。所以在扩容中动态监测左、右心室的比例是必需的，多数有容量反应性患者 RV/LV 舒张末期内径的比例接近 0.6，没有容量反应性的患者 RV/LV 舒张末期内径的比例接近 1.0。在临床中，有经验的重症超声医师还可动态观察扩容过程中患者的室间隔运动情况来提早发现容量无反应的患者及时终止扩容。

综上所述，容量负荷试验是指在限定短时间内输注一定量液体，并充分评估其作用，重症心脏超声综合评价容量负荷试验有以下三种结果：①阳性：主动脉流出道测 VTI 上升 10%～15%，提示伴随扩容 SV 上升；②阴性：扩容后跨二尖瓣血流 E 峰上升或者 E/A 上升超过 10%，或主动脉流出道测 VTI 不足 10%，这提示扩容后左心压力前负荷上升以及足够大，但是并没有 SV 显著上升；③不确定：主动脉流出道测 VTI 不足 10%，但扩容后跨二尖瓣血流 E 峰上升或者 E/A 上升低于 10%，这提示扩容后没有足够的 SV 上升达到容量负荷试验阳性的标准，同时前负荷增加也没有足够多，根据临床情况仍可以继续尝试扩容。

四、超声容量反应性评估时的注意事项

在评估液体反应性时，一定要认真考虑以下因素：

第一，液体反应性的评估需要多个参数的测量，因为没有任何一个指标是绝对的，是排他的，临床上应该结合临床情况联合应用，最终有助于准确评估液体反应性；第二，心脏超声获得心肺相互作用评估液体反应性的动态指标不但有助于评估液体反应性，同时易于发现非超声获得动态指标的假阳性（尤其严重右心衰竭），但依然需要更多的研究来证明临床价值。

总之，心脏超声在评估前负荷及液体反应性方面可用、有效，且极具前景。在应用心脏超声时，无论评估的流程还是指标的选择均有一定科学内涵，我们应该在应用时进一步设计合理的临床研究来证明临床有效性，期待能够对死亡率以及并发症发生率产生影响，最终改善预后。

（杜　微　王小亭）

第五节　重症超声评价左心功能

心脏是一个与体循环和肺循环相连的主要由肌肉构成的器官，心脏两个心室由单块肌纤维带组成，起于右室肺动脉瓣下，延伸至左室连接于主动脉，在进化和胚胎发育过程中进行扭转和包绕形成双螺旋结构。心外膜下肌纤维呈左手螺旋走向，中层肌纤维环形包绕，心内膜下肌纤维呈右手螺旋走向，即内外两层为纵向肌纤维，中层为环形肌纤维。其收缩和松弛造成了心室收缩期扭转和舒张期解旋运动。

对于重症患者而言，左心收缩功能的判断非常重要，无论是组织灌注不足或呼吸衰竭病因的寻找，还是后续的循环调整过程中，对左心收缩功能的动态评价都很关键。急性循环衰竭的患者，重度左心收缩功能不全往往提示心源性休克，或是严重感染造成的心肌抑制。但是重症患者的心功能经常会发生改变，因此连续评估非常重要。

心功能指心脏做功的能力，主要是保证机体各组织器官无论在休息或活动状态均有足

够的血液供应。心脏功能是一个不可分割的整体，人为地分为收缩功能和舒张功能。心脏的收缩和舒张运动比较复杂，主要包括心脏短轴方向的向心性运动，指心脏长轴方向的纵向运动及心脏短轴方向的旋转运动等。舒张和收缩功能的改变会相互影响，左室和右室功能的改变也会相互影响。左室起着主要的泵血功能，并连接高压力的体循环系统，其内流动的是含氧量高的动脉血。左室形态规整，近似圆锥体，肌壁厚、收缩力强，耐受缓慢增加的压力负荷，而对容量负荷相对不容易耐受。右室起着辅助的泵血功能，并连接低压力的肺循环系统，其内流动的是含氧量低的静脉血。右室形态不太规整，呈半月形，肌壁薄，顺应性好，对容量负荷较耐受，而陡增的压力负荷不耐受，在功能上从属于左室。心脏的四个腔室中，起着主要泵血作用的是左室。左室收缩功能是心功能的极为重要的一部分，也是临床判断心功能最常用的指标。

对重症医生而言，左心功能最重要且常用的评价方法是通过不同的心脏超声切面定性判断左室的整体及局部运动情况。因为这种方法快速而且有效，估测的射血分数与定量方法测得的射血分数有较好的一致性。当然，如果进行动态、精细化血流动力学调整，定量方法评估就变得更加重要，同时对超声操作者的操作及数据解读水平的要求也相应提高。

心脏各腔室大小的测量及心脏收缩功能的评估是心脏超声检查最重要的内容之一。虽然新的超声技术，如组织多普勒、应变及应变率以及三维超声等使得超声心功能的评价更加精确，但二维超声始终是心功能评估的重要方法。同时，二维检查方法可以清楚地看到心肌内膜和室壁增厚幅度，以评价心脏整体及局部的收缩功能。新发或较前加重的节段室壁运动功能障碍提示心肌缺血，而左室整体运动功能的下降在重症患者，如严重感染及感染性休克的患者中很常见。

一、左室收缩功能的定性评价

美国心脏协会（AHA）建议将左室沿其长轴分成基底、中部、心尖三个部分，基底部分分成 6 个节段，中部分成 6 个节段，心尖分成 4 个节段，最后再加上心尖顶部共 17 个节段。左冠状动脉前降支供应左室的前壁和室间隔前 2/3，回旋支供应左室的侧后壁，右冠状动脉供应室间隔后 1/3 和左室下壁。收缩功能的评价主要就是观察室壁的增厚及向心运动：正常（内膜向心移动 >30%，室壁增厚 >50%）；轻度运动减低（内膜向心移动 20%～30%，室壁增厚 30%～50%）；重度运动减低（内膜向心移动 <20%，室壁增厚 <30%）；室壁无运动（无内膜向心移动，室壁增厚 <10%）；室壁矛盾运动（收缩期室壁矛盾运动）。

二、左室收缩功能的定量评价

整体收缩功能的定量评估需要测量心脏在不同心动周期时心室大小和容积的变化。虽然心功能异常往往是收缩和舒张功能均受影响，但临床对心功能的调整和治疗多以收缩功能为目标进行，因此评估心脏收缩功能对于临床的诊断、治疗及预后显得尤为重要。左心收缩功能的评估对于血流动力学不稳定的重症患者而言尤其重要，甚至会改变循环调整的方向。收缩功能的评价指标包括缩短分数、射血分数、每搏量，以及组织多普勒测量二尖瓣瓣环收缩期速度。需要注意的是心脏收缩功能的判断与心脏的负荷情况有关，有时需要动态观察不同前后负荷状态下心脏的收缩情况，才能作出准确判断。

1. 左室大小及缩短分数的测量　左室大小的测量通常是在胸骨旁左室长轴二尖瓣瓣尖水平或胸骨旁左室短轴切面乳头肌平面通过 M 型超声测得，保证内膜的清晰是准确测量的关键。在没有节段室壁运动异常的情况下，这种方法测得的左室内径可用来计算左室缩短分数和射血分数。缩短分数左室每次收缩时内径变化的百分比，其中 LVED 是左室舒张末期内径，LVES 是左室收缩末期内径（图 2-5-1）。

$$FS = \frac{LVED - LVES}{LVED} \times 100\%$$

2. M 型超声测量射血分数（EF）EF 是心脏每一次收缩时，左室射血量占左室舒张末期容积的百分数。其中最常用的参数还是 LVEF，因为 EF 最易测得，同时也更为临床医生熟悉和接受。虽然它会受前后负荷的影响，EF 是最常用的反映心脏收缩功能的指标。有些患者虽然 CO 和 SV 在正常范围，实际上心功能已下降，EF 会敏感得多。EF 是 SV 与左室舒张末期容积的比值，在收缩功能不全的患者 EF 常在 SV 正常时就表现出降低。需要注意的是，EF 由于可受前后负荷的影响，有一定局限性。例如二尖瓣关闭不全患者，因为有部分血液在左室射血时，反流

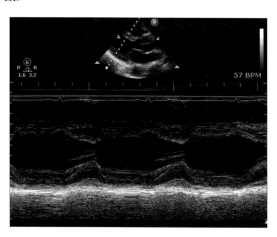

图 2-5-1　左室缩短分数的测量

到压力较低的左心房，因此 EF 较高。即便如此，如果 EF > 50%，收缩功能通常是正常的；如果 EF < 30%，提示心脏收缩功能受抑制。另外，对于舒张功能不全的患者，EF 意义有限。

虽然射血分数受到前后负荷的影响，但它在临床比较常用，是一个判断心功能及预后的较好指标。对于经常进行心脏超声操作的医生而言，如果病情紧急，无足够时间进行超声的测量，甚至"肉眼观察法"（eyeballing），预测 EF 值也比较准确。

对于无节段性室壁运动异常的患者，可采用 M 型超声测量 EF。在标准的胸骨旁左室长轴切面、二尖瓣腱索水平，或是胸骨旁左室短轴切面，乳头肌水平，将取样线垂直于室间隔和左室后壁，测量左室舒张末期内径（LVED）、左室收缩末期内径（LVES）。可计算出缩短分数（FS）及射血分数（EF）等。

$$FS = (LVED - LVES) / LVED \times 100\%$$
$$\Delta D^2 = (LVED^2 - LVES^2) / LVED^2 \times 100\%$$
$$LVEF = \Delta D^2 + (100 - \Delta D^2) \times 15\%$$

左室射血分数是应用最广泛的评价左室收缩功能的指标，表示每次左室收缩泵出的血量占左室舒张末期容积的比例。这个指标虽然也受到前负荷的影响，但却是临床用于判断各种心脏问题预后的较好的预测指标。常用的计算公式如下：

$$LVEF = (\% \Delta D^2) + ([1 - \Delta D^2][\% \Delta L])$$
$$\% \Delta D^2 = \frac{LVED^2 - LVES^2}{LVED^2} \times 100\%$$

该公式中分为两个部分，前一部分代表短轴收缩，ΔD^2 相当于短轴上舒张末期和收缩末期内径平方算得的缩短百分比；后一部分代表长轴收缩，$\% \Delta L$ 相当于长轴的缩短百分比，主要是与心尖收缩相关：正常 15%，心尖收缩下降 5%，心尖无运动 0%，心尖反常运动 −5%，心尖室壁瘤 −10%。

3. 左室短轴切面面积变化率（FAC%） 相比较于 M 型测量 EF 值，FAC% 的测量属于二维测量。但应用的前提是能清楚分辨心内膜的轮廓，以便准确描记。不可忽略的是，FAC% 也是受到前后负荷影响的。具体测量方法：在胸骨旁短轴乳头肌平面，清楚显示心内膜后，再分别勾勒出左室舒张末期面积（LVEDA）和左室收缩末期面积（LVESA），计算公式如下。其准确性已经核素造影等方法证实（图 2-5-2）。

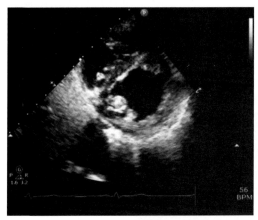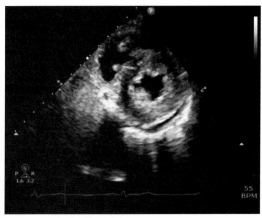

图 2-5-2 左室短轴切面面积变化率的测量

FAC% =（LVEDA − LVESA）/LVEDA ×100%，正常值 50% ~75%。

4. Simpson 法测量射血分数 对于存在节段性室壁运动异常的患者，应用 M 型方法测量 EF 不准确，这时较常用的是根据 Simpson 公式原理采用碟片法计算左室容积和 EF。该方法最关键的问题是心内膜边界要选择准确，肌小梁和乳头肌不能看作心室壁，而要算作心腔的一部分。该方法是通过心尖四腔和（或）两腔切面，对舒张期和收缩期心内膜的描记，把心脏分成若干个（一般 20 个）圆柱体，分别计算出体积和相加即可得出左室舒张和收缩末期容积，进而计算出射血分数。心内膜的清晰描记是该方法准确性的重要前提，注意肌小梁和乳头肌部分应该算作心腔的一部分。实时的三维超声方法可能是未来更准确的测量手段（图 2-5-3）。

5. 左室压力最大上升速率（dp/dt） 虽然 EF、FS、FAC% 等在射血期测得的参数较易取得，但是由于这些参数实际上都会受到前后负荷的影响，从而或多或少影响对左心功能的判断。而 dp/dt 是在等容收缩期测得的参数，是反映左心收缩功能的敏感指标，不受后负荷及节段室壁运动异常的影响，可能只是略受前负荷的影响。对于存在二尖瓣反流的患者，利用四心腔切面得到二尖瓣反流频谱，可计算左室压力最大上升速率 dp/dt。该方法最大的局限性就是必须是存在二尖瓣反流的重症患者才能进行测量。具体方法是准确测量频谱上 1m/s 和 3m/s 之间的时间差 dt，而两个速率之间的压差是 32mmHg。dp/dt = 32/dt，左室 dp/dt：正常值 >1200mmHg/s；临界值 1000 ~1200mmHg/s；异常 <1000mmHg/s（图 2-5-4）。

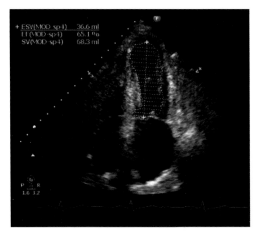
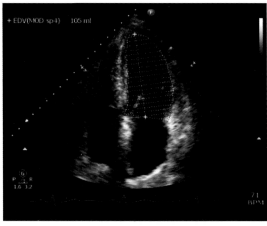

图 2-5-3　Simpson 法测量射血分数

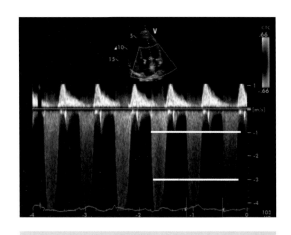

图 2-5-4　左室压力最大上升速率

6. 长轴收缩　最常用的超声评价左室长轴收缩的方法是在心尖四腔心切面应用 M 型超声测量二尖瓣侧面瓣环向心尖方向的移动距离，即二尖瓣位移（MAPSE）。MAPSE >10mm，长轴收缩功能正常（图 2-5-5）。组织多普勒可用来定量评估左室的整体和局部的收缩功能。如在心尖四腔心切面二尖瓣侧壁或间隔瓣环测量心肌组织下移的峰速度。尤其在心内膜无法清楚显示时，这种方法可以用来评价心脏的长轴收缩功能（图 2-5-6）。

7. 心肌做功指数或称 Tei 指数，是应用多普勒方法测量等容收缩和等容舒张期时间，二者相加后再除以射血时间。Tei 指数相对来说，受心率及血压影响较小，而且即使二维图像不够理想也能测量。Tei 指数与射血分数相比对预后的判断价值更大。

8. 应变和应变率　应变和应变率是评估局部心肌运动的方法。尤其对于存在室壁运动功能障碍的患者，应用射血分数无法准确评价心脏收缩功能。应变是指心肌变形的能力。目前，超声对应变的测量包括一维组织多普勒测量，及二维斑点追踪测量。斑点追踪是较好的评估心肌运动功能的方法。该方法对超声机的硬件及软件要求较高（图 2-5-7）。

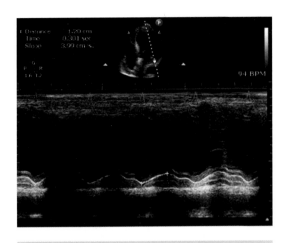

图2-5-5 二尖瓣位移的测量

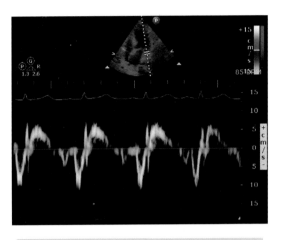

图2-5-6 组织多普勒评价心脏长轴收缩

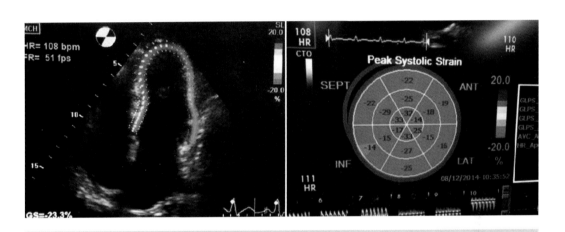

图2-5-7 斑点追踪测量

$$\varepsilon = \frac{L - L_0}{L_0} = \frac{\Delta L}{L_0}$$

其中，ε 代表应变，L_0 代表初长度，而 L 代表测量时的瞬时长度。

$$\varepsilon = \frac{\Delta \varepsilon}{\Delta t} = \frac{(\Delta L/L_0)}{\Delta t} = \frac{(\Delta L/\Delta t)}{L_0} = \frac{\Delta V}{L_0}$$

其中 ΔV 是所研究节段的速度梯度。

应变率是心肌变形发生时的速率，其方向与应变一致。需要注意的是，应变和应变率也是负荷依赖性的。

9. 心输出量测量 虽然心脏收缩功能不是每搏量的唯一决定因素，但是由于心脏的每次收缩导致的射血是每搏量产生的主要动力，因此每搏量的判断对于动态评价心脏收缩功能有很大意义（图2-5-8）。

脉冲多普勒方法是通过心脏超声测量患者 CO 的方法，随着重症超声的发展，因其无创及可重复性，临床应用前景巨大。该方法主要根据流量＝横截面积×流速的原理。因为

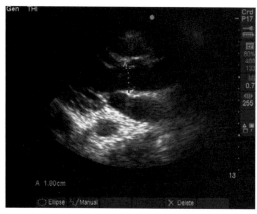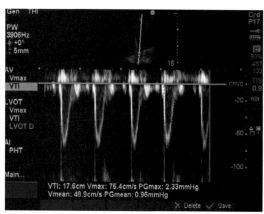

图 2-5-8 心输出量的测量

心室射血是搏动血流，血流速度是变化的，因此主动脉流速需用积分的形式表示，记为速度时间积分（VTI），VTI 等于主动脉血流频谱上基线和多普勒频谱所围成的面积。常在心尖五腔或心尖三心腔切面，得到左室流出道或主动脉瓣口频谱并描记 VTI。为保证测量的准确性，取样线尽量平行于血流方向，至少在 20° 以内。左心长轴切面测量主动脉瓣环直径（D）或左室流出道直径，按圆面积公式计算横截面积。左室流出道可认为是圆形，面积等于 $\pi (D/2)^2$。需要注意的是，此方法不适用于明显主动脉瓣反流的患者。

主动脉流量公式：$SV = \pi (D/2)^2 \times VTI$。SV：每搏量，收缩期通过主动脉口的流量。$CO = HR \times SV$。

但在临床实践中，要注意 CO 与心功能是不同的概念，首先对于某一个特定患者而言，CO 的正常值必须结合患者的组织灌注指标进行判断。另外，心功能不全分为三个阶段：①SV 和 CO 都在正常范围，但是心室充盈压代偿性升高。②SV 下降，HR 增快代偿，CO 仍维持正常。③CO 下降，标志心功能由代偿期转为失代偿期。因此 CO 正常，不代表心脏泵功能正常。

（张宏民）

第六节 左室舒张功能的评价

随着人口老龄化，高龄重症患者逐年增加。对于 65 岁以上的患者，心力衰竭是常见的诊断，是重症患者的重要致死病因。除了收缩功能不全造成的心力衰竭外，舒张功能不全造成的心力衰竭是影响患者预后的重要因素。根据美国心脏协会的指南，舒张性心功能不全是指存在心力衰竭的症状和体征而左室射血分数在正常范围，诊断应包括左室心肌松弛功能障碍和充盈压上升。因此，正常的心功能应包括正常的收缩功能、正常的心肌松弛功能以及在安静状态和劳力状态下保持心室充盈压力正常。

心室的充分充盈是正常每搏量的保证。正常的心脏舒张功能是指在安静状态下或运动时，心室都能够充分充盈而不会造成心室充盈压的上升。左室的充盈包括一系列的步骤，可将舒张过程分为四个阶段：等容舒张期、早期快速充盈期、减慢充盈期、晚期心房收缩期。首先是心肌的需要耗能的主动松弛，它可以使左室压力在收缩末期和舒张早期迅速下降。这时，二尖瓣开放标志着早期充盈的开始。正常情况下，舒张期充盈的主要动力来自于心肌的弹性回缩和左室的正常松弛功能，而左房收缩只占到20%左右。

导致舒张功能异常的主要机制包括原发性心肌疾病、继发性左室肥厚、冠状动脉疾病、外源性限制。临床医生需要考虑左室舒张功能的情况包括高龄患者、糖尿病患者、高血压患者，超声提示左室肥厚、主动脉瓣狭窄或限制性心脏疾病。

一、左心功能不全

心功能不全不代表心室收缩功能障碍，在新诊断的心力衰竭患者中，40%～50%收缩功能在正常范围，而主要问题在于心脏的主动松弛和被动扩张能力下降，导致心室充盈不足，而非收缩异常，称为舒张性心力衰竭。多见于心室肥厚、心肌缺血后心肌顿抑、正压通气时。虽然两种心功能不全的心室充盈压都会升高，但两种心功能不全心室舒张末期容积的变化是相反的：收缩性心功能不全舒张末期容积增加，舒张性心功能不全舒张末期下降。因此二者区别在于心室舒张末期容积而不是舒张末期压力。更常用来区分两种心功能不全的指标是心室射血分数：舒张性心功能不全，射血分数正常，而在收缩性心功能不全，射血分数下降。

二、舒张功能相关参数

心脏超声是判断心脏舒张功能的重要方法。虽然舒张功能不全早期的患者在收缩功能或心脏结构上不一定会有明显异常，但是二维心脏超声多少都会有所表现，如左室室壁增厚，由于左室充盈压力慢性升高导致的左房增大。左室增厚的原因多由于高血压，肥厚型心肌病或肥胖等。左室舒张功能不全时，二尖瓣跨瓣压差会发生改变，这种改变会在二尖瓣多普勒血流频谱上表现出来。应用组织多普勒记录二尖瓣瓣环的长轴运动，可评价心肌的舒张功能。左室舒张早期和晚期充盈所占比例取决于弹性回缩、心肌松弛速率、左室顺应性以及左房压力。多数患者舒张功能的判断可通过二维心脏超声及二尖瓣血流频谱进行大致评价。但是，确切的舒张功能判断还需要组织多普勒、肺静脉多普勒、肝静脉多普勒和二尖瓣血流彩色 M 型。

与心室舒张功能相关的参数包括心室松弛功能、心肌本身及心脏腔室结构的顺应性、心室的充盈压力。心室的松弛是主动耗能的过程，它发生在等容舒张期及早期快速充盈期。松弛功能异常可导致等容舒张期（IVRT）延长，心室内压力下降缓慢，心房和心室之间压差减小，心室早期充盈流速下降。顺应性是容积变化与所对应压力变化的比值（dV/dP），它受到心室大小、形状及心肌本身特性的影响。心包、右室及胸腔内压力等外部因素也会影响左室顺应性。

三、舒张功能评价方法

因为舒张功能的评价需要熟悉多普勒超声的应用。首先是探头位置，彩色血流显像有利于超声声束方向的调整。为得到最佳血流信号，超声波声束应与血流方向平行。由于乳头肌的存在，正常的跨二尖瓣血流朝向左室后侧壁的中远段，偏离心尖约20°。随着左室扩张时如扩张型心肌病，心脏更接近球形，导致二尖瓣跨瓣血流更加偏向侧后方。因此，理想的探头位置应该放在心尖部侧偏20°的地方，而左室增大患者侧偏角度可能还要更大一些。如果是测量肺静脉的血流频谱，探头位置取决于切面及肺静脉的选择。通常心尖四腔心切面用来测量右上肺静脉。

　　1. 二尖瓣口血流频谱　　二尖瓣口血流频谱的测量是应用脉冲多普勒，取样容积放在二尖瓣瓣尖水平，其判断方法多是根据早期快速充盈形成的二尖瓣血流频谱 E 峰和左房收缩形成的晚期充盈形成的 A 峰，以及二者的比值来判断。首先可靠的测量需要清晰的频谱图像。另外，心率过快和一度房室传导阻滞可以导致 E 峰和 A 峰融合，影响测量。而且，如果 A 峰在 E 峰还未降到零点时就已经开始，测得 A 峰可能会相对升高。通常，如果 A 峰开始时 E 峰 >20cm/s，A 峰和 E/A 都会受到影响。对于心率 >100 次/分的患者，E 峰和 A 峰通常会融合在一起，而对于存在心房颤动的患者，也无法通过 E/A 进行舒张功能的评价。脉冲多普勒取样容积放在二尖瓣尖，使取样线平行于血流。主要包括舒张早期的 E 峰和舒张晚期的 A 峰。E 峰发生于左室快速充盈期，A 峰发生于舒张晚期，由左房主动收缩形成。E 峰最大流速：平均73cm/s，A 峰最大流速：平均40cm/s，E/A：1～1.5。需要注意的是，左房压轻到中度升高时，由于松弛功能障碍与增高的充盈压对二尖瓣血流相反的影响，导致二尖瓣血流频谱呈正常表现，称为假性正常化。舒张功能也可通过 E 峰减速时间（EDT）来判断，EDT 是测量从 E 峰顶点到 E 峰与基线交点之间的时间，存在松弛功能障碍的患者由于左室舒张期压力下降缓慢，需更长的时间达到左室和左房压力的平衡，表现为 EDT 延长，正常值：160～240 毫秒。在正常的年轻人或左室顺应性下降或左房压显著上升时，EDT 由于充盈时间缩短而下降。这个参数受到前负荷的影响，在能配合的患者，可通过 Valslva 方法来鉴别假性正常化（图2-6-1）。

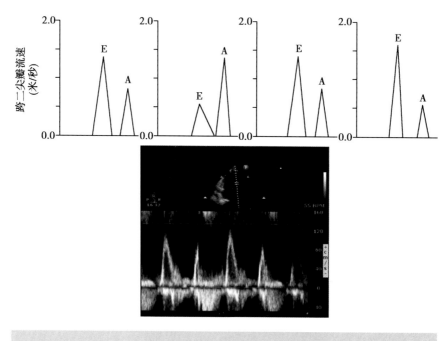

图 2-6-1　二尖瓣口血流频谱

对于扩张型心肌病患者而言，脉冲多普勒测量的二尖瓣血流频谱与左室充盈压力、心功能及预后都有很好的相关性，甚至好过左室射血分数。然而，对于冠心病、肥厚型心肌病等患者而言，如射血分数在 50% 以上，二尖瓣血流频谱对于血流动力学的意义就会很有限。

2. 肺静脉血流频谱　肺静脉血流频谱在左室舒张功能判断中是二尖瓣血流频谱很好的辅助方法。测量方法是利用彩色多普勒显示肺静脉血流信号，然后用脉冲多普勒，将取样容积置于肺静脉开口的 1~2cm 内，使取样线平行于血流。主要包括收缩期的 S 波、舒张早期的 D 波和舒张晚期的反向 Ar 波。Ar 波 <35cm/s，舒张功能异常时 >35cm/s。测量时多选择右上肺静脉，可在心尖四腔心切面的基础上，倾斜探头，显露主动脉瓣，然后再进行肺静脉血流的脉冲多普勒测量。

肺静脉血流频谱包括四个部分：两个收缩期频谱（PVS1 和 PVS2），舒张期频谱（PVd），心房反流频谱（PVa）。PVS1 出现在收缩早期，与心房舒张有关，这时心房压力下降，利于肺静脉血液回流左房。PVS2 发生在收缩中晚期，由于肺静脉压力上升而形成。左房压正常时，肺静脉压力在收缩晚期明显上升，且上升速度较左房压快。但是，如左房充盈压上升，左房压力在收缩晚期上升与肺静脉相等甚至超过肺静脉压，导致较早的 PVS2 峰值出现。

房室传导正常时，收缩期频谱非常靠近，PVS1 在大部分患者不会清楚识别。PVd 出现在舒张期二尖瓣开放左房压下降时，与左室顺应性、充盈压的变化有关。左房压力增加可导致 PVS 下降，PVd 增加，S/D 比值小于 1。

3. 等容舒张时间（IVRT）　主动脉瓣关闭至二尖瓣开放的时间间期。应用连续多普勒，取心尖五腔心或三腔心切面，取样容积放置于二尖瓣口和左室流出道之间，同时获得流入道和流出道的血流频谱。正常值：70~90 毫秒；>90 毫秒提示主动松弛功能异常；<70 毫秒提示限制型充盈障碍。

4. 血流递增速度（Vp）　这种方法是将彩色多普勒取样窗置于左室流入道，尽量使取样窗较窄，然后将 M 型取样线置于彩色多普勒取样窗内，从二尖瓣到心尖部血流的中心位置，并使得中心位置最快速度血流为蓝色，即可得到彩色 M 型图像，测量红蓝交界处血流图像的斜率即为血流递增速度，左室舒张功能正常时 Vp 应 >50cm/s。有研究指出，E/Vp 可用来判断左房压，E/Vp >2.5 提示肺动脉楔压 >15mmHg（图 2-6-2，见文末彩图）。

5. 组织多普勒　组织多普勒可用来测量二尖瓣瓣环长轴方向的运动速率，取心尖四腔心切面，取样容积 5~10mm，放置在侧壁或室间隔二尖瓣瓣环处进行测量。建议测量时选择呼气末，且应选择连续三个数值进行平均。正常情况下，可以得到三个频谱，收缩期的 s 峰，舒张早期 Ea 峰和舒张晚期 Aa 峰。Ea 峰在判定舒张功能不全类型及估测左房充盈压时非常重要。Ea 峰反映心肌的松弛功能。正常情况下，Ea 峰在活动时或前负荷增加可由于跨二尖瓣压差增加而增加。对于舒张功能不全的患者，Ea 峰的基线水平会下降，而且不随着前负荷的增加而升高。Ea 峰的下降是反映舒张功能不全的早期指标，而且 Ea 峰下降在舒张功能不全的各个阶段持续存在，而 E 峰可以随着充盈压力的上升而升高，Ea 峰与 E 峰的比值与充盈压及肺动脉楔压有很好的相关性。Ea 峰在侧壁二尖瓣环测得值高于室间隔二尖瓣环 Ea 峰数值，正常值分别为 10cm/s 和 8cm/s。或二尖瓣环舒张期频谱主要是舒张早期 Ea 峰和舒张晚期 Aa 峰。正常值：Ea/Aa >1；Ea >8.5cm/s，Aa >8cm/s（图 2-6-3）。

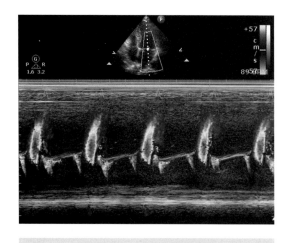

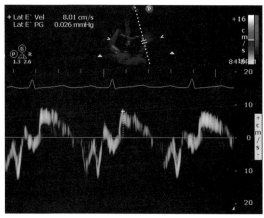

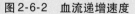
图2-6-2 血流递增速度　　　　图2-6-3 组织多普勒评估舒张功能

四、舒张功能分级

正常情况下，左室弹性回缩十分迅速有力，大部分左室充盈发生在舒张早期，左房收缩只占一小部分。E/A≥1.5 或更高，Ea>10cm/s，E/Ea<8。二尖瓣环组织多普勒舒张期频谱，舒张早期频谱高于舒张晚期频谱。而侧壁二尖瓣瓣环组织多普勒频谱高于间隔二尖瓣瓣环频谱，正常人，Ea 峰随着跨二尖瓣压力的增加而增加，所以 E/Ea 在静息或运动状态变化不大。舒张功能不全首先表现为松弛功能障碍，随着程度的进展，左房压逐渐升高，二尖瓣血流频谱呈现假性正常化，左室顺应性继续恶化，左房压进一步升高，进展为限制性舒张功能不全。

1. 主动松弛功能障碍 左室顺应性尚好；左房内径正常；左房充盈压正常或轻度升高；二尖瓣频谱：E/A<1；E 峰减速时间>240 毫秒；等容舒张期（IVRT）>90 毫秒；组织多普勒：二尖瓣环 Ea/Aa<1；肺静脉血流频谱：D 波减低，S 波增高，S/D>1；Ar 波基本正常，<35cm/s。

2. 假性充盈正常 指二尖瓣频谱 E/A 正常，但左室舒张末压>15mmHg。除主动松弛功能障碍外，左室顺应性也开始降低。其舒张功能较 1 级严重，但通过二尖瓣频谱 E/A 不能反映。

左房内径增大；左房充盈压升高；二尖瓣频谱：假性正常化，E/A 1.0～1.5；E 峰减速时间 160～240 毫秒；IVRT 70～90 毫秒；Valsalva 动作后 E/A<1；组织多普勒：二尖瓣环 Ea/Aa<1；肺静脉血流频谱：S 波减低，S/D<1；Ar 波增加，>35cm/s。

3. 可逆性限制型舒张功能障碍 除主动松弛功能障碍外，左室顺应性明显降低。左房内径增大。左房充盈压升高；二尖瓣频谱：E/A>2.0；E 峰减速时间<160 毫秒；IVRT<70 毫秒；Valsalva 动作后 E/A 降至正常或<1；组织多普勒：二尖瓣环 Ea/Aa 仍<1，Ea、Aa 峰值速度低于正常；肺静脉血流频谱：S 波减低，S/D<1；Ar 波增加，>35cm/s。

4. 不可逆性限制型舒张功能障碍 除主动松弛功能障碍外，左室顺应性严重降低。左房内径增大；左房充盈压：升高；二尖瓣频谱：E/A>2.0；E 峰减速时间<90 毫秒；IVRT<70 毫秒；Valsalva 动作后 E/A 降至正常或<1；组织多普勒：二尖瓣环 Ea/Aa<1，

Ea 明显减低；肺静脉血流频谱：S 波减低，S/D<1；Ar 波增加，>35cm/s。

五、左室充盈压评估

由于重症患者高龄化趋势，合并舒张功能不全的患者持续增加，尤其在重症医学科，左室充盈压的评估对临床治疗决策非常有帮助。利用脉冲多普勒测得的左室舒张早期 E 峰与组织多普勒测得二尖瓣侧壁瓣环舒张期 E' 的比值，与左室充盈压有较好的相关性。如果 E/E'>14，提示左房压>15mmHg；如果 E/E'<8，提示左房压<15mmHg。

（张宏民）

第七节　重症超声评价右心功能

右心功能不全在重症患者中并不少见，临床上可见于急性肺源性心脏病（肺心病）、严重感染导致右心功能不全、急性右室梗死等。另外，右心功能的评估对于评价容量反应性也十分关键。心脏超声是床旁评估右心功能的重要手段。

一、正常右室解剖与功能

右室位于左室前面，在胸骨后面，结构较不规则，从前面看类似三角形，横截面类似半月形，导致其容积、功能的评价比左室困难。正常情况下，室间隔无论在收缩期和舒张期都是凸向右室的（图 2-7-1）。

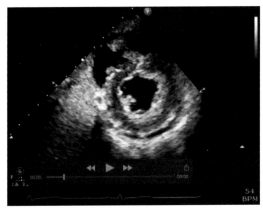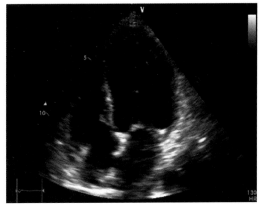

图 2-7-1　右室的超声图像

右室从解剖和功能上分为两个部分：流入道和流出道部分。右室的射血能力有 20%～40% 来自左室收缩时的辅助。因为肺动脉压明显低于主动脉，右室室壁厚度较左室薄，收缩力量弱，右室质量只有大约左室的四分之一。需要注意的是，由于心室相互作用，右室功能直接受到左室影响。右室等容收缩期很短，射血时间长，因此与左室相比，右室容易受到后负荷的影响，同时与左室不同的是，右室可以急性扩张。右室对冠脉血流也很依赖，与左室不同，右室是收缩期、舒张期都有灌注，因此维持足够的血压对右室灌注很关键，尤其是在右室的前后负荷增加时。

右室室壁厚度增加是右室压力增高的结果，有时也可见于浸润性和肥厚型心肌病。最佳测量切面是剑突下四腔切面，利用二维或 M 型超声测量右室游离壁的厚度，正常应 < 5mm，注意测量时应在舒张末期，要把肌小梁和心包脂肪与心室壁区别开，室壁厚度增加提示右室压力负荷增加。选择剑突下切面的原因是可以使声束垂直于室壁，且能除外右室肌小梁等的影响。测量时需注意与心包外脂肪鉴别。

对于右室功能的定性判断，可以在胸骨旁长轴和心尖四腔切面观察右室形状变化。正常情况下，右室的心尖部分在心尖四腔心切面无法观察到，如果右室心尖部分能够看到，甚至高于左室心尖，就是右室扩大、右室肥厚的证据。右室大小的测量应在心尖四腔心切面，如基底部直径舒张期在 3.5cm 左右，右室中部舒张期横径 3cm 左右，而右室舒张末面积与左室舒张末面积比值不超过 0.6。

二、右室功能的评价

正常情况下，肺循环系统阻力很小，且由于胸腔内负压的辅助作用，使得对右室的功能要求较低即可满足循环需要。病理情况下，如正压通气的应用、ARDS、肺栓塞等均可导致右室后负荷增加，如右室功能明显下降，即可导致左心室前负荷不足，引起循环衰竭。因此右室功能的评价至关重要。而且，右心功能的评价对于前负荷及容量反应性的评估也至关重要。毫无疑问，肺动脉导管可以作为评价手段，但心脏超声是目前评估右心功能的最好的手段。

1. 右室扩大是右室舒张期过负荷的表现。虽然左右心室容积接近，但二者形状不同，短轴上可以发现左室呈圆形，而右室呈半月形。因此二维切面无法准确地测量右室容积。经胸心脏超声心尖四腔心切面上，一般是左室构成心尖的部位，如果右室取代左室构成心尖时，提示右室至少是中度扩大。

定量的方法包括在四腔心切面测量右室横径和面积。测量的前提是经过调整确认所测量切面需达到右室横径最大，具体调整方法是使四腔心切面的十字交叉及心尖均能清楚显示。其中右室基底部横径 >42mm，心室中部横径 >35mm 提示右室扩大。更好的评价右室扩张的方法是在四腔心切面测量左右心室的舒张期横径比值。如果右室与左室横径比值超过 0.6 即为右室轻度扩大，而二者比值超过 1.0 则为右室重度扩大。另一个较常用的半定量方法是在心尖四腔心切面测量右心与左心的舒张末面积比值，正常值 0.36 ~ 0.60。当比值 0.7 ~ 0.9 为右室中等扩张，≥1 时为严重扩张（图 2-7-2，见文末彩图）。

2. 室间隔矛盾运动　室间隔矛盾运动是右室收缩期过负荷的标志，是心室相互作用的表现。右室收缩期过负荷导致右室收缩期延长，因此在左室舒张期开始时，右室仍处于收缩期，造成右室内压力高于左室，在左室舒张早期就出现室间隔向左运动。由于舒张期过负荷常与收缩期过负荷同时存在，因此舒张期室间隔将处于受压左移的状态，直到左室开始收缩时，左室压力迅速超过右室，室间隔又迅速移回右侧，称为超声表现室间隔的矛盾运动。当室间隔矛盾运动的病因是急性肺栓塞或 ARDS 时，可以较早出现。当病因是左心功能不全时，可以出现病程后期。右室重度扩大或轻度扩大伴有室间隔矛盾运动均有病理意义。

右室过负荷可以定性也可以定量进行评价。定量评价是测量收缩期离心指数（EI）。具体测量方法是在左室短轴乳头肌切面，收缩末期 D1 是指在两个乳头肌之间测得的左室内径，收缩末 D2 是指垂直于 D1 测得的左室内径。EI = D2/D1。EI 正常值是 1（图 2-7-3）。

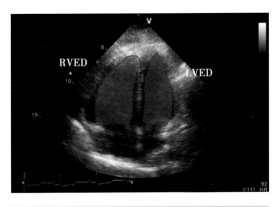
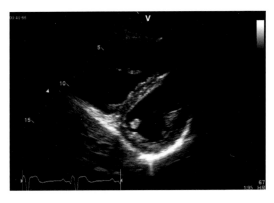

图 2-7-2　四腔心切面评价右室的大小　　　　图 2-7-3　右室过负荷的定量评价

3. 根据下腔静脉内径及其变异度评估右室舒张末压力　对于自主呼吸患者，下腔静脉内径 <2.1cm，呼吸塌陷 >50%，估测右房压力 0～5mmHg；下腔静脉内径 >2.1cm，呼吸塌陷 <50%，估测右房压力 10～20mmHg；在上述两种情况之间时，则估测右房压力 10～20mmHg。

对于重症患者，尤其是呼吸机辅助通气患者，利用这种方法判断右室舒张末期压力比较困难，但是如患者已经通过中心静脉导管进行压力监测，将压力与腔静脉内径及变异情况相结合进行判断是前负荷评估的非常重要的方法（图 2-7-4）。

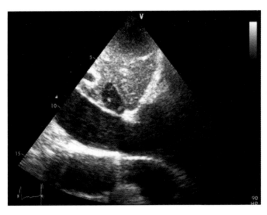
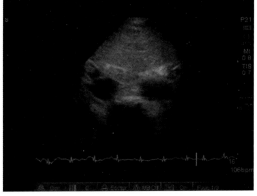

图 2-7-4　下腔静脉内径及变异度评估右室舒张末压

4. 根据三尖瓣反流频谱峰值速度估测肺动脉收缩压（PSAP）　如患者存在三尖瓣反流，在右室流入道切面或心尖四腔心切面利用连续多普勒测量三尖瓣的反流频谱，根据 Bernouilli 方程可估算出肺动脉收缩压，PSAP = 4V2 + 右房压。需要注意，反流速度的测量受到测量角度的影响，因此测量角度应尽量平行于反流束，这就要求从不同切面显示三尖瓣，尽量找到最高的反流速度。另外此方法受到右心收缩功能的影响。欧洲指南指出，应用三尖瓣反流测量肺动脉压时，三尖瓣反流速度 2.9～3.4m/s（估测 PSAP 37～50mmHg）

或在 < 2.8m/s 但有右室肥厚或右室扩张的表现时，考虑为"肺动脉高压可能"；当三尖瓣反流速度 > 3.4m/s 时（估测 PSAP > 50mmHg），诊断为"肺动脉高压"。

由于应用血流频谱对压力的判断会受到测量角度的影响，因此为保证测量准确性，尽可能从不同切面进行测量，找到最大的反流速度（图 2-7-5）。

5. 右室 dp/dt　dp/dt 是判断心室收缩功能重要的无创判断方法，虽然在左室收缩功能评价方面用得更多，但对于右室也适用。方法是利用连续多普勒清晰显示出三尖瓣反流频谱，测量 1~2m/s 时，根据

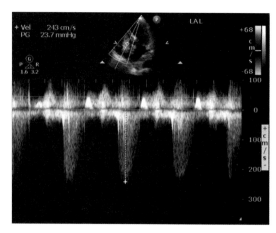

图 2-7-5　三尖瓣反流频谱估测肺动脉收缩压

bernoulli 方程即可计算出 dp/dt，dp/dt < 400mmHg/s 提示右室收缩功能不全。

6. 右心功能的组织多普勒与 Tei 指数　评价组织多普勒能反映心肌运动速度，与其他方法相比，对前负荷依赖的程度较低，而且也能定量地评价心肌的收缩和舒张功能。可以利用这种方法测量右室游离壁的组织运动速度，测量部位多选择右室游离壁的基底部。这个部位测得的收缩峰速度不但反映右室的收缩功能，也是右室心肌梗死患者预后的评价指标之一，正常值为 11cm/s。Tei 指数是反映心肌功能的指标，计算方法是右室等容收缩期与等容舒张期时间相加然后再除以右室的射血时间。由于其图像可靠性及可重复性，三尖瓣瓣环以及右室游离壁基底部是判读右室功能的较理想部位。常用方法是利用脉冲多普勒在心尖四腔心切面，测量右室的长轴收缩期移动速度。取样容积应放置于三尖瓣外侧瓣环处，S' 对应的速度即为最大速度，正常值是 10cm/s（图 2-7-6）。

7. 三尖瓣瓣环运动　在心尖四腔心切面利用 M 型超声测量三尖瓣瓣环收缩期位移（tricuspid annular plane systolic excursion，TAPSE），把 M 型测量线放在三尖瓣侧面瓣环，观察三尖瓣瓣环从舒张末期到收缩末期的移动幅度。TAPSE 是评估右心长轴运动功能的指标。正常值应 > 15mm。TAPSE 是 COPD 患者死亡率的独立危险因素，而且该指标在重症患者中的优势在于对图像质量要求较低（图 2-7-7）。

8. 急性肺心病的超声表现　急性肺心病发生于肺血管阻力的急性升高，导致右室收缩期和舒张期过负荷，表明急性右心衰竭。主要见于两种情况：急性大面积肺栓塞和 ARDS。其实在重症患者中，急性右室后负荷增加并不鲜见。急性肺心病可以发生于右室功能正常时，也可发生于右室功能异常的情况下。除了肺栓塞、ARDS 外，甚至正压通气本身都是导致右室后负荷急性增加的病因。急性肺心病发生时，右室前后负荷均增加，最好的诊断依据就是心脏超声。其超声表现结合了急性右心室的扩大和室间隔的矛盾运动。典型表现在短轴切面可见到半月形的右室变得接近圆形，室间隔严重左移使左室呈"D"征，三尖瓣反流速度增加，肺动脉收缩压明显升高。

9. 慢性肺动脉高压的诊断区别急性肺心病和慢性肺动脉高压非常重要，虽然没有很确定的标准，但以下可以帮助鉴别：①如果是慢性肺动脉高压，右室室壁会明显增厚。右

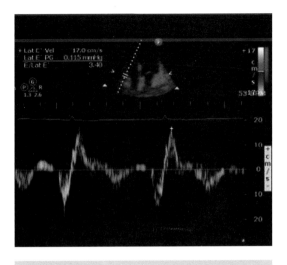

图 2-7-6　组织多普勒评估右心功能

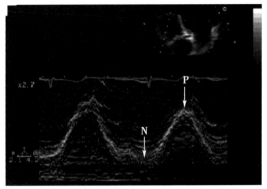

图 2-7-7　三尖瓣瓣环位移的测量

室室壁厚度可在剑突下四腔心切面舒张期测量右室游离壁厚度，正常值 3.3 ± 0.6mm，虽然急性肺动脉高压也可使右室室壁增厚一倍，但多在 48 小时后，而慢性肺动脉高压右室游离壁可厚达 10 ~ 11mm。另外，还可见到心腔内肌小梁增加。②肺动脉高压增加的程度也是一种提示，急性肺动脉高压很少超过 60mmHg，而慢性肺动脉高压则高得多。③急性肺动脉高压在病因去除后，可以完全缓解。

慢性肺动脉高压患者需要除外以下左心病变：①明显瓣膜功能不全；②室壁运动功能障碍合并左室扩张，提示缺血性心脏疾病或应激性心肌病；③左室肥厚，左心舒张功能不全，伴有左室充盈压升高；④需要注意的是，急性肺心病可以发生在慢性肺动脉高压的基础上。

总之，临床医生需要结合患者的临床表现、实验室检查，并根据患者的血流动力学状态，判断是否需要进行无创甚至有创的心功能精确评估。但是需要谨记的是不能与治疗相结合的监测是没有意义的。另外，心功能监测应该与患者的组织灌注相结合，血流动力学调整的同时要注意兼顾心脏的保护。

（张宏民　王小亭）

参考文献

1. 莫尔（加），达利（美），著. 临床应用解剖学. 第 4 版. 李云庆，主译. 郑州：河南科学技术出版社，2006：125-131.

2. 刘延玲，熊鉴然. 临床超声心动图学. 第 3 版. 北京：科学出版社，2014：23-41.

3. Henry WL，DeMaria A，Gramiak R，et al. Report of the American Society of Echocardiography Committee on nomenclature and standards in two-dimensional echocardiography. Circulation，1980，62：212.

4. Harshal R Patil，Tina R Coggins，Lisa L Kusnetzky，et al. Evaluation of appropriate use of transthoracic echocardiography in 1820 consecutive patients using the 2011 revised appropriate use criteria for echocardiography.

Am J Cardiology, 2012, 109: 1814-1817.

5. 赵博文. 心血管超声诊断学图解. 北京: 人民军医出版社, 2009: 1-25.

6. Frazin L, Talano JV, Stephanides L, et al. Esophageal echocardiography. Circulation. 1976 Jul, 54 (1): 102-108.

7. Shanewise JS, Cheung AT, Aronson S, et al. ASE/SCA guidelines for performing a comprehensive intraoperative multiplane transesophageal echocardiography examination: recommendations of the American Society of Echocardiography Council for Intraoperative Echocardiography and the Society of Cardiovascular Anesthesiologists Task Force for Certification in Perioperative Transesophageal Echocardiography. J Am Soc Echocardiogr, 1999, 12: 884-900.

8. Hahn RT, Abraham T, Adams MS, et al. Guidelines for performing a comprehensive transesophageal echocardiographic examination: recommendations from the American Society of Echocardiography and the Society of Cardiovascular Anesthesiologists. Anesth Analg, 2014, 118: 21-68.

9. SM Au, A Vieillard-Baron. Bedside echocardiography in critically ill patients: a true hemodynamic monitoring tool. J Clin Monit Comput, 2012, 26: 355-360.

10. VignonP, H Mentec, S Terre, et al. Diagnostic accuracy and therapeutic impact of transthoracic and transesophageal echocardiography in mechanically ventilated patients in the ICU. Chest, 1994, 106: 1829-1834.

11. Porembka DT. Importance of transesophageal echocardiography in the critically ill and injured patient. Crit Care Med, 2007, 35: S414-430.

12. Slama MA, A Novara, P Van de Putte, et al. Diagnostic and therapeutic implications of transesophageal echocardiography in medical ICU patients with unexplained shock, hypoxemia, or suspected endocarditis. Intensive Care Med, 1996, 22: 916-922.

13. Vieillard-BaronA, C Charron, K Chergui, et al. Bedside echocardiographic evaluation of hemodynamics in sepsis: is a qualitative evaluation sufficient? Intensive Care Med, 2006, 32: 1547-1552.

14. Vieillard-Baron A, Chergui K, Rabiller A, et al. Superior vena caval collapsibility as a gauge of volume status in ventilated septic patients . Intensive Care Med, 2004, 30: 1734-1739.

15. Nienaber CA, von Kodolitsch Y, Nicolas V, et al. The diagnosis of thoracic aortic dissection by noninvasive imaging procedures. N Engl J Med. 1993, 328: 1-9.

16. Blaivas M. Transesophageal echocardiography during cardiopulmonary arrest in the emergency department . Resuscitation. 2008, 78: 135-140.

17. Vieillard-Baron A, Qanadli SD, Antakly Y, et al. Transesophageal echocardiography for the diagnosis of pulmonary embolism with acute cor pulmonale: a comparison with radiological procedures . Intensive Care Med, 1998, 24: 429-433.

18. Jensen MB, E Sloth, KM Larsen, et al. Transthoracic echocardiography for cardiopulmonary monitoring in intensive care. Eur J Anaesthesiol, 2004, 21: 700-707.

19. Mayo PH, Y Beaulieu, P Doelken, et al. American College of Chest Physicians/La Societe de Reanimation de Langue Francaise statement on competence in critical care ultrasonography. Chest, 2009, 135: 1050-1060.

20. Au SM, A Vieillard-Baron. Bedside echocardiography in critically ill patients: a true hemodynamic monitoring tool. J Clin Monit Comput, 2012, 26: 355-360.

21. Charron C, P Vignon, G Prat, et al. Number of supervised studies required to reach competence in advanced critical care transesophageal echocardiography. Intensive Care Med, 2013, 39: 1019-1024.

22. Hilberath JN, DA Oakes, SK Shernan, et al. Safety of transesophageal echocardiography. J Am Soc Echo-

cardiogr，2010，23：1115-1127

23. Begot E，F Dalmay，C Etchecopar，et al. Hemodynamic assessment of ventilated ICU patients with cardio-respiratory failure using a miniaturized multiplane transesophageal echocardiography probe. Intensive Care Med，2015，41：1886-1894.

24. Fletcher N，M Geisen，H Meeran，et al. Initial clinical experience with a miniaturized transesophageal echocardiography probe in a cardiac intensive care unit. J CardiothoracVascAnesth，2015，29：582-587.

25. Vieillard-Baron A，M Slama，P Mayo，et al. A pilot study on safety and clinical utility of a single-use 72-hour indwelling transesophageal echocardiography probe. Intensive Care Med，2013，39：629-635.

26. Maltais S，WT Costello，FTt Billings，et al. Episodic monoplane transesophageal echocardiography impacts postoperative management of the cardiac surgery patient. J CardiothoracVascAnesth，2013，27：665-669.

27. 王新房，谢明星，邓又斌，等. 超声心动图学. 第4版. 北京：人民卫生出版社，2009.

28. 李靖，江芳，高敬，等. 超声心动图诊断要点. 北京：人民军医出版社，2012.

29. 穆玉明. 超声心动图入门. 北京：人民卫生出版社，2007.

30. 中国医师协会急诊医师分会，急诊超声标准操作规范. 中国急救医学，2013，33：577-591.

31. D De Backer，CholleyBP，Slama M，et al. Hemodynamic Monitoring Using Echocardiography in the Critically Ill.

32. Robson SC，Murray A，Peart I，et al. Reproducibility of cardiac output measurement by cross sec-tional and Doppler echocardiography. Br Heart J，1988，59：680-684.

33. Weyman AE，Griffin B. Left ventricular outflow tract：the aortic valve，aorta，and subvalvular outflow tract. //Weyman AE（ed）Principles and practice of echocardiogra-phy. Lea & Febiger，Philadelphia，1994：498-574

34. Huntsman LL，Stewart DK，Barnes SR，et al. Noninvasive Doppler determination of cardiac output in man：clinical validation. Circulation，1983，67：593-602.

35. Katz WE，Gasior TA，Quinlan JJ，et al. Transgastric continuous-wave Doppler to determine cardiac output. Am J Cardiol，1993，71：853-857.

36. Darmon PL，Hillel Z，Mogtader A，et al. Cardiac output by transesophageal echocardiography using continu-ous-wave Doppler across the aortic valve. Anesthesiology，1994，80：796-805.

37. Stoddard MF，Prince CR，Ammash N，et al. Pulsed Doppler transesophageal echocardiographic determina-tion of cardiac output in human beings：compari-son with thermodilution technique. Am Heart J，1993，126：956-962.

38. Descorps-Declere A，Smail N，Vigue B，et al. Transgastric，pulsed Doppler echocardiographic determina-tion of cardiac output. Intensive Care Med，1996，22：34-38.

39. Shiran A，Adawi S，Ganaeem M，et al. Accuracy and reproducibility of left ventricular outflow tract diame-ter measurement using transthoracic when compared with transesophageal echocardiography in systole and dias-tole. Eur J Echocardiogr，2009，10：319-324.

40. Massumi RA，Mason DT，Vera Z，et al. Reversed pulsus paradoxus. N Engl J Med，1973，289：1272-1275.

41. Prekker ME，Scott NL，Hart D，et al. Point-of-care ultrasound to estimate central venous pressure：a com-parison of three techniques. Crit Care Med，2013，41：833-841.

42. Brennan JM，Blair JE，Goonewardena S，et al. Reappraisal of the use of inferior vena cava for estimating right atrial pressure. J Am Soc Echocardiogr，2007，20：857-861.

43. Feissel M，Michard F，Faller JP，et al. The respiratory variation in inferior vena cava diameter as a guide to fluid therapy. Intensive Care Med，2004，30：1834-1837.

44. Vignon P, AitHssain A, François B, et al. Echocardiographic assessment of pulmonary artery occlusion pressure in ventilated patients: a transoesophageal study. Crit Care, 2008, 12: R18.

45. Combes A, Arnoult F, Trouillet JL. Tissue Doppler imaging estimation of pulmonary artery occlusion pressure in ICU patients. Intensive Care Med, 2004, 30: 75-81.

46. Tousignant CP, Walsh F, Mazer CD. The use of transesophageal echocardiography for preload assessment in critically ill patients. AnesthAnalg, 2000, 90: 351-355.

47. Ranucci M, Pazzaglia A, Tritapepe L, et al. Fluid responsiveness and right ventricular function in cardiac surgical patients. A multicenter study. HSR Proc Intensive Care CardiovascAnesth, 2009, 1: 21-29.

48. Feissel M, Michard F, Mangin I, et al. Respiratory changes in aortic blood velocity as an indicator of fluid responsiveness in ventilated patients with septic shock. Chest, 2001, 119: 867-873.

49. Monge GMI, Gil CA, Diaz MJC. Brachial artery peak velocity variation to predict fluid responsiveness in mechanically ventilated patients. Crit Care, 2009, 13: R142.

50. Vieillard-Baron A, Chergui K, Rabiller A, et al. Superior vena caval collapsibility as a gauge of volume status in ventilated septic patients. Intensive Care Med, 2004, 30: 1734-1739.

51. Vallee F, Richard JC, Mari A, et al. Pulse pressure variations adjusted by alveolar driving pressure to assess fluid responsiveness. Intensive Care Med, 2009, 35: 1004-1010.

52. Lamia B, Ochagavia A, Monnet X, et al. Echocardiographic prediction of volume responsiveness in critically ill patients with spontaneously breathing activity. Intensive Care Med, 2007, 33: 1125-1132.

53. Maizel J, Airapetian N, Lorne E, et al. Diagnosis of central hypovolemia by using passive leg raising. Intensive Care Med, 2007, 33: 1133-1138.

54. Muller L, Bobbia X, Toumi M, et al. Respiratory variations of inferior vena cava diameter to predict fluid responsiveness in spontaneously breathing patients with acute circulatory failure: need for a cautious use. Crit Care, 2012, 16: R188.

55. Muller L, Toumi M, Bousquet PJ, et al. An increase in aortic blood flow after an infusion of 100 ml colloid over 1 minute can predict fluid responsiveness: the mini-fluid challenge study. Anesthesiology, 2011, 115: 541-547.

56. Nagueh SF, Middleton KJ, Kopelen HA, et al. Doppler tissue imaging: a noninvasive technique for evaluation of left ventricular relaxation and estimation of filling pressures. J Am Coll Cardiol, 1997, 30: 1527-1533.

57. Ommen SR, Nishimura RA, Appleton CP, et al. Clinical utility of Doppler echocardiography and tissue Doppler imaging in the estimation of left ventricular filling pressures: A comparative simultaneous Doppler-catheterization study. Circulation, 2000, 102: 1788-1794.

58. Vignon P, Allot V, Lesage J, et al. Diagnosis of left ventricular diastolic dysfunction in the setting of acute changes in loading conditions. Crit Care, 2007, 11: R43.

59. Lamia B, Maizel J, Ochagavia A, et al. Echocardiographic diagnosis of pulmonary artery occlusion pressure elevation during weaning from mechanical ventilation. Crit Care Med, 2009, 37: 1696-1701.

60. Mercat A, Diehl JL, Meyer G, et al. Hemodynamic effects of fluid loading in acute massive pulmonary embolism. Crit Care Med, 1999, 27: 540-544.

61. Jaek OH, James BS, Tajik AJ. Echo Manual. philadephia: Lippincott, Williams & Wilkins, 2006.

62. Jardin F, Vieillard-Baron A. Monitoring of right-sided heart function. Curr Opin Crit Care, 11: 271-279.

63. Dandel M, Hetzer R. Echocardiographic strain and strain rate imaging-clinical applications. Int J Cardiol, 2009, 132: 11-24.

64. Armando Sarti, FLucaLorini. Echocardiography for intensivists. Italia: Springer-Verlag, 2009.

65. Clements FM, Harpole DH, Quill T, et al. Estimation of left ventricular volume and ejection fraction by two-dimensional transoesophageal echocardiography: comparison of short axis imaging and simultaneous radionuclide angiography. Br J Anaesth, 1990, 64: 331-336.

66. Rudski LG, Lai WW, Afilalo J, et al. Guidelines for the echocardiographic assessment of the right heart in adults: A report form the American society of echocardiography. J Am Soc Echocardiogr, 2010, 23: 685-713.

67. Jardin F, Vieillard-Baron A. Monitoring of right-sided heart function. Curr Opin Crit Care, 2005, 11: 271-279.

第三章

重症肺部超声基础理论

第一节　肺部超声的基本原理

长期以来，肺都被认为是超声检查的禁区。这是由于肺是含气器官，气体介质会将超声波束完全反射，造成声屏障。但随着技术的进步和经验的积累，以往被认为属于伪差的肺部超声征象正逐渐为居于临床工作前沿的重症医学科医师所熟悉，肺部超声检查也逐渐成为评价肺部病变的重要方法。事实上，自20世纪90年代以来，在Lichtenstein博士所创立的肺部超声基本原则和方法的基础上，肺部超声检查以其简便易行、安全可靠的重要特点在重症医学领域得到了广泛应用。

超声波在不同介质中的声速和声阻抗有着很大的差异。气体介质完全反射超声波束，而液性介质则有利于超声穿透。在肺组织里，气体和液体共存，气体上升，液体下沉。在肺部超声检查时，超声波束会在气体-肺组织界面发生反射或者折射。在正常肺组织中，超声波束会完全反射，产生伪像，限制了其对深部组织结构特征的进一步探查，但是当肺组织中的液体逐渐增加时，超声检查时会出现不同类型的征象。

对于不同病变类型的肺组织，肺内气体所占比例虽然发生了改变，但其气液成分比例并不一致，在进行超声检查时会形成不同类型的征象。对于肺组织的临床常见病变类型，其气液比（肺组织内气体所占比例）可简单划分为：胸腔积液，约0；肺实变，约0.1；肺间质综合征，约0.95；慢性阻塞性肺病或哮喘失代偿，约0.98；正常肺组织，约0.99；气胸，约1.0。上述基于肺内不同病变组织气液比例不同所组成的连续征象谱，则构成了肺部重症超声的基本理论基础（图3-1-1）。

与传统的超声不同的是，肺部超声除了能显示正常的影像外，更多的征象是来自于超声所产生的伪像。当肺部组织的含气量明显减少，即肺部发生病变时，超声波束可以直接穿过肺部组织，从而可以显示肺部的真实病变；而当肺部组织含气量逐渐增加时，超声波束在气体-肺组织界面发生反射或折射，从而显示出A线/B线等一系列的伪像，构成了肺部超声的基础。

一、A线形成的基市原理

肺部组织的胸膜由壁层胸膜和脏层胸膜两部分组成。在进行肺部超声的检查时，超声

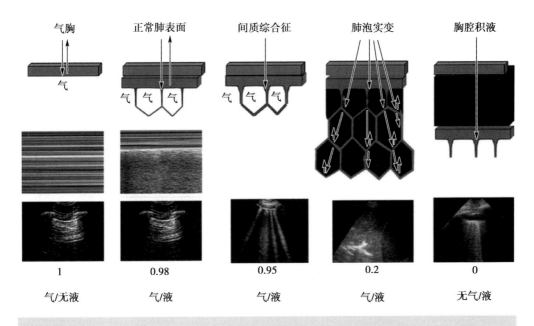

气胸	正常肺表面	间质综合征	肺泡实变	胸腔积液
1	0.98	0.95	0.2	0
气/无液	气/液	气/液	气/液	无气/液

图3-1-1　肺内气液比例对于肺部超声征象的影响

波经过皮下组织-壁胸膜交接面时，会形成一层高回声的胸膜线，同样，当超声波经过脏层胸膜-肺组织交接面时，也会因为组织密度的差异，形成一条高回声的线。由于壁层胸膜与脏层胸膜之间在正常情况下紧密贴合，随着呼吸往复运动，在肺部超声下即形成一条高回声的随着呼吸运动的胸膜线，这种随着呼吸的往复运动也被称为胸膜滑动征。

正常情况下，充满气体的肺组织阻止了超声波的进一步穿透，在胸膜-肺组织界面上形成强烈的反射，反射的超声波不断融合，使得在胸膜下以下形成了一系列与胸膜线等间距的，平行的高回声伪影，这些明亮的伪影即为"A线"。A线被认为是胸膜线的声反射伪影，因此，胸膜线至A线，以及A线与A线之间的距离均应与胸膜线到探头之间的距离相等。

二、B线产生的基本原理

关于B线征产生的机制，目前还存在争议。GinoSoldati等认为由于肺泡内空气与周围的液体或组织之间存在非常高的声阻抗差异，因此超声波可以到达肺泡表面，但不能进入肺泡。由于肺泡空气气泡的半径较小，声波在离开气泡表面后向所有方向反射。当存在一层相互紧密连接的气泡时，超声波被气泡层阻隔，且在它们表面相互反射，最终形成与探头之间的镜面反射效应。与空气相反，肺间质具备良好的声波传导特性。在病理状态下，出现间质水肿或部分肺泡水肿时，肺泡间气泡间距增大。在特定的肺泡数量和间距条件下，这些气泡可以相互捕获大量的超声能量，同时伴随在气泡之间的能量渗漏以及返回探头产生B线伪影。当间质间隙容量性扩张或胸膜下的充气组织因空气丢失而收缩时，在肺超声显示为超声肺彗尾征。而Lichtenstein等通过CT检查证实B线和小叶间隔的增厚相对应，认为B线源于胸膜下小叶间隔增厚。胸膜下的小叶间隔正常厚度约0.10~0.15mm，大部分小于超声分辨率（约1mm），故正常情况下多为肺泡内气体强回声所包绕而不能显示。当小叶间隔增厚时，与周围肺泡内气体的声阻抗差异增大，从而形成 B 线。

三、肺实变与肺不张形成的原理

当肺组织内的空气被液体所替代，即会形成肺实变或肺不张，当这些损伤区域到达胸壁或膈肌，可以被超声波束所穿透，从而显示出肺组织的内部结构，此时肺部超声所获得的征象为真实的征象。

四、胸腔积液

正常情况下，脏层胸膜与壁层胸膜之间紧密贴合，在肺部超声上难以区分。当患者胸腔出现积液时，脏层胸膜与壁层胸膜之间的间隙会被液体所填充，从而形成低回声的征象。此时，壁层胸膜与液体、液体与脏层胸膜之间均会形成组织交接面，其与上下肋骨所形成的声影一起，组成了四边形征，四边形中的低回声即为胸腔积液。

尽管重症肺部超声对不同病变类型能够对应不同的超声征象，但这并没有解决肺部超声不能探测肺部深部，即未累及至胸膜的病变，如正常通气肺组织包绕的局灶性病变的缺陷。但所幸重症医学临床医师所关注的肺部病变发展过程（如肺炎、肺水肿、肺实变等）大多都会累及周边肺组织。另一方面，肺部超声征象在很多情况下是对不同区域肺组织气液比的评价，需要与临床信息结合在一起方可提供完整的诊疗依据。此外，与边界清楚的实质脏器超声，如心脏、肾脏超声等不同的是，肺部超声的基础往往是上述"蝙蝠征""B 线"等间接反映肺组织病变情况的不同征象。对肺部超声初学者而言，这些征象在视觉上总显得不那么"直观"。但这些常见征象数量并不繁多，只要把握好肺部超声检查的基本要求，理解其所存在的客观局限性，肺部超声仍然是重症医学领域的一项容易学习掌握的重要临床方法。

（丁　欣　李冬凯）

第二节　肺部超声检查基本平面

一、肺部超声的检查方法

（一）探头的选择

肺部超声的检查对探头无明确的要求，低频腹部探头、微凸探头、高频血管探头、阵列心脏探头等均可以进行肺部超声检查。微凸探头能够在肺部超声检查时对准两肋间隙。高频血管探头能够提供肺组织周边区域的清晰影像，适合检查表浅的胸膜及胸膜下病变，特别适合对所谓"肺滑动征"进行检查。而低频超声探头更适用于体形肥胖者或深部肺组织检查，例如胸腔积液和肺实变的评价。线阵探头由于不适于对体型偏瘦患者进行纵向检查，故应用受限。而近年来随着各种整体重症超声（肺、胸腔和腹腔）流程的不断发展，心脏探头也会用于肺部超声检查以降低成本。但需要注意的是，这种情况下应注意调整超声机的设置，以避免近年来心脏超声所增加的各种复杂的图像优化算法对肺部超声图像质量的干扰。

（二）患者的体位

肺部超声检查时，需要充分考虑到患者的体位，以及探头所摆放的位置，因为重力会对其产生影响。检查时，重症患者的体位不固定，可以为卧位、半坐位，有时为侧位，偶尔会为坐位，俯卧位也有可能。在俯卧位的时候，重力依赖的病变会变成非重力依赖。因此，检查时明确重力对气/水比例的影响非常重要。气胸是非重力依赖性的，通常情况下间质综合征也是如此，而肺泡实变通常为重力依赖性的，而胸腔积液则是完全重力依赖性的。

（三）肺部超声的检查方法

1. 基本方法　纵向探查是肺部超声检查的基本方法，即将超声探头面与肋间隙垂直，探头中点正对肋间隙进行检查。此时可在超声屏幕上观察到肋间隙两侧的肋骨强回声及其后方声影，以及正中部位的强回声水平线，即胸膜线。胸膜线位于肋骨线下方 0.5cm 处，表现为一条往复滑动的强回声线，其实质是在每个呼吸周期中壁胸膜和脏胸膜之间相对运动的结果。由于超声波不能穿透充满气体的解剖结构，胸壁软组织和充气肺表面的强反射形成多条与胸膜线平行的强回声伪影，即 A 线。如果需要避开肋间对肺组织结构进行检查时，可将探头旋转 90°，进行横向检查，此时能够使得胸膜线显示得更为充分。

2. 基本征象　由上肋骨、胸膜线和下肋骨共同组成的这个征象被称为蝙蝠征。蝙蝠征是肺部超声的基础步骤，有助于操作者利用永久的稳定的体表标志对肺表面进行准确定位。蝙蝠征的识别也有助于与其他水平高回声征象相区别，比如表面筋膜或者深部的回声（A 线、A' 线等）。胸膜线反映的是胸壁的软组织（富含水）和肺组织（富含气）之间的交接面，如肺-胸壁交接。在任何情况下都能够看到壁胸膜，而脏胸膜只有在没有气胸的情况下才能看见。胸膜线使脏胸膜和壁胸膜合成一条线。胸膜腔在正常情况下看不见。所有征象均从胸膜线开始发出。胸膜两层分离时，气胸时脏胸膜会被气体所掩盖，而胸腔积液时，脏胸膜会显示得更清楚。

二、肺部超声检查的部位

肺是人体内体积最大的器官，与显示全肺图像的常规技术（胸片/肺 CT）相比，肺部超声检查结果是肺多个部位的区域性表现。临床医生需要将各部分信息重新整合成为整体印象，即基于各个区间观察到的不同二维征象有序地构建出肺部整体三维影像。这一认知过程与肺部听诊有些类似。因而在进行超声检查时选择适当的系统性评价流程是必要的。

（一）肺部超声的基本部位

肺部超声原则上要求在双侧胸壁前、中、后侧共六个区间沿纵向逐肋间进行检查。一般而言对重症患者进行肺部超声检查多取平卧位，检查时对胸腔前、中、后侧分别进行检查。在实际临床操作中，该体位下便于经胸前壁和侧壁进行检查，但由于受肩胛骨遮挡和体位影响，背部肺组织检查往往受限。另一方面，由于重症患者的肺部病变往往具有按重力分布的特点，在平卧位条件下进行超声检查时应考虑到不同病变类型在胸腔前、中、后侧分布的特点。例如气胸有关征象往往集中分布在胸前壁和侧壁，间质综合征一般无重力分布特点，而肺实变和胸腔积液则多集中在低垂部位。应尽可能使患者处于侧卧位以充分暴露背部；如体位调整存在困难，则应持探头尽可能压向床垫，使探头方向尽可能朝向患者前方。对患者背部肺组织的超声检查是尤为必要的，否则很容易遗漏侧胸壁难于观察到的重力相关性肺实变和胸腔积液。

（二）简化临床应用方案

在理解掌握各种常见肺部超声征象和基本检查方法的基础上，重症医师不断尝试简化现有的检查方法，并与临床资料相整合，提出了很多流程方案，用于指导临床实践，特别是目前某些仍依赖于床旁 X 线和外出 CT 检查的重症疾病鉴别诊断过程。2008 年，Lichtenstein 等基于大量的临床工作经验提出了诊断急性呼吸衰竭的 BLUE 方案（Bedside Lung Ultrasound in Emergency，BLUE）。该方案对患者床旁超声检查的步骤和方法进行了标准化，将肺部超声征象与呼吸衰竭的常见病因进行了关联，为临床诊治提出了切实可行的工作思路。

BLUE 方案主要通过"蓝手"的方法进行定位，在检查前，比较检查者与被检查者的手，并通过双手在胸壁上所投射的位点确定检查的位置。BLUE 方案的主要的检查位置包括上蓝点、下蓝点、膈肌点、PLAPS 点。

1. 上蓝点　定义为上蓝手的第三指与第四指之间，在其掌跖关节处。

2. 下蓝点　定义为下蓝手的掌心。在大多数情况下，这样可以避开心脏，并且能够保持对称。在成人中，下蓝点接近乳头的位置，而在婴儿中距离很大。

3. 膈肌点　下蓝手小拇指的下缘的位置即为膈肌线的位置。膈肌线的延长线与腋中线的交点即为膈肌点，通常位于肺穹顶的侧方（如果存在肺不张或肺过度牵张时，位置会有变化）。

4. PLAPS 点：位于后方。PLAPS 是缩写，是指 posterior and/or lateral alveolar and/or pleural syndrome。其目的在于寻找绝大多数肺泡或者胸膜病变。位置在腋后线与下蓝点水平延长线的交点。

BLUE 点是根据 BLUE 方案人为制定的，这些点的制定使得肺部超声的检查变得便捷，可重复，易于应用于临床。通过这些点的测量，可以将寻找气胸、间质综合征、胸腔积液以及其他病变结合起来。上蓝点能迅速明确气胸（自主呼吸）。下蓝点能迅速明确气胸（机械通气患者）PLAPS 点能迅速发现绝大多数胸腔积液，不管其大小，以及 90% 以上的急性肺泡实变，膈肌点能够迅速的发现单肺通气，插管进入食管，以及膈肌麻痹等。

Rouby 等较为关注感染疗效评价和超声指导下 ARDS 机械通气调整，他们利用腋前和腋后线作为解剖性体表标志，将单侧胸壁分成六个区域：前上、前下、侧上、侧下、后上、后下，并使用小型凸阵探头进行检查。Lichtenstein 更强调系统性，检查流程也更具可操作性，因此，在这里重点介绍他的检查方案（图 3-2-1）。Lichtenstein 依据腋前线和腋后线将胸壁分成前区、侧区和后区三部分，推荐应用 5MHz 的微凸阵探头完成检查。第一阶段主要完成前胸部的检查，患者主要取仰卧或半卧位；第二阶段完成侧肺区范围检查；之后将探头尽可能向后背延伸，并指向天空，同时将身体微微转向对侧即可完成第三阶段检查。探头可能被压进患者的床垫和朝向身体的中心。为了彻底检查仰卧位患者肺后部，患者可采用侧卧位。机械通气或外伤性危重患者往往是仰卧位，若用微型凸性探头检查其背部，可在患者作最小搬动时得到最多的超声信息。轻症患者侧身或坐位以系统检查后胸壁，系统超声检查可获得类似胸部 CT 检查的效果。最后，在坐位或侧卧位条件下完成背侧区域检查。为了便于观察对比，患者的体位、探头的位置和指向都应该被仔细记录。

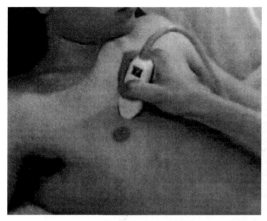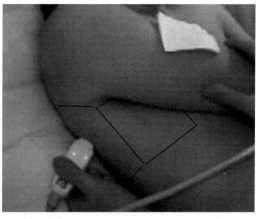

图 3-2-1　肺部超声检查部位示意图

（李冬凯　关　键）

第三节　肺部超声基本征象

一、肺部超声的正常表现

（一）蝙蝠征（bat sign）

蝙蝠征是肺部超声最重要的征象之一。应用超声探头垂直胸膜扫描，首先可以看到由肌肉和筋膜组成的多层软组织回声。当沿肋骨长轴扫描时，可以显示其前方皮质的连续强线状回声。将探头扫描方向横断肋骨，进行纵行肋间扫描时，肋骨表现为平滑曲线状回声，且在其后方伴有明显声影。而在肋骨下方约 0.5cm 深处即可以发现高回声的，随呼吸往复运动的胸膜线。胸膜线上 0.5~1cm 处分别为皮下组织和肋间肌肉。如果应用（7.5~10）MHz 的线阵探头扫描，可以清楚分辨随呼吸相对移动的壁和脏层胸膜。得到的图像描绘了上下相邻肋骨、肋骨声影、胸膜线共同构成了一个特征性超声表现：蝙蝠征（图 3-3-1）。蝙蝠征只有在纵行扫描时才可以看到，是定位肺表面的基本标志。

左图 B 模式下的蝙蝠征肋间的纵向扫描可见典型的蝙蝠征。在肋骨（垂直箭头）下方约 0.5cm 深处，近端水平线为胸膜线（上面的水平箭头），远端的水平线为 "A" 线（下面的水平箭头）。

右图 M 模式下的海岸征，胸膜线（箭头处）上下两侧的超声表现差异非常明显。胸膜线上为固定不动的胸壁形成多层的水平线，与平静的波浪相类似，而胸膜线下由滑动的肺组织形成了与沙滩相似的沙滩征。

（二）A 线

B 超下，胸膜-肺界面存在明显声阻抗，导致在胸膜线以下形成一系列与胸膜线等间距、平行的高回声水平人工伪影，这些明亮的线即 A 线。其深度是皮肤和胸膜线间距离的数倍。正常胸膜下充满气体的肺组织或气胸时胸膜腔内空气阻止了超声波穿透，胸壁软组织和充气肺表面的强反射形成 A 线。A 线被认为是胸膜到探头之间的声反射伪影，随着与

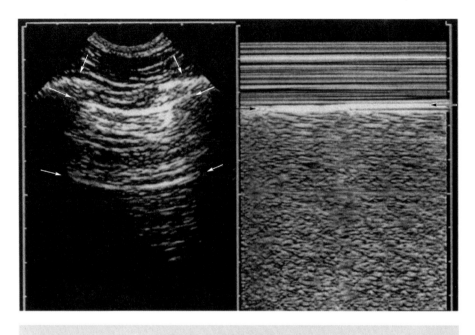

图 3-3-1 蝙蝠征

胸膜间距离的增加，这些线状伪影的强度逐渐减弱。在临床工作中，发现 A 线并伴随肺滑动征即可确定相应区域的肺组织正常。但是如果 A 线并不伴有肺滑动征，就要考虑是否存在气胸、呼吸暂停、气管插管进入侧支气管等情况的发生。

（三）胸膜滑动征

壁层和脏层胸膜的相对运动形成了肺滑动征，是一种在胸膜线处可见的，与呼吸同步的闪烁移动声影。这种运动与呼吸过程中肺组织沿头尾向的运动相一致。此征表明肺随呼吸运动相对于胸壁在滑动。肺滑行幅度在肺野下部区域达到最大，这时肺正朝着腹部下降。肺滑行征在肺过度膨胀和肺气肿等症候变得不明显，而对气胸、完全肺不张、胸膜纤维化及呼吸暂停等症候则完全消失不见。在实时超声模式下发现肺滑动征是一个很强的除外气胸的证据。

Lichtenstein 等认为 2.5MHz 的心脏超声探头分辨率较低，可能难以准确识别胸膜滑动征。而近来出现的超声设备多配备了动态噪声滤器和余辉滤器，然而这些设计用来改善影像显示的滤器可能会导致难以发现肺滑动征。因此，在临床使用中应注意关闭相关功能。

（四）海岸征

正常肺在 M 超模式下形成海岸征，可以使肺滑动征表现更加具体化。在 M 超模式下，正常超声表现为在胸膜线以上的静止胸壁组织没有任何运动，形成平行线；而在胸膜线下方则是均匀的颗粒样表现，与沙滩相类似，故称为沙滩征。上面是平行线相当于大海，下面沙滩相当于海岸，形成海岸征，为肺正常动态征象。这种动态伪影的出现可以排除临床上气胸的存在。

（五）窗帘征

窗帘征描述了含气组织动态阻挡其后方结构的超声现象。含气的肺组织随着呼吸运动上下移动位置，遮挡了腹部的脏器。在正常受试者中通过肋膈角可以看到窗帘征——呼气期可以很容易看到上腹部器官如肝脏、脾脏，但在吸气期由于正常肺充气后向下方移动，阻挡在探头前方，导致临时看不到后方器官。肺基底部胸膜滑动征表现最为突出，窗帘征就是其最突出的例子。

（六）肺搏动征

M 型超声下胸膜线随心脏搏动称为肺搏动征（图 3-3-2）。心脏搏动引起的胸膜线震动可被 M 型超声记录到，并与心电监护同步。在正常人，肺的呼吸产生滑动。肺滑动会掩盖心脏活动。当屏气或者其他情况削弱或者停止肺滑动时，心脏活动立刻变得可见，从而形成这种心脏搏动引起胸膜线的振动，可在 M 型超声观察更明显。

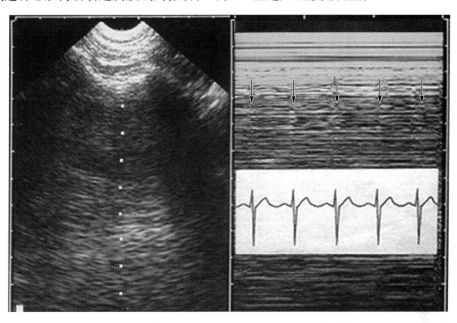

图 3-3-2　肺搏动征
在 M 型模式下，与心脏活动节律同步的肺振动在肺表面的记录（箭头）

二、肺部异常超声征象

（一）B 线征

1. B 线征亦称为彗尾征，是一类边界清晰、与肺滑动同步移动的垂直伪影。B 线六大特征包括：起源于胸膜线，垂直于胸膜线发出的高回声、界限清晰、类似激光样波束，可以消除 A 线（与 A 线不同时出现），延伸至屏幕远端且无衰减，与肺滑动同步移动。当胸膜无运动时，B 线也处于静止状态。B 线数量取决于肺脏的气液比例，也就是肺通气损失程度，B 线之间的平均距离可由线性和凸性探头测量，这一距离蕴含重要的临床信息。无 B 线表现、孤立的 B 线或 B 线局限在膈肌上最后一个肋间被认为是正常表现，后者可以在 27% 的健康受试者第 11~12 肋间隙（膈肌上方）检测到局限性 B 线。在一个视野观察到数根 B 线也称为"火箭征"或 B 线征（图 3-3-3）。B 线间距在 7mm 左右提示肺小叶间隔增厚（也称 B7 线），而 B 线间距在 3mm 左右时可能与 CT 显示的肺组织毛玻璃样改变相

关（也称 B3 线）。大量布满整个肺野的
B 线，往往表示肺血管外肺水的增多。
前胸及侧胸壁发现弥漫的 B 线征被定义
为弥漫性间质综合征。肺局部炎症、间
质瘢痕及乳腺癌放疗后也可以在局部胸
壁扫查到 B 线。侧胸壁扫查到 B 线而前
胸壁未见 B 线的情况在临床上可能存在
肺炎。后胸壁扫查到 B 线提示重力依赖
性肺水的积累。

2. B 线的鉴别应与另外两种伪影相
鉴别　E 线和 Z 线（图 3-3-4）。E 线在
皮下气肿时出现，较 B 线长，且不发源
于胸膜线，无滑动征表现。而 Z 线与 B

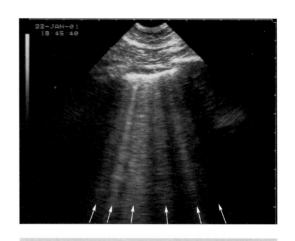

图 3-3-3　B 线征

线一样起源于胸膜线，但与 B 线存在明显差异：回声强度低于胸膜线，界限不清晰，迅速
衰减并消失（通常 2~4cm），与肺滑动征无关且与 A 线并存。临床上 80% 的患者可以检
测到 Z 线，然而 Z 线可能仅是一些寄生性伪影，不具有临床意义。

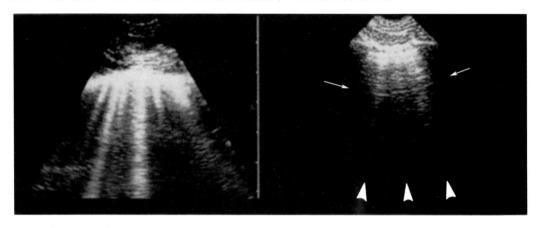

图 3-3-4　E 线和 Z 线

左图 E 线；右图 Z 线（纵向箭头）此处可以看到三条 Z 线

人们还可能见到另外一种超声表现：胸膜线以下不存在任何水平或垂直回声现象。此
时轻微移动探头常可以发现 A 线。此形式超声表现被认为具有与 A 线相同的意义。

3. B 线的临床应用　紧急情况下识别弥漫性间质综合征就等同于诊断急性肺水肿
（心源性或渗出性肺水肿）。发现 B 线即可除外气胸。当面对一个呼吸困难的患者，超声
发现弥漫性 B 线可以快速鉴别是由于心源性肺水肿，还是 COPD 急性加重。超声发现肺水
肿的敏感性和特异性分别是 100% 和 92%。其他应用还包括鉴别 ARDS 或心源性肺水肿，
通过超声形态学分析指导 ARDS 机械通气。有临床专家研究发现肺部超声的 B 线与肺毛细
血管楔压有非常好的相关性。

（二）肺实变和肺不张

正常肺富含大量空气，超声波束难以穿透并显示肺组织的内部结构。一旦肺内的空气被液体替代或出现肺实变、肺不张，且这些损伤区域达到胸壁或膈肌，就可以被超声检测。当肺实变或不张时，肺组织内几乎不含空气，超声波束可以穿透肺组织，并且可以显示肺组织的内部结构。以 CT 作为金标准，超声诊断肺实变的敏感性为 90%，特异性为 98%。

1. 肺实变　肺实变的主要超声表现包括：影像局限于胸腔内，膈肌以上，胸膜线或胸腔积液以远，超声影像表现与肝脏或脾脏相近似（图 3-3-5）。肺实变的浅表边界通常为胸膜线或胸腔积液的深部边界。由于与有通气的肺组织相连，实变的深部边界表现为不规则的强回声线，与胸膜线征象有明显区别。只有在全肺叶被累及时，深部边界才会呈规则的回声线表现。

2. 肺不张　压迫或气道阻塞都可以导致肺不张，超声表现主要包括：肺实质类组织样表现，边界常较清晰且无明显含气征象。

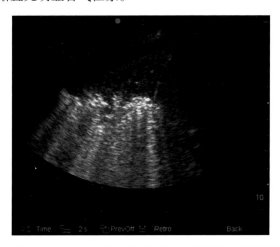

图 3-3-5　肺实变
3.5MHz 探头纵行扫描显示肺泡实变和少量胸腔积液。
实变区后的碎片征提示深在的通气肺组织

（三）支气管充气征

1. 支气管充气征的种类　在不均匀的组织样实变超声图像区域（类似肝脏回声）内常可以发现多个内点状或支气管样的线状高回声征象，表明在实变或不张肺组织支气管或肺泡内存在残留空气。与标准胸片可见的空气支气管征相类似，此类超声表现称为超声空气支气管征。这些空气支气管征可以是静止的，称为静态空气支气管征；在组织动态运动时支气管内呈现充气影，具有吸气相离心运动，称动态支气管征（图 3-3-6）。静态支气管征以肺不张区域内静止的支气管内充气影为特征。动态的支气管内充气影像是区别肺炎和肺不张重要的诊断性肺伪影。在实变时，肺容积被液体或组织所填充，支气管则保持正常形态，多见空气动态支气管征。而在肺不张时，整体肺容积下降，并致使相应区域内分支支气管被聚拢到一个狭小的空间内平行排列，多见静态支气管征。

2. 支气管充气征临床应用　多种疾病如肺炎、肺水肿、肺不张以及肿瘤等都可以发

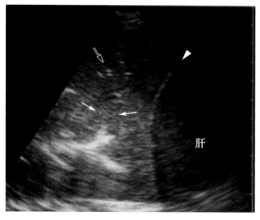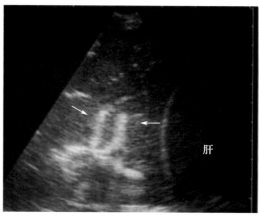

图3-3-6　动态空气支气管征

左图：呼气期的空气支气管征，白色箭头指示实变的肺组织，黑色箭头提示点状空气
支气管影；右图：显示吸气期空气支气管征离心性增大

现胸部 X 线阴影，实际临床工作中常需要进一步检查进行鉴别诊断。超声可以通过显示更多结构性或功能性信息，如液性或实体性病变、肺组织解剖结构是否改变以及伴或不伴随灌注改变等。根据这些信息来更好地鉴别放射影像难以确定的疾病信息，进而避免进行更多的放射检查。肺炎常表现为肺实质的类组织样改变且常伴随空气充盈的中央支气管声影（空气支气管征）。在一项包含 68 例患者的观察性研究中，超声证实肺泡实变伴有动态空气支气管征的患者中诊断肺炎的特异性为 94%，阳性预计值为 97%。另两项研究也证实动态空气支气管征可以鉴别肺炎或肺不张。

（四）胸腔积液

超声用于胸腔积液检查始于 1967 年，是一种非常敏感的检测方法，其诊断精确性与CT 检查相似，明显优于胸片检查。典型的超声胸腔积液表现为壁和脏层胸膜间的无回声或低回声区域，其形状可能随着呼吸动作发生改变。仰卧位条件下，在胸壁后外侧，探头指向前上方较容易发现胸腔积液；而在直立或坐位患者，通过膈肌上胸壁外侧或后侧扫描都很容易发现胸腔积液。

1. 胸腔积液的分类　超声表现依赖于其自身的特性、产生原因和速度。依据积液的回声特点，可以分为四类：无回声积液、非均质但非分隔回声积液、非均质分隔积液和均一性回声积液，与积液的性质有关。漏出液通常无回声、非分隔并且可以自由流动；相反非均一的、分隔的或回声性积液通常是渗出液。渗出性积液常可见丝条样回声和分隔，这些结构常随呼吸和心脏搏动而浮动。"暴风雪样"弥漫性回声通常提示包含大量蛋白成分或组织碎片的脓胸。在炎性渗出病例中，胸膜粘连可以导致肺与胸壁的相对运动消失。

2. 胸腔积液的超声征象　在大量胸腔积液时，常可见到类似舌状的膨胀不全的肺叶漂浮其中。对于少量胸腔积液，除了在膈肌上方发现液性暗区之外，还有两个征象可以使胸腔积液诊断更为准确。其一为静态征象，表现为少量积液被规则边界包围，形成比较锐利的四边形低回声形状，其边界由胸膜线、上、下肋骨的声影和脏胸膜-肺界面所形成的肺线所组成，即四边形征（图3-3-7）。应当注意，如果在深部边界可以见到清晰的空气伪影，则证明该区域没有肺实变。另一个是动态征象，指呼吸过程中脏与壁胸膜间距在吸气期下降，呼气期增加的循环变化现象，即正弦波征（sinusoid sign）（图3-3-7）。其实质是肺组织在吸气过程中朝向胸壁的离心运动，由于肺在"核心-表面轴"上往复运动，在M型超声上表现为正弦曲线图形。以胸腔穿刺引流为金标准，以上两种征象诊断胸腔积液的特异性为97%。而如果应用彩色超声检查，液体流动征是最敏感、最特异的小量胸腔积液的存在证据。其敏感性和特异性分别是89.2%和100%。

3. 胸腔积液超声的临床应用　超声可以提供有价值的信息来帮助医生决定采用正确的治疗干预。超声检查很容易鉴别分隔或非分隔积液，有时甚至比CT更敏感。这些特点与临床信息结合可能会影响相应的疾病治疗，如对于小量的反应性胸腔积液的追踪观察；对非分隔胸腔积液实施简单引流，而对分隔性胸腔积液或脓胸则选择置管引流。超声可以比胸片更准确、安全地指导胸腔穿刺。由于担心出血及其他医源性损伤，医生们通常不会轻易对机械通气或存在出血倾向患者实施诊断性或治疗性胸穿。事实上，如果经过严格训练，在超声引导下可以常规开展上述工作。首先，必须进行胸腔穿刺前的胸部超声检查，确保预定穿刺肋间的吸气期胸膜腔间距 >15mm。其次，确认在穿刺路径上没有心、肺、肝、脾等生命器官的阻挡。正弦波征提示胸腔积液流动性好，也就意味着黏滞度低，即可以选择细针穿刺引流以减少穿刺损伤的风险。由于可以在直视下进行操作，可以提高手术成功率，同时降低并发症率。

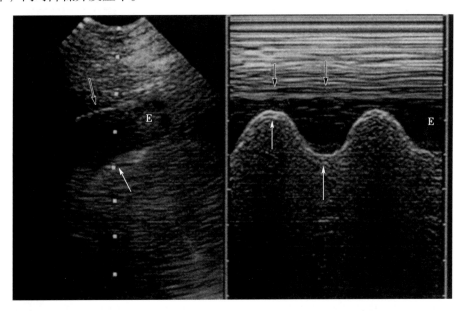

图3-3-7　四边形征与正弦波征
左图：四边形征；右图：正弦波（the sinusoid sign），（M超模式）
显示明显的正弦曲线表现，提示胸腔积液流动性好

（五）胸膜滑动征消失

胸膜滑动征代表呼吸过程中肺与胸壁的相对运动，是一种在胸膜线处可见的，与呼吸同步的闪烁移动声影。在某些疾病情况下，B超上可以先看到胸膜线没有滑动。如气胸，

由于空气会阻止声波对后方胸膜运动的检测，因此，只要两层胸膜之间存在空气，就可以导致胸膜滑动征消失。肺滑动征消失，在 M 超的图像上表现为"平流层征"（图 3-3-8），也叫"条码征"，这种征象表现为 M 超的图像从近场到远场都表现为平行线。平流层征对气胸诊断的敏感度和特异度分别为 100% 和 78%。但胸膜滑动征消失诊断气胸的特异性较差。有文献报道，在危重患者群，尤其在 ARDS 人群中胸膜滑动征消失，诊断气胸的特异性会下降到 60% ~78%。肺不张、单肺通气、ARDS、肺炎、胸膜粘连、肺纤维化、心脏骤停、高频通气都可能造成胸膜滑动征消失。因此，胸膜滑动征消失并不意味着气胸诊断，但是气胸的时候，胸膜滑动征一定会消失。

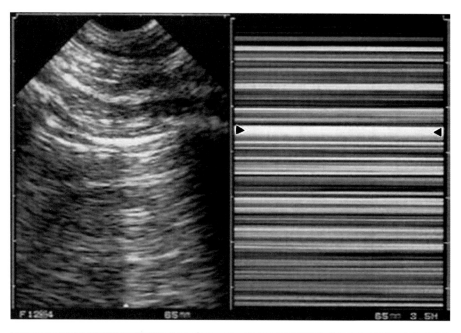

图 3-3-8　平流层征

（六）肺点

肺点是诊断局灶性气胸的特殊超声征象，B 超和 M 超都能检测到肺点。呼气阶段呈平流层征（B 超下 A 线伴肺滑动征的消失、M 超下呈平行线状）而吸气阶段呈正常模式（B 超下肺滑动征或病态的彗尾征、M 超下的砂砾模式），二者临界点称为肺点。为确定局灶性气胸的诊断，超声检查应扩展到外侧胸壁来定位肺点。在正常肺组织与发生气胸的病理性肺组织之间的过渡区会产生肺点征象。肺点征在 M 超中表现得非常明显，表现为随呼吸运动海岸征和条码征交替出现。肺点征意味着呼气时病理性肺改变转换为吸气时的正常图像（图 3-3-9）。

肺点是一种周期性全或无征象。其生理基础在于检查区域下方塌陷的肺组织在吸气期容积轻度增加，并可延伸至胸壁，形成肺组织与胸壁的周期性接触。在吸气期表现为胸膜滑动或 B 线征，而呼气期则表现为胸膜滑动征消失加 A 线征。实际工作中首先应在前胸壁发现胸膜滑动征消失加 A 线征，之后将探头向侧后方移动，常可发现此肺点征象。有研究对 47 例胸片漏诊的气胸患者进行检查，肺点征特异性为 100%。对于完全性肺压缩的患

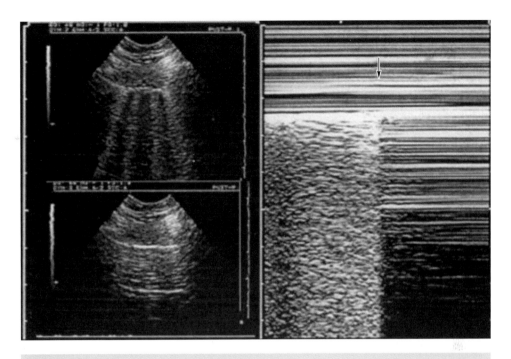

图 3-3-9　肺点

左图：B 超模式，水平 B 线征转变为 A 线征；

右图：M 超模式，沙滩征替代平流层征的瞬间（箭头）

者，其总体敏感性为 66%，而对于胸片漏诊的气胸，敏感性则升高至 79%。肺点的位置可以提示胸腔的气体量。肺点在前侧提示存在易被胸片漏诊的小量气胸，其中只有 8% 的病例需要引流。侧胸壁肺点提示存在明显的气胸，需要引流的病例约占 90%。后胸壁的肺点或找不到肺点提示大量气胸或张力性气胸，需要紧急处理。肺点征检测的阳性率与操作者的经验和技能相关。

（关　键）

第四节　重症肺部超声操作有限性及注意事项

肺部超声出现为重症医学医师在床旁对患者的呼吸系统疾病的诊断与检测提供了一种全新的工具，为在床旁迅速、便捷、准确的诊断和监测呼吸系统疾病打下了坚实的基础。但是，作为一名重症医学科医生，我们必须清醒地认识到，重症超声的核心在于重症，其主体始终是重症医学科的医生及重症患者，任何重症超声征象的获取以及解读都必须以患者为核心，结合重症医生对临床状态的判断得出综合的结论。而作为一项新兴的技术，了解到肺部超声能给我们带来便捷的同时，必须也了解到肺部超声的误差及其局限性，使得肺部超声能够在临床得到更加准确地应用。

一、患者自身的特点

虽然超声早已经是临床上应用非常普遍的一项技术，但是并不是所有患者都适合进行超声检查。超声波能够穿透组织是超声成像的基础，而肺部超声重点需要观察的是壁胸膜与脏胸膜形成的胸膜线以及胸膜线以下的表浅结构。当壁胸膜表面的组织过厚或者胸壁表面的组织病变使得超声波的穿透能力受阻时，就会影响肺部超声的应用。

（一）肥胖

当患者过于肥胖时，过厚的皮下组织会影响超声波的穿透能力，使我们无法看清层层脂肪下的胸膜线，更无法有效地判断胸膜线下的肺部超声征象。此时，操作者进行加压，在对患者不造成损伤的前提下尽可能降低皮下脂肪的厚度也许能够为肺部超声找到部分检查的窗口。

（二）胸廓畸形

气体是超声检查的天然屏障，因此，将超声探头与被检查区域严密贴合，避免有气泡混入是检查的必要条件。而胸廓畸形患者通常胸部正常的骨性结构受到破坏，从而无法形成良好的检查平面，进而对肺部超声的检查产生影响。

（三）皮肤病变

对于烧伤或者天疱疮等皮肤疾病患者，皮肤表面或者是受到严重破坏，或者合并严重的感染或渗出。患者进行超声检查时不但会加重皮肤病变，还可能会加重皮肤的感染，这样的患者并不适合进行肺部超声检查。

二、病理状态的局限性

胸膜表面的病变是肺部超声检查的重点，尽管绝大多数肺部病变会累及胸膜表面，但是在某些病理状态下，胸膜表面或者会被覆盖，比如敷料、伤口；或者胸膜表面会出现皮下气肿；或者肺实变，占位等病变并未累及胸膜表面难以被超声所探测等。这些病变都会对肺部超声的操作以及对征象的解读造成很大的影响。

（一）敷料和伤口

重症医学科病房中常常会有很多外科患者需要进行肺部超声检查，而对这些外科患者尤其是心胸外科患者而言，胸壁上会有手术留下的伤口以及引流管，需要大量敷料覆盖，这些伤口和敷料严重影响了肺部超声的进行，而这些区域往往又是胸腔积液、肺实变等肺部病变的易发区域。这种情况下，除了关上机器，采用原始的听诊器、胸片等方法进行检查外，与外科医生进行沟通，尽可能减少不必要的敷料，以尽可能减少敷料对超声检查的影响也许是一个更好的选择。

（二）皮下气肿

皮下气肿在重症医学科病房中并不少见，胸部外伤患者常会出现。皮下气肿也是ARDS 患者呼吸机相关性肺损伤的一个重要表现。胸部出现皮下气肿，阻止了超声波的穿过，无法明确其底部结构。通常情况下，会使初学者造成误判，但在一些极端情况下，也会对有经验的操作者造成障碍。

皮下气肿可以产生多条类似 B 线的伪线。当积存气体又多又小时（气泡），产生的彗星尾样伪像随机出现，形成类似字母"W"的征象。当积存的气体在两块肌肉之间形成一大片规则条纹时，可以表现为从一条水平线发出的多条彗星尾样的征象。这些伪像称为 E 线，在第一眼看时非常容易与胸膜线发出的 B 线混淆，这对于很多初学者来说是一个重要的问题。解决这个问题非常简单，只要严格遵循肺部超声的原则。对于肺部超声而言，操作者首先需要找到蝙蝠征。而存在皮下气肿时，气体使得超声波无法穿透，从而无法显示蝙蝠征，这表明气体是位于胸壁外而不是胸壁内，再加上临床上可以出现"握雪感"等征象，即可明确诊断。实际上，我们看到的那条高回声的水平线并不是胸膜线。在纵向检查时，如果没有看到蝙蝠征，则不会出现肺部超声的征象。另外，E线和W线都是静止不动的，这也有助于我们进行鉴别。

对于初学者而言，这种情况下，我们建议关上超声机器，像以前一样采用传统的工具（如听诊器）进行肺部检查。事实上，只要皮下气肿存在，我们不建议使用肺部超声进行检查。而对于已经有一定经验的操作者，这时我们可以进行"加压肺部超声检查"。在不会对胸廓产生损伤的前提下（如没有骨折等情况），我们可以在探头上加压，一点一点地将探头与肋骨以及胸壁组织之间的气体挤走。这样，在某一个时刻，在迷雾中就会出现大片声影，肋骨影以及胸膜线就会显现出来。尽管这种方法显示出的征象或多或少会有些模糊，但是足以回答胸膜滑动征存在与否这种简单的问题，甚至有时可以看到肺点。

（三）气胸

1. 假肺点　气胸是重症医学科病房中常见的病变。有关气胸的诊断与鉴别诊断已经进行了详细的阐述，需要记住的是，出现A线、胸膜滑动征消失等都不是气胸的诊断标准，只有发现肺点才能够明确诊断气胸，但是在一些特殊的情况下，即使看到了疑似肺点的征象也不能确定一定是气胸。比如，当患者存在纵隔气肿时，在前侧胸壁就有可能会出现类似肺点的征象。此时，迅速检查前胸壁的其他部位，或者看看剑突下切面能否看到心脏都有助于明确患者是否存在气胸。

2. 孤立性气胸　在患者处于卧位时，气胸通常位于患者的前侧胸壁，因此许多初学者只要看到前胸的一些胸膜滑动征、B线等除外气胸的征象即认为患者可以除外气胸。但在一些较罕见的情况下，气胸是可以孤立在肺的某个区域，如侧面甚至后壁。在这些情况下，通常会出现一些联合的胸膜线征象，如静止的A线区域与静止的B线区域相连。这时，即使前壁已经除外气胸，在后壁或侧壁出现静止的A线时，也需要考虑孤立性气胸的可能，胸膜滑动征的存在与否有助于鉴别。然而，这时候寻找肺点会变得相当困难，可能需要行CT检查来进行鉴别。

3. 大面积气胸　肺点是明确气胸诊断的重要征象，根据肺点形成的原理，只有吸气时，肺膨胀到可以接触胸壁时，才有可能发现肺点，如果气胸的量足够大，尤其是在张力性气胸时，肺实质被压缩至很小，吸气时也无法膨胀到可以接触胸壁体积，也无法产生肺点。此时，全肺A线，胸膜滑动征消失等征象结合患者呼吸困难、呼吸音消失等体征有助于明确气胸的诊断。

（四）胸腔积液

复杂性胸腔积液和肺泡实变的鉴别一般情况下比较容易。正弦波征，碎片征，支气管充气征尤其是动态支气管充气征是鉴别的主要特征。然而在一些非常罕见的情况下，很难将实性部分和液体部分区别开来。在从腹部向上对胸腔进行检查时，通过膈肌后产生的图像可以是胸腔积液，也可以是实变的肺或膈肌下脏器（如肝、脾），而通过腹部进行检查无法看到正弦波征，从而无法明确胸腔积液的诊断。而膈肌本身具有反射性，当其位置较高时，可以使其底部的结构回声增强，从而使得原本为低回声的胸腔积液的回声得以增强，而当出现复杂性胸腔积液时更为如此。避免这种误差的最好办法是避免从腹部对胸腔进行检查。

另外，在诊断胸腔积液时，需要明确胸腔积液的几个典型征象。肺部存在液性暗区，但无正弦波征也有可能是肺实变的一个表现，病变肺在表面形成一个包含渗出的囊性结构，可以表现为均匀的低回声。另外，存在食管裂口疝且食管中含有大量液体时，也会形成一个液性征象，在决定进行穿刺前必须予以明确。这种液体通常情况下并不均匀，其中常含有气体，并且没有任何胸膜线。临床上如果难以鉴别时，可以通过放置胃管引流液体后再行检查。

（五）肺实变

1. 膈肌位置的判别　由于大面积肺实变的征象与肝脏或者脾脏的超声征象比较类似，因此在没有应用"BLUE"的方案准确区分胸腔和腹腔时，腹部脂肪，以及肝脏以及肾脏等结构均易对肺实变造成误判。另外 BLUE 方案并不适用于所有患者，当患者存在 COPD 等病变导致膈肌下移，或者由于腹腔高压，ARDS 等病变导致膈肌上移时，BLUE 方案找到的膈肌线往往并不能准确辨别胸腔和腹腔。这种情况下，首先找到膈肌的位置以鉴别胸腔和腹腔对肺实变的诊断尤为重要。

2. 不累及胸膜的实变　虽然绝大多数肺实变或多或少累及胸膜，产生碎片征、组织样征等易明确肺实变的征象。但完全正常的肺部超声并不能除外肺内的病变，当肺内结节或者实变不累及胸膜时，肺部超声无法发现其中的征象；另外，当肺部病变以肺门为中心时，肺外带的病变可能远不能反映整个肺病变的程度，此时，肺部超声也不能反映真实的病变程度。这是由肺部超声的特点决定的，因此当肺部超声的征象与患者病情的严重程度不符时，需要考虑到这种可能。胸部 CT 也许是个更好的选择。

3. F 线　在一些罕见的情况下，Merlin 区域可以出现弥漫的伪像，表现为一些高回声的亮点，通常会被初学者认作支气管充气征，从而诊断为肺实变。区分这些伪像并不困难，根据经验可以对其进行有效鉴别。首先，这些"支气管充气征"非常静止。事实上，即使在能够看到胸膜滑动征的情况下，我们也无法看到动态支气管充气征，并且这些高回声的点在整个呼吸周期都是静止不动的。而通过了解支气管充气征产生的基础，可以知道真正的支气管充气征（即使是静态的）应该随着胸膜滑动而滑动。另外，真正的肺实变会有碎片征或组织样征的表现，而在这种情况下不会出现。这些弥漫的伪像被称为 F 线。

4. 肺实变与肺部感染　肺部感染是肺实变产生最常见的原因，但是并不是所有肺实变都是肺部感染。只要当肺中的气-液比足够小，也就是肺泡内的气体足够少时，都会产生肺实变征象。因此，当肺不张导致肺内无通气、当 ARDS 导致肺泡被渗出物完全填充时，都会产生肺实变的征象。因此，超声发现肺实变的征象时，还需要结合重症患者临床表现及实验室检查才能做出肺部感染的诊断。

三、操作环境的局限性

重症医学科的患者往往会出现多器官功能衰竭，需要如呼吸机、血液净化机器、冰毯、输液泵、体外膜氧合、Picco 等多种设备和仪器，患者床单位周围的空间非常有限，使得超声机器难以推进患者的床旁进行有效检查。因此，对于重症患者，合理规划床单位附近的布局，使得各种操作仪器位置合理，为超声检查预留出足够的空间，应该是重症医学科医生需要考虑的问题。另外，在某些传染病医院，为了达到有效的防护，避免院内感染以及医务人员感染的发生，可能需要对患者进行一系列的隔离措施，而这些隔离措施可在一定程度上限制了超声的广泛应用。

四、操作者的局限性

（一）操作者的技术

由于胸膜滑动征的观察在肺部超声中起着很重要的作用，因此任何除了患者肺自身运动以外的所有运动对肺部超声征象的判断都会产生干扰。因此在操作时，保持操作者手的稳定在肺部超声检查中有着重要的意义。在进行肺部超声检查时，操作者的手必须保持完全静止不动，像狙击手一样，能够在很长的时间内如磐石一样稳稳地，不知疲倦地固定在操作区域，保证在整个检查过程中，只有患者在运动。只有保证握有探头手的稳定性，才能够保证获得准确的图像。另外，其他一些患者自身运动也会干扰肺部超声的实施。当患者出现严重呼吸困难时，辅助呼吸肌产生的肌肉运动幅度很大，往往对胸膜滑动征的判断造成干扰。当患者躁动时，对检查也会很大的干扰。此时，让患者缓解呼吸困难或者进行镇静有助于检查的进一步进行。

（二）重症的功底

重症超声的核心是在重症，超声技术只是重症医学科医师用来发现问题、解决问题的一个手段。因此，第一时间发现患者存在的问题，根据所发现的问题选择合适的重症超声检查方案，对检查征象进行正确的解读，从而制订准确合理的治疗方案才是重症超声应用的完整环节。其中，发现问题，解读征象以及制订方案都需要操作者具有丰富的重症医学的功底以及丰富的临床经验。在临床开展重症超声技术的同时，一定不能忽略了重症医学基础根基的巩固。

（三）重症超声的培训

肺部超声区别于其他部位超声的一个重要特点就是看到的许多征象都是伪像，如何避免操作者的自身技术问题产生的伪像与肺部病变本身产生的伪像相混淆，在开始培训时就灌输正确的操作方案、规范正确的操作手法显得尤为关键。而对于肺部超声而言，除了保证检查时操作者手的稳定以外，首先进行纵向检查，明确蝙蝠征，看清楚肋骨相及胸膜线是整个肺部超声能够得到完整图像的基础。同时，让初学者接触 BLUE 方案等基础肺部超声检查流程也是保证培训一致性的重要方式。

五、操作工具的局限性

尽管相对于经胸心脏超声、经食管心脏超声而言，肺部超声对于超声探头的要求最小，几乎所有的超声探头都可以进行肺部超声的检查。但是不同的超声探头都有其自身的优点和缺点。凸阵探头可以看到较深部的结构，但对表浅结构的分辨能力较差；而与之相反，高频线阵探头可以非常清晰的辨认表浅组织的结构，然而穿透能力较差；相控阵探头由于体积较小，可以避开肋骨的影响，看到更大范围的肺部结构，但其辨别 B 线数量等细微结构的能力也相对较差。在实际应用中，应根据检查所需的目的选择不同的探头。

总之，在享受重症肺部超声给临床上的大量便利的同时，我们也需要充分地认识到重症超声存在着许多局限性。这些局限性不仅不是放弃肺部超声检查的借口，更应该成为进一步熟悉重症超声、了解其内在机制和原理，从而更好地应用超声的动力。而良好的操作习惯、规范化的培训以及扎实的重症医学的功底有助于我们尽可能减少超声应用中的误差，将其对临床带来的影响降到最低。

（丁 欣）

参考文献

1. Volpicelli G，Elbarbary M，Blaivas M，et al. International evidence-based recommendations for point-of-care lung ultrasound. Intensive Care Med，2012，38：577-591.

2. Lichtenstein DA. Whole body ultrasonography in the critically Ⅲ. Springer-Verlag Berlin and Heidelberg，2010.

3. Lichtenstein DA，Meziere G，Biderman P，et al. The comet-tail artifact. An ultrasound sign of alveolar-interstitial syndrome. Am J Respir Crit Care Med，1997，156：1640-1646.

4. Volpicelli G，Caramello V，Cardinale L，et al. Detection of sonographic B-lines in patients with normal lung or radiographic alveolar consolidation. Med Sci Monit，2008，14：CR122-CR128.

5. Lichtenstein D，Meziere G，Biderman P，et al. The "lung point"：an ultrasound sign specific to pneumothorax. Intensive Care Med，2000，26：1434-1440.

6. Lichtenstein DA，Lascols N，Prin S，et al. The "lung pulse"：an early ultrasound sign of complete atelectasis. Intensive Care Med，2003，29：2187-2192.

7. Lichtenstein DA，Meziere GA. Relevance of lung ultrasound in the diagnosis of acute respiratory failure：the BLUE protocol. Chest，2008，134：117-125.

第四章

重症肾脏超声基础理论

第一节　重症肾脏超声的原理

一、肾脏与肾血管

肾脏位于腹膜后脊柱两侧肾窝中，重 120~150g，长 10~12cm，宽 5~6cm，厚 3~5cm，右肾位置低于左肾 1~2cm 且略小。肾脏呈蚕豆形，上下两端圆钝分别称为上极、下极；外凸内凹，凹面中部为肾门，肾动、静脉及肾盂经此出入肾脏。肾脏位置受呼吸及体位变化影响可上下移动，吸气或站立时肾脏可下移 2~4cm。

双肾占体重的 0.5%，但两肾的血流量约为 1200ml/min，占心输出量的 20% 左右，以单位重量计算肾血流量是脑血流量的 7 倍，是冠脉流量 5 倍，肾脏高灌注可保证有效排出代谢产物，也决定了其在病理生理状况下对有效血容量发挥重要的调节作用。肾动脉由腹主动脉垂直分出，经肾门进入肾，其分支形成叶间动脉、弓形动脉、小叶间动脉，再分支形成入球小动脉。入球小动脉进入肾小体后分支形成肾小球毛细血管网，肾小球毛细血管网汇集成出球小动脉后离开肾小体，然后再次分支，形成毛细血管网，包绕肾小管和集合管，然后再汇合成静脉，经小叶间静脉、弓形静脉、叶间静脉，汇成肾静脉。肾静脉从肾门出肾，汇入下腔静脉。

二、肾脏超声检查方法

通常选用 3.5MHz 凸形或扇形探头，可较好避免肋骨遮挡及邻近器官对肾上极的影响，对于儿童或体形较瘦者可选用 5.0MHz 探头。肾脏超声检查时患者可采取仰卧位、侧卧位或俯卧位，危重患者由于多带有各种引流管、有创监测或治疗所需管路，体位不宜变动，所以难以选择一个最佳体位，平卧位或半卧位是危重患者肾脏超声检查的常用体位。经侧腰部以右侧肝脏及左侧脾脏为声窗显示肾脏冠状切面图像，由于侧腰部腹壁肌肉薄弱，可较好显示肾门结构及肾内血流图像，该切面应用多普勒检查可获得最佳肾血管彩色血流图，但可受到肋骨、充气肠道的干扰以致肾上极和肾门结构显示不清。右肾位置较左肾低，较易获得更好的 CDFI 血流图。仰卧位还可以进行经腹途径肾脏超声检查，探头置于肋弓下斜行向上，经肝脏扫查肾脏或做腹部纵横切面观察，能充分显示肾门结构。彩色多普勒检查肾动脉主干和肾静脉时，可以从腹部正中横切面观察，右侧前腹部低位肋间或肋缘下横切面以肝脏为透声窗，可以帮助对右肾动脉主干的显示。重症患者床边肾脏超声的主要目的是评估肾脏血流灌注状况，协助判断肾功能损害或衰竭的原因，检查的主要内容包括肾脏的位置、轮廓、大小及形态，肾实质厚度、回声强度及均匀性，有无肾盂扩张和分离，肾内有无异常回声，血管分布、血流及灌注状况。

三、肾脏二维超声

在普通二维超声下肾脏轮廓清晰，包膜光滑。肾实质由两部分组成，位于中部的肾锥体即肾髓质及其三面围绕的肾皮质，肾髓质或肾锥体的回声略低于肾皮质。在婴儿或体型瘦的成人，肾皮质与肾髓质界限分明，但在其他成人，二者之间的界限则不易辨清。健康成人各器官回声强度由强到弱依次为肾窦、胰腺、肝、脾、肾皮质、肾锥体，肾皮质为低回声，或者与肝等回声。肾脏的大小可因切面不同产生一定差异，只有肾脏明显增大或缩小时才有临床意义。急性肾衰竭时，双肾均匀增大，肾皮质增厚、回声增强，肾锥体肿大伴回声降低。急性肾后性肾衰竭除有以上改变外，往往会伴有双侧肾盂积水的超声影像。双肾明显缩小往往见于慢性肾衰竭。

四、肾脏多普勒血流成像

（一）彩色多普勒（color Doppler flow imaging，CDFI）

CDFI 是在频谱多普勒技术基础上发展起来的利用多普勒成像原理进行血流显像的技术，CDFI 的出现使得直观实时显示血流成为可能，从逐点取样检测血流发展为彩色编码信号显示血流，可直观显示血流方向、速度、有无反流等信息。CDFI 可实时、无创提供血流信息，这是 CT、MRI 以及 PET 等无可比拟的。CDFI 属于二维显像技术，在二维超声显像基础上通过自相关技术快速处理探测区域内的多普勒频移数据，快速计算出血流速度和方向，以彩色显示血流信号，由红、蓝、绿三种颜色为基础构成伪彩色编码。

运用 CDFI 成像技术观察肾血流时，彩色增益应调至最大灵敏度而又不出现噪声为宜，利用脉冲多普勒进行肾血流测量时，为使血流显像清晰并降低测量误差，应选择最小的测量距离和最小的夹角，尽量保持声束与血管平行。CDFI 可清晰显示肾脏各级血管血流图像，动静脉血流从肾门至皮质呈树枝状分布，血流由粗逐渐变细。CDFI 可对肾脏大体血流分布及血流速度进行初步判断，但无法提供具体量化评估参数。有学者根据 CDFI 肾血流影像特征按照以下规则进行半定量评估，0：整个肾脏内看不到任何血流；1：只在肾门附近检测到少量血流；2：可以检测到肾门和大部分叶间血管内血流；3：可以检测到弓状动脉内的血流。实时三维 CDFI 可动态、直观地对整个肾脏血流状态进行评估，但到目前为止还没有可靠的方法进行定量评估，仍然需要结合脉冲多普勒对目标血流进行测量及定量分析。

无论是 2D-CDFI，还是 3D-CDFI，成像原理决定了其受探测角的影响，且其对低流速血流不敏感，不能同时对整个肾脏血流状态进行评估，临床上缺少可靠的定量分析方法，常常需要结合脉冲多普勒对目标血流进行定量评估。为了弥补 CDFI 无法定量分析的缺点，利用超声动态组织灌注评估（dynamic sonographic tissue perfusion measurement，DTPM）技术，通过 PixelFlux 软件，实现超声多普勒血流灌注定量评估。该技术可自动追踪感兴趣区域（region of interest，ROI）内血流信号随心动周期的变化，量化分析彩色像素分布面积及色调（反映血流速度快慢），并计算出相应的灌注参数，除可提供血流速度（V）、灌注面积（A）及灌注强度（I）随心动周期的变化曲线外，还可以给出较详细的灌注参数如组织搏动指数（tissue pulsatility index，TPI）、组织阻力指数（tissue resistance index，TRI）、峰值搏动指数（peak pulsatility index，PPI）、血流量、偏度以及峰度等。

DTPM 技术具有操作便捷、重复性好及可脱机分析等优点，其以灌注参数及灌注分布曲线为基础，定量分析心动周期中血流动力学特征，使得常规超声多普勒定量评估组织灌注成为可能。DTPM 技术需要高质量的多普勒图像，因此对超声仪器及功能有较高要求。另外，图像处理及分析需要标准化图像，这要求彩色多普勒频率及彩色增益应保持在合理范围内。

根据 DTPM 技术灌注强度分布曲线及灌注参数，可简单区分出肾功能正常者、有损害先兆者及功能不全者，且功能受损肾脏最先于远端皮质区出现代偿灌注。对肾移植术后定量研究发现移植肾的肌酐水平与灌注强度呈反比，肾灌注强度变化与肾穿刺活检结果非常吻合，且肾灌注强度自肾皮质近髓区向远端逐渐降低，而 TRI、TPI 逐渐升高，呈现了皮质内血流从叶间动脉到弓状动脉及小叶间动脉逐渐减低。到目前为止，DTPM 技术用于重症患者肾血流特征研究尚少，其可成为床边研究肾灌注特征的便捷工具。

（二）脉冲多普勒与肾脏血管阻力指数（resistance index，RI）

1. 肾 RI 的测量　为了能够进一步量化评估肾脏血流状态，在 CDFI 基础上结合脉冲多普勒技术可对感兴趣单个血管的血流状态进行定量分析，并延伸出一些便于临床评估使用的指标，国内外最常使用肾 RI 间接评估肾血流状态。RI =［收缩期峰速（PSV）－舒张末期血流速度（EDV）］/PSV，其主要反映血管床的阻力状态，可间接对肾实质损害的程度进行相对客观、定量评价，临床上广泛用于急慢性肾损害预后评估和判断。从肾动脉逐级分支至弓状动脉，血流速度逐渐降低，尤以峰流速降低更为明显，从而使 RI 逐级降低，而从叶间动脉至弓状动脉 RI 相对恒定，作为定量分析评价指标，为使不同个体、不同时相、不同操作者所得 RI 具有可比性，通常建议以叶间动脉或弓状动脉所测 RI 为主要参考且有推荐的标准测量流程（表4-1-1）。

表4-1-1　脉冲多普勒十步法测量肾 RI

步骤1：选用（2~5）MHz 凸面腹部探头进行检查
步骤2：B-mode 下从侧后方找到肾脏长轴
步骤3：CDFI 探测肾内血管
步骤4：定位叶间动脉、弓状动脉
步骤5：设置脉冲多普勒：最小取样容积（2~5mm），最低脉冲刷新频率，无噪点的最高增益，最低壁滤波水平
步骤6：获取 3~5 个连续相似出现的波形
步骤7：测量收缩期峰流速和舒张期最小流速
步骤8：计算出每个波形的 RI 值
步骤9：重复测量 3~5 次，取平均值减少误差
步骤10：同样方法测量对侧肾脏的 RI（差异 <5%）

2. 肾 RI 的生理、病理影响因素　肾小球球后血管（出球动脉、管周毛细血管、肾静脉）阻力是肾血管阻力的主要组成部分，RI 与肾脏血管阻力之间具有密切相关性。理论上 RI 值可波动 0～1，健康成人 RI 值多为 0.58～0.64，一般不超过 0.7。作为衍生评估参数的 RI 值，受到诸多临床生理和病理因素的影响（表 4-1-2）。在解读 RI 临床意义时需综合考虑各因素的影响，做到合理、准确解读。

健康人群的肾 RI 值呈 U 形分布，40 岁左右时 RI 值最低，<4 岁或 >60 岁者 RI 值可 >0.7，这主要是由于儿童肾素水平较高而高龄人群动脉硬化及血管弹性下降，这导致低龄或高龄人群的肾 RI 较高。良好的血管顺应性是肾 RI 客观反映肾脏血管阻力的前提，血管顺应性的改变明显影响肾 RI 与肾血管阻力之间的相关性，当肾血管顺应性下降时，二者之间的相关性明显减弱。各种原因所致脉压降低时，肾脏的灌注压差也随之降低，从而导致肾 RI 下降。心率明显增加时，心动周期明显缩短，导致心输出量下降及脉压减少，可使肾 RI 降低。肾间质压力增高、腹内压增高、膀胱内压增高等因素均可降低肾动脉跨壁压，降低肾血管顺应性，导致肾 RI 增加。低氧血症和高碳酸血症既可直接使肾血管收缩，也可通过兴奋交感神经产生缩血管效应，从而增加肾 RI。正压通气时胸腔内压升高，下腔静脉回流受阻，引起肾静脉回流阻力增加，肾 RI 升高。

表 4-1-2　多普勒肾脏阻力指数的影响因素

生理因素	病理因素
血管顺应性（动脉硬化）	肾间质压力
血管阻力	膀胱内压
脉压	腹内压
肾血流量	正压机械通气
血氧和二氧化碳水平	
心率，年龄	

3. 肾 RI 在危重患者中的应用　急性肾损伤是 ICU 中常见的疾患，尤其多见于严重感染及感染性休克患者，部分患者虽经积极治疗，仍发展为持久性肾损伤。因此对重症患者的肾脏灌注评估及急性肾损伤风险评估、早期诊断、转归预测、指导和调整治疗尤为重要。超声多普勒测定的肾 RI 是目前唯一能在床旁快捷、及时获取的肾血管阻力指标，在重症患者中有较好的应用价值。

（1）协助评估肾脏灌注：有效循环血量不足时，机体代偿性收缩外周血管，以弥补血容量不足。由于肾血管的缩血管物质受体分布更具优势，肾血管收缩更为明显，导致血管阻力增加，因而肾 RI 变化与外周及肾脏灌注相关，较高的肾 RI 往往提示灌注不足。

（2）急性肾损害病因鉴别：肾后性梗阻所致急性肾功能损害时，典型的近段尿路扩张，在二维声像图上可有典型表现且具有较高的敏感性。但并非所有的尿路扩张均为尿路梗阻所致，在鉴别梗阻性与非梗阻性尿路扩张上，二维超声有时不能提供有用信息，RI 在二者鉴别上有较重要的意义，梗阻引起者肾内小动脉阻力明显升高，而非梗阻引起者若无其他引起肾内小动脉阻力升高的状况存在，则 RI 往往正常。肾前性及肾小球病变所致的急性肾损害，肾 RI 正常或升高不明显，而急性肾小管坏死者 RI 显著升高，对于持续 RI

>0.7 的急性肾损害往往提示可能为急性肾小管坏死。

（3）急性肾损伤（acute kidney injury，AKI）的预测、评估及预后判断：重症患者是否发生 AKI 取决于自身对损伤因素的易感性及致损因素作用的程度。肾损伤易感因素包括高龄及基础的高血压、糖尿病、心血管疾病、慢性肾脏疾病等，这些因素均可使肾 RI 升高。对血流动力学稳定的机械通气患者、体外循环支持的心脏术后患者、严重感染或多发伤患者，肾 RI 可作为预测 AKI 风险的可靠指标。重症患者的 AKI 转归各不相同，目前常用的血、尿生化指标尚难以准确分辨暂时性或持久性 AKI。多项临床研究显示肾 RI 在预测重症患者 AKI 转归，鉴别暂时性或持久性 AKI 方面有良好的应用价值。

（三）多普勒能量图（color Doppler energy imaging，CDEI）

CDFI 利用超声波的频移信号进行成像，反映血流速度、方向及速度变量，信号的显示受到探测角度的影响，且测定低速血流的能力有限。CDEI 利用超声波反射的振幅（能量）进行成像，即利用血流中红细胞的密度散射强度或能量分布，亦即单位面积红细胞通过的数量及信号振幅大小进行成像。CDEI 中彩色信号的色彩和亮度代表着多普勒信号能量的大小，其能量大小与红细胞数目相关，且显示的是血流中与散射体相对应的能量信号参数，不是速度参数，所得到的是全方位的血流信息，信号显示理论上不受探测角度的影响，能显示完整的血管网或血管树，对微小血管或迂曲血管显示的完整性比较好。另外，CDEI 动态显示范围广，可同时显示高、低流速血流信号，有助于低流量、低流速的血流探测。CDEI 显像的另一特点是不受 Nyquist 极限限制，不会出现混叠现象。CDEI 的各种优点极大提高了多普勒探测血流的敏感性，拓展了多普勒超声的临床应用范围。CDEI 显示的是血流能量信息，而非速度信息，因而无法判断血流的性质和方向；CDEI 能显示极低流速的血流状态，易受组织闪烁伪像，因此 CDEI 尚不能取代 CDFI，只作为 CDFI 的良好的补充。

（四）增强超声（constrast-enhanced ultrasound，CEUS）

超声不仅可很好显示肾脏的形态、结构，且可通过多普勒技术检测肾内血流变化，从而间接评估肾脏功能的状况，但其主要反映肾脏主要血管内的血流信息，难以直观、真实反映肾脏实质血流灌注。医学影像学逐步从形态学向功能学范畴发展，CT 及 MRI 技术的进步推动其向功能诊断方向发展，包括 CT 或 MRI 灌注显像，在相关领域发挥出重要作用。近年来，CEUS 技术在相关领域同样也在快速发展，肾脏血流灌注显像也逐步由传统彩色多普勒、增强彩色多普勒及实时增强超声向实时增强超声定量分析方向发展。

CEUS 是 20 世纪 90 年代初期应用于临床的影像学新技术，是将超声增强剂微气泡注入血液内，有效增加血液中有形成分的声学散射性能和多普勒信号强度，与机体组织间产生较大的声特性阻抗差，同时结合特有的造影成像技术，提高图像的分辨力、敏感性和特异性，从而更清晰地显示含造影剂的微小血流信号及微血管的灌注情况，最大限度地反映和观察正常和病变组织的血流灌注特征的新技术。

不同于增强 CT、MRI 灌注评估技术，增强超声定量分析技术使用完全不同的增强剂，超声增强剂从理论上讲是最理想的血流示踪剂，增强剂所含微泡直径为 $2\sim10\mu m$，其大小保证了其可通过血流分布到全身各组织，且不能透过血管内皮或肾脏基底膜，不会溢出到组织间或随尿液排出，是真正意义上的血管内增强剂。目前临床上应用最为广泛的增强剂 SonoVue，属于有包膜的微泡，其内包含高密度的惰性气体六氟化硫，其具有稳定性好、谐振特性好等优点，在不破坏增强剂气泡的低机械指数下也具有很好的谐振特性，可产生较强非线性基波与谐波信息，获取低噪声的实时基波和谐波图像，从而可敏感地显示微米级的微循环血流，通过实时探测增强剂的动力学可精确、定量评估组织循环灌注状况，使超声诊断兼备结构和功能评估的综合优势。

1. CEUS 的成像原理　在超声波作用下，介质会发生线性或非线性成像。线性成像也叫基波成像，是通过对组织发射的最低固有频率声波得到的图像，低声压入射时可产生非线性效应，是超声波在媒质中传播过程中波形发生畸变，接收到的回波中包括除基波频率外的次谐波、超谐波、二次谐波和三次谐波等信号。

超声造影成像是非线性成像，非线性成像是指用以成像的回声频率与超声发射脉冲的基波中心频率明显不同，是呈倍数增加或倍数降低者。超声在组织中传播时呈现传播速度上的非线性，使波形畸变。从畸变波形中可分解并提取基波的 2 倍、3 倍……的频率成分用以成像。微气泡随超声声压的变化可引起微气泡振动或破裂，得到各种频率的回波信号，可分为三种情况：入射声压 < 50kPa 时，微气泡对称地压缩和膨胀，呈线性背向散射，这一反应主要用于基波显像；入射声压在 50 ~ 200kPa，微气泡呈非对称性地压缩和膨胀，呈现非线性背向散射，产生共振和谐波，微气泡的共振频率取决于入射声压、微气泡直径和外壳弹性，这一反应可用于组织灌注的谐波显像；当入射声压 > 200kPa 时，微气泡破裂，产生瞬间强烈的非线性散射信号。由于气体微气泡与血液相比，其反射强度约为红细胞的 10^{10} 倍，入射超声在二者间反射率可达到 99% 以上，因此将微气泡作为声学造影剂注入人体，微气泡到达并停留在靶器官毛细血管内，与其内红细胞充分接触，血细胞的散射回声强度是软组织的 1/1000 ~ 1/100 000，形成许多血液气泡界面，从而改变超声波与基本组织之间的信号作用，即声波的吸收、反射、折射和散射等信号的改变，使所在部位的背向散射回声增强，提高回声的信噪比，血流清晰显示，这是超声造影的基本原理。

2. 超声增强剂的类型　1968 年美国 Gramiak 首先提出超声增强剂的概念，向左心腔内注射含吲哚菁绿的生理盐水后行 M 型超声心动图检查呈现"云雾状"显像，此后，超声增强剂的发展经历了三个阶段：第一代增强剂选用空气、氮气等自由气体，利用气泡在血管内流动，导致声阻抗变化，使用后散射回声增强，提高声像图的分辨力、敏感性。由于微气泡体积大、不均匀且稳定性差，在较短距离内即溶解到血液中，故只能在所需造影部位附近注射，且对肺循环产生明显影响，引起患者头痛、头晕、咳嗽等症状，未能在临床广泛应用。20 世纪 90 年代初期，微气泡超声造影剂的研究才真正进入临床研究阶段并应用于临床。第二代增强剂在微泡外周包裹外壳（如清蛋白或脂质）或膜稳定剂，以 Albu-nex 和 Levovist 为代表。1984 年 Feinstein 用超声振荡人血清蛋白制成含空气的清蛋白微球，它采用声振5% 人血清蛋白，微气泡平均直径 3.0 ~ 5.0μm，稳定的气体外壳，经静脉注射后至少63% 的气泡能通过肺循环。1989 年第一个商用声学增强剂 Albunex 诞生了，成为世界上第一个能通过肺循环用于左心显影的超声增强剂。但其物理特性决定了其持续时间短，容易破裂，限制了临床应用中观察和诊断的时间。

由德国先灵公司研发造影剂 Levovist 于 1996 年上市，它是一种糖类多普勒信号增强剂，微气泡平均直径为 2.0 ~ 4.0μm，附着在半乳糖微粒的表面，注入血液后，微粒溶于血中释放出稳定的气泡，可通过肺循环而使脏器显影，匹配瞬间高声压爆破造影技术，利用微气泡破裂和解体时产生的瞬间高强度、丰富的谐频信息进行造影，能增强肾实质内小血管的灰阶和多普勒超声显像。其不足之处在于提高低速血流显示率的同时伴有多种伪像存在；在变化的血动力压、血流速度以及超声波束作用下，微气泡在到达微血管网之前多已破裂，此时得到的增强剂时间-强度曲线，回声主要源于微气泡的破裂，而非真正的微血管灌注，由于微气泡不够稳定、易于破裂，操作者不能快速完成对多个切面的扫描及全面分析，不适于实时增强超声。

第三代超声造影剂以 2001 年意大利博莱科公司生产的声诺维（SonoVue）为代表，也是目前唯一获准在中国市场上销售的超声增强剂。它是由弥散性极差的高分子氟类惰性气体制备成的微球、乳剂和脂质体，因该分子量远大于空气，不易穿过球壁而扩散，能耐受250mmHg 以上的动脉压。SonoVue 可以产生稳定而持久的声学效果，结合低机械指数成像、灰阶谐波成像技术，微气泡只发生振动而不破裂，产生的谐波信号更敏感，可提高信噪比达 35dB。有利于长时间观察组织内血流灌注情况和观察病变及脏器实质增强的整个动态过程，使"低声压实时造影"检查成为现实。

3. 超声增强剂的给予方法　为避免超声造影剂在血管循环过程中增加内源性阻力或被挤压而影响显像时间，一般不选择周围血管，通常选用弹性好、粗而直且无静脉窦的肘正中静脉作为注射血管，肘关节取生理解剖位置或自然屈曲状态。不同的注射方式造影定量参数分析不同，根据给予方法分为两种：

（1）弹丸注射法（团注法）：指静脉内快速推注小体积药液，药液呈团状随血流进入相应靶器官，从而观察其灌注情况。通过特有软件获得任意感兴趣区内造影剂灌注和清除的时间-强度曲线，进一步分析其特征性参数，如 γ 曲线的峰值、达峰时间、曲线下面积等。使用团注法注射，采用 γ 曲线数学模型拟合相应的时间-强度曲线并行定量分析。由于静脉团注速度快，可使血浆中造影剂的浓度急速升高，血管影像立即增强并可维持 2～3分钟，可进行选择性动脉相或延迟相动态扫描，适用于肾脏灌注显像。

（2）连续滴注注射法：能在一段时间内维持血管中造影剂浓度，但血管内造影剂浓度较低，主要用于组织灌注成像，如肾脏爆破再灌注的脏器研究。用指数曲线数学模型拟合相应的时间-强度曲线做定量分析。

造影剂剂量目前尚无统一规定，可根据患者情况因人和部位而异，肾脏常规所用剂量多为 2.4ml，对于身材较瘦、肾脏表浅的患者造影剂剂量可减至 1.0～1.5ml。

4. CEUS 的成像技术　直接施加在微泡表面的声压，称直接声压（direct pressure，DP），它可真实地反映超声作用的强度。也可采用超声机械指数（mechanical index，MI）间接表达和调整超声功率，但非直接反映施加在体内一定深度微泡上的超声强度。MI 原本用于预测液体中发生空穴现象的机械指数，也可用来提示气泡破坏的可能性。MI 的计算公式：MI = 峰值负压（声压）/超声波频率或 MI = 峰值负压（声压）× 超声波波长。

（1）高声压爆破成像：因第二代造影剂低谐振能力不太稳定，为观察造影剂在血管、脏器和组织中的分布信息，通常采用高机械指数爆破微气泡的成像技术（MI > 0.3），利用微气泡破裂时产生的瞬间高强度散射，以获取丰富的谐波信号进行增强超声成像。由于高声压爆破成像，有用信息仅在微气泡破裂的瞬间才能获得，而操作者不能快速完成对多个切面的扫查，即不能全面观察分析、比较病变的造影信息。因此，不能得出准确可靠的结果，不适用于动态观察组织灌注特征。

（2）低机械指数实时造影成像：这项技术使用低机械指数，可减少超声波对微气泡的破坏，通过连续发射声波并接收谐波信号进行成像，从而实时动态观察局部组织血流变化。通常实时谐波成像所采用的 MI 范围在 0.03～0.20，以尽量减少微气泡破坏和提高声像图信噪比。由于人体组织（包括血液）的回波基频的幅度远大于谐波，故比微气泡回波更具线性，给增强成像信号加大了不必要的"背景噪声"，只有更高的 MI 才会产生丰富的谐波信号。因此，在低 MI 情况下，造影剂与组织产生的谐波信息要比高 MI 情况下时所产生的多，这有利于帮助清除组织所产生的回波信号，而仅保留增强剂的回波信号，有利于完成长时间各个切面的增强扫描。第三代造影剂的出现使低声压实时造影成为现实，随着造影剂和造影技术的深入研究和临床应用经验的积累，低声压技术可以允许受检脏器更好的毛细血管床或微循环增强显像。

（3）二次谐波成像：增强成像时，探头于基础频率下发射声波，在两倍于该频率（二次谐波频率）下接收声波的技术，即相当于只接收微气泡产生的谐波信号，不接收组织结构的基波信号，从而提高了信噪比；实性组织也能在声压作用下产生谐波信号，但比微气泡要小的多，通过抑制和滤过组织反射信号，达到增强显示造影剂信号的目的。二次谐波成像又可分为灰阶谐波成像和能量多普勒谐波成像两种形式。当使用造影剂后，灰阶谐波成像能够清晰显示对比增强图像，能量多普勒谐波成像对于造影剂微气泡产生的谐波信号更敏感，可提高信噪比达 35dB。由于谐波信号主要来自血管内的气泡反射，因此多普勒谐波成像技术不但增强了血流显示和抑制了组织反射信号，同时减少了血管壁搏动产生的运动伪像和彩色溢出现象。由于其横向声束比基波要缩窄，提高了横向分辨力，改善了灰阶和多普勒血流成像。

（4）反向脉冲谐波成像：是二次谐波成像的衍生产物，即采用基波抵消技术使来自组织的线性散射信号在前后两个反向脉冲作用下被抵消，而来自微气泡的非线性散射信号由于不被抵消而得以显示，从而进一步改善了声学造影图像。这一成像技术为探头发射和接收两个超声脉冲宽频信号，第二个脉冲信号与第一个脉冲信号相反，其基本原理是发射两束形状相同、方向相反的脉冲进入介质，取代常规二维超声仅发射一束脉冲的方法，在合成返回信号时，来自组织细胞等返回的线性信号呈振幅相等，而方向相反的波型，相加时抵消。与传统的谐波成像技术相比，此技术是通过减去基波信号的方法代替滤过基波信号，当使用宽频带反向脉冲谐波成像技术时，可充分利用其较高空间分辨率，抑制组织反射和特异性显示微气泡的强回声信号等优点，获得高质量造影效果。

（5）间歇式谐波成像：通过间歇性发射高机械指数声波，减少连续性微气泡的破坏，同时能获得高强度谐波信号，此时再触发成像，可明显提高增强声像图的分辨力。这项技术通过间歇的发射高 MI 超声脉冲，实际上是爆破谐波成像技术和触发式成像技术的联合应用，目的是减少连续性气泡的破坏作用；当声波发射停止时，微气泡可适时积存于组织中，从而获得高浓度气泡同时爆破而发射出很强瞬间谐波信号。帧频通常减低到每秒 1帧，或与心动周期同步使足够的微气泡灌注到显像区，明显提高了造影剂的显像效果。

（6）对比脉冲序列成像：利用脉冲编码技术向同一个方向发射多个脉冲，经过调整相位和振幅，采集回波信号，同时采用非线性基频与谐频信号，配对脉冲回波叠加，可使线性回声相互抵消，保留微气泡产生的非线性谐波信号，故能提高穿透能力、空间分辨率和敏感度，降低噪声。这种成像方法能更敏感显示增强剂微气泡产生的回波，具有数字减影的动态性成像功能，消除二维超声的伪像干扰；同时，低机械指数使造影剂微气泡破坏率大大降低，可实时显示组织的灌注。

（7）瞬间反应成像：该技术是将触发显像与二次谐波显像结合，以高机械指数间歇式发射脉冲，微气泡破裂产生多种频率的强烈散射，大幅度增强了微气泡的显示。微气泡破裂后重新充填扫描平面需要一定的时间，此为间歇时间的依据。应用瞬间反应成像可以显示扫描平面内流动很慢甚至静止的微气泡，因此可用于反映微小血管灌注情况。不足之处在于不能连续实时显示，需多次或较大量使用增强剂，导致图像回声不均匀（特别在近场）和声影伪像。

5. 增强超声的分析软件　随着增强超声在临床的广泛应用、超声仪器及各分析软件的开发、造影剂及其成像技术的进步，增强超声使得超声从解剖结构显像向功能显像方向发展，并应用时间-强度曲线定量、定性分析组织灌注特征。各大彩色多普勒超声仪厂家相继推出了带有造影功能的高端超声诊断仪器，如 PHILIPS 超声仪随机匹配 Q-LAB 增强定量分析软件、SIEMENS 匹配增强脉冲序列成像技术（CPS）、GE 超声造影仪器匹配 ACQ 软件实时增强超声软件，均使用低 MI 指数成像技术，但由于各品牌仪器、软件、成像技术的不同，使得目前增强超声的定量分析结果尚难制定统一判定标准。

6. 增强超声参数及定量分析

（1）超声输出强度参数：峰值负压（P）、空间峰值时间平均强度（I_{SPTA}）、时间平均输出功率（W）和机械指数（MI）是超声输出强度的主要参数。峰值负压和潜在空化效应相关，空间峰值时间平均强度与时间平均输出功率和组织热化效应有关，MI 是非热效应指数，常被用来指示空化作用引起的潜在效应，MI 与微气泡的破裂有关，在低机械指数进行实时谐波造影、高机械指数进行瞬间爆破造影。

（2）实时增强超声强度参数：声衰减压力简称声压（derated pressure，DP），表示扫查面焦区内组织或者造影剂微泡实际受到的压力，即原位压力，它可引起造影剂气泡不规则振动、谐振或破裂。造影剂 SonoVue 经人体静脉注射后微泡在 DP＝40kPa 以上开始破裂，故在各种应用过程中应始终保持声压在不破坏增强剂气泡的范围内。

（3）增强超声图像定量分析参数：使用超声仪器匹配的软件分析图像，手动勾画出感兴趣区后，仪器自动绘制时间-强度曲线，并计算出造影剂灌注的各参数。时间-强度曲线主要定量参数如下：

造影灌注时间（starting time，ST）：造影时肾皮质与病灶开始强化的时间，时间-强度曲线自基线开始上升的时间，它反映的是造影剂自注入外周静脉起到达观察部位的时间。

峰值时间（peak time，PT）：达到峰值强度的时间，结合灌注时间可以反映造影剂进入组织得快慢。

峰值强度（peak intensity，PI）：曲线顶峰所对应的强度，反映了进入感兴趣区内血管的微气泡总量。

曲线下面积（aeraunder curve，AUC）：与流量、造影剂分布容积、流速等呈正相关性。

曲线斜率（slope rate，SR），上升支斜率（ascending slope rate，ASR）：代表单位时间内造影剂灌注强度，其值越大，表明造影剂灌注速度越快。

下降支斜率（descending slope rate，DSR）：代表造影剂达峰值后开始消退的速度，其值越大，表明造影剂消退的速度越快。

111

消退时间（regression time，RT）：时间-强度曲线恢复到基线水平的时间。

7. CEUS 评估肾灌注的临床应用　随着新一代超声增强剂的出现，利用指示剂稀释原理评价组织血流灌注也取得了很大的进展。当一定量的超声增强剂迅速进入血液后，实时增强超声定量分析方法运用数学模型，根据感兴趣区内增强回声信号强度的变化，建立增强剂时间-强度曲线（time intensity curve，TIC）。它结合了增强剂动态过程和增强强度变化过程，以量化方式反映器官组织的血流特点，对血流动力学变化作出客观评价，准确地反映组织中血流灌注变化特征，是一种功能成像。相应的定量参数包括曲线下面积、灌注峰值强度、平均渡越时间等均能从不同层面反映组织血流灌注特征。

CEUS 定量分析肾脏血流灌注有其独特的优势，实时 CEUS 操作简单、数据采集时间短、空间分辨率高，可实时观察肾组织的血流特征，重复性好；CEUS 几乎适用于所有人群，不存在放射性污染或肾毒性，尤其对于危重患者也能进行床旁检查，可以多次复查，使其成为床边定量评估危重患者肾脏灌注的有力工具。

肾脏皮质血供丰富，约占整个肾脏血流量的90%，是肾脏多种功能的组织学基础。肾脏皮质的血流灌注直接影响到肾功能，肾脏急、慢性损害的发生、发展及预后都与肾皮质血流灌注的改变密切相关，测定肾脏皮质的血流灌注变化基本上可以反映整个肾脏的血供特征。生理状态下，肾血流灌注总是保持在相对恒定的范围内。病理状况下，无论是弥漫性还是局限性改变，受损肾脏实质的血流灌注都会发生不同程度异常改变。以新型超声增强剂作为示踪剂对肾脏微循环血流灌注进行定量评价，可使超声定量评估达到微循环水平，由 TIC 曲线提取的各个参数，与肾血流灌注有良好的相关性，CEUS 定量评估肾循环灌注目前广泛用于各种原因所致肾脏灌注改变的评估。

（武　钧）

第二节　重症肾脏超声的基本平面

重症肾脏超声的基本平面取决于超声检查的目的。从"问题导向"这一重症超声的特点来讲，重症肾脏超声的基本目的主要有两个：①分析急性与慢性肾损伤的病因和诱因；②直接监测肾脏和间接反映全身血流动力学状态。从这两个目的出发，重症肾脏超声应该至少包括肾脏和膀胱的检查，输尿管在非扩张状态下超声不易显示，也不是重症肾脏超声讨论的重点，本文在此不做专门的阐述。我们希望第一时间在床边，通过超声仪，看到肾脏的大小、形态、内部结构、肾脏内外的血流灌注及膀胱充盈的真实情况。为帮助读者顺利获得泌尿系统超声影像并对其做出正确解读，本节分别从膀胱和肾脏的解剖结构开始详细讲述临床常用超声切面的获得途径和图像显示内容的临床意义。

一、膀胱超声监测

膀胱超声检查的目的主要是排除假性少尿和辅助判断泌尿系统梗阻。重症患者出现尿量减少，排除导尿管漏尿后，建议首先行膀胱的超声检查，观察膀胱内是否有尿液存留，对潴留尿量进行估测，导尿管位置是否正确，明确有无因导尿管引流不畅或堵塞而致的假性少尿；膀胱内有尿时可以通过观察输尿管口是否可见"喷尿征"初步判断是否有泌尿系统梗阻的可能，也可以观察膀胱内是否有结石、血凝块、肿物等，有时还能获得其他有价值的信息，如盆腔占位所导致的膀胱和输尿管的梗阻。此外可对充盈膀胱容积进行定量估测：经膀胱的最大纵截面可测量膀胱上下径（d1），最大横截面可测量膀胱前后径（d2）和横径（d3）。重症患者多数留置导尿管，需要定量估测膀胱容积的情况相对较少；对于老年患者，尿内多沉渣和絮状物，常致尿管堵塞、尿潴留，对于血尿的患者，尿管常出现被血块阻塞的情况，此时定量测量并结合血红蛋白变化对病情的动态观察有很大帮助。

（一）膀胱的组织结构

膀胱位于耻骨联合之上，膀胱三角为膀胱基底部一个三角形区域，由两侧输尿管口和尿道内口组成。膀胱充盈时的纵切面呈三角形，上方为顶部，下方为底部，膀胱三角区位于后下方。膀胱壁在未扩张状态下较厚，完全扩张时超声下测量，壁厚不足4mm。

（二）膀胱超声检查

切面一般选用（3~5）MHz电子凸阵探头，将超声探头置于耻骨联合上正中线的位置，行膀胱长轴和短轴两个切面的超声检查，基本上可以满足膀胱的超声监测要求；滑动探头，详细扫查，很容易发现膀胱内是否有尿、膀胱内导尿管的水囊或气囊。必要时通过扫查膀胱毗邻结构，获得进一步的信息（图4-2-1）。

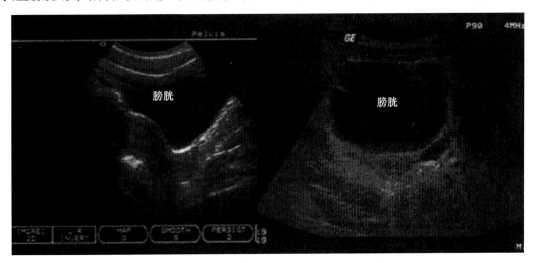

图4-2-1　膀胱长轴和短轴切面

（三）测量与计算

与重症医学关系较为密切的膀胱测算参数包括膀胱壁厚度、膀胱容积和残余尿量；后两者主要适用于未放置尿管的患者，正确放置尿管并保持通畅的患者膀胱内多为空虚的。膀胱壁的正常解剖厚度约1mm，但在声像图上，测量值可达2~3mm。如前所述，使用超声仪很容易获得膀胱上下径（d1），最大横截面可测量膀胱前后径（d2）和横径（d3），可通过膀胱容量的估算公式：（d1 × d2 × d3）×0.5，算出膀胱的容量。目前多数超声仪有内置软件，可直接算得超声的容量。正常膀胱容量350~500ml，最大可达800ml，尿潴留时可达1000~2000ml；尿少时膀胱容量的计算公式为：（d1 × d2 × d3）×0.7，主要用于计算残余尿量，膀胱残余尿量>50ml临床认为异常。

二、肾脏超声监测

肾脏超声需要获得的信息主要包括肾脏的大小、皮髓质回声、血流灌注分布情况和肾动脉的阻力指数等。

（一）肾脏的位置与结构

了解肾脏的位置与结构是超声监测顺利进行的基础。

1. 肾脏的位置　肾脏为成对的扁豆状实质性器官，位于腹膜后脊柱两旁浅窝中；长 $10 \sim 12cm$、宽 $5 \sim 6cm$、厚 $3 \sim 4cm$、重 $120 \sim 150g$，通常左肾较右肾稍大；肾纵轴与脊柱成角 30°左右，上端向内、下端向外，两肾上极相距较近，下极较远，左肾上端平第 11 胸椎下缘，下端平 2 腰椎下缘，右肾比左肾低半个椎体，左侧第 12 肋斜过左肾后面的中部，右侧第 12 肋斜过右肾后面的上部；肾脏可分为内、外侧两缘，前、后两面和上、下两端。肾的外侧缘隆凸，内侧缘中部凹陷，称肾门，是肾静脉、肾动脉、神经、淋巴管、输尿管与肾脏连接部（肾盂）出入的门户，肾静脉在前，动脉居中，肾盂在后，肾动脉在上，静脉在下。这些出入肾门的结构，被结缔组织包裹，合称肾蒂。肾脏有一个较大的腔，称为肾窦，肾窦由肾实质包围成，窦内含有肾动脉、肾静脉、淋巴管、肾小盏、肾大盏、肾盂和脂肪组织等。超声扫查应根据肾脏的解剖位置和毗邻结构寻找到肾脏，再根据下文的介绍寻找最佳切面，获取有价值信息。病理状况下肾脏可能会离开常规位置，需要耐心寻找。比如，某些有腹膜后占位病变的患者其肾脏可被挤至他处（如盆腔）。

2. 肾脏内部的结构　肾脏内不同的组织结构对超声波产生不同的回声，从而呈现不同的超声影像；病理状态下，相应的组织结构产生病变，则又出现对应部位的回声变化。因此，肾脏的内部结构是在超声检查时判断肾脏内部形态的基础，从而评估肾脏是否存在慢性疾病或是否存在肾积水。显微镜下的部分肾脏结构虽然不能在超声下见到，但有助于对超声所见的深刻理解和正确解读。肾脏可分为外周的肾实质和中间的肾盂两部分。在肾纵切面可以看到，肾实质分内外两层：外层为皮质，内层为髓质。

（1）肾皮质：由一百多万个肾单位组成，部分皮质伸展至髓质锥体间，成为肾柱。肾单位是肾脏结构和功能的基本单位，每个肾脏由 100 多万个肾单位组成。每个肾单位包括肾小球、肾小囊和肾小管三个部分，肾小球是一个血管球，它由肾动脉分支形成；肾小球外有肾小囊包绕，肾小囊分两层，两层之间有囊腔与肾小管的管腔相通，肾小球和肾小囊组成肾小体。肾小体直径约 $200\mu m$，肾小体有两端或两极，微动脉出入的一端称血管极，另一端在血管极的对侧，肾小囊与近端小管相连接称尿极。肾小管的起始段在肾小体附近盘曲走行，称近端小管曲部或近曲小管，继而离开皮质迷路入髓放线，从髓放线直行向下进入肾锥体，称近端小管直部。随后管径骤然变细，称为细段，细段之后管径又骤然增粗，并返折向上走行于肾锥体和髓放线内，称为远端小管直部。近端小管直部、细段和远端小管直部三者构成"U"形的袢，称为髓袢。髓袢由皮质向髓质方向下行的一段称降支，而由髓质向皮质方向上行的一段称升支。远端小管直部离开髓放线后，在皮质迷路内盘曲走行于原肾小体附近，称为远端小管曲部（或称远曲小管），最后汇入集合小管系。

（2）肾髓质：由 $10 \sim 20$ 个锥体所构成，肾锥体在切面上呈三角形，锥体底部朝向肾凸面，尖端指向肾门，锥体主要组织为集合管，锥体尖端称肾乳头，每一个乳头有 10~20 个乳头管，向肾小盏漏斗部开口，尿液由此流入肾小盏。在肾窦内有肾小盏，为漏斗形膜状小管，围绕肾乳头。肾锥体与肾小盏相连接。每个肾脏有 7~8 个肾小盏，相邻 2~3 个肾小盏合成一个肾大盏。每个肾脏有 2~3 个肾大盏，肾大盏汇合成扁漏斗状的肾盂。肾盂出肾门后逐渐缩窄变细，移行为输尿管。

3. 肾脏的血管　肾脏的血管检查是重症超声中评估肾脏血流动力学的重点。肾脏超声中不论是彩色多普勒还是能量多普勒，对目标血管的定位都是基于肾脏各级血管的解剖分布。肾动脉左右各一，由腹主动脉垂直分出，在肠系膜上动脉下方 1~2cm 相当于第 1、2 腰椎之间发出，分别经肾门入左、右肾。左侧肾动脉起始部常高于右肾动脉。肾动脉在肾门处分出前后 2 支，前支较粗，后支较细。肾动脉分支为叶间动脉，穿行于肾柱内，上行至皮质与髓质交界处，形成与肾表面平行的弓状动脉。由弓状动脉向皮质表面发出小叶间动脉，小叶间动脉向被膜发出毛细血管，并向周围的肾小体发出入球小动脉，进入肾小囊后形成球形的毛细血管网，再汇集成出球小动脉，出肾小体。在肾小管周围再次形成毛细血管，称为球后毛细血管网，最后汇集为小叶间静脉。肾髓质的动脉部分由弓状动脉发出，部分由近髓质的出球小动脉或小叶间动脉分出，这些动脉大部分与肾锥体的长轴平行，称直小动脉。直小动脉分支形成毛细血管网，再汇合成直小静脉，入弓状静脉、叶间静脉，最后汇合成肾静脉经肾门出肾，注入下腔静脉。

（二）肾脏超声检查切面

肾脏超声检查主要目的是发现急性肾损伤发生的可能病因和观察肾脏的灌注，从而指导急性肾损伤的治疗。急性肾损伤肾脏的体积可能没有变化或轻度增大，而慢性肾脏疾病时肾脏可能缩小，如高血压性肾脏病。因此测量肾脏大小有助于判断肾功能不全发生的时间。临床上对移植肾及其并发症的动态观察，因其具有床旁、即时、无创的特点，尤其是可以采用多普勒技术对血流灌注情况的动态观察独具优势，有极大应用价值。经过肾门的短轴切面和肾脏的长轴切面即可满足肾脏大小的测量。但如果要相对全面地观察肾脏内的结构尤其是不同部位灌注情况，需肾脏长轴切面结合短轴上自上而下地扫查。

1. 肾脏的长轴切面　第一步，是将探头放置在腋前线肋缘下，与身体轴平行，探头指示点朝向头端。以肝脏或脾脏为透声窗，转动探头寻找肾脏，发现肾脏。左肾相对右肾靠上、靠后。在长轴切面上，一般将肾脏上极置于屏幕左侧，下极置于屏幕右侧。相对于躯体的长轴，肾下极向脊柱侧倾斜，沿着身体长轴轻微旋转探头可获得更为满意的肾脏长轴切面图像。第二步，根据屏幕上的图像进行探头的微细调整而不是继续参照体表标志，获得理想的目标切面。

2. 肾脏的短轴切面　沿肾脏长轴位将探头逆时针方向旋转 90°，可获得短轴图像（横）切面。为获得全面的肾脏内部结构，需从头端向尾端沿长轴逐步扫描肾脏的横切面。为全面评估肾脏动静脉和输尿管，需要获得经肾门的横截面。

3. 切面的解读　肾脏的超声切面应对照其标准解剖切面进行分析。经肾门的长轴切面可测得肾脏的长和宽，而经肾门的短轴可测得肾脏的宽和厚。每侧肾脏都由纤维囊包裹。肾脏轮廓线是由肾周筋膜及其内、外脂肪形成。肾实质回声为肾轮廓包围，位于肾窦回声与肾轮廓之间，呈低回声带，肾实质回声分两部分：①肾皮质：肾皮质回声略高于肾髓质回声，但略低于肝和脾的内部回声；②肾髓质：肾髓质回声又称肾锥体回声，其回声低于肾皮质回声。肾窦又称肾集合系统，指位于肾脏中央的不规则稍强回声区，包括肾盂、肾盏、肾内血管及脂肪等结构。如前所述，肾动脉从主动脉发出，经肾门发出分支，延续为垂直于肾表面的叶间动脉，叶间动脉在髓质椎体的基底部形成弓形小动脉，最后再发出进入皮质的小叶间动脉。彩色多普勒和能量多普勒超声图像上可观察到与肾脏组织结构相对应的血管图像。

4. 正常肾脏超声切面图

（1）侧腰部右肾纵切面（图4-2-2）：仰卧位或左侧卧位，在腋后线第9或10肋间做冠状切面扫查，以肝脏作透声窗，如上极显示不清晰，可以嘱患者深吸气使脏器下移；临床上，急危重症患者常因病情所限，配合较差，获取信息不满意时，可尝试其他切面。此处可作右肾冠状面和右肝斜截面扫查，可显示肾脏包膜、肾实质和肾窦，在此切面，向上滑动探头可以观察到右侧膈肌的运动、右侧胸腔及部分右肺组织。右肾长径为10~12cm，皮质厚度正常值1.5~2.5cm，60岁以上老年人和儿童的肾脏皮质较薄。此切面可诊断肾弥漫性病变及占位性病变，肾实质和肾盂相关病变。肾脏占位性病变和肾皮质有分界，回声有差异，肥大的肾柱与肾皮质相连、与肾皮质回声相同。正常情况下，肾盏内可以出现少量无回声区，一般表现出多发、不规则、围绕肾盂整齐排列并和肾盂相通的特点（图4-2-3），注意与肾囊肿相鉴别。向上滑动探头后可获得右侧膈肌的运动幅度、膈肌上右侧胸腔有无积液、右侧肺组织充气状况和肺水情况、有无肺实变和气胸征象等信息，必要时向上滑动探头详细扫查。

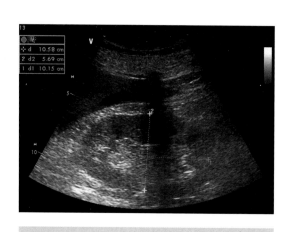

图4-2-2　侧腰部右肾纵切面

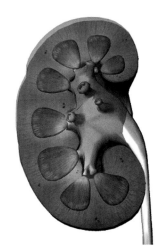

图4-2-3　肾盂肾盏

（2）右上腹右肾脏横切面（图4-2-4）：仰卧位或左侧卧位，在腋后线第9或10肋间做横切面扫查，探头上下移动；可显示肾脏横截面、肾门结构，其后方为腰大肌横截面，前方为肝右叶横截面。测量肾脏前后径和厚径，正常肾宽5~6cm，厚3~4cm。可以上下摆动探头，横向扫查自肾上极至肾下极包括肾门等结构，结合纵切面信息，全面了解肾脏病变。对于肾包膜下或突出于包膜外的病变如包膜下血肿、积液，肾囊肿等，显示清晰，鉴别肾上极与肝右叶病变，肾门病变的显示等。

（3）右上腹肝肾纵切面（图4-2-5）：平卧位，探头置于右肋缘下锁骨中线外侧约1cm处，探头长轴与锁骨中线平行，垂直于水平面左右摆动扫查。此切面常需嘱患者深吸气，使肝脏下移方能通过肝窗获得满意图像。患者肠胀气时影响图像质量。该切面可以测得右肾长径，肝肾隐窝可在此切面显示，为仰卧位腹腔低凹点之一，腹腔积液常积于此。重症患者多见长期卧床、低蛋白血症、腹腔感染等腹水因素，该切面能对少量腹水做出极早发现，并且能够在床旁进行多次、连续、动态监测。

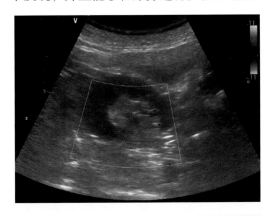

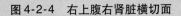

图4-2-4　右上腹右肾脏横切面

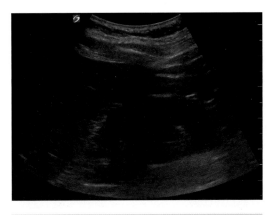

图4-2-5　右上腹肝肾纵切面

（4）经背部右肾脏纵切面（图4-2-6）：俯卧位或左侧卧位，探头置于右肾在背部的投影位置扫查获得的切面。右肾轮廓呈椭圆形，位于腰背部肌层回声的深部，图像左侧为肾上极，位置较浅，在肺下界较低者，可遮挡小部分肾上极，图像右侧为肾下极，位置相对较深，但图像清晰。右肾中上部深处为肝右叶，回声相对较低，有时可在肾中下部深处显示或为肠管回声所取代。此切面向上滑动探头亦可观察部分右侧胸腔及肺组织。可于该切面可测量右肾长径、皮质厚度；此切面可用于因腹部气体多或肥胖，经腹部扫查图像质量不满意的患者。

（5）经背部右肾脏横切面（图4-2-7）：在背部纵切面的基础上逆时针旋转探头90°，上下摆动探头进行横切面扫查。右肾上极和下极的截面图上，右肾呈椭圆形，肾门部横截面，右肾呈马蹄形，其内凹部朝向人体的内侧前方，即图像的左侧偏后方。右肾外侧缘位于图像的右侧，内侧缘位于图像的左侧，右肾前方为背部肌层，内侧前方尚有腰大肌之横截面回声，内侧为脊椎。右肾中部的外后方为肝脏，中下部的深处可为肝下缘和（或）胆囊、肠管回声。

（6）侧腰部左肾纵切面（图4-2-8）：仰卧位或右侧卧位，在腋后线第9或10肋间做冠状切面扫查，以脾脏作透声窗可获得左肾纵切面超声图像。如上极显示不清晰，可以嘱患者深吸气使脾脏下移；可显示左肾纵切面及脾脏下极斜截面。在肾的形态与右肾相同，图像左前方类三角形的均质低回声结构为脾脏，覆盖肾上极，正常情况下不超过肾长轴的1/2，左肾下极位置较浅，有小部分贴近侧腹壁。左肾下极可有肠管遮盖。腰大肌和脊柱回声位于肾轮廓的深处。声束略向前方倾斜，可于左肾后方显示腹主动脉，呈内部无回声的搏动性管状结构。在此切面，将探头向上滑动，可以观察部分左侧膈肌、左膈上胸腔、部分左下肺组织。该切面下可测量左肾脏长径、皮质厚度，观察肾盂回声情况。通常左肾较右肾稍大。临床意义同右肾。

（7）左上腹左肾横切面（图4-2-9）：仰卧位或右侧卧位，探头上下移动在左上腹行横切扫查。可扫查左肾脏横截面、肾门结构，其前方为脾脏下极横截面，后方为腰大肌横截面。可观察左肾、左肾上极病变、胰腺尾部病变、腹膜后病变及与脾脏病变的鉴别等。

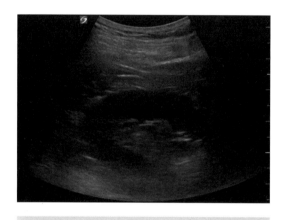

图4-2-6　经背部右肾脏纵切面

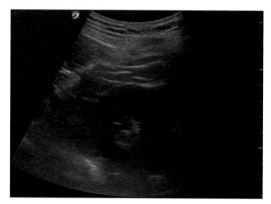

图4-2-7　经背部右肾脏横切面

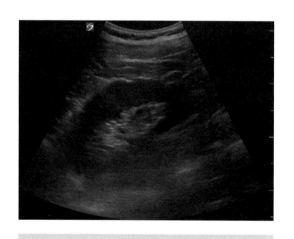

图4-2-8　侧腰部左肾纵切面

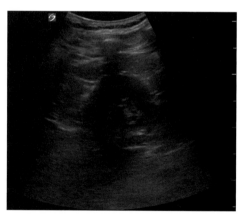

图4-2-9　左上腹左肾横切面

（8）经背部左肾纵切面（图4-2-10）：俯卧位或右侧卧位，探头置于左肾在背部的投影位置。扫查左肾的形态和在声像图中的位置及其前方的腰背部肌层回声均与右肾相同。左肾上极深处或偏外侧可见部分脾脏和胃的贲门部，左肾中部偏上的深处可显示部分胰尾和脾静脉。结肠脾曲邻近左肾中下部腹侧。向上滑动探头可探及部分左侧膈肌、胸腔、肺组织。可于该切面测量左肾长径、皮质厚度。此切面可用于因腹部气体多或肥胖，经腹部扫查图像质量不满意的患者。

（9）经背部左肾横切面（图4-2-11）：在背部纵切面的基础上逆时针旋转探头90°，上下摆动探头进行横切面扫查。左肾上极外侧和偏后方为脾脏，中部深处为脾静脉和胰尾的近长轴截面，内侧深部常可显示腹主动脉的横截面回声。可于该切面观察左肾、左肾上极病变、胰腺尾部病变、腹膜后病变及与脾脏病变的鉴别等。

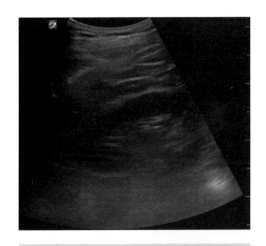 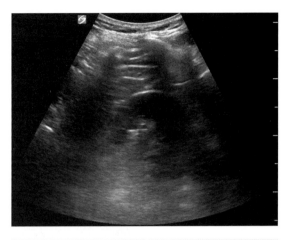

图4-2-10　经背部左肾纵切面　　　　　图4-2-11　经背部左肾横切面

5. 肾脏多普勒成像切面

（1）肾脏彩色多普勒图像平面（图4-2-12）：扫查手法同以上各个切面。在各个切面

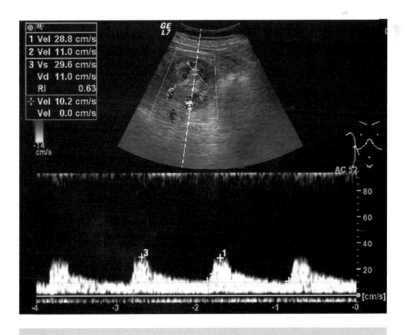

图4-2-12　肾脏彩色多普勒图像平面

的基础上，打开彩色多普勒采样框至感兴趣区域，调整合适大小后进行血流显像，对组织血流灌注进行客观评估，同时采用血流频谱技术测定感兴趣血管的血流速度和血管阻力，可以测定肾脏各级动脉管腔宽度和阻力指数，为临床提供丰富的信息。彩色多普勒时需选取适当的彩色取样框和取样容积，选用合适的灵敏度和多普勒频率。为获得满意的图像，要尽量通过熟练的手法、取得患者配合或适度镇静等方法将探头固定在目标血管上获取图像并通过超声仪内置的软件在线对图像的相关参数进行测量和保存数据。最常用的是经肾门的纵、横平面，在这两个平面上能获得相对清晰的各级肾脏血管的图像，并测算出动脉内径、收缩期峰流速、舒张末期血流速、肾动脉阻力指数等反映血管在该处的顺应性和血流弹性阻力的参数。

（2）肾脏能量多普勒平面（图4-2-13）：扫查手法同以上各个切面。在各个切面的基础上，打开彩色多普勒能量图显示键，探查整个肾脏或肾内某个感兴趣区域的能量状况；通过微调尽可能获得该平面下显影最好、伪影最少的图像。

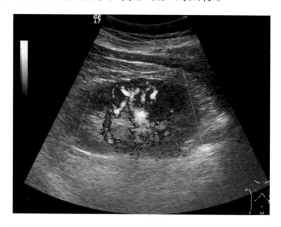

图4-2-13　肾脏能量多普勒平面

以上均为重症肾脏超声基本平面的基本理论，尚需在熟悉这些内容的基础上反复练习并与患者同步治疗相结合，力求在临床工作中能迅速获得所需图像并作出正确的解读。

（陈秀凯）

第三节　重症肾脏超声操作有限性及注意事项

随着重症超声技术的逐级普及，急性肾损伤甚至是休克的治疗都因此得到了推动；但是超声任何技术和设备都有其长处和短处。像战场上的士兵要熟悉自己的每一件武器一样，ICU医生作为抢救重症患者的特种兵，更要熟悉。本节重点讨论重症肾脏超声技术评估ICU患者的诸多局限性。其中有些局限性是在应用于普通患者也需要面对的，还有些局限性属于ICU重症患者的"专利"。重症患者因移动不便而保持仰卧位、监测与治疗设备对身体的限制、不合作、检查部位存在水肿、脓肿、切口、敷料及被气体和肋骨遮挡等都是超声的劣势。如何克服超声的有限性，获得满意的肾脏和膀胱图像，并对所获的图像做出合理的解释，既是临床中重要的实际问题，也是相关研究中有前景的课题。

　　总的来讲，重症肾脏超声操作的局限性主要分为四类：第一类来自超声技术固有的技术有限性；第二类是重症超声应用对象，也就是重症患者疾病特点导致的有限性；第三类是 ICU 医生给予重症患者的与肾脏相关甚至不相关的监测与治疗给超声检查带来的不便；第四类是图像解读所受的多因素影响。本节将涉及如何掌握重症超声的局限性并通过一定的技术规避部分有限性。

一、 超声技术固有的局限性

　　1. 床旁超声成像仪的能力　为方便移动，ICU 中一般配置的是相对小巧的便携式超声仪。虽然技术的不断改进让便携式超声仪的性能逐步提高，在开机速度等方面也有一定的优势，但成像能力较大型的固定式超声成像仪还是有一定差距；在深度、取样窗、血流测量角度和流速范围的精细调节方面也相对有限；部分超声仪由于软件配置不足，不能满足超声造影等技术要求。不同的超声设备在心脏、腹部器官和血管与小器官检查能力方面各有侧重，购置设备的初衷或许不是针对肾脏相关的监测要求，使用过程中就可能不能满足临床和科研的需要。为较好地利用超声技术实施肾脏灌注等急性肾损伤相关的监测，需要超声仪具有肾脏、膀胱相关的影像和参数的检测能力；能够监测到较低流速的血流（20 ~ 30cm/s），以便于监测急性肾损伤时低流速叶间动脉的血流动力学参数；有对所需参数进行计算和记录的相关软件，能方便地留存数据，便于动态调控治疗和进行科研的统计；具有进行超声造影所需的程序，定量监测肾脏的血流动力学改变；具有软件升级的能力，以便把前沿的超声技术不断地补充和"移植"到肾脏监测中。

　　2. 探头的局限性　通常情况下我们选择（3 ~ 5）MHz 的凸阵探头（俗称腹部探头）用于肾脏和膀胱的检查，适合大多数重症患者的肾脏检查。但是由于腹部探头对近场显示能力的有限性，所以不适合检查儿童、过于消瘦患者的肾脏和移植肾，换用高频 [（5 ~ 7）MHz] 直线线阵探头（俗称血管探头）更为合适。当然高频探头的清晰程度相对较低，这也是不尽如人意的地方。经肋间观察时，（2 ~ 4）MHz 相控阵探头（俗称心脏探头）因其探头的工作面积小，可以顺利地通过狭窄的肋间，有较强的穿透力，必要时可考虑选用；但清晰度和图像质量稍差。可见每个探头都有其优势和局限性，因此为了能最大可能地完成肾脏超声监测，无论选择什么品牌的机器，都应该配备至少这三个基本的不同频率的探头。值得一提的是，肾脏和膀胱检查的预制程序一般在腹部探头的程序内，当选择其他探头时，常常不能方便地测算所需的数据，超声仪的技术支持最好有能力协助在更好探头时能按需选择程序。

　　3. 气体的障碍　气体是超声检查的天敌。虽然肺部超声恰恰利用了超声技术的该劣势而变废为宝，但肠道气体对肾脏超声检测的影响还是难以回避。此时应尽力减少肠道气体、避开积气的肠道和适度肠管加压排除检查部位的气体进行检查。经胸壁、经侧腹部、俯卧位和肝脾做透声窗都是替代的选择。当患者过于消瘦时，经肋间检查时，探头不能和胸壁全面贴合，也会因探头和胸壁之间的气体而影响检查。充足的耦合剂或是表面放置水囊可起到一定的作用。气胸和腔镜手术后的皮下气肿在 ICU 中并不少见，适度对局部加压使气体移动，可促进部分患者得以完成肾脏、膀胱的超声监测。

　　4. 肋骨的遮挡　超声对骨骼有限穿透力也部分限制了藏在肋弓下那部分肾脏的检查。

上文已述及通过更换体积较小的相控阵探头和使用较多量的耦合剂辅助可获得经肋间肾脏超声图像，但图像的分辨率相对较低。

5. 评估肾脏灌注能力的局限性　肾血管阻力指数（renal resistive index，RRI）、能量多普勒和超声造影在肾脏灌注评估方面起到一定的作用，也存在一定的问题。其中 RRI 的测量对患者的体位、呼吸动度、血管走向及测量者的技术要求较高，测量误差较大；超声造影对设备的要求较高，造影剂频繁注射所需的费用较高；能量多普勒的半定量评分对需要精细调整肾脏血流动力学的患者来讲尚不够精确。超声技术在评估肾脏灌注方面有很广阔的前景，但较多的研究针对这些技术对急性肾损伤预后的评估，这些技术在指导肾脏灌注的调控方面仍缺乏足够的证据。近来，Schnell 等为了判断 RRI 对容量负荷实验的反应，观察了 3 个 ICU 的 35 例做容量负荷试验的患者，其中 17 例有容量反应性。RRI 不论是在容量有反应组和无反应组，扩容前后均未观察到显著的变化；在无急性肾损伤、暂时急性肾损伤和持续性急性肾损伤三个亚组，也没有发现扩容后的每搏量变化与 RRI 有相关性。至今相关研究报道仍然比较少。重症超声要想进入肾脏灌注调控的临床诊疗常规仍需更多的研究的支持和严格的技术培训。

二、 重症患者的疾病特点对肾脏超声检查的限制

1. 体位的限制　体位在 ICU 是件很重要的事情。半坐位是 ICU 患者的常规体位，以减少呼吸机相关性肺炎、腹腔术后膈下脓肿的产生，利于胸腔、腹腔的引流等；低坡卧位为颅内高压尤其是颅底骨折患者所需的体位；俯卧位通气又是 ARDS 患者的一项重要治疗。肾脏超声检查常常需要一个特定的体位和按需改变体位。重症患者所要求的体位常与超声检查所需体位相冲突，改变体位又常常很不方便。行仰卧位肾脏超声，要求患者尽量平躺，避免头部和（或）躯干抬高，有利于肋缘下肾脏的显露，行超声检查时就需要先暂停半坐位，改为平卧位。短时间坐位改平卧一般均可行，难度不大。但仰卧位仍不能提供足够的视野时，理想的体位或许是侧卧位或俯卧位，对于正在实施俯卧通气的 ARDS 患者可趁机完善检查，但在颈腰椎、骨盆等部位创伤或手术后、肝移植术后、腹腔感染等重症患者超声检查体位和其他治疗所需的体位在时间上可能存在冲突，甚至有时不可能做到。及时有效地对骨折内固定或外固定、协调检查与护理治疗的时间，既有利于原发病的治疗，也有利于完善超声监测并进行后续的超声导向治疗。还有一些超重的患者使用气垫床时，身体常常会陷入气垫内一定深度，也不利于仰卧位在腋前线或腋中线行肾脏超声检查，此时应调整至合适的气垫充气压力，或是暂时放空气垫以获得满意的仰卧体位；当然给他们改变体位检查更不容易，常常需要多个人的协助才能完成。

2. 腹胀的影响　腹胀是重症患者常见的症状，也是腹腔高压常见的原因。部分患者的急性肾损伤就与腹胀和腹腔高压有很大关系。超声检测此时的肾脏血流临床意义重大，但是腹胀常常伴随肠道积气。如前所述肠道气体对经腹肾脏超声检测有很大影响。经胃管胃肠减压排气、肛管肛门排气、肠道气体消减剂等对减少肠道气体有一定的帮助，既是疾病治疗的一部分，有助于超声检查和监测，但其作用常常很有限，也很难立竿见影。俯卧位经背部检查确实为一有效的办法，前面已经讨论，俯卧位有时又难以实现。将探头在检查部位适当加压一段时间，可驱赶肠道气体离开检查部位，改善图像质量。也有推荐胃内注入液体做透声窗的，但重症患者原发病或手术常常并不允许。经肝、脾等透声窗倾斜检

查平面进行扫查也是常常采用的方法。

3. 疼痛和躁动　镇静、阵痛、沟通不充分、床位或体位不舒适等导致重症患者出现疼痛和躁动，不能配合屏气等超声要求的动作，甚至不能保持安静固定的体位。肾脏超声检查尤其是测量肾血管阻力指数时，需要患者尽可能减少移动。为获取稳定的图像和所需的参数，需要充分理解患者的诉求，并辅以加强镇静、镇痛。镇静、镇痛的方案可参考相关指南。

4. 呼吸的影响　生理情况下，肾脏随呼吸可上下移动 2 ~ 3cm，呼吸困难、呼吸频率过快或潮气量过大，使膈肌活动幅度太大或移动过快，都会导致肾脏受牵拉而移动幅度或频度增加，增加超声检查的困难。一方面肾脏频繁快速地"躲"入肋缘之下，缩小了肾脏的检查窗口；另外难以在快速移动的血管上放置取样窗并获得稳定连续的血流频谱和测量流速、血流速和阻力指数等。吸气相检查本可增加不被肋骨遮盖的肾脏体积，但在呼吸过快时吸气时间会明显缩短。及时和适当的有创和无创机械通气可降低部分患者的超声监测难度。机械通气的患者可以相对安全的使用镇静镇痛治疗，从而有利于超声检查的配合；检查时增加镇静、镇痛剂的剂量和加用肌松剂、调整呼吸机参数、合适的体位、适度吸痰，都是减少肾脏移动幅度可以考虑的措施。必要时也可开始配合使用呼吸机的呼吸暂停键，从而短时间固定肾脏和肾脏的血管，获得满意的图像和参数。

5. 合并肝脏病变　正常情况下，肾皮质回声比邻近肝脏和脾脏稍微弱一些，肝脏和脾脏既是肾脏的透声窗又是其回声强度的参照物。重症患者常常存在多器官功能障碍或有多种慢性疾病，肝脏亦常常是受累器官之一或是患者原本存在肝脏疾病。此时肝脏回声可能增强或减弱，如果仍以肝脏回声强度做基线，对比评价肾脏回声将会导致误判。此时应注意对比肾脏皮质和肾窦的回声，如出现肾脏皮质回声接近肾窦回声，提示可能存在严重肾脏损害。但是也要注意年龄的影响，ICU 中老年患者所占比例不断提高，老年人的皮、髓质回声差异常常不那么显著。

6. 泌尿系梗阻与肾盂扩张的不一致　输尿管、膀胱和尿道内外的梗阻常出现肾盂扩张。肾盂扩张的程度结合皮质的厚度也常反映泌尿系统梗阻的程度和发生时间。单侧"喷尿征"消失结合肾盂扩张能更好地帮助诊断泌尿系统梗阻。但是在重症患者如未见肾盂扩张，或是双侧"喷尿征"消失却并不能排除泌尿系梗阻，因为梗阻之外的原因导致肾功能不全可能出现少尿，甚至无尿，如各种原因导致的休克、容量不足。还有部分患者非泌尿系统梗阻的患者，如感染、持续使用利尿剂等，可出现肾盂、肾盏的扩张，但并没有泌尿系统梗阻。超声监测此时要结合其他超声表现、病史以及对治疗的反应综合判断，动态检查尤为重要。此外，肾积水的程度不一定与病情急性度和梗阻程度相一致。近期发生的严重的梗阻可能仅表现为轻度肾积水。同样严重的肾积水可能是既往疾病所致，而与急性疾病无关。单侧肾盂积水相对容易做出泌尿系统梗阻的诊断，并找到梗阻的原因，但是双侧肾盂积水也可见于正常妊娠时增大的子宫或泌尿系统外肿瘤的压迫。

三、　治疗与监测措施对重症肾脏超声的影响

1. 检查区域　伤口检查局部有烧伤创面、重症患者下胸部和腹部近日手术后的切口、敷料和胸带、腹带的存在虽然不是该区域肾脏超声检测的禁忌，但给超声监测带来了一定的不便。需要在超声检查前后更换敷料，超声检查需注意无菌保护性下进行。

2. 尿管充盈膀胱　是膀胱超声检查最常用的准备，但是 ICU 患者大多放置了 Foley 尿管，膀胱空虚不利于双侧输尿管喷尿状况的床旁评估，但对于多数情况下评估患者是否是真性无尿不受影响。必要时可经尿管注入无菌生理盐水，再夹闭尿管后进行检查。

3. ICU 有创监测和有创治疗　重症患者常常需要接受动静脉压力、心输出量等监测和机械通气、血液净化、主动脉内球囊反搏、体外膜氧合（extracorporeal membrane oxygenation，ECMO）等有创治疗，这些监测和治疗手段首先是限制了患者的自由体位，超声监测所需要的理想体位常常不能实现；其次，呼吸机等治疗可能影响肾脏的位置和活动范围；再有，主动脉内球囊反搏、ECMO 等治疗对肾脏乃至血流动力学产生一定的影响，导致超声应用的受限。其中 ECMO 影响最有特点。ECMO 产生的血流与患者自身的搏动性血流不同，属于连续性血流，此时行肾脏的 RI 检查，肾脏各级血管的峰流速和谷流速都会受到影响，RI 也必然受到很大的影响，此时这些参数的正常值尚不得而知，指导血流动力学的调控则更加困难。

四、图像和参数解读的多因素影响

解读肾脏超声的图像和参数要考虑到可能产生影响的肾脏内外的各个因素。分析能量多普勒图像时，探头或肾脏的移动可产生伪像，解读图像时还要注意首先辨别真伪。以肾脏的阻力指数为例，直接与 RRI 大小有关的是肾脏血管的峰值和谷值流速，相关血管的管径和张力的变化可对二者产生影响，从而影响 RI 的大小。休克、肾血管血栓形成等是 RI 常见的血管因素，因此在近年来多项研究中可以看到 RRI 在评估休克、急性肾损伤的预后时有一定的帮助。而肾积水、肾脏血肿、腹腔高压、肾脏内外的非血管等也均可对肾脏血管产生压迫，从而间接影响 RI。早年的诸多文献介绍 RRI 在泌尿系统梗阻中的应用价值。文献中的研究对象常常是某一特定人群或是某种动物模型，但临床工作中影响 RRI 的因素可能会混杂在一起，如腹腔高压合并低血容量休克，或是泌尿系梗阻导致的感染性休克。RRI 高低和 RRI 的动态改变究竟是来自肾外因素还是肾内因素，常常难以严格区分。

总之，和任何一项检测技术一样，重症超声技术亦存在各种不足。在充分理解其产生原因的基础上，充分发挥其优势，从而达到监测肾脏灌注和功能的目的。

（陈秀凯）

参考文献

1. Radermacher J. Ultrasonography of the kidney and renal vessels. I. Normal findings, inherited and parenchymal diseases. Urologe A, 2005, 44: 1351-1363.

2. Barozzi L, Valentino M, Santoro A, et al. Renal ultrasonography in critically ill patients. Crit Care Med, 2007, 35: S198-205.

3. Brown DF, Rosen CL, Wolfe RE. Renal ultrasonography. Emerg Med Clin North Am, 1997, 15: 877-893.

4. Platt JF. Duplex Doppler evaluation of native kidney dysfunction: obstructive and nonobstructive disease. Am J Roentgenol, 1992, 158 (5): 1035-1042.

5. Clevert DA, D'Anastasi M, Jung EM. Contrast-enhanced ultrasound and microcirculation: Efficiency through dynamics-current developments. Clin HemorheolMicrocirc, 2013, 53: 171-186.

6. Schneider A, Johnson L, Goodwin M, et al. Bench-to-bedside review: contrast enhanced ultrasonography--a

promising technique to assess renal perfusion in the ICU. Crit Care, 2011, 15: 157.

7. Meola M, Petrucci I. Ultrasound and color Doppler in nephrology. Acute kidney injury. G Ital Nefrol, 2012, 29: 599-615.

8. Le DM, Bougle A, Deruddre S, et al. Renal Doppler ultrasound: a new tool to assess renal perfusion in critical illness. Shock, 2012, 37: 360-365.

9. Darmon M, Schortgen F, Vargas F, et al. Diagnostic accuracy of Doppler renal resistive index for reversibility of acute kidney injury in critically ill patients. Intensive Care Med, 2011, 37: 68-76.

10. Schnell D, Deruddre S, Harrois A, et al. Renal resistive index better predicts the occurrence of acute kidney injury than cystatin C. Shock, 2012, 38: 592-597.

11. Dewitte A, Coquin J, Meyssignac B, et al. Doppler resistive index to reflect regulation of renal vascular tone during sepsis and acute kidney injury. Crit Care, 2012, 16: R165.

12. Schnell D, Darmon M. Renal Doppler to assess renal perfusion in the critically ill: a reappraisal. Intensive Care Med, 2012, 38: 1751-1760.

13. Shajari A, Nafisi-Moghadam R, Malek M, et al. Renal power Doppler ultrasonographic evaluation of children with acute pyelonephritis. Acta Med Iran, 2011, 49: 659-662.

14. Dietrich CF, Ignee A, Hocke M, et al. Pitfalls and artefacts using contrast enhanced ultrasound. Z Gastroenterol, 2011, 49: 350-356.

15. 陈秀凯, 黄立锋, 王小亭, 等. 能量多普勒超声对急性肾损伤的评估价值. 中华医学杂志, 2012, 92: 3354-3357.

16. Levitov A, Mayo PH, Slonim AD. Critical care ultrasonography. New York City: McGraw-Hill Companies Inc, 2009.

17. Lumb P, Karakitsos D. Critical care ultrasound. Philadelphia: Saunders, 2014.

18. 周永昌, 郭万学. 超声医学. 第5版. 北京: 科学技术出版社, 2006.

19. Schnell D, Camous L, Guyomarch S, et al. Renal perfusion assessment by renal Doppler during fluid challenge in sepsis. Crit Care Med, 2013, 41: 1214-1220.

第五章

重症腹部超声基础理论

第一节　重症膈肌超声的原理及平面

一、膈肌的功能及解剖

（一）膈肌的功能

膈肌是呼吸肌，在整个呼吸过程中起着非常重要的作用，收缩时膈肌下移，胸腔容积增大，有利于吸气；与之相反，膈肌松弛时，膈肌抬高上升到原来的位置，胸腔的容积减少，以利于呼气。同时膈肌将胸腔和腹腔分隔开来，使得胸腔和腹腔存在不同呼吸周期，产生不同的压差，有利于吸气和呼气动作的完成。

（二）膈肌的解剖

膈是由颈部的肌节迁移至胸、腹腔之间而形成的向上膨隆的扁薄阔肌。膈的肌纤维起自胸廓下口的周缘和腰椎前面，胸骨部起自剑突后面，肋部起自下 6 对肋骨和肋软骨；腰部以左右两个膈脚起自上 2 ~ 3 个腰椎，各部肌纤维向中央移行于中心腱。膈上有三个裂孔：T_{12} 水平，主动脉裂孔（有主动脉和胸导管通过）；T_{10} 水平，食管裂孔（食管和迷走神经）；T_8 水平，腔静脉裂孔。在三部起点之间通常留有三角形小区，其中无肌纤维，仅有结缔组织薄膜，为膈薄弱区，其中胸骨与肋部起点之间的叫胸肋三角（Morgagni 孔）；位于外侧弓状韧带上方，肋部与腰部之间叫腰肋三角（Bochdalek 孔）。

（三）膈肌的支配

膈肌的神经支配是由膈神经支配的，分别由侧颈 3、4、5 颈神经前支配，先在前斜角肌上端的外侧，继沿该肌前面下降至其内侧，在锁骨下动、静脉之间经胸廓上口进入胸腔，经过肺根前方，在纵隔胸膜与心包之间下行达膈肌，每根膈神经分成四个主干分别支持：前外侧、后外侧、胸骨部、脚部。膈肌通常情况下是右侧较左侧高；前壁较侧壁或是后壁要高。膈神经的运动纤维支配膈肌，感觉纤维分布于胸膜、心包、膈下面的部分腹膜。右膈神经的感觉纤维尚分布到肝、胆囊和肝外胆道等。

二、 膈肌功能不全及分类

（一）膈肌功能不全分类

膈肌功能不全分为膈肌麻痹和膈肌收缩力量减弱。膈肌麻痹是由于膈神经受损，神经冲动被阻断产生一侧或两侧膈肌麻痹上升，运动障碍。在普通 X 线平片上发现膈肌抬高通常是膈肌功能不全的第一线索。一般情况下是在膈肌功能不全时膈肌整体抬高，包括部分膈肌抬高。在膈肌功能不全患者中也可以观察到膈肌萎缩及膈肌厚度变薄。

（二）膈肌功能不全的另一类分类

膈肌　功能不全也可分为单侧膈肌或双侧膈肌功能不全，主要和膈肌的神经支配有关。单侧膈肌功能不全通常是无症状的，一般在普通胸片中偶然发现；双侧膈肌功能不全一般是有症状的，而且可以导致呼吸衰竭。因为膈肌是由同侧膈神经支配，单侧膈神经损伤后导致单侧膈肌功能不全，同时健侧膈肌代偿收缩，其他肌肉如腹肌代偿增强收缩，增加呼出气体，减少功能残气量，低的功能残气量反过来增加了肺的弹性阻力，有利于吸气的完成。

（三）膈肌功能不全病因

1. 脑部　一些疾病影响到脑部，包括多发性硬化、脑卒中等，这些疾病对脑部的影响会产生对膈肌的影响，导致膈肌麻痹或是收缩力减弱。

2. 脊髓　脊髓节段受累的疾病也影响到膈肌收缩力量减弱或麻痹，包括四肢麻痹、肌萎缩侧索硬化、脊髓灰质炎、脊柱肌萎缩、脊髓空洞症、西尼罗病毒感染。

3. 膈神经　导致膈神经受累的疾病：吉兰-巴雷综合征、肿瘤压迫、神经疾病、危重病导致的神经疾病、慢性炎症导致的神经脱髓鞘病变、夏科-马里-图斯病；一个需要提醒的是在心外科手术中心脏停搏后低温保护会损伤到膈神经；放疗也会损伤膈神经。受损的膈神经会出现麻痹或收缩力减弱。

4. 神经肌肉接头　导致此部位受损的疾病包括：重症肌无力、食物中毒、有机磷中毒。

5. 一些疾病也会导致膈肌受损　COPD、哮喘、严重肌营养不良、肌炎、糖皮质激素应用、失用性肌萎缩。

三、 超声诊断膈肌功能

重症患者存在呼吸功能不全时均需要评价膈肌功能。评价膈肌功能有很多方法，如胸片、X 线、吸鼻试验、CT、动态磁共振成像、肺功能检查、肌电图等。这些方法虽然在膈肌评价方面有一定的作用，但是客观而言这些方法不适合重症患者的检查。

（一）重症超声诊断膈肌功能的优势

1. 实时　当怀疑患者有膈肌问题时可以随时进行观察，只要临床需要就可以检查，给重症患者带来方便。

2. 避免搬动　患者通常情况下 CT、MRI 还不能够在床旁完成，若进行此检查需要转运患者到放射科完成，对于重症患者会带来很大的安全隐患，同时有些患者客观上也没有条件行此项目的检查。

3. 动态观测　临床医生可以动态观察膈肌变化，为临床提出指导意见。

4. 无辐射　没有辐射的问题，对患者和医务工作者都是有利的。

5. 费用问题　超声评估费用低廉。

6. 无创　不会给患者带来创伤。

7. 超声和胸片检查相比较　超声观察膈肌的后外侧，胸片观察的是膈肌前部，这部分与超声观测的后外侧膈肌相比运动幅度减少40%左右，所以超声评价膈肌从解剖角度更准确。

（二）超声观察膈肌

主要包括膈肌的运动幅度、速度和膈肌厚度及变化率

1. 膈肌运动的幅度及速度

（1）超声检查膈肌的部位：左侧腋前线及左侧锁骨中线与肋缘交界处；右侧腋前线及右侧锁骨中线与肋缘交界处；后背部肋下切面，与前壁检查有一致性，但是此部位检查需要患者半坐位检查，对于重症患者或是机械通气的患者而言此部位的检查不太适合。剑突下切面，多适用于儿童，探头指向膈肌的后半部分，测量的效果与肋下的结果有一致性（图5-1-1）。

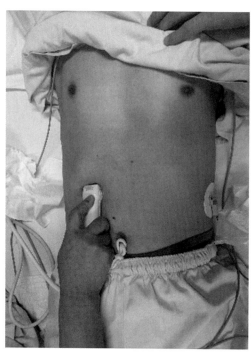
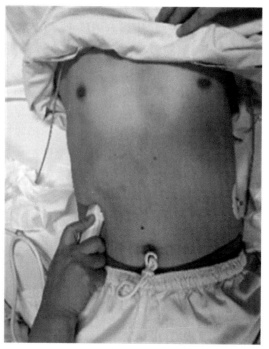

右侧锁骨中线肋骨下切面　　　　　　　　　右侧腹腋前线肋骨下切面

图5-1-1　超声检查膈肌的部位

（2）超声探头的选择：考虑测量膈肌活动度及收缩速度检查时可以选用低频率[（1～3）MHz]、低分辨率、穿透性好的探头进行检查（图5-1-2）。

（3）测量：关于膈肌的测量可以通过静止B超图像获得，也可以通过M超获得。首先应用2D模式找到需要测量的膈肌，然后选择M超进行测量。患者体位的要求：一般选

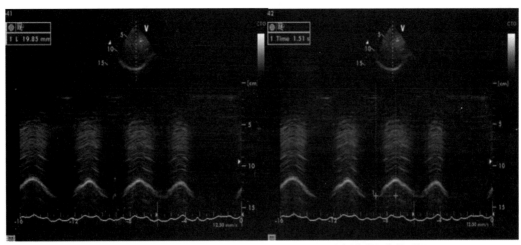

右侧腹膈肌活动度　　　　　　　　右侧腹膈肌收缩时间

图5-1-2　膈肌活动度与膈肌收缩时间的测量

用平卧位，此体位的膈肌活动度最大、测得的数据变异最小、膈肌的活动度与吸入或呼出气的量成比例关系、两侧膈肌的活动度相同、可重复性好。所以平卧位是膈肌检查的最常用的部位，其他的体位比如半坐位时可以检查到膈肌，但是膈肌活动度减小不能反映膈肌真正的变化情况。经肝切面观察膈肌获得率较高，而经脾切面获得率小，考虑主要是脾脏较肝脏体积小，获得膈肌需要经过胃肠道，因为胃肠道有气体，这样造成经脾窗口观察经常显示膈肌不清楚。这样在临床上观察膈肌会带来一定困难，遇到这种情况如果胃肠道积气较多可以通过胃肠加压抽吸胃肠道的气体，同时可以在检查部位施压，将气体按压到其他部位从而获得声窗。经过上述处理后，临床上左侧膈肌观察还是比较困难，此时如果仍需要检查膈肌是否可以选用其他部位，需要实践证实。

（4）超声测量膈肌的正常值：健康成年人膈肌的运动幅度见表5-1-1。

表5-1-1　成年人膈肌的运动幅度（cm）

膈肌活动度	安静呼吸	深呼吸	鼻吸试验
男	1.8 ± 0.3	7.0 ± 0.6	2.9 ± 0.6
女	1.6 ± 0.3	5.7 ± 1.0	2.6 ± 0.5

膈肌收缩速度：有研究证明40名健康人的膈肌收缩速度为（1.3 ± 0.4）cm/s，而且没有性别差别。这个指标也可以评价临床上常用吸鼻试验（用鼻腔屏气后用力吸气，看膈肌的运动速度），计算出膈肌的活动度，因为应用的超声不同。有些超声机不能直接计算速度，但是如果不能计算可以通过膈肌收缩的距离，结合产生此距离的时间就能计算出膈肌的收缩速度。

2. 膈肌厚度及变化率

（1）检查的部位：左侧腋前线第7、8肋间，8、9肋间；右侧腋前线第7、8肋间，8、9肋间；右侧腋前线第7、8肋间，探头沿肋间隙放置（图5-1-3）。

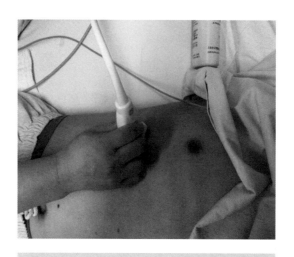

图 5-1-3　膈肌厚度及变化率的测量位置
右侧腋前线第 7、8 肋间，探头沿肋间隙放置

（2）探头选择：测量膈肌厚度及其收缩变化度可选用高频率 ［（5~18）MHz］、高分辨率、穿透性低的探头进行检查。

（3）测量：膈肌厚度应用高频探头通过肋间找到肝脏或是脾脏，同时注意要保持探头与膈肌相垂直，贴近肝脏或脾脏表面的结构为腹膜，与此平行的结构为胸膜，两层之间的结构为膈肌，通过 M 超扫描膈肌的运动，如果条件允许，最好超声能够接收呼吸波形，然后在 M 超下找到呼气末及吸气末的位点，测量膈肌在呼气末和吸气末膈肌的厚度。需要强调的是，测量膈肌的厚度是测量膈肌本身的厚度，但是膈肌是由胸膜和腹膜所包绕的，我们测量的是两者之间的距离，而不是测量两侧之外的距离（图 5-1-4）。

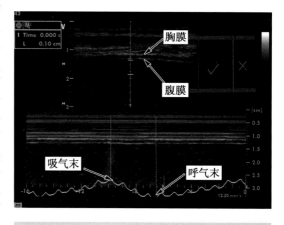

图 5-1-4　膈肌厚度的测量

正常情况下，膈肌是夹在胸膜和腹膜的肌肉组织，靠近胸腔的是胸膜，而靠近腹腔的是腹膜，这样膈肌就把胸腔和腹腔分隔开来。因为这样的解剖关系，测量膈肌厚度时要测量腹膜和胸膜之间的膈肌厚度，通过超声血管探头在前面所述的肋间观察到膈肌的厚度。

健康成年人膈肌的厚度是：0.22~0.28cm。如果膈肌在呼气末的厚度 <0.2cm，就考虑膈肌麻痹，膈肌麻痹的厚度在 0.13~0.19cm，同时还可以观察膈肌厚度的变化率，慢性膈肌麻痹通常膈肌变薄、萎缩同时在呼气和吸气没有膈肌厚度的变化。膈肌厚度变化率的计算公式如下：

$$\frac{\text{吸气末的膈肌厚度} - \text{呼气末的膈肌厚度}}{\text{吸气末的膈肌厚度}}$$

通常认为膈肌厚度变化率＜20%考虑存在膈肌麻痹。

（三）临床应用

1. 鉴别膈肌麻痹　对于临床上怀疑膈肌功能不全的患者通过床边超声检查膈肌可以及早发现是单侧还是双侧膈肌麻痹。研究显示儿科心脏术后患者发生呼吸衰竭，如果通过膈肌的检查及早发现膈肌的功能不正常，尽早处理，比如实施膈肌折叠术使得患者应用呼吸机时间缩短进一步减少呼吸机相关性肺炎的发生，从而减少患者在 ICU 治疗时间。

2. 鉴别导致膈肌麻痹的病因　通过超声检查膈肌可以区分造成膈肌麻痹的原因是膈肌本身问题，还是膈肌以外的外部原因所致的。膈肌麻痹外部因素：膈肌膨出、膈疝、胸腔积液、膈下脓肿、肝脓肿、转移性疾病、胸腔肿瘤性疾病、膈肌破裂等。膈肌破裂已经在超声扩展的 FAST（Focused Abdominal Sonography for Trauma）方案中得到应用。如果临床怀疑膈肌麻痹的原因是由于神经所致的，如运动神经元病，通过膈神经刺激可以区分是上运动神经元还是下运动神经元导致的膈肌麻痹。通过膈神经刺激，正常情况下会导致膈肌运动。如果刺激没有运动，说明是下运动神经元病变所致的膈肌麻痹，通过超声检查确诊为下运动神经元病变导致的膈肌麻痹，可以考虑应用膈肌起搏器。最后提及的是 12 岁以下迪谢内肌营养不良的患者膈肌厚度是增加的。这种情况的解释是膈肌与四肢比较会发生膈肌的假性肥大，发生这种情况预示会发生呼吸衰竭。

3. 膈肌麻痹的预后　对于膈肌麻痹患者实施膈肌神经移植后，连续观察膈肌厚度的变化，如果膈肌吸气后厚度增加与膈肌功能吸气功能及肺活量改善有关。

4. 选择需要膈肌折叠术的患者　心外科术中在解剖左乳内动脉时可造成的膈神经损伤，这种损伤可以是部分的或完全性。术中低体温可导致神经轴索发生断裂，但神经鞘还是完整的。许多心外科作者提出应用超声选择合适的患者行膈肌折叠术。一般而言对于膈肌损伤导致膈肌矛盾运动的患者应尽早行膈肌折叠术，因为患者会出现纵隔摆动，导致呼吸困难。对于膈肌损伤后膈肌不动的患者没有必要行膈肌折叠术。我们可以假设膈肌损伤后如果出现膈肌的矛盾运动，说明膈肌损伤更严重或膈神经完全失去支配。这样的患者预示需要更长的时间呼吸支持和更长的住院时间，所以对于患者需要尽早行膈肌折叠术。对于不动的膈肌患者，说明膈肌还有一部分神经支配，并没有完全丧失神经的支配。有观察显示，对于单侧膈肌麻痹合并慢性呼吸困难的患者，做膈肌折叠术比合并急性呼吸困难的效果好，这也证明这种推断的正确性。进一步研究需要证明，膈肌矛盾运动及膈肌不动的超声表现与肺功能检查及膈肌折叠术一致。

5. 调节膈肌起搏器　对于持续存在膈肌麻痹的患者可以从置入膈肌起搏器中获益。安装起搏器后患者可以脱离呼吸机。起搏器需要进行调节，这依赖膈肌的反应性。理想的反应与多种因素有关，比如年龄、体型等。超声的优势在于能实时通过起搏器调节可以观察到膈肌的活动度。

6. 评价脱机失败的原因　脱机失败仍是目前重症患者的一个临床问题，气管插管机械通气 48 小时后与膈肌重量减少及收缩功能下降有关。这样的结果是膈肌功能不全导致脱机失败，甚至患者没有膈肌本身病变及膈神经损害。最近有研究发现，在脱机试验时应用 M 超发现膈肌活动度减低，预测脱机会失败，这与浅快指数预测的结果是有相关性的。预测的阈值右侧膈肌是 1.4cm，左侧膈肌是 1.2cm，低于上述数值脱机失败的可能性增大。

7. 理解卒中后的呼吸功能不全　动态观察膈肌的运动可以理解中枢神经系统疾病导致的呼吸功能不全的病理。卒中后立即出现偏瘫的患者在深呼吸时出现单侧或双侧膈肌运动幅度减小，但是在安静呼吸时却没有这样的表现。这种发现可以预测卒中患者会出现应用呼吸机延长，并有助于患者的分级管理。

8. 围术期肺功能监测指标　胸腹部手术后引起呼吸功能改变，导致肺部感染和肺不张等并发症出现。肺功能检查不适合患者，膈肌的 M 超可以监测呼吸功能的改变，并且评价治疗后的改变。胆囊切除术后合并慢性心功能不全的患者膈肌的位置和活动度会出现明显的改变。心肌缺血患者进行呼吸功能锻炼，显示膈肌功能改善。训练腹式呼吸可以提高膈肌的活动度，并且预防外科术后肺部并发症的发生。

9. 引导肌电图检查的穿刺　膈肌的肌电图检查操作具有一定的风险，可以导致肺、肝脏、脾脏、结肠的继发损伤。超声可以提供实时准确的定位，包括软组织、解剖标志、筋膜组织、神经血管结构等。避免在进针时伤及邻近的器官，同时应用超声引导进针，增加了膈肌肌电图的应用。可视化的进针可以帮助膈肌萎缩或麻痹患者的操作。正常起搏不能确认起搏器的正确位置。对于高危患者（应用抗凝药物、出血疾病），如果有血肿可以即刻发现，可以立即停止操作并做进一步的处理。可以通过两种方法在超声引导下放置膈肌起搏器。①可以观察膈肌的深度，并观察到膈肌的异常表现，然后移除超声探头放置膈肌起搏器。②在超声引导下进行实时操作。这种方法首先将探头置于腋前线然后旋转探头与肋骨平行，典型的部位是第 8 ~ 9 肋间。穿刺针从探头的中间及侧面进针，侧面进针可以看到整个进针过程，可以看到穿刺针进入膈肌的整个过程。

（四）超声应用的局限性

超声目前是临床非常有价值的诊断工具，优势在于无辐射、价格低廉。但是超声检查也有其局限性。

1. 超声检查结果是操作者依赖的，最近有作者强调观察者之间对膈肌不同的评价，不同研究结果有着高度的一致性。非可视化的膈肌观察法有 28% ~ 63% 的膈肌观察失败率。最近研究表明通过肋下观察窗口及相关的检查部位，失败率只有 0.71%。影响观察的两个重要因素是肺界下移和经过脾脏窗口观察。如果患者存在大量胸腔积液同时合并膈肌矛盾运动时，患者站立位检查会导致错误的判读。提示检查时患者体位要求平卧位。有报道，一些疾病如胸腔积液、张力性气胸、肺纤维化、膈下脓肿等可以表现出非膈肌麻痹，患者表现出膈肌的矛盾运动。

2. 膈肌活动度依赖于自主最大的吸气动作，这样限制了不同个体膈肌活动度正常值阈值的应用。膈肌收缩时膈肌的厚度会产生变化，用超声检查是有争议的，超声声波通过膈肌的速度是变化的，在吸气顶点时测量膈肌厚度会产生误差，这种效应是不容忽视的。

3. 另一个限制膈肌超声应用的原因是在肺部疾病及神经肌肉疾病应用超声评价膈肌没有正常的参考值。因为患者呼吸在非常安静呼吸、深呼吸，以及吸鼻试验时膈肌的活动，只有少数研究评价肺部疾病患者的膈肌参数。一些作者认为在健康人群中吸气容量的变化和膈肌的活动度呈线性关系。但是其他一些研究对于肺部疾患者群这种关系相关性很差。以下几个因素可以解释在整个呼吸周期中膈肌和其他呼吸肌对呼吸的不同影响：体位、体重、身高、罹患疾病、身体状况、胸廓及颈部肌肉参与呼吸的程度。关于膈肌厚度及活动度的测量点，主要依赖吸气末还是呼气开始。因此测量参数收集时，与呼吸相关的参数也应该收集。

（五）超声应用的未来方向

图像的方法应该进一步发展，形成可视化的超声评价膈肌的方法，这些方法包括肋间及肋骨下方的方法。进一步研究需要建立在一个呼吸周期中膈肌厚度、幅度、收缩速度的参考范围。呼吸机脱机策略中包括膈肌的参数来预测是否脱机成功，包括一些神经肌肉病（运动神经元病、肌营养不良、多神经疾病），能够精确预测在这些疾病何时发生呼吸衰竭。

超声对于膈肌的结构和运动是一项非常有优势的评价工具。超声准确、可重复、易学、设备容易携带、没有辐射。这些优点对于应用呼吸机的重症患者是非常重要的。它可作为一种强制手段评价膈肌麻痹，尤其是新生儿、儿童及重症患者。膈肌的问题在 ICU 非常常见，临床上经常遇到呼吸机依赖及脱机困难的患者，如果行膈肌检查会排除是否与膈肌有关，为进一步治疗、判断预后等提供临床证据。

（张　青）

第二节　重症胃肠道超声的原理及平面

一、概　　述

（一）基本原理

胃肠道是一个极其重要的器官，往往是最先损伤且最后恢复的器官，但是目前并没有一个成熟的胃肠道功能评价方法。医学影像越来越能影响临床决策。不同于实质性腹腔脏器，尽管第一个肠道超声检查可追溯到 20 世纪 70 年代，但很长时间消化道一直被认为不适合超声检查。在过去的 20 年里，超声已经越来越多地用于不同的胃肠道疾病的诊断。一方面，超声所能检查的各种胃肠功能紊乱逐渐增加；另一方面，超声技术的进步扩大了它的应用。适应证不仅包括一些亚急性和慢性疾病，也有急性疾病，如阑尾炎、憩室炎或肠阻塞。超声检查除了低成本、高可用性，还有极大的灵活性和用户友好性，具有很高的时间分辨率和空间分辨率。超声检查可以给临床医生提供生理、病理生理学和生物力学信息，医患还可进行互动。由于胃肠道像心脏和肺一样不停地运动，因此超声某些方面优于CT 检查。重症患者往往存在胃肠功能紊乱而无器质性病变，因此，监测胃肠道功能异常是非常必要的。超声对比传统的解剖成像，可以无创地得到胃肠运动的临床信息，提供运动的定性和定量数据。超声估计胃排空率与放射性核素检测结果有很好的相关性，已被广泛用于评估胃排空率。在气体阻碍时，胃肠道超声仍然可以进行分析。像肺部超声一样，伪像也是很好的信息提供者。

（二）体位及探头选择

行胃肠道重症超声时，患者通常为平卧位或半卧位，必要时可左右侧卧位。采用常规超声探头进行胃肠超声检查。通常使用（3.5 ~ 5）MHz 的凸阵探头。检查胃肠道通常在开始时使用凸阵探头，获得胃肠道的重点部分的一般状况，必要时检查可着眼于实际问题，用高频探头取得有关信息。仪器的适当设置对于成功检查非常重要。特别是在仪器的聚焦和增益上的调整，以允许足够的声波穿透，并优化图像的分辨率。现代化的技术设备还包括彩色和能量多普勒成像。彩色多普勒成像的使用已在各种胃肠功能紊乱进行了描述，特别是在缺血性疾病。

（三）超声局限性

胃肠内气体的干扰，影响超声对病变的显示效果，尤其是病变后期出现麻痹性肠梗阻时大量胀气使超声探查更加困难。在消化道，特别是小肠，不能连续地整个长度可视化；许多研究结果缺乏特异性；获取和解读的图像是高度依赖于操作者；肥胖患者图像质量差；技术的影响，例如穿透深度和彩色多普勒敏感性也可能是相关的限制因素。超声探测肠系膜上动脉只能用于主干血管近端部分的评估，且个体差异影响较大。

（四）重症胃肠道超声的临床应用

1. 发现引起重症的胃肠道原因

（1）胃肠穿孔：膈下或肝前可见气体强回声，后方有多重伪像，变换体位时可见气体移动现象，肠蠕动减弱或消失，肠腔积气，腹水。

（2）肠梗阻：梗阻部位以上肠管非一过性扩张，小肠内径＞3cm，结肠内径＞5cm。肠壁变薄，腔内可有气体的强回声、液性无回声及肠腔内容物的杂乱光点、絮状物或不规则的团块。在坏死性肠梗阻时肠管内内容物浮动性消失，这一点可用于与单纯性肠梗阻相鉴别。在早期阶段可发现肠壁亢进和前后的往复蠕动（"摇摆蠕动"），而后期阶段的特征是肠蠕动弛缓和肠壁增厚水肿。远端狭窄，肠道是空的（"饥饿肠"）。

（3）肠系膜血管栓塞：分为直接和间接征象，直接征象包括肠壁增厚、肠蠕动消失、肠腔狭窄、肠黏膜皱襞消失、局部肠管血流信号消失，个别病例可见到血管内栓子。间接征象包括肠梗阻征象，病变周围肠管扩张且积气、积液，腹水。肠系膜上动脉收缩期血流速度＞275cm/s 或肠系膜血管/腹主动脉流速比值＞3 为直径狭窄率＞70%的标准。同时注意二维超声图像狭窄处有无斑块、管壁增厚或血栓。肠系膜上动脉狭窄处血流变细，可见收缩期喷射样杂色血流，血流速度明显增高；狭窄远段 1~2cm 处的湍流表现为低速、边界不规则的波形，常伴双向血流；狭窄远段的波形为低速低搏动性的小慢波，即圆钝低流速波形。

（4）急性胃扩张：胃和十二指肠球部高度扩张，胃下缘可达盆腔内，胃内可见大量细碎均匀的食糜、液体和空气形成的多回声颗粒，胃壁松弛，胃蠕动消失，胃内容物在胃和十二指肠球部腔内来回流动（图 5-2-1）。

（5）急性阑尾炎：阑尾增大，其最大外径按渗出性、蜂窝织炎性、坏疽性的顺序增大。渗出性阑尾炎，阑尾呈管状结构；蜂窝织炎性阑尾呈丝瓜状结构；坏疽性可见脓肿。

（6）肠壁挫伤：肠壁肿胀充血增厚、回声减

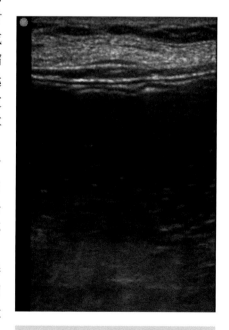

图 5-2-1　急性胃扩张

低，蠕动消失，形成血肿后则显示圆形或椭圆形液性无回声，内有细小强回声点，边界清晰。肠壁动静脉血流增多，进入肌层、黏膜下层，肠系膜根部血管旁淋巴结增大并有彩色血流。

（7）急性坏死性肠炎：病变部位小肠肠壁常不同程度局限性增厚、肿胀，回声减低，呈"双层壁"；一般呈节段性、跳跃式分布，该段肠腔可变窄，肠蠕动减弱或消失。伴有肠梗阻、腹水。严重者可累及全小肠。

2. 发现重症及其治疗过程中的胃肠道变化

（1）胃排空延迟：可见胃窦收缩幅度减低，频率下降，胃窦运动指数减小。（详见第十四章第一节）

（2）肠缺血：超声表现详见肠系膜血管栓塞

（3）伪膜性肠炎：肠壁层次结构可见，黏膜及黏膜下层明显增厚呈低回声，界限欠清晰；黏膜层线状回声欠连续；黏膜面尚光滑，肠腔塌陷，肠蠕动明显减弱，可合并肠梗阻，血性腹水。

3. 指导肠内营养治疗　在营养治疗过程中，从营养风险评估、制订营养治疗计划、实施营养治疗方案、营养治疗效果评估到调整营养治疗方案。重症超声都可以起到一定辅助作用，结合临床指标及相关检查可进一步完善指导肠内营养（详见第十四章第二节）。

二、胃

（一）胃的解剖

解剖学胃上接食管，下连十二指肠。胃近端的贲门与食管相连，远端的幽门与十二指肠相连。通常将胃区分为二壁、二弯、二口、二切迹四部分。分别为前后壁、大小弯、贲门口、幽门口、贲门切迹、胃角切迹、贲门部、胃底部、胃体部和胃窦部。上缘为胃小弯与食管右缘相延续。胃中度充盈时，小弯中部近幽门处为角切迹。胃下缘为胃大弯，与食管左缘呈锐角相交，称贲门切迹；贲门切迹向左做水平线，上为胃底部，下为胃体部。大弯长度为小弯的4~5倍。大弯与角切迹相对部分略膨大，两者间连线，左侧为胃体，右侧为胃窦部。幽门与十二指肠交界处左侧2.5cm部位为中间沟。中间沟与胃体间为胃窦部。中间沟与十二指肠间为幽门管。胃周围与左横膈、左肝、脾、前腹壁、胰腺、结肠等器官相邻。胃贲门部前方为肝左外叶脏面，后方邻腹主动脉与脊柱左缘。胃底上方邻左横膈，外后方为脾脏。小弯侧胃前壁大部分与前腹壁相贴，小部分与肝左叶相邻。胃后壁隔小网膜囊与胰腺、膈肌脚、左肾上腺、左肾、腹膜后大血管及横结肠相邻。胃窦部右侧与胆囊、肝门、肝左叶相邻。根据功能不同，将胃分为近端胃和远端胃，其中近端胃包括胃底和上1/3胃体，其余2/3胃体和胃窦为远端胃。近端胃通过协调的张力性收缩，完成胃容纳、贮存、排空液体的功能；远端胃则通过较强的节律性收缩，研磨并逐步排空固体类食物。胃在非消化期只有一定的紧张性而无明显运动，进入消化期后才出现明显的运动。一般胃底和胃体上部运动较弱，胃体下部和幽门部运动较强。胃的运动形式有容受性扩张、紧张性收缩和蠕动。胃在进食后容量迅速扩张，而胃内压升高不明显称为容受性扩张。生理意义在于进食后容纳储存食物，防止食物过快进入十二指肠。食物进入胃腔后，胃通过紧张性收缩和蠕动使胃液进入食物内部，并将食物不断推向幽门，控制性进入十二指肠，蠕动频率 2~3 次/分。

（二）胃的超声表现

正常胃壁厚 0.3~0.5cm，增厚可因肿瘤或炎症引起，>1cm 厚通常被认为是恶性肿瘤引起。空腹时一般贲门形态固定不变，胃底部及胃体中上部难于清晰显示，胃体下部及胃窦部可表现为"牛眼征""假肾征""新月形""椭圆形"。胃内气体、内容物及黏液形成中心的强回声，外周低回声带代表正常胃壁回声。胃潴留时胃的声像图可类似不均质的半囊实性肿块，胃壁低回声带变得模糊。胃蠕动时胃内容物表现为活动的点状强回声，称为"布朗运动征象"（sign of Brownian movement）。

（三）胃的切面

1. 胃窦短轴切面　胃的形态和大小、高度多变，但胃窦相对固定，位于身体正中线略偏左，肝后方。凸阵探头纵向放置在剑突下，正中线略偏左，探头标志点指向头部。在屏幕的右半边可显示肝脏左缘，屏幕下部可见腹主动脉，在其夹角处有一环状结构为胃窦。腹侧为胃窦前壁，背侧为胃窦后壁，左缘为胃窦大弯侧，右缘是胃窦小弯侧（图 5-2-2）。通常情况下随着胃的蠕动可看到胃窦面积的变化。胃窦充盈时在此切面通常可见胃壁 5 层结构从内到外分别为：①高回声层，通常是消化液和黏膜之间的边界；②低回声层为黏膜固有层、黏膜肌层，通常较薄；③高回声层为黏膜下层；④低回声层为肌层；⑤外强回声层为浆膜层，浆膜层很难准确定义，因为它是浆膜和周围结构之间的界面回波（腹膜壁、肠道、脂肪），界面回波大于实际的浆膜层（图 5-2-3）。扫查时注意探头力度，如果用力按压可使胃腔变小。

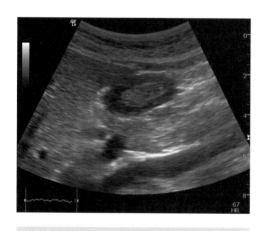

图 5-2-2　胃窦短轴切面

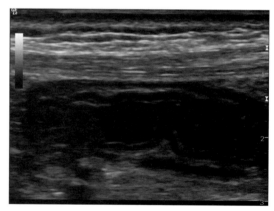

图 5-2-3　胃壁 5 层结构

2. 胃窦长轴切面　在胃窦短轴切面，探头旋转 90°，可显示胃窦长轴切面。呈斜长形，左侧与胃角相连，右侧通过幽门孔与十二指肠球部相沟通。右缘毗邻胆囊和肝左叶。此切面可显示胃窦及幽门（图 5-2-4）。

3. 胃体切面　在胃窦短轴平面向左平移探头，观察图像变化，环状胃窦结构消失，排列有序的结构被含有气体、液体和食物残渣的胃所产生的不均质回声代替，此为胃体长轴。上方是与胃底和贲门的连接部，下方是胃大弯右侧缘，后方是胰腺体尾部、左肾上极、腹膜后大血管及分支（图5-2-5）。探头旋转90°即可显示胃体短轴切面。其腹侧为胃前壁，背侧为胃后壁，左侧为胃小弯，右侧为胃大弯，后方为胰腺、左肾横截面、腹膜后大血管及分支。

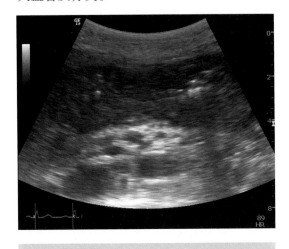

图5-2-4　胃窦长轴切面　　　　　　　　　　　图5-2-5　胃体切面

4. 食管-胃连接部长轴切面（胃底切面）　探头斜置于左季肋部近剑突下，向左后方旋转扫查，于肝左叶后方显示腹段食管、贲门、胃底及高位胃体。胃底、贲门充盈时可见食管胃结合部朝向贲门的形态，还可观察到称为"beak sign"的鸟嘴状特征（图5-2-6）。

5. 左肋间经脾胃底斜切面　探头斜置于左侧第8～10肋间，向右扫查。脾位于胃底的左前方，肾位于左后方，腹主动脉位于后方（图5-2-7）。

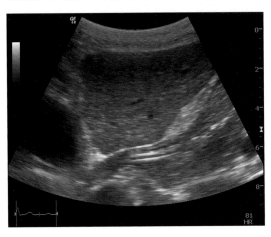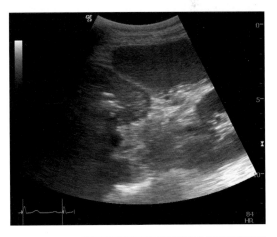

图5-2-6　胃底切面　　　　　　　　　　　图5-2-7　左肋间经脾胃底斜切面

6. 贲门短轴切面　探头置于上腹部剑突下，声束指向膈肌顶部，在肝左叶后，腹主动脉及椎体前，呈近圆形，回声外弱内强似"牛眼征""靶形征""纽扣征"，大小约2.2cm×1.2cm（图5-2-8）。

三、小　肠

（一）小肠的解剖

小肠分为十二指肠、空肠和回肠。十二指肠是小肠起始部位，长度为 25～30cm。环绕胰头，右侧和胆囊、肝脏、肝门紧贴，胆总管和肝门部血管在其深面行走。胰头和十二指肠降部之间有胆总管和胰管汇合的壶腹，共同开口于十二指肠乳头。十二指肠球部的长轴与胆囊平行，多位于胆囊的左后方，在胆囊颈附近延续为降部。降部内邻胰头，后方与右肾及下腔静脉毗邻，前方有横结肠横跨，在第三腰椎水平延续为水平部。水平部为十二指肠中最为固定一段，位于胰腺后方自右向左横行，穿越肠系膜上动脉与腹主动脉间隙后，延续为十二指肠升部。升部是十二指肠最短一段，长 2～3cm。十二指肠距幽门5cm处开始出现小肠黏膜环状皱襞（Kerckring 皱襞）（图 5-2-9）。Kerckring皱襞至十二指肠末端及空肠头段极为发达，向下逐渐减少和变矮，至肠中段以下基本消失。

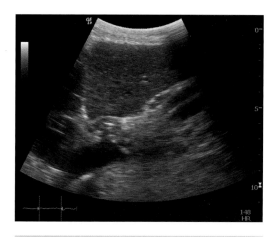

图 5-2-8　贲门短轴切面

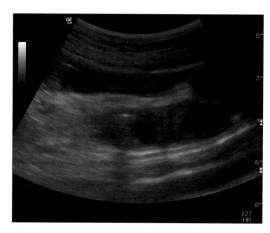

图 5-2-9　小肠黏膜环状皱襞

（二）超声检查的优势

小肠因为其长度和曲折，是消化道检查最困难的部分。传统检查如小肠钡剂造影、CT、MRI、无线胶囊内镜和双气囊内镜都无法在 ICU 床旁实施。与这些方法相比，经腹肠道超声，有成本低、便携灵活和良好的患者耐受性等优势。随着扫描技术的改进和高分辨率传感器的发展，超声可提供具有高时间分辨率和空间分辨率的图像数据，从而成为小肠疾病诊断的有用的工具。

（三）超声检查的方法

重症患者可直接扫查可疑病变部位，积极做出相应处理。如果有时间尽量由上到下、由右到左"割草坪式"扫查全面。可结合小肠分布走行综合运用横、纵、斜切面多样化扫查，必要时结合呼吸运动、体位变化加以判别。当有气体存在时，如条件许可可采用分段加压方式使气体移位，以利于观察。小肠中至少一些肠道是可以检测到的。有观察表明，肠道相关急危重症往往影响整个肠道。因此，即使是一小部分肠道超声分析都具有重要价值。

（四）超声表现及病因分析

1. **肠道动度评价**　小肠像肺、心脏一样，是一个永远运动的容器。运动消失往往存在病理性因素，许多情况下可致肠蠕动消失：①近期剖腹探查手术史：结肠切除术后24小时小肠蠕动恢复；②大量腹水；③大剂量镇静药甚至肌肉松弛药。超声具有实时成像的关键优势，使这种动态评估成为可能。即使当肠腔充满气体，通过对内容物气体的动力学特性（"爬行气征"），仍可判断肠蠕动。有时肠蠕动消失，通过探头施加压力仍可以观察到肠蠕动。

2. **肠道宽度评价**　小肠肠腔内径为未加压时肠壁黏膜面与对侧黏膜面回声之间的距离。正常内径，十二指肠 <3cm，其他小肠 <2cm，>3cm 可诊断小肠扩张。小肠壁厚度为肠壁浆膜面到黏膜面回声之间的距离，正常厚度为 2～4mm，>4mm 可诊断小肠肠壁增厚。重症患者经常存在肠腔充盈合并腹水，肠襻容易显现，这时肠壁厚度相对容易测量。有时很难确定小肠管腔内边界，在这些情况下，可用公式计算：压缩小肠后测量前、后径和/2。肠壁增厚可以在炎症、感染、缺血性（但只有在后期阶段）和肿瘤性疾病被发现。通常，在炎症和感染，管壁增厚是规则保留分层，而在肿瘤中是不规则的，无正常分层。

（五）小肠的超声检查切面

1. **十二指肠切面**　探头纵向放置在肋缘下，正中线偏右。略倾斜连续扫查，十二指肠球部呈三角形，与胃窦紧连，多位于胆囊左后方。球部远端与降部相连，降部与水平部相连，水平部可在肠系膜上动脉与腹主动脉夹角处观察（图5-2-10）。从降部开始肠壁黏膜面可见纤细的小肠黏膜环状皱襞（Kerckring 皱襞）回声。

2. **空肠、回肠切面**　空肠和回肠因其分布迂回，走行不规则，范围广，占据整个腹腔，探头扫查无特别规定。超声下区分空肠和回肠存在一定困难。通常通过位置来鉴别，空肠位于左上腹和脐部，回肠位于右下腹、中下腹和盆腔。也可通过 Kerckring 皱襞加以鉴别，回肠通常不可见 Kerckring 皱襞。Kerckring 皱襞在超声下显示为"琴键征""鱼骨征"（图5-2-11）。

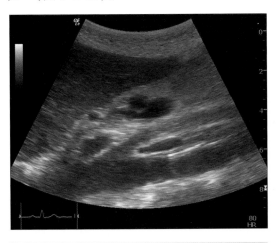

图5-2-10　十二指肠水平部

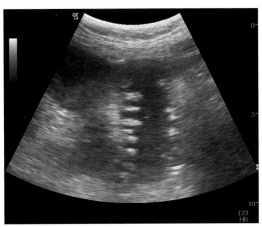

图5-2-11　琴键征

四、结　肠

（一）结肠的解剖

结肠分为升结肠、横结肠、降结肠和乙状结肠，升结肠和降结肠位于腹膜后，横结肠和乙状结肠位于腹腔。升结肠后面借结缔组织贴于后腹壁，活动性较小。其外侧为腹侧壁，之间为右结肠旁沟，内侧为右肠系膜窦，内侧后方为腰大肌，前方被小肠襻覆盖，后面与腰方肌、右肾前面毗邻。横结肠是结肠中活动性最大的部分，中部不同程度下垂。其上方与肝右叶、胆囊、胃大弯和脾相邻，并被胃大弯和肋弓所掩盖，后方与胰和十二指肠邻接。降结肠其外侧为腹侧壁，之间为左结肠旁沟，内侧为左肠系膜窦。乙状结肠因有系膜在腹腔内活动较大。

（二）超声的检查方法及表现

凸阵探头沿结肠的走向分别行纵向、横向扫查，以纵向扫查为主。乙状结肠、脾曲、肝曲部位的肠壁可扭曲，肠腔宽度较均匀，肠壁黏膜面整齐、光滑。结肠空虚时难以显示和辨认肠壁结构。充盈时可显示与胃壁5层结构相似的肠壁层次结构。肠壁厚度3～4mm，＞4mm为增厚。重症患者肠壁增厚最常见原因为炎症，增厚范围较肿瘤广、多能辨认各层结构、病变范围常随病程而变化。结肠超声检查通常在需要灌肠的同时进行。重症患者由于疾病原因肠腔内经常已充满液体，更有利于超声检查。小肠与结肠在超声下除使用内径大小（小肠＜3cm、结肠＜5cm）鉴别以外，结肠可见结肠袋。在大肠纵向切面，肠壁上显示一条延长轴走向的带状强回声，宽约5mm，此带收缩牵拉肠壁，多余处肠腔外形呈波浪样，形成结肠袋（图5-2-12）。结肠肠腔内也可见或多或少的肠皱襞深入肠腔，超声下显示为深入肠腔的疏密不等的相对强回声，间距1～3cm，基底较宽，伸入肠腔部分较细，呈"锯齿状"或"梳齿状"（图5-2-13），如两侧肠壁对称出现类似"阶梯状"或"竹笋节状"。重症患者常伴小肠扩张、蠕动消失，通过肠蠕动来区分小肠与结肠在重症患者并不适用。

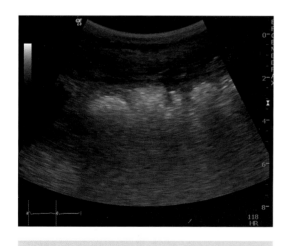

图 5-2-12　结肠袋

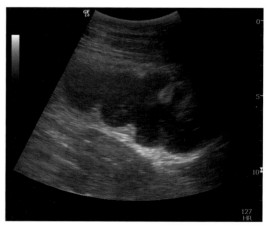

图 5-2-13　结肠锯齿状

五、阑　尾

阑尾根部的位置多在盲肠的内侧或后内侧，若以升结肠为 12 点，阑尾在 3 ~ 6 点的位置，长度 5 ~ 7cm。探头在右下腹右斜向扫查，首先辨认髂腰肌和髂总动静脉，显示出跨越这些结构的回肠，接着可显示盲肠延续的鸟嘴样阑尾开口处，此为阑尾长轴切面。探头旋转为横向即为阑尾短轴切面。但要注意阑尾位置多样，必要时在盆腔、脐周等部位查找。阑尾壁超声可分为 3 层，从内向外第一层强回声为黏膜层，第二层弱回声为肌层，第三层强回声为浆膜层。阑尾最大外径 <6mm，正常阑尾显示不出管腔，增大时探头加压其内径不会出现变化，此点可与回肠鉴别。当怀疑急性阑尾炎时，通常采用分级加压进行探查。先轻度加压将阑尾区肠管和脂肪压扁或移位，消除气体干扰，减少探头与阑尾之间的距离。为高频探头的使用创造条件，以利于得到更高质量的图像。进一步适当增加探头压力（注意避免疼痛），清晰显示髂腰肌和髂总动静脉，此次加压为清晰显示阑尾，判断阑尾是否肿胀的有效加压，如有不能压闭的管状结构，需要仔细观察确定是否是肿胀的阑尾。

六、肠系膜上动脉

内脏血流减少与多脏器功能衰竭的关系一直是备受关注的课题。通常认为内脏血流减少，尤其是胃肠道缺血是引起多脏器功能衰竭的关键。超声多普勒观测胃肠供血动脉血流早在 1982 年就已提出并开始应用。观察结果受观测者经验、血液循环等因素影响，潜在误差与测量血管交汇区、声束同血管的夹角、血管弯曲及声波在血管中所受的影响有关。但由于超声多普勒测量血流具有无损伤、无痛苦、可重复、动态观测等优点，随着超声技术经验的提高，注意避免各种可能的影响因素，这种方法已成为对腹内血流动力学进行观测的首选方法。

（一）解剖

肠系膜上动脉是腹主动脉第二大分支，其位置相对表浅且固定。主要发出胰十二指肠动脉、中结肠动脉、右结肠动脉、回结肠动脉。支配十二指肠下部、空肠、回肠、升结肠、横结肠大部的血流。因其分支的各动脉均为末梢动脉，一旦血流供应受阻极易形成肠壁局部缺血坏死。肠系膜上动脉约在第一腰椎高度起自腹主动脉前壁，走行于脾静脉和胰头的后下方。肠系膜上动脉开口处内径约 5mm，起始段长约 3cm，与腹主动脉呈 20° 以上夹角。余下约 7cm 主干几乎与腹主动脉平行。肠系膜上动脉的影像学检查主要包括数字减影动脉造影（DSA）、螺旋 CT 血管成像（SCTA）、磁共振血管成像

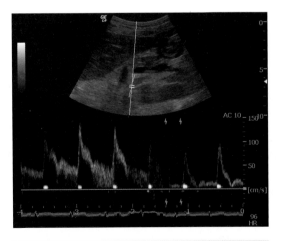

图 5-2-14　腹主动脉的分支血流

（MRA）及彩色多普勒血流显像(CDFI)。腹主动脉的分支血流阻力各有特点，肠系膜上动脉血流呈高速高阻征象。

（二）超声的检查方法及表现

患者平卧位，使用频率（3.5～5.0）MHz的凸阵探头，探头垂直放于中线剑突下，探头标志点指向头部。首先找到腹主动脉，腹主动脉第一分支为腹腔干，第二分支为肠系膜上动脉（图5-2-15）。找到肠系膜上动脉起始部，观察其走行、管壁状况，调整声束方向，尽量使其与管壁垂直并于起始部1～2cm处测量管腔内径（D）。打开彩色多普勒，观察血流方向。多普勒超声测量血液流动可以给出腹部器官功能的重要信息。测定血流参数时，在距起始部1～2cm处取样，多普勒检测时取样容积为2mm，校正声束与血流方向之间的夹角<60°，取样门置于血管腔中央，取样线应与血流方向而不是血管壁平行。健康者肠系膜上动脉是层流波形，空腹时为三相波，由收缩期的前向波峰、舒张早期的反向波和舒张中晚期的低速前向血流组成（图5-2-16）。餐后血流参数的变化主要表现为血流速度的变化，频谱呈高速低阻型，收缩期峰值流速和舒张末期流速增快，而舒张末期流速增快更明显，舒张早期反向血流消失，内径变化不明显，使血流量增加（图5-2-17）。血流量在餐后20～40分钟达高峰，持续1.5～2小时。有多种不同的参数，用于腹部血管流动模式的分析。最常用的参数是直接测量的参数，收缩期峰值流速（PSV）和舒张末期血流速度（EDV），从这些参数可导出时间平均的平均血流速度（TAVmean）、时间平均的最大血流速度（TAVmax）、力指数（RI）、搏动指数（PI）和血流量（BF）。血流量 $= \pi \times D^2/4 \times V_{mean} \times 60$，$RI = (PSV - EDV)/PSV$，$PI = (PSV - EDV)/TAVmax$。这两个参数不依赖角度，反映下游毛细血管系统的阻力。肠系膜上动脉阻力指数不仅仅反映肠系膜上动脉和毛细血管床的循环阻力，更反映了下游一系列阻力的总和，包括肠系膜静脉和门静脉以及肝血管的阻力。正常人肠系膜上动脉血流量450～700ml/min，内径为0.55～0.70cm，收缩期峰值流速为90～140cm/s，阻力指数为0.80～0.85，搏动指数为2.5～3.0，平均速度19～30cm/s。

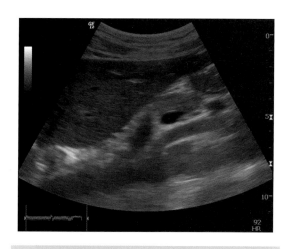

图5-2-15 腹主动脉的分支

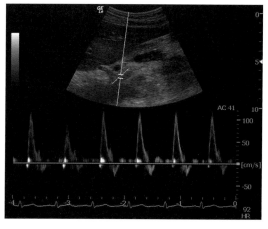

图5-2-16 空腹肠系膜上动脉

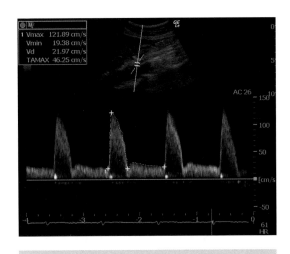

图5-2-17　餐后肠系膜上动脉

七、小　结

重症胃肠道超声通过检查胃肠壁的厚度、胃肠腔的大小、胃肠腔的内容物、胃肠的运动及血运等动态改变，结合临床和其他辅助检查，发现引起重症的胃肠道原因、发现重症及其治疗过程中胃肠道变化、指导肠内营养治疗。虽然重症胃肠道超声应用还处于开始阶段，但随着超声技术的进步、重症医师理念的更新和进一步的开发探索。重症胃肠道超声的应用将越来越广、准确性将越来越高、成为重症医师救治重症患者必不可少的工具。

（何　伟）

第三节　其他重症腹部超声的基本平面

重症腹部超声是重症患者腹部可见的有诊断或治疗意义的超声检查，除常规腹部实质脏器的超声检查以外，常见的腹部急、重症情况，需临床干预的情况还有腹水、胆道梗阻、肠梗阻、泌尿系统梗阻、腹部脏器血栓栓塞性疾病等。本章节介绍重症医学科可以床旁进行直接干预的或需动态监测的两种情况：腹水、麻痹性肠梗阻的重症超声检查。

一、腹　水

1. 基本区域
（1）肝周右侧腋中线、膈肌下。
（2）脾周左侧腋中线、膈肌下。
（3）双侧结肠旁沟肝周、脾周区域向下延伸。
（4）盆腔（直肠陷凹）耻骨上区域及两侧腹股沟以上区域。

143

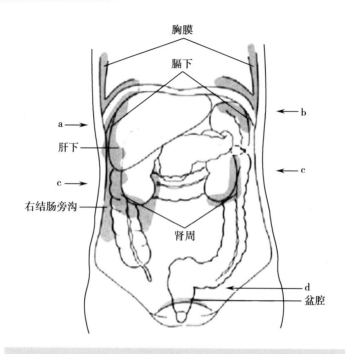

图 5-3-1　腹腔内可能存在游离积液的间隙
a. 肝周右侧腋中线、膈肌下；b. 脾周左侧腋中线、膈肌下；
c. 双侧结肠旁沟肝周、脾周区域向下延伸；d. 盆腔（直肠陷凹）耻骨上区域及两侧腹股沟以上区域

2. 设备腹部超声检查　由便携或车载的带 3.5MHz 探头的超声机器来完成，为凸阵低频探头。目前的超声机器装备多个可选频率探头，每种频率的探头均可设置一定的频率和深度，根据不同扫查的目的和不同的体型选择、调整探头及其频率，可以优化图像质量。需要扫查的位置越深，选择的频率越低，远场图像越清晰；需要扫查的位置越浅，选择的探头频率越高，近场图像越清晰。

3. 肝脏周围的扫查　肝脏周围的扫查在腹部外伤的检查中为标准检查的一部分，这个区域又称 Morison 隐窝（图 5-3-2），在这个区域中可以观察肝脏周围和肝与右肾之间潜在间隙中的游离液体，微调探头的位置，还可以观察膈上、膈下的游离积液。开始时，将探头放置在肝区腋中线水平、一个肋间隙上，行冠状切面扫查，探头标记点指向患者头部，看到 Morison 隐窝后，在各个方向上转动探头，对局部进行充分扫查，注意调整探头位置，以减少肋骨对声像图造成的伪影，获取最佳图像。将探头朝向头端可显示胸膜腔和膈下空隙，向脚端移动则能显示肝肾间隙、肾脏下极和右侧结肠旁沟上方的结构。

4. 脾脏周围的扫查（图 5-3-3）　左上腹超声检查可以看作是脾脏周围的扫查，与肝脏扫查不同的是，通过脾脏可获得超声检查声窗较小，且位置较右侧比要靠后，基本上需要在腋后线水平，探头需要更靠近头端，扫查位置位于第几肋间并不固定，常规脾脏超声检查位于左侧第 9、10 肋间。需要显示的间隙为脾膈下间隙、脾肾间隙和肾脏与结肠旁沟的上部区域，如果探头继续向上移动，可获得左侧胸腔的声像图。

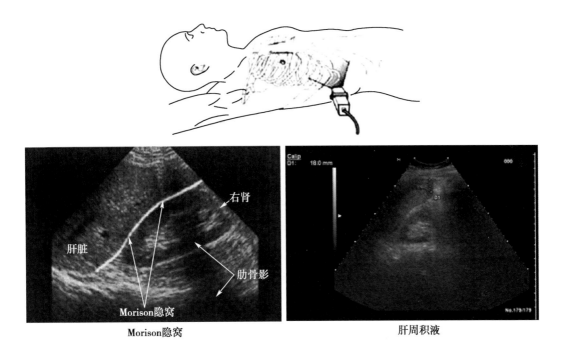

Morison隐窝　　　　　　　　　肝周积液

图 5-3-2　Morison 隐窝

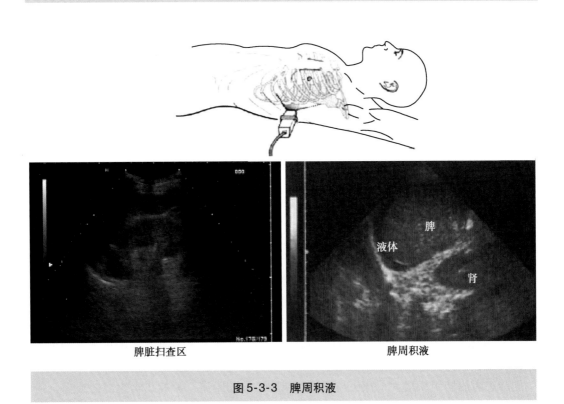

脾脏扫查区　　　　　　　　　脾周积液

图 5-3-3　脾周积液

5. 双侧结肠旁沟扫查区（图5-3-4）　肝脾扫查区向下移动探头即为双侧结肠旁沟扫查区。结肠旁沟区是提高腹水检查灵敏度的有效补充，以探测肠襻周围的腹水。

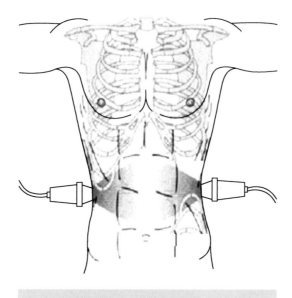

图5-3-4　结肠旁沟区检查

6. 盆腔扫查区（图5-3-5）　盆腔扫查区是游离腹水检查的重要位置。它是腹腔内最低垂的部位之一，比较容易进行扫查，与其他腔隙相比，积液可以首先在这里被发现。为更清楚地显示膀胱下方及周围的组织，可使膀胱适度的充盈，首先将探头横放在耻骨联合上方，将探头的指示点朝向患者右侧，向头端、尾端和身体两侧倾斜，充分显示盆腔区域，然后将探头旋转，指示点朝向患者头侧，再向患者的头端、尾端、身体两侧倾斜，充分观察患者的直肠膀胱陷窝。

腹水分游离性腹水和包裹性腹水，水是流动的。如果没有容器，水是没有固定形状的，超声图像显示为边界不规则的无回声暗区，周围边界成锐角。

7. 注意事项　超声评估腹水是非常有效、非常重要的手段之一，具有简单、快捷、无创伤、可反复评估动态监测的特点。但是需注意一些特殊情况下腹水的判断：

（1）包裹性腹水：需注意与扩张的肠管及膀胱相鉴别，在此液性暗区周围仔细扫查，辨别与其他组织的关系，此处尤其需注意：①胃液潴留后由脾区或上腹部超声扫查时可见类似的包裹性液性暗区，如患者已放置胃管，注意监测胃管通畅情况，结合患者病史、临床症状及化验辅助检查，再做出结论。②盆腔积液扫查时，注意区别卵巢囊肿，边界清晰，位置固定，位于膀胱后。③膀胱：患者尿管堵塞时，膀胱增大，此时仅需多扫描几个层面，查找到尿管水囊与此液性暗区的关系即可鉴别。

（2）气体对腹水的干扰：严重的肠管胀气、腹腔内游离积气或严重的皮下气肿可干扰超声的检查，引导超声得出错误的结论，如有此类情况，建议腹部CT检查。

肥胖患者脂肪组织增大了探头与靶器官或靶区域的距离，影响正常组织的成像，需要多角度、降低探头的频率或调节增益等方法矫正声像图，确实影像不清楚时注意结合其他检查综合评估。

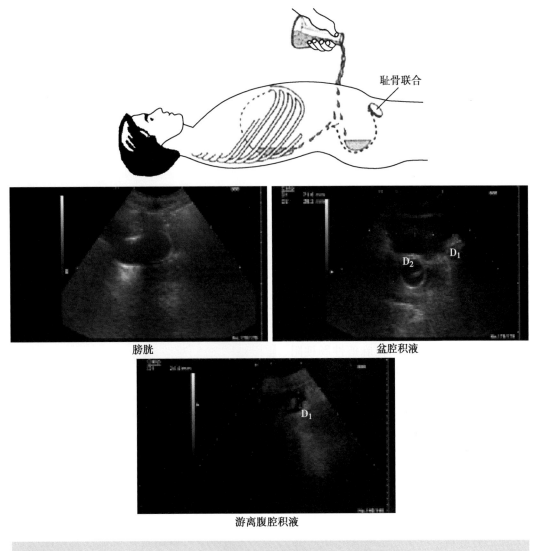

耻骨联合

膀胱　　　　　　　　　盆腔积液

游离腹腔积液

图 5-3-5　盆腔检查

8. 积液的性质　腹部超声检查对腹水性质有一定的鉴别作用，但是特殊情况可造成积液性质的误判断：如空腔脏器破裂，粪便流入腹腔，腹水回声增强可误认为腹腔内积血；慢性腹水患者合并腹腔脏器损伤，可混淆或延迟对腹腔内脏器破裂出血的诊断，故超声提示腹水患者可联合其他诊断或进行诊断性腹腔穿刺，协助判断腹水的性质。

二、肠　梗　阻

肠梗阻主要分为机械性肠梗阻、动力性肠梗阻和血运性肠梗阻两类，机械性肠梗阻分为完全性肠梗阻和不完全性肠梗阻，因肠腔狭窄内容物不能顺序通过而导致病变，如肠腔堵塞、肠管受压、肠壁病变等导致，部分肠梗阻需外科手术干预；动力性肠梗阻因肠壁肌肉运动紊乱致麻痹性或痉挛性肠梗阻，如急性弥漫性腹膜炎、腹部大手术、腹膜后血肿或感染等引起肠道功能性梗阻；血液循环障碍性肠梗阻为血液循环障碍导致肠壁缺血水肿坏

147

死（动脉系统）或淤血、水肿、坏死（静脉系统）。肠梗阻产生后主要表现是肠道不能正常蠕动，这里主要介绍超声监测肠道的蠕动情况，观察肠功能障碍、肠管扩张及临床肠内营养进行的可能性。

1. 肠道的正常蠕动　由于肠道内气体的影响，超声在观察肠管的运动情况时没有固定的位置，由于肠管的解剖位置不固定，采集到的超声声像图也不是规则的图形，在同一个声像图上可同时采集到多个肠管的解剖切面，肠管的正常蠕动需动态观察，为朝向同一个方向、规律的蠕动，可见管腔内容物的顺序下移，不存在逆蠕动。

2. 肠梗阻的声像图表现（图5-3-6）肠管扩张，腔内积液、积气，肠管扩张的范围、程度是判断梗阻的部位、性质的重要依据。肠壁黏膜皱襞显现水肿、增厚。

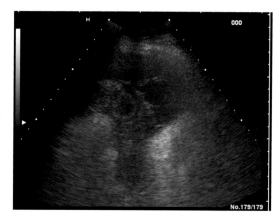

图5-3-6　肠梗阻
肠腔内充满无回声液性暗区或混杂低回声，
动态观察无肠蠕动

（1）机械性肠梗阻肠壁蠕动增强，幅度增大，频率加快，甚至有时出现逆蠕动，肠腔内容物随蠕动有反向流动。

（2）麻痹性肠梗阻时肠管扩张、肠蠕动减弱或消失，可存在正向蠕动与逆蠕动交替往返，但幅度均小。在麻痹性肠梗阻恢复阶段，腹部超声监测肠管蠕动较腹部听诊肠鸣音敏感。肠管扩张一般不大于5cm。

（3）绞窄性肠梗阻时肠蠕动也表现为浅缓甚至消失，腹腔内出现游离液体回声，短期内超声复查见腹腔内游离液体明显增加。梗阻部位上方（近心端）肠管扩张，肠腔内径可大于5cm。

3. 肠梗阻原因的诊断　机械性肠梗阻远端出现异常回声对于原因的确定有重要帮助，常见原因有肿瘤、异物、肠套叠、肠疝等；麻痹性肠梗阻可以出现在机械性肠梗阻晚期，更多见于手术后或继发于其他急腹症（如胆囊炎、急性胰腺炎、急性阑尾炎等）。手术后麻痹性肠梗阻表现为全肠管扩张，肠内容物存在顺向蠕动与逆蠕动交替进行，此时腹部听诊可闻及肠鸣音，但事实上可能无有效的正向蠕动恢复。

4. 临床评价　结合超声的检查，可以协助临床对重症患者存在的肠功能障碍进行病因学诊断及进一步采取治疗措施，并可有效评估肠道功能的恢复，利用超声监测重症患者肠内营养时胃液潴留的情况，对患者肠内营养支持治疗的进行有很大的帮助。

（王春鲜）

参考文献

1. Puylaert JB. Ultrasound of acute GI tract conditions. EurRadiol，2001，11：1867-1877.

2. Gilja OH. Ultrasound in gastroenterology. Expert Rev Gastroenterol Hepatol，2008，2：5-8.

3. Sporea I，Popescu A. Ultrasound examination of the normal gastrointestinal tract. Med Ultrason，2010，12：

349-352.

4. Puylaert JB. Ultrasonography of the acute abdomen: gastrointestinal conditions. Radiol Clin North Am, 2003, 41: 1227-1242.

5. Gritzmann N, Hollerweger A, Macheiner P, et al. Transabdominal sonography of the gastrointestinal tract. EurRadiol, 2002, 12: 1748-1761.

6. Kuzmich S, Howlett DC, Andi A, et al. Transabdominal sonography in assessment of the bowel in adults. Am J Roentgenol, 2009, 192: 197-212.

7. Kralik R, Trnovsky P, Kopacova M. Transabdominal ultrasonography of the small bowel. Gastroenterol Res Pract, 2013, 2013: 896-704.

8. Mazzei MA, Guerrini S, Cioffi SN, et al. The role of US examination in the management of acute abdomen. Crit Ultrasound J, 2013, 5: S6.

9. Grassi R, Romano S, D'Amario F, et al. The relevance of free fluid between intestinal loops detected by sonography in the clinical assessment of small bowel obstruction in adults. Eur J Radiol, 2004, 50: 5-14.

10. Nylund K, Odegaard S, Hausken T, et al. Sonography of the small intestine. World J Gastroenterol, 2009, 15: 1319-1330.

11. Chaubal N, Dighe M, Shah M, Chaubal J. Sonography of the gastrointestinal tract. J Ultrasound Med, 2006, 25: 87-97.

12. Kuzmich S, Burke CJ, Harvey CJ, et al. Sonography of small bowel perforation. AJR Am J Roentgenol, 2013, 201: W283-291.

13. Dietrich CF, Braden B. Sonographic assessments of gastrointestinal and biliary functions. Best Pract Res Clin Gastroenterol, 2009, 23: 353-367.

14. Fleischer AC, Muhletaler CA, James AE Jr. Sonographic assessment of the bowel wall. Am J Roentgenol, 1981, 136: 887-891.

15. King PM, Adam RD, Pryde A, et al. Relationships of human antroduodenal motility and transpyloric fluid movement: non-invasive observations with real-time ultrasound. Gut, 1984, 25: 1384-1391.

16. Haruma K, Kusunoki H, Manabe N, et al. Real-time assessment of gastroduodenal motility by ultrasonography. Digestion, 2008, 77 Suppl 1: 48-51.

17. Gregersen H, Gilja OH, Hausken T, et al. Mechanical properties in the human gastric antrum using B-mode ultrasonography and antral distension. Am J Physiol Gastrointest Liver Physiol, 2002, 283: G368-75.

18. Roccarina D, Garcovich M, Ainora ME, et al. Diagnosis of bowel diseases: the role of imaging and ultrasonography. World J Gastroenterol, 2013, 19: 2144-2153.

19. 汪林，范秀萍，朱强. 功能性消化不良患者胃容受性的检测方法. 中国医学影像学杂志, 2013, (6): 471-474.

20. Coppolino F, Gatta G, Di GG, et al. Gastrointestinal perforation: ultrasonographic diagnosis. Crit Ultrasound J, 2013, 5: S4.

21. Fan XP, Wang L, Zhu Q, et al. Sonographic evaluation of proximal gastric accommodation in patients with functional dyspepsia. World J Gastroenterol, 2013, 19: 4774-4780.

22. Corke C. Gastric emptying in the critically ill patient. Crit Care Resusc, 1999, 1: 39-44.

23. Irvine EJ, Tougas G, Lappalainen R, et al. Reliability and interobserver variability of ultrasonographic measurement of gastric emptying rate. Dig Dis Sci, 1993, 38: 803-810.

24. Danse EM, Kartheuser A, Paterson HM, et al. Color Doppler sonography of small bowel wall changes in 21 consecutive cases of acute mesenteric ischemia. JBR-BTR, 2009, 92: 202-206.

25. Gatt M, MacFie J, Anderson AD, et al. Changes in superior mesenteric artery blood flow after oral, enteral,

and parenteral feeding in humans. Crit Care Med, 2009, 37: 171-176.

26. Perko MJ. Duplex ultrasound for assessment of superior mesenteric artery blood flow. Eur J VascEndovascSurg, 2001, 21: 106-117.

27. Trahair LG, Vanis L, Gentilcore D, et al. Effects of variations in duodenal glucose load on blood pressure, heart rate, superior mesenteric artery blood flow and plasma noradrenaline in healthy young and older subjects. Clin Sci (Lond), 2012, 122: 271-279.

28. Jager K, Bollinger A, Valli C, et al. Measurement of mesenteric blood flow by duplex scanning. J VascSurg, 1986, 3: 462-469.

29. Sim JA, Horowitz M, Summers MJ, et al. Mesenteric blood flow, glucose absorption and blood pressure responses to small intestinal glucose in critically ill patients older than 65 years. Intensive Care Med, 2013, 39: 258-266.

30. Ackland G, Grocott MP, Mythen MG. Understanding gastrointestinal perfusion in critical care: so near, and yet so far. Crit Care, 2000, 4: 269-281.

31. 王跃龙. 彩色多普勒超声检查在正常成人肠系膜上动脉血流参数测定中的应用. 临床和实验医学杂志, 2008, 7: 19-20.

第六章

重症颅脑超声基础理论

第一节 颅脑超声基本原理

一、概 论

重症患者特点包括病情发展迅速的同时，器官损伤具有非系统特色，有多系统多器官交叉的特点，相互影响，又各有特色。其中血流动力学改变是核心影响之一，经常扮演着损伤网络交叉中心的角色，同时颅脑疾患常涵盖多系统损伤的共同临床表现，因此，颅脑超声评估监测成为重症患者和神经重症监测的核心内容，以及损伤核心原因的评估，而颅脑水肿、颅脑灌注、颅脑外伤和颅内血管的评估也尤为重要，其中一部分还包括微血管的精细化评价。

重症相关颅脑超声包括视眼球超声、颅脑多普勒在内的多项技术，对于特殊患者还可以进行瞳孔检查和颅脑中线的评估。

二、超声技术

1. **经颅多普勒超声** 1982年，Aaslid 等发表了《无创经颅多普勒超声监测大脑基底动脉血流速度的方法》一文，详细描述了使用距离远、多普勒探头对大脑基底动脉进行声波成象并对血流速度（FV）的测量。作者描述的"声窗"位于颧弓上面，耳前方 1~5cm，使用 2MHz 声波发出并接受。超声探头对血流的速度和方向形成的频谱进行记录。Aaslid 等还记录了压迫单侧颈总动脉（CCA）后测量 FV 和血流方向，通过经颅多普勒（TCD）来描述动脉侧支循环以及动脉"窃血"现象。他们指数，压迫 CCA 可以导致同侧大脑中动脉（MCA）血流速度下降，血流逆流或者被同侧颈内动脉末端"窃血"，同时还会出现同侧大脑前、大脑后动脉流速增加，提示通过 Willis 环代偿性的形成侧支循环。

2. **经颅多普勒超声的历史** 最初采用低频脉冲多普勒超声探头的经颅多普勒超声仪仅为手持式，预选了深度和取样容积，进行手持式探头操作扫描检测颅内血管的特定区域。随着设备不断更新和信号处理技术的不断提高，20年后的今天，TCD 与刚推出时相比已有了长足的发展。

为了更好地辨清血管和完善徒手操作技术，Aaslid 曾开发出血管分布图仪，使计算机产生三维血管分布图，对颅内各血管位置的记录十分有用。该仪器在很大程度上为后来的彩色血流多普勒和实时 B 型二维图像技术所替代。彩色血流多普勒集血流显像、彩码标识血流速度及方向诸多优点于一身，同时利用实时 B 型二维图像技术进行双功能扫描使脉管系统的颅内结构显像。有 33 个相互间隔 2mm 取样容积的 2MHz 数码多普勒仪显示多普勒信号强度，在操作者选择的深度范围内（如 23 ~ 87mm），可以同时观察到所有检测到的血流信号的 M- 模（PMD），用彩色编码表示血流方向和信号强度的特点，使脑动脉检查和微栓子监测功能更强大。

最初的 TCD 仪只有一个通道一个深度，每次只能监护一条血管的一个深度范围。允许在同一时间同时用两个探头进行两个通道即两条血管监测的双通道 TCD 仪最初曾用于解决与脑循环调制有关的生理性问题，同时观测动脉和静脉血流变化，其后则广泛用于通过双侧颞窗监测双侧大脑中动脉（MCA），记录双侧 MCA 血流和出现在血流中的微栓子信号。双深度 TCD 仪于 1995 年问世，它允许用一个探头在同一时间内观察两个不同深度取样容积的信号，该技术使微栓子信号具有双深度间存在时间差而有别于伪差的特性，从而使微栓子监测的研究与应用跃上一个新台阶。此后，TCD仪深度的数量不断发展，最新的 TCD 仪允许同时监测双侧大脑中动脉的 8 个不同深度取样容积。

最初的 TCD 仪只能记录一幅幅独立的 TCD 频谱，而不能连续记录信号。计算机记录仪器的改进和数据处理的微型化使得用于分析的多普勒信号可以更方便地记录下来。这些改进使频谱信号的记录连续、完整，以利于更详细地分析各种生理和病理性事件。利用数字化记录的连续数据可以显示生理性刺激引起的血流速度改变，并可以对脑血管的调控机制，如大脑皮质活动引起的 CO_2 自动调节及由此激发的血流改变进行分析。

微栓子监测技术因多通道多深度的应用而得到不断发展，根据微栓子相对强度增强和单方向特点而设计的微栓子自动监测软件使微栓子自动识别在多数情况下成为可能，而新的微栓子自动监测软件正在进一步开发和验证中，包括应用双频探头能区分气体或固体栓子的软件。

微型化使得 TCD 仪更便于携带。未来用电池供能的检测单位可以像神经血管听诊器那样，对血管及血流特征进行快速诊断。TCD 于 1982 年首次描述，是一种非侵入性超声（US）的研究，涉及使用一个低频（≤2MHz）的换能器探头通过相对薄的骨窗口受超声波基底脑动脉。TCD 允许脑血流速度（CBF-V）和血管搏动具有高时间分辨率的延长时间段的动态监测。它是相对便宜的、可重复的、便携的，比其他成像方法更具方便性。允许CBF-V 的，这是在重症监护设置特别有用的连续床边监测。该技术高度取决于运营商，其可以显著限制其效用。它也有一个很长的学习曲线，以获得必要的能力脑血管解剖立体的认识。此外，10% ~ 20% 患者没有足够的颞部隔声窗。

成人和儿童 TCD 的应用包括血管痉挛的镰状细胞病、蛛网膜下隙出血（SAH）、内和外动脉狭窄和闭塞、脑干死亡、头部损伤、从右到左心脏分流升高的颅内压（ICP）、受损的血管舒缩功能和脑微栓塞。TCD 也被广泛地用于研究脑压力自动调节。结合波形形态，指数是来自于流速读数，如斯林的搏动指数（PI）和 Lindegaard 比（LR）允许鉴定增加脑血管阻力、血管痉挛和高动力流动状态，其特征为上述临床病症。

3. 基本原则 TCD 技术依赖于多普勒效应，后者是指超声探头产生一个波长为 f0 的波，经过反射回到探头接收到的波为 fe，发出和接收频率不同或者称为多普勒位移 fd，可以通过公式计算得到。脉冲多普勒是指超声探头发出和接收反映超声脉冲的声波。通过使用脉冲波多普勒，TCD 可以在不同深度对颅内血管的不同部位进行检测。频率是指每秒钟声波振动的循环数。高频超声波使更表层的血管显像，而低频超声波显像更深的血管。

取样容积大小是指产生超声波信号区域的宽度，通常使用毫米（mm）进行测量。例如 2mm 取样容积对比 6mm 取样容积会提供更精细的局部信号。超声波强度或能量通常是指超声波显像组织发射出的能量。这一能量通常被组织所吸收而大部分转化为热量。美国食品药物监督管理局（FDA）对超声仪器可以产生的能量总量进行了规定以保证患者的安全（ALARA 原则，即 As Low As Reasonably Achievable）。通过对眼睛或者下颌进行超声检查，必须使用低能量探头因为这些区域被没有骨骼覆盖，因此暴露量会更多。超声波通过组织后出现强度或能量的减少称为衰减，在肌肉和骨骼中会更多，而在液体充满的血管中会较低。基于衰减的理论，在较深血管中，反射波的能量会更低。

4. 声窗 声窗是指允许超声波穿透的足够薄的那部分颅骨区域。通常情况下常用的三个声窗：经颞、经眼眶和经枕骨大孔。约 10% 的人类没有足够的声窗。经颞窗可以显示大脑前、大脑中和大脑后动脉；经眼眶窗可以用于显示眼动脉和颈内动脉海绵窦部；而经枕骨大孔窗可以显示椎动脉和基底动脉。

三、 经颅多普勒超声的解读

TCD 进行颅内血流动力学评估是一项快速完成、无创而且相对 CT、数字键相血管造影和磁共振更为便宜的方法。包括波形形态、搏动指数、血流方向和湍流等参数可以让负责医师根据包括狭窄、痉挛、颅内血管阻力、颅脑血管自调节、近/远端血管阻塞以及微血栓形成在内的不同临床血管特异性表现进行表述。

1. 波形特征 TCD 可同时记录收缩期和舒张期波形，收缩期波形以上升波峰产生为特征，而舒张期波形表现为波快速下降支。波形的形态可以提供非常有用的信息，对于颅内血流来说，正常的收缩期升支是一条快速上升至波峰的曲线。当观察一条血管时，如果上升支缓慢且圆钝，说明出现近段梗阻或局部狭窄；如果进行多部位观察时出现时，可能出现心脏功能不全导致全身低流量。Hassler 等描述了颅内高压时 TCD 波形特征。当舒张期压力上升达到颅内压时，舒张末期血流下降形成波形的三个不同阶段：开始下降，而后中断，最后形成反向血流。这一反向血流现象在心肺复苏过程中出现的严重颅高压也能见到，此时舒张期压力高于 ICP，也被称为"舒张期血流闭塞"。

2. 搏动指数 多普勒超声对于评估血管绝对搏动有较多限制，搏动血流速度的波幅依赖于声波成像的角度。Gosling 和 King 等提出了角度非依赖指数，也即是 Gosling 搏动指数（PI），定义为收缩期峰值和舒张期谷值血流速度之差除以时均流速 [（FVsys-Fvdia）/ FV]。一些早期研究将 PI 与远端颅内血管阻力（CVR）相联系，指数升高则提示阻力升高，反之亦然。但一些试验和研究机构也发现 PI 与 CVR 的联系不仅脆弱，而且还会有相反的关系存在，因此高度暗示 PI 不是一项评估下游血管阻力的单纯指标。Czosnyka 等研究了动物模型，其中在不同生理状态下采用对比方法获得了 CVR 的数据，如通过提高动脉二氧化碳张力，或者给自调节功能存在的动物降低颅脑灌注压力（CPP）。微血管阻力数值通过 CPP 除以激光多普勒皮层通量获得。在高二氧化碳负荷试验过程中，他们发现了皮层阻力和多普勒血流搏动之间关联是显著且是正相关的。相对比的是所有分组当中颅脑灌注压力都明显下降，提示了 PI 和颅内血管阻力的负性相关特性。因此他们得出了结论，PU 不能被简单解读为 CVR 指标。当 CPP 下降时，CVR 下降后出现了搏动性提高，与颅内大血管的阻力和顺应性联合改变的结果类似。当颅内自调节性储备下降时，CPP 下降会导致 PI 值升高，而当 CPP 稳定时，PI 可能可以反映 CVR 变化。

最近 de Riva 等提出了 PI 作为不同血流动力学因素的功能复合体，并回顾性对比了两组不同生理条件下 PI 升高情况下对 PI-CVR 的关系进行了探讨。第一组是颅内高压，表现为 ICP 平台波形（提示出现血管舒张瀑布效应）；第二组则接受了中等高二氧化碳负荷试验的患者，此部分患者 CVR 升高。De Riva 等在应用数学公式，对比了这两组患者后，提出了 PI 可以作为脑血管阻抗功能的代表。模型分析提示，PI 决定于 CPP 绝对值、动脉血压搏动性、CVR 和脑动脉血管床顺应性和心率等因素交互影响。

3. 颅内压力的评估　对于神经重症亚学科来说，亟须一项准确、精细而且无创的测量和监测 ICP/CPP 的方法。TCD 可以获得 FVs 和 PI 可以作为颇具潜力的候选者。Bellner 等报道了一个队列研究了 81 例成人严重颅脑外伤（TBI）和蛛网膜下隙出血（SAH）患者，发现了 PI 尽管存在上述的不足，TCD 的血流速度和 PI 仍可以继续作为颅内顺应性下降或潜在颅脑灌注不足患者的一项无创监测手段。将来随着 TCD 技术的进步和经颅彩色双显像技术的使用，其诊断能力还能得到更好地提升。在一些临床机构和生理学试验当中，连续监测和波形、数据的正确解读变得尤为重要。Bouzat 等研究发现 FV/PI 监测对于轻重度 TBI 患者继发神经系统功能恶化的预测价值很高。利用受试者工作特性分析技术，他们发现舒张期颅内血流速度的最佳阈值在 25cm/s（敏感性 92%，特异性 76%，ROC 曲线 0.93），而 PI 的最佳阈值是 1.25（敏感性 90%，特异性 91%，ROC 曲线 0.95）。可以描述开颅减压术后患者颅内血流和血流速度、氧饱和度和代谢改变。可利用 TCD 的相关参数监测开路术后患者的病情，研究发现开颅减压术后 ICP 的变化和 FV 速度的增加与 PI 的下降有明确关系。如前提及，我们还是需要考虑个体患者其临床和生理学特性，在这种情况下 TCD 的测量数据更敏感、更可信也更实用。

PI 与 ICP 具有较强的相关性（$r^2 = 0.938$，$P < 0001$），对于发现颅内压 >20mmHg，敏感性和特异性分别达到了 0.89 和 0.92。研究令人振奋之处在于，以往研究并没有发现任何基于 PI 的参数可以像有创 ICP 监测一样可以证实其与 ICP 具有较好的相关性，可预测置信区间很大，而且让大部分研究人员放弃了将单纯以 PI 为基础的相关指数计算 ICP 公式的一系列尝试。Zweifel 等前瞻性研究分析了严重 TBI 患者所获取的 TCD 数据发现，如果 PI≤1，则 CPP <60mmHg 的可能性大概为 15%，而当 PI≤0.8，CPP <60mmHg 的可能性大概为 10%。另外一方面，当 PI≥2.2，CPP <60mmHg 的可能性大概为 50%；而当 PI≥3，这一可能性达到 80%。

4. 湍流　正常血管中的层流血流，走行方向平滑且平行于血管内壁和外壁，越靠近血管外壁其流速与血管中心的流速下降得越多。当处于高流量状态或血管狭窄后，会打破这一固定的平层血流，从而形成湍流。TCD 能够发现湍流，记录的特征：出现在基线附近的杂乱无章的高亮信号，而且可听到类似"音乐杂音"。在 MCA 记录当中，最多会出现 55%～75% 的概率能看到中度狭窄血管的 TCD 湍流信号。

5. 微血栓的监测　TCD 可以监测包括气体或实体的小血栓通过血管，因为她们会通过实时检测的区域。在预测微血栓后出现血栓相关脑卒中风险方面，已有大量研究微血栓信号（MESs）的存在和频率的试验。研究情况包括：颈动脉狭窄、颅内血管狭窄、主动脉弓斑块、卵圆孔未闭、人工心脏瓣膜、心肌梗死、瓣膜狭窄和心房颤动。1998 年，微血栓监测国际共识组发表了 TCD 监测微血栓指南，提出了标准化监测的参数、临床使用和局限性。MESs 监测通过将患者脑卒中风险的升高与有症状的颈动脉狭窄、急性脑卒中以及颈动脉内膜剥脱术后相联系。MESs 除了监测实体血栓外，还可以通过注射生理盐水的方法检测。MESs 还可以监测右向左的心脏分流。虽然我们还需要基于 MESs 监测手段对准确预测脑卒中风险更多证据，MESs 监测阳性存在和频率对于临床医师来讲仍不失为一种有用的预估卒中风险和抗血栓治疗效果反馈的方法。

四、 经眼球超声

超声测量视神经鞘宽度（optic nerve shealth diameter，ONSD）

1. 定义和原理视神经是中枢神经系统的一部分，包绕在视神经周围的视神经蛛网膜下隙与颅内压力的变化一致。

（1）目的：测量视神经鞘（ONSD）宽度的目的是提供安全、有效、准确和可重复的床旁有效评估颅内压（ICP）的方法。

（2）原理：视神经是中枢神经系统的一部分，包绕在硬脑膜鞘中，其中是含有脑脊液的蛛网膜下隙。视神经的前部分，与硬脑膜鞘较为松散地连接，而仅被眶周脂肪包绕，导致这一部分具有较好的延展性。由于与大脑有直接紧密交通，视神经周围的眶内蛛网膜下隙与颅内经受同一个压力。当 ICP 升高时，这一部分会膨胀。

（3）适应证：外伤性颅脑损伤、特发性颅内压升高、蛛网膜下隙出血和肝移植患者评估等；无明确禁忌证；未出现明确并发症。

（4）临床应用

1）肝移植：儿童肝衰竭患者 ICP 升高与患者不良预后密切相关，可以通过超声测量 ONSD 直径获得无创的 ICP 监测方法，避免后者因有创监测带来的劣势。虽然通过单一检查并不能推测正确的颅内压力水平，但 ONSD 的趋势可以反映肝性脑病患者 ICP 的变化。在肝移植术中再灌注 5 分钟后测量 ONSD 的值明显高于其他时间点的测量值。无肝期和再灌注后 5 分钟 ONSD 的变化值证实其与无肝期和再灌注 5 分钟后的 $PaCO_2$ 变化有一致性。再灌注后 ONSD 明显增大。

2）自发性脑出血：颅内出血患者视神经超声技术具有无创的特性，可以可靠地估计此类患者颅内压力的升高。ONSD 测量具有相当好的可重复性。ONSD 的变化与脑脊液压力变化趋势具有同步性。一般认为，ONSD 预测 ICP 升高（>20mmHg）的最佳临界值是 5.2mm，敏感性达到 93.1%（95% CI 77.2%～99%），特异性达到 73.85%（95% CI 61.5%～84%）。

3）颅脑外伤：ONSD 测量值与 ICP 升高明确相关（$r=0.68$，$P=0.002$）。对于这一类患者，ONSD 的最佳临界值是 5.7mm（敏感性 74.1%，特异性 100%）。ONSD 测量值与无创和有创 ICP 监测结果均有明显相关性，而且颅脑外伤患者的头颅 CT 断层扫描检查结果也具有相关性。宽而粗的 ONSD 是高 ICP 的预测指标（ROC 曲线下面积 0.96）。在较早的创伤后时期，视神经超声可以用于对严重创伤性脑损伤（TBI）患者预测是否存在颅内高压。

4）特发性颅压升高：视神经鞘直径的超声评估和视盘肿胀，可以成为特发性压升高研究的结果性测量，作为视盘水肿的标记物。Bauerle 等证实，特发性颅内压升高的患者ONSD 的测量值较对照组明显升高。而且当完成腰椎穿刺引流后，原发性颅内高压（IIH）患者 ONSD 直径显著降低，提示当脑脊液清除以及脑脊液压力迅速下降后，这种疾病患者脑脊液压力会明显下降。

2. 技术细节

（1）患者体位：如果重症患者已被证实或怀疑 ICP 升高，通常处于平卧位，可能会床头抬高 20°~30°，或称为 Trendenberg 体位。此体位可以用于视神经鞘宽度（ONSD）测量。虽有研究证实 ONSD 在健康人当中不随体位改变而变化，但大多数研究推荐 20°~30°体位。

（2）探头选择：要完成监测，需要一个高频线性探头；频率范围：大约在 7.5MHz。一般情况下，此探头用于血管和肌肉骨骼超声监测。

（3）操作步骤：

1）将一层较厚的超声凝胶涂于患者关闭的上眼睑表面。一些研究也证实，使用阻挡层如贴敷透明辅料（如 Tegaderm）或者涂以眼垫，可以当患者更觉舒适。

2）将探头轻柔地放置在眼睑上，一定保证不能施加任何压力，或称为"施加 0 压力"。

3）探头置于两个平面，水平轴或横截面轴，并转动 90°沿视轴线放置；在每个平面上，探头调整方向是从额端向鼻端移动，以寻找最佳超声平面，最佳的位置可充分展示视神经进入眼球。

4）在测量前，视神经应尽可能位于整个画面的中心。

5）一般情况下，ONSD 需在视网膜筛板（或巩膜）下 3mm 进行测量，测量视神经鞘内壁之间水平距离。

6）每只眼球 2 个平面各测量两次，取其平均值记录。

（4）临界值（表 6-1-1）

表 6-1-1　不同研究 ONSD 的临界值

临界值	研究者	年份
5.0mm	Blaivas, et al	2003
5.0mm	Kimberly, et al	2008
5.2mm	Moretti, et al	2009
5.7mm	Soltatos, et al	2008
5.86mm	Geeraerts, et al	2008
5.9mm	Geerearts, et al	2007
6.0mm（MRI）	Watanabe, et al	2008

（5）图像显示测量光标正确位置的不确定性通常是由于

1）视神经鞘的每一层可以分别显示，而眼球存在一定范围内运动；

2）硬脑膜层和眶周脂肪的边缘伪像易被夸大。

ONSD 测量与 ICP 有创、无创监测方法所获得的数据保持高度一致，而且与颅脑水肿患者头颅 CT 表现也有异质性。视神经超声可以作为无法行有创的 ICP 监测，或者存在禁忌证等时应用，是一项提醒临床医师患者存在 ICP 升高的附加诊断性有力工具。

五、 特殊情况下的检查

（一）颅脑中线检查

本项检查可使用多普勒技术，通常称之为经颅超声，或称为经颅 B 超。主要用于 2 岁以内囟门未闭的小儿，通过囟门作为"声窗"进行扫查。对于这部分患者，由于有生理解剖声窗，而超声波受骨性结构影响较小。

1. 对应超声平面常采用冠状位进行测量，也可根据实际情况调整角度，以显示清晰的动态二维图像为目标。

颅脑成人第三脑室宽 （2.3 ± 0.6）mm。

2. 适用人群颅内出血：新生儿脑内出血、硬膜下出血、蛛网膜下隙出血等症状患者，2 岁以内囟门未闭。

3. **实际应用**　经颅即时超声用于青少年和某些脑脓肿、颅内占位病变的诊断和介入性治疗，可能有一定的应用价值。

（1）缺血缺氧性脑病：因围生期缺氧所致的颅脑损伤，是新生儿死亡和婴幼儿神经系统功能障碍的主要原因。

（2）颅内出血：超声可参与诊断，如脑室内出血、蛛网膜下隙出血、脑实质出血和大范围的硬膜下血肿。

4. **检查前准备**　无须特殊准备，只要患儿处于相比较安静的状态即可，一般不用服镇静剂。不同疾病在不同的时间检查，有不同的针对性。

（1）颅内出血：绝大多数发生于生后 3 天至 1 周检查，可检查出 90% ~95% 以上的颅内出血患儿。对严重且不稳定的颅内出血，应酌情及时复查，直至稳定。1 ~2 个月复查可了解出血最终吸收情况。

（2）缺血缺氧性脑损伤：有新生儿缺氧史的，如胎儿宫内窘迫、产后窒息的或有脑损伤相关临床表现者应在 24 小时内行超声检查。根据严重程度，72 小时内可每天复查，7 ~10 天观察脑水肿是否完全恢复，3 ~4 周复查可了解脑内是否存在遗留病变。

5. **颅脑超声检查过程**

（1）经骨窗硬膜外脑内占位病变的超声探测，超声引导下穿刺活检术。

（2）超声监视下脑脓肿穿刺抽吸术、脑积水脑室留置导管和减压术。

（3）脑肿瘤超声引导下置入放射性铱进行内照射治疗。

运用高频凸阵小型超声探头早产儿颅脑进行检查，用彩色多普勒超声对大脑中动脉平均流速（MCA）、最大血流速度（PS）及阻力指数（RI）进行测定。

（二）经颅彩色双功能超声（transcranial color-coded duplex sonography，TCCS，TCCD）

在传统的 TCD 基础上增加了二维灰阶实时和彩色多普勒显像，能够观察脑实质解剖结构和以色彩显示的血管部位、形态、走行和血流方向，同时探测其多普勒频谱信号。在这方面，TCCS 较 TCD 有一定的、独特的优势。目前，国内神经内科医师已经普遍重视并开展 TCD 在临床的应用，但是神经内科医师对 TCCS 的应用远不如 TCD 广泛。

1. TCCS 操作流程使用低频扇形探头 [（2.0~3.5）MHz]，通过颞窗、枕窗、眼窗和下颌窗探测。

（1）颞窗：常采用轴位中脑层面（axial mesencephalic plane）和轴位脑室层面（axial-ventricualr plane）。探头置于颞骨耳前区域，先以 B 超寻找适宜的声窗，在轴位中脑层面显示典型的蝶状低回声中脑，前方是以彩色多普勒血流显像（CDFI）显示的 Willis 环及脑底主要动脉。可见 MCA – M1 段、M2 段和 PCA – P1 段（血流朝向探头方向，为红色），ACA – A1 段和 PCA – P2 段（血流背离探头方向，为蓝色），以及 ICA 终末段（C1）和部分虹吸段，75% 可见后交通动脉（PcoA）。此外可见脑静脉和静脉窦，如大脑中深静脉在 MCA 后上方，基底静脉中段在 PCA – P2 段上方，大脑大静脉在松果体后方，直窦和横窦。将脉冲多普勒取样容积置于相应的血管测定血流速度。在 MCA、ACA、PCA 血管起始处血管走行与超声束角度小，而稍远处因血管弯曲与超声束角度较大。轴位脑室层面可见低回声第三脑室环绕以高回声边缘，高回声松果体、三角区的脉络丛、M2 和 M3、ACA – A2、四叠体部 PCA。除显示脑血管外，还可以探测 MCA 区梗死的占位效应（中线移位）、脑出血血肿及其占位效应。

（2）枕窗：探头横置于枕骨粗隆下，超声束对着眉间鼻根处。枕骨大孔显示低回声区，环以枕骨形成的高回声线。椎动脉和基底动脉完全显示时形成典型的"Y"状（完全显示率约 80%）。探测 VA 血流速度。追踪基底动脉（BA）至所能探查到的最远端（一般为 BA 中段）并探测血流速度。探头向两侧调整角度可见 V3 段。注意追踪动脉全程和角度矫正（较小的角度通常可以用旋转和倾斜探头来调整）。

2. 临床应用超声能穿通颅骨而仍不能探测到血流频谱的技术性原因有检测功率太低、增益不当、滤波不当、取样容积放置不当、多普勒信号太弱（信号强度低于仪器接收阈值）、超声角度不当、血管弯曲、错认血管位置。病理性原因有血管闭塞、低血流状态（充血性心力衰竭、颈动脉闭塞等）。降低 TCCS 与操作者有关操作失败的关键在于对图像伪差的识别和分析全部的多普勒频谱，也就是要分析整体的多普勒频谱群。

根据国外学者的研究，在白种人（颞窗优于黑种人和亚洲人）TCCS 可以作出结论性诊断的比率：ACA、MCA、PCA 为 80%~84%，BA 为 92%，颅内 VA 为 96%~98%。颞窗不佳的脑缺血者中，使用超声造影剂（UCAs）有 66%~77% 可以作出结论性诊断。TCCS（包括使用 UCAs 在内），可以对超过 90% 患者颅内动脉作出诊断性评价。

（1）颅内动脉狭窄和闭塞：CDFI 显示狭窄处彩色血流显像呈异常色彩，即有"混叠现象"；彩色血流束变细，典型者呈"束腰征"；频谱多普勒显示狭窄处血流速度异常增快，频谱紊乱（湍流、频窗充填等），狭窄前后血流速度减低（色彩异常部位收缩期最大流速大于正常值两个标准差以上；色彩异常中心部位收缩峰流速高于狭窄前后部位 30cm/s 以上）。狭窄较轻者彩色血流无明显改变。狭窄严重或狭窄节段较长者，彩色血流束连续性欠佳，甚至中断，血流速度也可不增快或者明显减低。Baumgartner 等与 DSA 对照，制定了颅内动脉狭窄≥50%和<50%的诊断标准，分别为：收缩峰流速 ACA≥155cm/s，≥120cm/s；MCA≥220cm/s，≥155cm/s；PCA≥145cm/s，≥100cm/s；BA≥140cm/s，≥100cm/s；VA≥120cm/s，≥90cm/s。血管闭塞：在其他血管显影良好的条件下（至少同侧一条血管显影良好，以除外窗口原因），闭塞血管未见血流显示和测不到血流频谱。探查与闭塞有关的血流动力学异常有助于诊断血管闭塞。M1闭塞由于软脑膜侧支开放同侧 ACA 流速增快。颅内 ICA、VA 和 BA 闭塞导致闭塞近端的脑动脉流速下降、阻力增高，但是当 BA 闭塞时，经小脑动脉侧支血流充分时也可以不出现上述变化。闭塞的远端可以建立侧支循环，如 ICA 闭塞时的眼动脉、AcoA 和 PcoA；BA 闭塞时的 PcoA；颅内椎动脉在发出小脑后下动脉之前闭塞时远端 VA。很多情况下闭塞的颅内动脉可以再通，经超声检测到再通可以证实此前作出的闭塞诊断。

（2）判断 Willis 环交通血流：判断 AcoA 开放标准：①颈动脉病变同侧 ACA 血流反向；②如果没有探测到 ACA，压迫对侧 CCA 同侧 MCA 流速下降。判断 AcoA 开放的准确性，敏感性98%，特异性100%，PPV100%，NPV98%。判断 PcoA 开放标准：①探测到 PcoA 的侧支血流；②P1 段的收缩峰流速升高（高于正常人均值＋2倍标准差）。判断 PcoA 开放的准确性较 AcoA 稍差，敏感性84%，特异性94%，PPV 94%，NPV 84%。超声造影剂可以增加 AcoA 和 PcoA 的探测阳性率，可以避免压颈试验。

（3）急性卒中：血管再通；MCA 区大面积脑梗死的占位效应。脑出血急性期为均质高回声区（敏感性94%，特异性95%）。

（4）动静脉畸形（AVM）：多切面显示不同大小不规则团块状或粗网状异常五彩血流影像，有的可见到粗大的供血动脉或引流静脉影；异常团块影内不同部位可测及不同方向增宽的动脉频谱、静脉频谱或动静脉重叠的频谱；部分伴有强弱不等的机器房样杂音；供血动脉流速上升（收缩峰流速，尤其是舒张末流速）、阻力下降。但是 TCCS 不能作为 AVM 的首选诊断方法。

（5）动静脉瘘：颈内动脉海绵窦瘘（CCSF）多切面在前床突后下方见大小不同斑片状五彩异常血流影，边界清楚，无明显粗大的引流静脉和供血动脉，压迫颈总动脉后该处血流影减少、消失。取样容积置于 CCSF 上时，可测及高振幅完全充填的杂乱湍流频谱，多伴与心率同步的吹风样杂音；患侧 ICA 瘘口近端阻力降低，远端分支如 ACA、MCA、眼动脉流速明显下降，阻力降低，而健侧（MCA、ACA）和椎基底动脉血流速度代偿性升高；患侧眼上静脉内径增宽，血流方向逆转（或双向），呈动脉样频谱，低速低阻血流。

（6）颅内脑动脉瘤：多切面可见到不同大小球形或椭圆形的彩色血流影，边缘清晰、整齐，较大者表现为红蓝并存的异常彩色信号；与一正常动脉相连；异常彩色区可测及向上或向下的动脉频谱。敏感性40%～78%，特异性90%～91%。使用超声造影剂后敏感性55%，特异性83%。对于<6mm 的动脉瘤敏感性较≥6mm 的动脉瘤低。TCCS 不能作为动脉瘤的筛查方法。

（7）其他：烟雾病、脑静脉和静脉窦血栓形成、3D-TCCS 等。

（8）与颅外血管双功能超声联合应用评价血管全程：TCD 检测颈部和颅内的脑血流，TCCS 既可以探测颅内血流信号又可以显示血管，颈部血管彩超显示颈部血管的血流信号和血管解剖结构。联合应用可以综合分析血管狭窄或闭塞的直接或间接改变（病变血管、近端和远端）、血流信号和解剖结构，帮助临床更为全面的评价颅内外脑血管的情况。对于颈动脉病变：颈部彩超可以探查颈部 ICA 的解剖结构，如管壁、管腔、内中膜厚度、斑块、血栓形成、夹层；评价斑块性质；发现尚未引起血流动力学改变的 <50% 狭窄；鉴别亚闭塞和闭塞。TCD 和 TCCS 探查颈动脉狭窄时颅内侧支循环开放情况，尤其是当由于解剖走行扭曲、斑块钙化严重影响彩超对狭窄程度的判定时，可以帮助判断狭窄程度。对于椎动脉病变：单纯 TCD 对 V1 段探测难度较大，不能探查 V2 段，联合应用可以探查椎动脉的全程。TCCS 尤其对于探查 V4 段具有优势，可以直观地区分左右侧 V4 段、汇合处、BA 起始段。椎动脉的狭窄处血流速度可以增快，也可以降低。狭窄近端呈低速高阻血流，远端血流可以低速低阻，也可由于侧支循环充分远端血流无明显异常。椎动脉低发育时管径细和细小血流信号。因此，椎动脉血流增快可能是狭窄改变，也可能是其他血管闭塞后引起的代偿性血流增加。椎动脉血流减慢可能使血管闭塞的结果，也可能是生理正常变异。

3. TCCS 优点和局限性

（1）TCCS 优点

1）能够看见解剖标志和血管的空间关系，用于识别 Willis 环的动脉，提高对检查准确性的信心（不必用压迫法确定血管）。

2）可以调节取样位置，根据血管与超声束夹角矫正血流速度，从而使血流速度更趋于"真实"（通常较 TCD 高 10% ~ 20%）。

3）可以追踪走行迂曲的动脉，识别动脉分支，如椎动脉末端（左右侧）和基底动脉起始部、MCA - M2 段。

4）使用彩色血流显像，能够探查血流紊乱的区域。可以确定第 3 脑室、脑出血、动脉瘤、AVM 的位置。

5）使用能量多普勒、超声造影剂（UCAs）或三维重建，能够评价 Willis 环所有节段。

6）与颅外双功能超声联合评价血管的全程。

（2）TCCS 局限性

1）由于颞骨使声波衰减，当不使用超声造影剂时，TCCS 较传统 non- imaging TCD 探查成功率低。

2）为确保检查的完整性和准确性，即使在彩色血流成像上 Willis 环不能显示或显示很差时，操作者必须要完成某一单深度（运用其颅内解剖的知识推测可能包含动脉血流信号的深度）的频谱分析。尤其是在血管迂曲时。

3）使用 TCCS 对颅内动脉探查和分级的诊断标准较少。

4）尽管可用于评价颅内静脉、血栓形成、动静脉畸形，但是尚不清楚在这些方面的可靠性和临床价值。TCCS 不能用于脑动脉瘤的筛查。

5）设备较 TCD 仪昂贵，不易携带。

6）没有可固定的监测探头。

因此，应该客观地评价 TCCS 与 TCD 相比的优势和局限性。

（陈　焕　柴文昭）

第二节 颅脑超声基本平面及超声征象

颅脑超声在重症患者的应用主要集中于解剖结构形态评估、颅内压力评估、颅内颅外血管评估及颅脑灌注评价几方面。在解剖结构形态评估上通过颅脑超声可以无创、床旁、动态连续地了解中线结构是否存在移位，局灶性脑损伤的情况和定位，探测肿瘤、血肿位置和大小，侧脑室大小以及颅内压监测探头的位置等。颅内压力的评估也可以通过超声检测中线结构是否移位以及视神经鞘直径测量间接反应，经颅多普勒则主要应用于血管病变和脑灌注的评估，本章节将主要介绍上述重症颅脑超声的基本平面及超声征象。

一、超声检查颅脑解剖结构评估的基本平面及超声征象

1. 超声技术参数 彩色双功能超声系统，应用低频探头〔（2.0~2.5）MHz〕以穿透颅骨，当颅骨去骨瓣减压后，可选用腹部凸阵探头频率4MHz进行检查。焦点区域轴向分辨率受限于超声波脉冲传输长度可达到0.7mm，横向分辨率根据超声波宽度在2.4~3.8mm，图像穿透检测深度一般设定为16cm，动态范围在45~50dB，图像和时间增益补偿根据个体化需求调节。超声图像的组织亮度和不同组织结构的超声回声受颞窗质量以及操作者对系统参数设置的影响。超声颅脑解剖结构的评估仅是半定量，相对于周围脑组织结构可评价为高回声、低回声和等回声。

2. 测量方法及超声征象 患者取仰卧位，（2~2.5）MHz探头置于颧弓上方眼眶外缘与耳翼之间的颞窗，或者4MHz探头置于去骨瓣处，注意轻压，避免探头压力导致颅内压增高。由于超声波近场分辨率较低，因此在非去骨瓣患者进行同侧颞窗检查仅能较好地显示脑干结构，如果检测还有其他目的时，需同时进行对侧的检查。首先进行横轴超声检查，探头置于眶耳线（眼外眦至外耳道中点的连线），可在图像中间观察到蝴蝶形低回声的中脑脑干成像。中脑脑干成像是超声颅脑解剖形态的定位结构，细胞数目增加、组织边界钙化、金属沉积等可能会增加图像组织亮度。在低回声的中脑脑干周围围绕的是高回声基底池、高回声的顶盖导水管在此处非常容易识别。高回声的中线代表脑干中缝，在均质低回声脑干脚基底部，围绕着高回声的红核。脑黑质可表现为等回声信号，一般情况下与邻近脑实质组织回声相同。将探头角度向间脑和脑室倾斜，可以显示三脑室和侧脑室正面，其有明显的超声波遇到室管膜正交平面形成的高回声线边界，又称双轨征。基底神经节和白质都显示低回声征象，很难鉴别（图6-2-1）。

二、超声视神经鞘测量的基本平面及超声征象

1. 超声技术参数 目前通常应用（7.5~10）MHz探头。

2. 测量方法及超声征象 患者取仰卧位，超声探头置于眼睑中部，在眼球后方可看见一个弯曲的低回声管状结构，周围是高回声的脂肪。发现视神经常常需要一定技巧。测量前，识别曲线的视神经是必需的。有时候一些后方的伪影（通常是直的）常常会混淆视神经。发现视神经后，使晶状体后囊和视神经暗区位于声像图中央，使用超声波系统的生物测量尺测量眼球壁后3mm处视神经鞘直径（图6-2-2）。横向扫描测量方法：探头置于

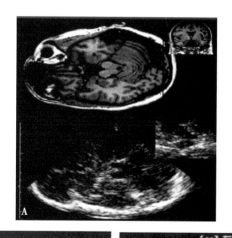

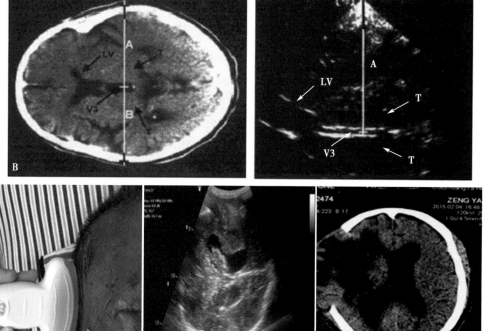

图 6-2-1　超声对颅脑结构的评估

图 A：2MHz 频率探头经颞窗检测，图像中间可观察到蝴蝶形低回声的中脑脑干成像；图 B 经左颞窗进行超声中线移位检查：LV 侧脑室；V3 第三脑室；T 丘脑；A 代表超声探头即左侧颅骨到第三脑室中间的距离；B 为右侧的距离（超声图像未显示）；中线移位（MLS）可以通过 A 与 B 距离的差值计算，MLS =（A－B）/2；图 C：颅脑外伤患者，右侧去骨瓣减压术后，4MHz 凸阵探头经去骨瓣处检查，见扩大的侧脑室及颅内血肿，并破入脑室

角膜缘颞侧，探头标志向上，患者稍向探头方向注视，向下轻压探头可获得视神经的横截面。测量眼球壁后 2～3mm 的视神经横截面的直径。正常人视神经直径平均为 2.6mm（2.2～3.0mm），一般视神经鞘直径 <5mm，>5mm 者提示患者颅内压 >20mmH$_2$O。

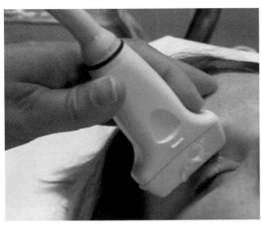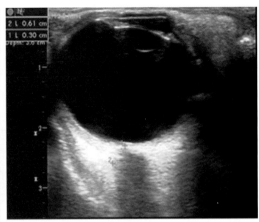

图 6-2-2　视神经鞘测量

三、经颅多普勒的基本平面及超声征象

（一）探头频率选择

颅内动脉探测用（1.6~2.0）MHz 的脉冲波多普勒探头，颅外段颈动脉探测采用（4.0~8.0）MHz 连续波多普勒探头。若选择 1.6MHz 或 2.0MHz 的脉冲波多普勒探头检查颅外段颈动脉时，应降低探头发射功率和检测深度，通常功率为 5%~10%，最初检测深度为 20~25mm。

（二）检测部位（窗口）

1. 颞窗　颧弓上方眼眶外缘与耳翼之间，分前、中、后三个声窗。前窗位于颧骨前突的后面，靠颧骨顶部；后窗位于耳翼前面，紧贴耳根部；中窗位于前窗与后窗之间。通常未成年人经前窗检测效果更好，而成年人特别是老年者由于耳屏前缘骨质最薄，声束穿透性最好，后窗检出率更高些，多普勒探头检测角度也最容易调整。经颞窗检测时，患者取仰卧位，通过双侧颞窗可分别检测大脑中动脉（middle cerebral artery，MCA）、大脑前动脉（即交通前段-A1 段，anteriorcerebral artery，ACA）、大脑后动脉（posterior cerebral artery，PCA）和颈内动脉末段（internal cerebral arteryterminal，TICA），并可通过压迫颈总动脉判断前交通动脉（anterior communicating artery，AcoA）和后交通动脉（posterior communicatingartery，PcoA）的发育情况（图 6-2-3）。

2. 眼窗　位于眼球的正上方，检查时要求受检者闭眼且眼球朝下转动，探头置于闭合的眼睑上，轻压眼球，探头方向朝正下方或略向内侧偏斜，声波发射功率降至 5%~10%，最多不超过 20%，否则易造成眼球损害，另外检测时间也不宜太长。通过眼窗可以检测眼动脉（ophthalmicartery，OA）、颈内动脉虹吸部（siphon carotid artery，SCA），在颞窗闭合血流探测失败或信号不好时可以经眼窗探测对侧的 ACA 和 MCA，颈内动脉虹吸部包括海绵窦段（C4 段）、膝段（C3 段）和床突上段（C2）（图 6-2-3）。

3. 枕窗　重症患者实施时采用侧卧位，将下颌抵向胸前，保持头颈部的前屈位置，探头置于枕骨粗隆下方，发际上 1cm 左右，枕骨大孔中央或旁枕骨大孔。通过枕窗检测双侧椎动脉（vertebral artery，VA）、小脑后下动脉（posterior inferior cerebel artery，PICA）

和基底动脉（basilar artery，BA）（图6-2-3）。

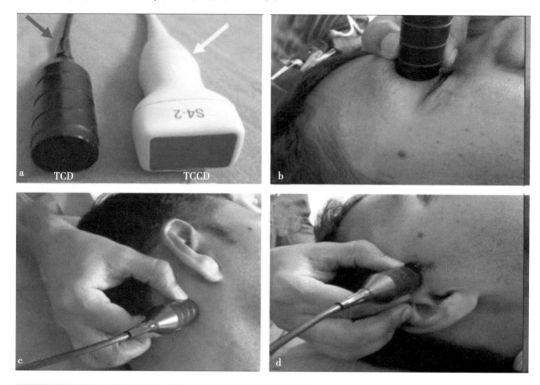

图6-2-3　经颅多普勒的基本平面
a. 经颅多普勒超声探头；b. TCD眼窗检查；c. TCD枕窗检查；d. TCD颞窗检查

（三）经颅多普勒超声的基本平面及征象

1. 颅外段颈动脉　患者取仰卧位，颈部伸展并将头转向检查侧的对侧，按患者颈部情况选择大小合适的中高频率线阵探头。探头频率越高，血管壁结构的分辨率就越好，但有时颈动脉分叉处位于颈部深处，需改用较低频率探头扫查。扫查路径经过胸锁乳突肌能最好地显示颈动脉，扫查程序如下：

（1）2D超声，从颈部最低处开始横截面扫查颈总动脉（common carotid artery，CCA），右侧通常可以显示头臂动脉远端以及颈总动脉和锁骨下动脉起始处。左侧颈总动脉起始处位于胸腔内，由于位置深超声无法显示。横截面扫查颈总动脉需检查全程直到分叉处，并继续检查到颈内动脉和颈外动脉无法显示为止，以利于判断动脉有无病变及病变位置（图6-2-4）。颈静脉通常位于颈总动脉前方，加压可压闭。但是需注意的是扫查颈动脉时不能过度加压，以免血管壁硬化斑块脱落形成栓子。

（2）2D超声获得CCA横截面图像后，保持CCA位于图像中央，然后旋转探头，CCA先呈椭圆形直至最终显示长轴切面。通常情况下，ICA位于ECA的后外侧或外侧，而且比较粗大。同时扫查ECA分支有助于辨别ECA，因为ICA在颌下水平没有分支。正常血管壁在长轴切面表现为双侧结构，尤其在使用高频探头时更加清晰，分别代表内中膜和外膜，CCA后壁显示最为清晰。超声测量内中膜正常厚度为0.5～0.9mm。灰阶超声图像聚焦区应该调至血管所在区域，保证血管壁达到最佳成像效果（图6-2-5）。

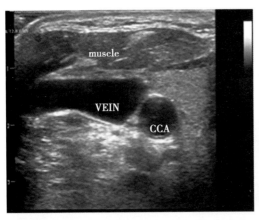
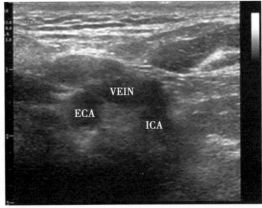

图 6-2-4　颈总动脉
从左至右：正常 CCA 和颈静脉，颈动脉分叉上方的 ICA 和 ECA

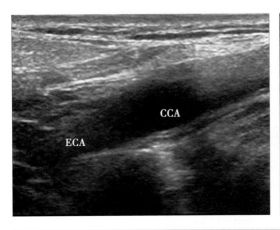
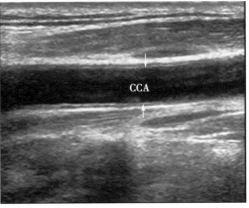

图 6-2-5　颈动脉分叉处
从左到右：颈动脉分叉处长轴切面；箭头指示为 CCA 内中膜

（3）应用 2D 超声定位 3 支血管并探查病变后，应使用彩色血流图像观察 CCA 近端至 ICA、ECA 的血流。彩色血流图像能提供病变的依据，如狭窄引起的流速改变、粥样硬化引起的充盈缺损和血管闭塞所致的血流信号缺失。

（4）将取样框放在颈部最低处 CCA 的近端，使用多普勒频谱观察进入颈动脉血流，并可测量 CCA、ICA、ECA 收缩期峰值流速（PSV）、舒张末期流速（EDV），并测量狭窄处最大流速对狭窄程度进行分级。收缩期峰值流速和舒张末期流速的测量部位应在 CCA 分叉水平下 1~2cm 处以及狭窄 ICA 内流速最高处。如果 ICA 没有狭窄，应在颈动脉球上方测量 PSV 和 EDV。这些速度测量值以及相应的比值可以用来判定分叉处狭窄的程度。波形形状还可以提示近端或远端病变，如 ICA 闭塞。如果没有严重病变，左右两侧 CCA 的频谱波形应具有对称性。多普勒频谱可以帮助确认 ICA 和 ECA，因为 ICA 波形（低阻力型）相对 ECA（高阻力型）搏动性较弱，并且具有较高的舒张期流速（图 6-2-6）。敲击耳上部前方 ECA 的分支颞动脉，能在舒张期引起 ECA 血流改变，而 ICA 几乎不受影响，有助于进一步鉴别 ECA

和 ICA。准确地鉴别 ICA 和 ECA 非常重要，因为颈动脉分叉处和 ICA 病变是引起颈动脉症状的可能原因，而非 ECA。如果使用探头默认的颈动脉条件无法探测到 ICA 或 ECA 内的血流，在诊断血管闭塞前需排除因重度狭窄或不全闭塞所致的低速血流。通过降低脉冲重复频率及高通滤波器设置可以探查到低速血流，但探查到低速血流时，应分析发生原因。例如 ICA 闭塞可致 CCA 内出现低速血流或因 ICA 起始部重度狭窄所致 ICA 内低速血流。

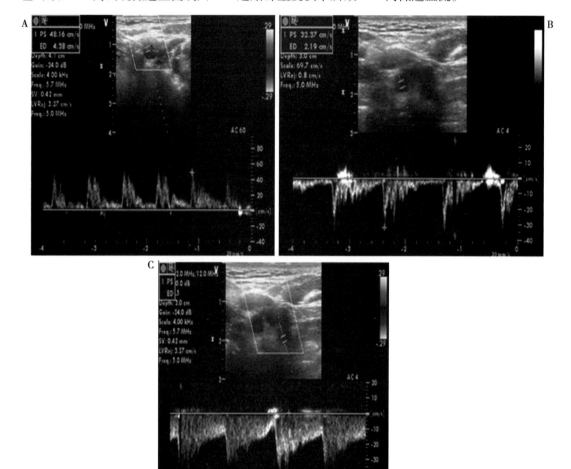

图 6-2-6　颈动脉血流频谱

图 A：颈总动脉血流频谱，图 B：颈外动脉血流频谱，图 C：颈内动脉血流频谱

（5）应用 2D 超声或彩色血流定位椎动脉。患者头部向一侧略偏转，首先显示 CCA 中段的长轴切面，然后缓慢向矢状面转动探头，逐渐可以看见强回声的脊椎突，椎动脉、静脉即走行于颈椎横突孔内，椎动静脉管壁可以通过 2D 超声探查到，彩色血流有助于显示血管，然后使用多普勒频谱探查椎动脉血流的方向和其他参数。

（6）完成一侧血管检查后，将患者头转向另一侧，使用同样的方法完成对侧检查。需要谨记，双侧颈动脉和椎动脉可能通过数个侧支路径相连通。当某一条颅外血管发生严重病变时如果该血管同时供应侧支循环，则可能通过侧支路径影响另一条颅外血管。

2. 颅内动脉 通过颞窗、枕窗和眼窗分别检测双侧大脑半球动脉、椎-基底动脉及眼动脉和颈内动脉虹吸部各段血流信号。不同血管需采用不同检测声窗、不同取样深度，根据需要调整探头以清晰显示所检测血管。

（1）大脑中动脉（MCA）：通常经颞窗检测，患者取仰卧位，以2MHz探头进行检测，手持探头水平置于颞窗，方向基本平直指向对侧，在前颞窗或后颞窗进行检测时探头方向可分别略向下或向上倾斜。稍加压力于探头，取样容积深度为45～65mm，在此深度范围内检测到朝向探头，正向频谱的血流即是MCA。检测到MCA后压迫同侧CCA，血流速度明显减慢，解除压迫后血流速度恢复正常，或超过压迫之前的血流速度（图6-2-7）。在颞窗条件不良时，可选择经对侧眼窗，深度70mm以上进行检查，收缩期血流方向背离探头的血流即是MCA。

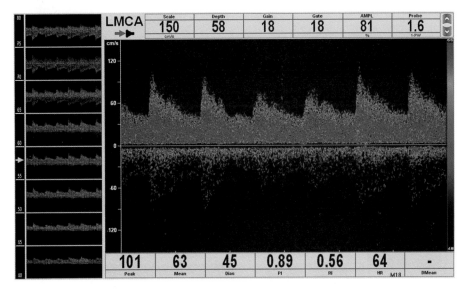

图6-2-7 MCA压颈试验后的正常反应

MCA压颈试验后的正常反应（压迫同侧CCA，血流速度明显减慢，解除压迫后血流速度恢复正常）

（2）颈内动脉末端（TICA）：在探测出MCA后，沿MCA主干随检测深度增加，在60～70mm范围可以获得双向血流频谱，即ICA末端分叉处，正向为MCA，负向血流信号为ACA。在此基础上，水平调整探测角度，探头略向前下方倾斜，使MCA血流信号消失，此时又出现一新的正向血流，即TICA。检测出TICA血流频谱后，压迫同侧CCA，血流信号消失至零位线，并立即出现代偿血流，这也是鉴别MCA起始段与TICA的方法。

（3）大脑前动脉（ACA）：在探测出MCA后，继续适当增加检测深度在60～75mm，并将探头向前上方倾斜，声束朝向额前部，会出现与MCA方向相反的血流信号，血流方向背离探头，即为ACA。当进一步增加取样容积深度为70～85mm，可以检测到对侧ACA正向血流频谱。在AcoA发育正常时，同侧CCA压迫试验，ACA血流频谱下降，甚至翻转从负向逆转为正向（图6-2-8），压迫对侧CCA后，检测到ACA血流速度明显增快

（图 6-2-9）。当颞窗透声不良时，可经眼窗检测，探头置于眼眶外侧缘，声束向内上方倾斜，与正中矢状面的夹角为 15°~ 30°，深度为 60~70mm。通过夹角及检测深度的适当调整，可检测到对侧的 ICA t 分叉特征及 MCA 起始段血流信号（深度为 80~90mm），可通过 CCA 压迫试验，鉴别所检测动脉的准确性。眼窗探测到对侧 ACA 为正向血流频谱，MCA 为负向血流频谱。

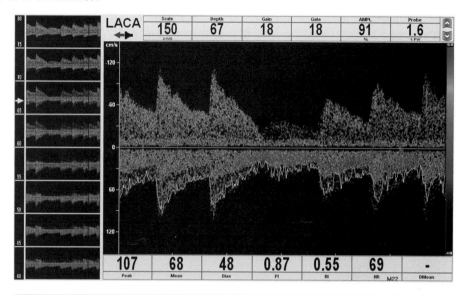

图 6-2-8　压迫同侧 CCA 后，ACA 的血流频谱

压迫同侧 CCA 后 ACA 血流频谱下降（图中显示），甚至翻转从负向逆转为正向

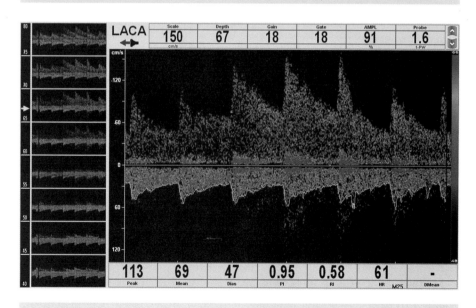

图 6-2-9　压迫对侧 CCA 后 ACA 流速增快

（4）大脑后动脉（PCA）：仰卧位，经颞窗检测，深度为 55~70mm，以 MCA 或 ACA

为参考血流信号，将探头向后枕部、下颌方向调整，当 MCA 或 ACA 血流信号消失，随后出现的相对低流速、声频低于同侧半球其他脑动脉的正向血流频谱，即为 PCA 的交通前段（P1 段）。探头方向进一步向后外侧调整，可检测到负向的血流频谱，为 PCA 的交通后段（P2 段）（图6-2-10）。当 PCA 血流来自 BA，PCoA 发育正常时，压迫同侧 CCA，可使 P1 段血流速增快。若 PCA 血供来自 ICA，无 P1 段血流信号，仅获得负向的 P2 段血流频谱，压迫同侧 CCA 时，P2 段血流速减慢。

（5）眼动脉（OA）：经眼窗检测，探头发射功率调整为 5% ~ 10%。患者取仰卧位，嘱患者闭眼，眼球向下眼睑方向转动，涂抹足量超声耦合剂于闭合的眼睑上，然后轻轻的垂直放置 2MHz 探头，声束基本与眼睛轴线垂直或稍向内倾斜 10° ~ 15°，检测深度为 40 ~ 50mm，探测到血流频谱为正向，PI 值 > 1.10。压迫同侧 CCA 时，OA 血流速度减慢或消失。

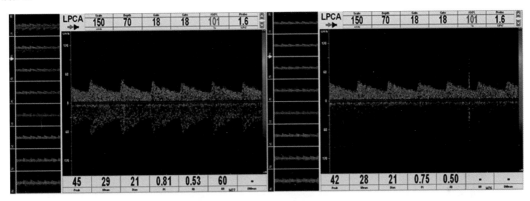

图 6-2-10　眼动脉的血流

从左至右：相对低流速、声频低于同侧半球其他脑动脉的正向血流频谱，即为 PCA 的交通前段（P1 段）。探头方向进一步向后外侧调整，可检测到负向的血流频谱，为 PCA 的交通后段（P2 段）

（6）颈内动脉虹吸段（SCA）：ICA 经颈动脉管进入颅内后在海绵窦内向前上行，经前床突最后到达颅内终末段。通常根据 ICA 在颅内走向，TCD 可以检测到正向的海绵窦段（C4 段），膝部为双向血流频谱（C3 段），床突上段（C2 段）为负向血流频谱。检测 SCA 各段，首先应在眼窗获得 OA 的血流信号，通过增加取样容积深度为 55 ~ 75mm，声束向内下或内上，分别获得 C4 段和 C2 段血流频谱。压迫同侧 CCA 时，同侧 SCA 血流信号消失，对侧 SCA 血流速代偿性增快。

（7）椎动脉（VA）和基底动脉（BA）：受检者取坐位或侧卧位均可，重症患者通常选择侧卧位，经枕窗或枕旁窗检测，探头放置在枕骨粗隆下及旁开处，向前下方朝向枕骨大孔或对准鼻梁，选择深度为 55 ~ 80mm，通过调整检测角度，分别获得左右侧呈负向血流频谱的椎动脉血流信号及正向的小脑后下动脉血流频谱（图6-2-11）。当检出一侧 VA 后，探头保持位置不变或略向中央移动及倾斜，以不间断的椎动脉血流信号为基准，逐渐增加检测深度，在 90 ~ 120mm 可以获得负向、相对 VA 升高的基底动脉血流信号（图6-2-12）。

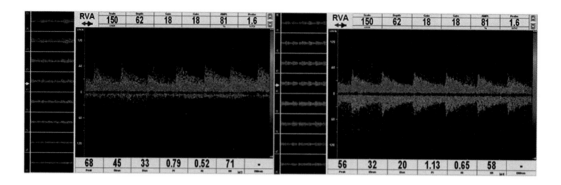

图6-2-11　椎动脉的血流

从左到右：正常VA血流频谱，通过调整角度同时获得呈负向血流频谱的
椎动脉血流信号（上方）及正向的小脑后下动脉血流频谱（下方）

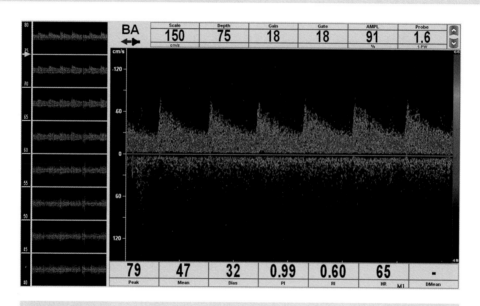

图6-2-12　正常基底动脉的血流频谱

正常BA的血流频谱

3. 经颅多普勒检测评估内容　TCD对颅内外动脉检测主要通过以下方面判断：

（1）取样深度：颅内动脉的解剖结构决定了血管的不同检测深度。

（2）血流速度：通常血流速度的计量单位为cm/s，包括峰值流速（peak velocity或systolic velocity，vp或vs）、平均血流速度（mean velocity，vm）、舒张末期流速（end of diastolic velocity，vd）。

（3）血流方向：血流方向是判断颅内动脉血流动力学正常与否的重要技术指标之一。通常根据红细胞运动方向与探头之间的关系确定，朝向探头为正向，血流频谱位于基线上方；血流背离探头为负向，频谱位于基线下方；当多普勒取样容积位于血管的分支处或血管走行弯曲时，可以检测到双向血流频谱。

1）血管搏动指数（PI）和血管阻力指数（RI）：PI和RI是评价颅内动脉弹性和血管

阻力及脑血流灌注状态高低的指标，$PI = (vp - vd)/vm$，$RI = (vp - vd)/vp$；常规 TCD 检测结果分析以 PI 指数更为准确，正常颅内动脉的 PI 值为 0.65～1.10。

2）颈动脉压迫试验：实施该项检查时，注意压迫颈动脉的位置，应在锁骨上窝水平颈总动脉的近段，不要在甲状软骨水平，避免压迫颈动脉球部，引起不良反应，因为颈动脉球部是压力感受器的所在位置，同时也是动脉硬化斑块的好发部位，应避免压迫瞬间发生异常或斑块脱落；通过颈动脉压迫试验可以鉴别所检查的动脉和颅内动脉侧支循环的功能状态。

3）血流频谱形态：血流频谱形态反映血液在血管内流动的状态。正常情况下血液在血管内流动呈规律的层流状态，处于血管中央的红细胞流动最快，周边逐渐减慢。正常 TCD 频谱周边显示为明亮的色彩（如红色或粉黄色）以表明流速高的细胞运动状态，中间接近基线水平为相对低流速状态，显示为蓝色"频窗"的规律层流频谱。

（四）正常多普勒频谱的分析

1. 正常颅内动脉的多普勒血流频谱　正常颅内动脉血流频谱形态与外周血管相比呈相对低阻力型频谱，即收缩期血流速度较舒张末期血流速度大致为 2∶1，搏动指数（PI）通常在 0.55～1.05，收缩期血流上升支陡直，舒张期下降平缓；在收缩期形成的波峰上通常由于心动周期产生的动脉反应性收缩搏动而出现两个波峰，即 S1 峰和 S2 峰，通常 S1 峰流速大于 S2，在舒张早期，由于动脉内压力较高，可以出现一个波峰，即 D 峰，D 峰较 S 峰要相对圆钝低平（图 6-2-13）。血流频谱从收缩开始到达最高峰所经过的时间称为收缩峰时。TCD 常规检测颅内动脉深度、血流方向及速度的正常范围见表 6-2-1。

表 6-2-1　TCD 检测颅内动脉深度、血流方向及速度的正常值范围

动脉	深度（mm）	血流方向	vm（cm/s）
MCA M1 段	45～65	朝向探头	80～100
ACA A1 段	60～70	背离探头	60～80
ICA 虹吸部	55～65	双向	60～80
OA	40～55	朝向探头	20～30
PCA	60～70	朝向、背离或双向	50～70
BA	80～110	背离探头	50～70
VA	55～80	背离探头	50～70

2. 正常颅外颈动脉的多普勒血流频谱　颈动脉颅外段的血流频谱各自特点不同。由于颈内动脉在颈部没有任何分支血管，并最终延续为颅内大脑中动脉，因此颈内动脉颅外段的血流频谱同大脑中动脉基本一致，也呈低阻力型（颅内化）血流频谱。而颈外动脉的分支主要是在颌面部，因此血流频谱呈现外周动脉血流频谱特点，即高阻力型（颅外化）血流频谱，PI 通常 >1.5；颈总动脉的频谱特点介于颈内动脉和颈外动脉之间，即相对颈内动脉呈较高阻力波形，又略低于颈外动脉的阻力；锁骨下动脉由于其延续的分支最终多支配上肢的肌肉组织，因此阻力最高，呈现明显的高尖波形，又称为烟囱状波形，PI 可以达到 3.0～4.0 以上。椎动脉颅外段由于主要供应颅内后循环血流，少部分肌支供应颈枕部的肌肉组织，因此其频谱形态接近颅内椎动脉，又略显阻力增高。

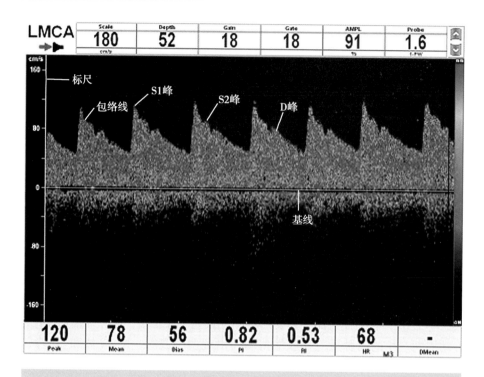

图6-2-13　颅内动脉血流多普勒频谱解读

3. 经颅多普勒检测的注意事项

（1）头部位置与声束方向是检测是否准确的关键。不要盲目记录首次获得的血流信号，要尽可能寻找流速较高、频窗清楚、频谱形态良好及声频信号清晰的血流信号，遇到信号较差、包络线不清楚有可能影响到流速测量时，应采用人工后手动测量模式，以尽可能地获得准确的血流速度。

（2）检测动脉血流信号的连续性是观察血流动力学正常与否的重要因素。在检测过程中深度的增加应该是渐进的，并尽可能避免由于检测深度的改变而丢失信号，如果血流信号丢失造成探测困难，应将探测深度重新减回到起始探测深度，再行检测。

（3）颅内动脉之间的解剖位置关系是鉴别血管的自然标志。正确利用颈动脉压迫试验，是分析鉴别TCD检测结果是否准确的重要方法。在行CCA压迫实验时，应注意压迫颈动脉的位置，尽量接近CCA的近端，避免压迫颈动脉球部，避免压迫和刺激气管，压颈的动作应轻柔而有效，避免因压迫位置不佳和动作粗暴引起患者的不良反应。

（4）经眼窗检测血管时超声波的发射功率应控制在5%～10%，一般不超过20%，耦合剂要充分涂在探头和检测部位上。注意用力不要过大，时间不要过长，以免探头对患者眼球压力过大引起不适或不良反应，尽可能避免对患者眼球带来损害。

（5）TCD检测时没有探测到血流信号，并不一定代表受检动脉闭塞，需重复检测信号缺失的动脉段。在血流信号显示较为清楚的前提下，探头输出功率和增益不要设置得过高，以延长探头和仪器使用寿命。如果信号弱，可增加取样容积，降低屏幕扫描速度，加大增益，获得增强的信号并使用人工测量。

（张丽娜）

第三节　重症颅脑超声操作有限性及注意事项

一、概　　述

（一）超声检查的安全性

超声作为一种物理能量，或多或少会产生一定的生物效应，虽然目前并无明确的超声检查不良反应的报道，理论上过强的超声功率可引起晶状体浑浊，导致白内障。因而，在经眼眶探测时必须减低探头发射功率（采用功率 5%～10%）；尽量避免压迫眼球；多涂抹耦合剂在闭合眼睑上，可能有助于提高图像质量。

（二）超声检查的准确性

7%～5% 的门诊患者无合适的骨窗获得颅内血管信号，在重症患者经颅多普勒超声的失败率则高达 10%～20%。其原因有：①生理因素：整个人群 8%～15% 颅骨关闭、骨板过厚、动脉迂曲、动脉移位、内分泌原因等；②年龄和性别因素：尤其是 60 岁以上老年女性 20%～30%；③种族原因：黑种人 50% 无颞窗；④技术原因：耐心、机器性能。超声检查的准确性依赖于操作者的技术水平，诊断带较强的经验性；颅骨声窗透声不良，稍有疏忽就会造成漏诊、误诊，因此检查过程强调扫查的准确性。若受条件限制，经过调节仪器的使用条件均无法得到清晰的图像时，不要勉强下结论。

二、视神经鞘宽度的局限性及注意事项

超声测量视神经鞘宽度操作简单，可床旁实施、廉价、可重复、可动态监测且无创，研究表明视神经鞘宽度与颅内压有良好相关性。但是，用于预测颅内压增高的视神经鞘宽度的截点值明显高于正常值，且无统一的标准。可能原因：①超声所示视神经鞘本身存在伪影（晶状体、视盘、眶旁脂肪组织等所致）、声波方向等均可导致误差。解剖上，随视神经向颅内走行，其宽度逐渐变小，因而规范测量位置在球后 3mm 至关重要。②视神经鞘宽度以 mm 计算，值较小，影响因素较多。不同扫描方法（横向扫描与轴向扫描）的差异约为 0.15mm，不同检查者的内部及外部差异分别为 0.2mm 与 0.25～0.30mm。③健康人群不同个体视神经鞘宽度的差异比较大，为 0.6～1.4mm。10% 的颅内压增高患者 ONSD 无变化。④一般认为，有创（脑室内）颅压监测是金标准，神经重症指南推荐：脑外伤患者 GCS≤8 分行有创 ICP 监测，因而对于 GCS>8 分的患者，视神经鞘宽度与颅内压相关性不得而知。值得一提的是，研究表明，颅内压在一定范围内变化时，视神经鞘宽度与颅内压呈正相关，而颅内压特别高或者低于 10mmHg 时，两者无相关性。这可能与视神经鞘的可扩张型具有限度的生物特性有关。临床上动态监测视神经鞘宽度的变化可能更有指导治疗的意义。

超声测量视神经鞘宽度亦有局限性，5% 的患者可能无法获得满意的视神经鞘图像；脑外伤患者中合并眼眶和（或）视神经损伤的发生率可达 10%，不能用视神经鞘宽度预测颅内压。视神经鞘增宽的病因很多，眼眶内新生物、视神经炎、白内障、青光眼、视神经周围肿瘤压迫、Grave 病等，因而视神经鞘宽度改变预测颅内压不能用于视神经局部病变患者。

三、经颅多普勒检测的局限性及注意事项

（一）局限性

经颅多普勒检测很难显示大脑前、中、后动脉内径，只能通过彩色血流显像、频谱形态及血流速度参数变化，了解脑血管血流动力学信息。经颅多普勒超声对仪器和操作技术要求较高，人员培训周期长，准确的测量需要检查的熟练手法和耐心。10%～20%患者后交通动脉和大脑后动脉缺如。经颅多普勒超声的应用还存在着一定的问题，对小血管及其分支的识别方法有待提高；如今尚缺乏对正常和异常频谱形态统一判定标准和命名，尚未建立各参数统一的正常值。

（二）注意事项

经颅多普勒的检出率和结果判定受技术的影响较大，操作应该注意以下事项：

1. 注意患者头部位置，根据患者头围不断调整检测深度、声束方向，同一位置检查时间不宜过长。

2. 调整好检测的深度、取样容积的大小、多普勒频谱信号噪声比、滤波的大小、音频信号的强度、血流速度的量程等。

3. 检测动脉血流信号的连续性是观察血流动力学正常与否的重要因素。

4. 注意颅内动脉的解剖位置关系，取样线与血流束角度建议在 −30°～ +30°，以保证所测血流速度与实际血流速度差值较小。

5. 在各条血管上应每隔0.3～0.5cm逐点取样，观察各取样点的血流频谱形态改变。

6. 测量分析时要注意与对侧同名动脉相对比，双侧同名动脉血流速度和血管搏动指数的对称性是判断血管功能的标志。

7. 注意动脉血流频谱方向的改变，是判断颅内动脉侧支循环开放的标志。

8. 颞窗关闭的确定和补救方法①由眼窗探眼动脉、颈内动脉虹吸段；②加强剂；③由对侧探（需做压迫实验）80mm以上深度；④由眼窗测对侧大脑前动脉，正向血流15°～45°，55～70mm，测同侧颈内动脉虹吸段，50～70mm，向内下方向找。

9. 颈动脉压迫试验压迫颈动脉的位置，应在锁骨上窝水平颈总动脉的近段，不要在甲状软骨水平，避免压迫颈动脉球部，引起不良反应。

（三）正确解读多普勒结果

1. 正确利用颈动脉压迫试验，通过颈动脉压迫试验鉴别所检查的动脉和颅内动脉侧支循环功能状态。

2. 注意不同生理因素对脑血流速度的影响。导致血流速度降低的因素有年龄增长、颅内压升高、中心静脉压升高、血液黏滞度增加和应用缩血管药物。心输出量增加时，为维持脑血流灌注正常，血流速度相对降低。导致血流速度增快的的因素有动脉血二氧化碳分压升高、贫血和应用扩血管药物。

3. 注意脑血管狭窄与脑血管痉挛的鉴别诊断。脑血管痉挛一般范围大，累及多条血管；具有发作性特点，多次检查结果重复性差；应用扩血管药物反应良好。脑血管狭窄常为节段性，近端与远端血流速度相差大；多次检查呈持续性；对扩血管药物无反应。

（李 莉）

参考文献

1. Jawad N, Kok HY, Gwlraiz A, et al. Transcranial doppler ultrasound: a review of the physical principles and major applications in critical care. International Journal of Vascular Medicine, 2013, 629378.

2. Dubourg J, Javouhey E, Geeraerts T, et al. Ultrasonography of optic nerve sheath diameter for detection of raised intracranial pressure: a systematic review and meta-analysis. Intensive Care Medicine, 2011, 37 (37): 1059-1068.

3. 顾慎为. 经颅多普勒监测与临床. 上海：复旦大学出版社, 2005.

4. RMoretti, BPizzi. Ultrasonography of the optic nerve in neurocritically ill patients. Acta AnaesthesiologicaScandinavica, 2011, 55 (6): 644-652.

5. Kirsch JD, Mathur M, Johnson MH, et al. Advances in transcranial doppler US: imaging ahead. Radiographics, 2013, 33: E1-E14.

第七章

血管超声基础理论

第一节　血管超声基本原理及平面

一、概　　述

床旁重症超声已经迅速成为重症医学科医师的一项重要工具，血管评价是其非常重要的一部分，是血管通路选择及穿刺置管、静脉血栓形成诊断和治疗及血流动力学评价等的基础。美国胸科医师协会、世界重症超声联盟等组织均将血管评价作为重症医生必须掌握的一部分。本节主要内容是血管超声基本原理。

临床上对血管的评价经常是非常困难和不准确的，由此产生了许多影像学和非影像学方法用来辅助临床评价。这些方法可分成三类。

1. 无创、非影像学方法　这些方法主要包括体积描计技术和连续多普勒超声技术（continuous wave Doppler sonography，CW）。这些技术都存在很高的操作者依赖性，主观性强且特异性差，并且不能显现解剖结构的特征及改变。然而，这些技术花费低，可以作为具有丰富经验医生的筛查手段。

2. 有创影像学方法　传统的血管造影技术能够显现血管系统的解剖结构，是所有其他检查技术的金标准。然而，其较高的花费、有创性和造影剂相关不良反应，如造影术后静脉炎，虽然发病率较低，但仍然不可忽视，这些限制了对其的应用。另外，传统的造影技术同样也不能提供生理学信息。

3. 无创影像学方法　目前，无创影像学方法除了超声技术外，主要包括CT、磁共振（magnetic resonance，MR）及其衍生出来的计算机断层扫描血管造影（computed tomography angiography，CTA），磁共振血管造影（magnetic resonance angiography，MRA）等技术。相较于多普勒超声技术，这些技术的优点是明确的，如操作者依赖性小，在某些情况下更准确，可重复性好，但是，考虑到相对高昂的花费、安全性（放射性损伤、造影剂性肾病、转运患者相关风险）和便捷性（需要转运患者）问题，又限制了其在重症患者中的应用。

二维灰阶超声所提供的血管结构及实时影像，与双功能多普勒技术所提供的频谱多普勒和彩色血流多普勒信息结合起来，类似于传统血管造影技术所提供的客观的解剖结构的影像结果，同样能够给出血流动力学信息，同时超声所具有的经济、便捷、无放射性损伤、无造影剂相关性肾损伤等优点，在重症患者中的优势是无可争议的。所以，绝大多数医院均将超声作为血管评估的首选方法，MRI 和 CT 作为次选，将传统的血管造影技术作为解决复杂性问题的方法。

二、超声技术

（一）灰阶显像（gray-scale imaging）

通常的"B 超"，灰阶显像是血管超声检查的基础。灰阶显像通过将回声信号以光点亮度或辉度形式加以显示，能够清晰显示血管解剖结构和病变的形态学变化。图 7-1-1C（见文末彩图）就清晰显示了颈总动脉内的斑块及其声影。

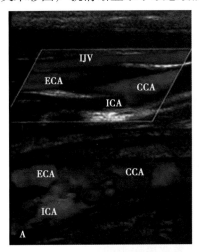
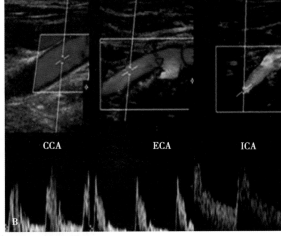
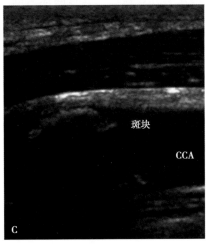

图 7-1-1 颈总动脉（CCA）及颈总动脉分支颈内动脉（ICA）和
颈外动脉（ECA），颈内静脉（IJV）

图 A. CCA、ECA、ICA 彩色多普勒影像；图 B. CCA、ECA、ICA 的血流频谱；图 C. CCA、ECA、ICA 的灰阶显像，CCA 内的动脉粥样硬化斑块及其声影

自：*Critical Care Ultrasound*，courtesy of Dr. Philip Lumb and Dimitrios Karakitsos

（二）多普勒超声（Doppler sonography）

就血管超声而言，多普勒超声主要是对血流进行研究。由于血管内血液是流动的物体，所以超声波振源与相对运动的血液间就产生了多普勒效应，根据多普勒效应就可以得出血流速度（图 7-1-2A）。公式如下：

$$f_d = f_r - f_t = 2\nu f_t \cos\theta / c$$

f_r：探头接收到的频率；

f_t：探头发出的频率；

ν：血流速度；

θ：超声声束和血流之间的角度；

c：超声波在组织中的传导速度。

当超声声束和血流方向相平行时，即 $\theta = 0°$，$\cos\theta = 1$，结果最真实；当超声声束和血流方向相垂直时，即 $\theta = 90°$，$\cos\theta = 0$，将探测不到位移率，所以，建议超声声束和血流方向尽可能平行，一般 45°~60°对结果影响不大。同时要保证取样线与血流流速方向相平行，否则会得出错误结果（图 7-1-2）。

多普勒超声技术一般包括彩色多普勒、能量多普勒、频谱多普勒，以及双功能多普勒和三种功能多普勒。

1. 彩色多普勒（color Doppler）

（1）基本原理：采用红、蓝、绿三种基色，红色表示血流朝向探头方向，蓝色表示血流背离探头方向，绿色、五彩镶嵌表示湍流，颜色的辉度与速度成正比，而与动静脉没有关系。

（2）应用：对血流进行定性分析。需要注意的是，彩色多普勒受角度影响较大，而且不能探测到低流速血流。图 7-1-1A 显示颈总动脉及其分支、颈内静脉的彩色多普勒图像，红色代表朝向探头的血流，这里表示的是动脉，蓝色代表背离探头的血流，这里表示的是静脉。

2. 能量多普勒（power /energy Doppler）

（1）基本原理：提取的是能量信号强度，即利用血流中红细胞密度散射强度或能量分布，亦即单位面积红细胞通过的数量及信号振幅大小进行成像。彩色信号的色彩和亮度代表着多普勒信号能量的大小，不是速度参数。

（2）应用：能够有效地显示低速血流，甚至平均速度为零的灌注区，而且不受角度的影响。可以用来区分重度狭窄和梗阻，检测侧支循环和小血管病变；其缺点是不能提供血流速度和方向信息（图 7-1-3）。

3. 频谱多普勒（spectral Doppler）包括 2 种不同技术，连续多普勒（continuous wave，CW）和脉冲多普勒（pulse wave，PW）。

（1）基本原理：CW，探头有两块晶片，分别发射与接收超声波；PW，探头为同一晶片，发射与接收超声波。

（2）应用：能够对血流速度进行定量分析。CW 优点是灵敏度高，速度分辨率强；缺点是缺少距离信息，不能严格测定某一点位置上运动物体的速度，而动静脉经常相互毗邻，所以，CW 经常会同时检测到动静脉的血流；一般用于测量高速血流，如通过狭窄瓣膜的反流血流。PW 优点是可以定点测量血流速度，缺点是不能探测到速度高于 1.5~2m/s 的血流。

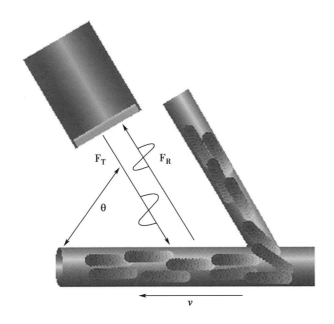

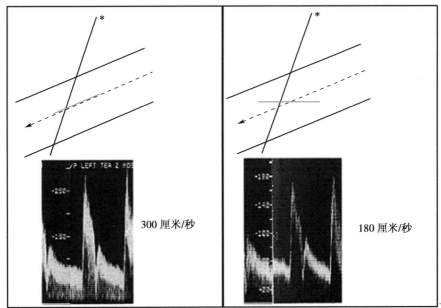

图 7-1-2　血管多普勒超声

图 A. 多普勒方程；图 B. 超声声束与血流方向之间的角度为 60°，取样线与血流
方向平行；图 C. 超声声束与血流方向之间的角度为 60°，取样线与血流方向不相
平行，导致同一血管内的峰值流速值不同。f_r：探头接收到的频率　f_t：探头发出
的频率　v：血流速度　θ：超声声束和血流之间的角度　c：超声波在组织中的传
导速度 自：*Diagnostic Ultrasound*，courtesy of Dr. Carol M. Rumack，Stephanie
R. Wilson，J. William Charboneau，et al.

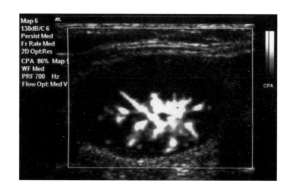

图7-1-3　能量多普勒显示淋巴结内低流速血流

自：*Critical Care Ultrasound*，courtesy of Dr. Philip Lumb and Dimitrios Karakitsos

频谱多普勒将取样容积置于血管内，可获得该部位血流频谱曲线，曲线横轴代表时间，纵轴代表血流速度，从频谱曲线上可以了解血流性质、方向、速度等（图7-1-1B）。

4. 双功能超声（duplex ultrasound）/三种功能超声（triplex ultrasound）

（1）基本原理：在二维图像基础上结合血流彩色信号或频谱信号，或将三种信号同时结合起来，既具有二维超声结构图像的优点，又同时提供了血流动力学的丰富信息，如彩色多普勒血流呈像（color Doppler flow imaging，CDFI）和彩色多普勒能量图（color Doppler energy，CDE）（图7-1-1）。

（2）应用：多方面评价，包括血管解剖结构、血流动力学变化。

（三）优化超声图像

超声图像的优化对于正确评估血管、血流是非常关键的，现在很多仪器厂家都会介绍自动优化功能，但是，很多情况下仍然需要操作者自己调节。

1. 患者和周围环境　清醒的重症患者经常会有种种不适、疼痛和焦虑，所以在检查前与患者进行沟通，介绍和解释超声检查的必要性、安全性、无痛和经济特点，可以缓解患者的紧张情绪和争取进一步配合。检查的时候适当调暗室内光线，以保证灰阶影像清楚显示。

2. 选择探头基本原则　选择具有足够穿透性能的、最高频率的探头。除腹腔内血管外，大多数血管，无论是动脉还是静脉，相对表浅，深度（距离体表）一般不超过6cm，没有肠管和骨骼性结构覆盖。对于大多数患者，9MHz线性相控阵探头能够优化这些血管的灰阶图像，得到高分辨率图像；能够穿透一定深度的（4~6）MHz的探头，用于检测腹腔内的血管，如腹主动脉、髂动静脉、下腔静脉等；更高频率的探头，如12MHz或15MHz可以优化更为表浅的血管，如大、小隐静脉，臂静脉和小腿静脉及相应的动脉。

3. 检查顺序　最好先从B型超声开始，显示血管的解剖结构。保证探头垂直于检测部位，这样超声声束垂直于血管壁，可以获得最亮回声，并能优化血管壁的结构，使其清晰显示（图7-1-4）。首先从血管短轴开始，有助于明确动静脉彼此之间以及和周围组织结构的关系。在明确血管解剖结构之前，避免直接应用彩色多普勒或频谱多普勒，除非需要多普勒来识别血流存在与否，因为彩色多普勒会降低成像帧率，导致图像不够清晰。

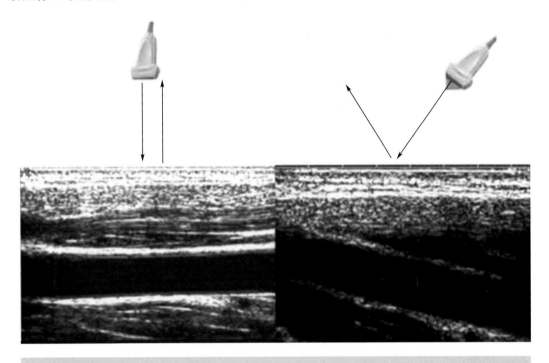

图 7-1-4　超声声束与血管壁的角度

左侧图可以清晰显示颈内动脉壁的 3 层结构。右侧图由于超声声束没有垂直于血管壁，导致同一血管图像不清晰

自：Marie Gerhard-Herman, Julius M Gardin, Michael Jaff, et al. Guidelines for noninvasive vascular laboratory testing: a report from the American Society of Echocardiography and the Society for Vascular Medicine and Biology. *Vascular Medicine* 2006, 11: 183-200

4. 优化 B 型超声图像

（1）聚焦（focus）：将聚焦区放在感兴趣区域（region of interest，ROI），也就是要检测的血管。如果 ROI 非常小且深，可以应用放大（Zoom）功能来调节。

（2）深度（depth）：一般将 ROI 设置在屏幕中心位置。

（3）增益（gain）：优化整体增益和深度增益，一般将图像调整至较大血管管腔（正常）清晰显示，或为黑色。如果增益进一步增加，会导致噪声和斑点，此时，应用谐波成像（harmonic imaging）可能会改善成像质量（图 7-1-5）。

5. 优化多普勒超声图像

（1）调整增益：合适的增益设置对于多普勒测量的准确性和可重复性是必要的。增益过高，可能会过高估计血流速度；相反，增益过低，可能会低估血流速度（图 7-1-6）。调整增益的方法是：把取样容积放置在血管内，先调整增益至噪声信号可见，然后逐渐减少增益，直至噪声信号完全消失。

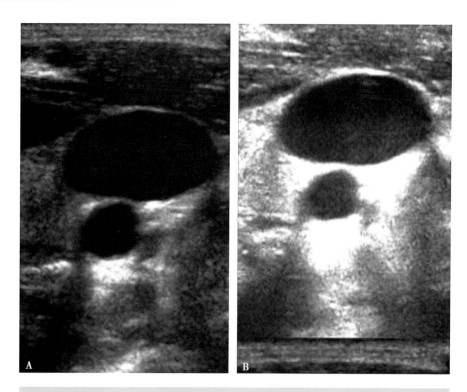

图 7-1-5　增益对图像质量的影响

图 A. 过高的增益；图 B. 正常的增益

自：*Critical Care Ultrasound*, courtesy of Dr. Philip Lumb and Dimitrios Karakitsos

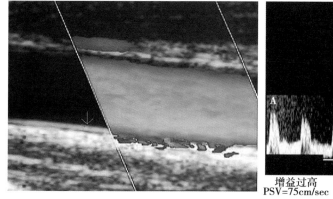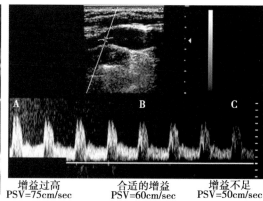

图 7-1-6　增益的调整

彩色多普勒：增益过高，导致血液似乎外溢至血管外。频谱多普勒：A. 增益过高，高估 PSV；B. 合适的增益；C. 增益不足，低估 PSV　PSV：peak systolic velocity，收缩期峰值流速

自：*Peripheral Vascular Ultrasound*, courtesy of Dr. Abigail Thrushand Timothy Hartshorne

Diagnostic Ultrasound, courtesy of Dr. Carol M. Rumack, Stephanie R. Wilson, J. William Charboneau, et al.

（2）调整壁滤波（wall filter）：调整壁滤波的目的是通过高通滤波器来清除低频信号，滤除管壁搏动带来的干扰，但是有可能同时清除低流速的血流信号，会导致错误的解释。另外，一些临床情况中，对这些低流速血流进行测量是很重要的。图 7-1-7C 显示进一步提高壁滤波的频率，低流速血流信号随之也消失。一般将壁滤波设置在 50~100Hz。

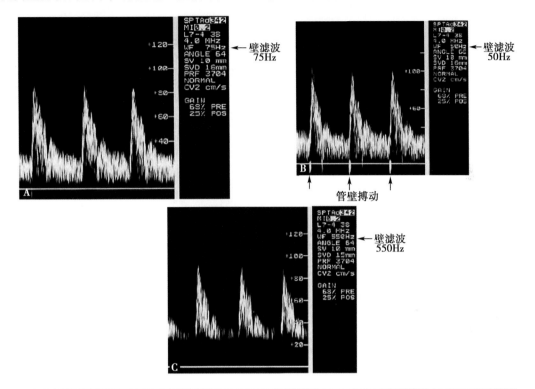

图 7-1-7 不同的壁滤波设置

图 A. 壁滤波频率设置在 50Hz，多普勒频谱上显示出管壁搏动所带来的干扰信号"wall thrump"；图 B. 壁滤波频率至 75Hz，此干扰信号消失；图 C. 壁滤波频率至 550Hz，低流速血流信号未显示

自：*Peripheral Vascular Ultrasound*, courtesy of Dr. Abigail Thrushand Timothy Hartshorne

（3）调整多普勒角度（Doppler angle）：角度对于准确测量血流速是必需的，尤其当角度 >60°时，测得的结果明显偏离实际速度，所以最好调整角度在 60°以内。

（4）调整取样容积（sample volume size）：将取样容积置于血管中心，避开血管壁，一般设置在血管直径的 2/3 以内。

（5）调整彩色框的角度和大小（color box angle and size）：不适当的彩色框，大小和角度可能会将一个心动周期中不同时段的血流包含在一起。例如，如果框过大或过深，可能在一个血管内将舒张末期和收缩期的峰值血流同时显现。所以，其调整的基本原则是通过调整彩色框或探头的位置，在能够框住 ROI 的前提下，尽可能缩小彩色框的大小，尽可能置于表浅位置（图 7-1-8，见文末彩图）。

（6）避免移动探头。

（7）多普勒超声的安全原则：超声的安全性问题主要是热损伤。美国 FDA 建议将

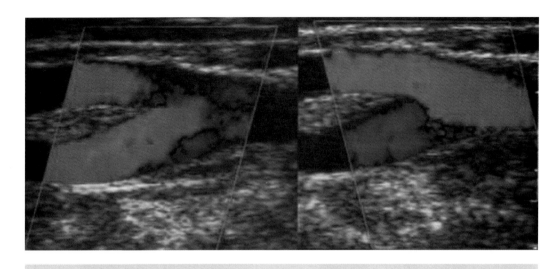

图 7-1-8 颈总动脉图像：不同角度的彩色框显现了不同时段的血流

自：*Peripheral Vascular Ultrasound*，courtesy of Dr. Abigail Thrushand Timothy Hartshorne

"尽可能减少"（as low as reasonably achievable，ALARA）原则作为超声使用的基本原则，尤其是经眼睛和颌下检测时，因为这些部位无骨骼覆盖。

三、超声区分动静脉

超声可以通过灰阶影像显示血管壁的结构，通过彩色多普勒/能量多普勒显示血流速度、方向等来评价和区分动静脉。

（一）灰阶显像

实时二维超声图像可以直观显示血管的短轴、长轴等切面图像，观察血管形态学的改变，确定管腔狭窄及阻塞部位。先从短轴开始，按照常规，探头指示标志指向患者右侧。

1. 静态手段

（1）静态模式

1）解剖位置：可以通过解剖位置区分动静脉。比如，颈总动脉在颈内静脉内侧，超声屏幕上显示左颈总动脉在左颈内静脉左侧（图 7-1-9A），同理，腹主动脉位于下腔静脉右侧（图 7-1-9B），右股总动脉位于右股总静脉左侧（图 7-1-9C），但要注意的是有些解剖结构是有变异的，比如颈部血管常会发生变异（图 7-1-9A）。

2）解剖结构：①短轴：相对于动脉系统，静脉系统是低压力系统，静脉外形通常不如动脉规则或正圆，有时会表现为泪滴状、三角形、椭圆形，管腔较大，管壁较薄，管壁回声通常会低于动脉管壁回声；动静脉管腔内均无回声，有时候可以看见静脉管腔内"雾状"回声随血流流动（图 7-1-9）。②长轴：动脉管壁通常是非常平行的，大多数静脉管壁通常不相平行。③静脉系统的一个显著结构特征是管壁附有静脉瓣，腔静脉和髂静脉没有，髂内静脉和股总静脉依据人种有不同的比例存在。总体上讲，越是远端静脉，静脉瓣的数量越多；动脉管壁上常会有斑块。

（2）动态模式

1）随心脏搏动的周期性搏动：动脉会随着心脏搏动而发生周期性搏动，静脉通常不

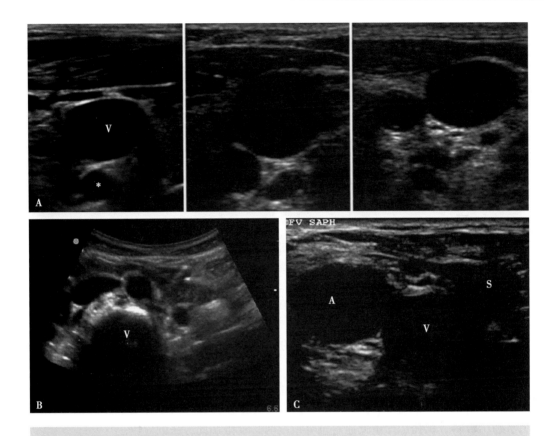

图 7-1-9　静脉动脉的毗邻关系

图 A. 左侧颈总动脉和颈内静脉；图 B. 腹主动脉和下腔静脉；图 C. 右侧股总动脉和股总静脉；*. 颈总动脉；A. 动脉；V. 静脉

自：*Manual of Emergency and Critical Care Ultrasound*, courtesy of Dr. Vicki E. Noble and Bret Nelson.

会有这种现象。但是，毗邻大动脉的静脉，如下腔静脉，或离心脏较近的中心系统静脉，如颈部大静脉，也会表现出这种搏动性。主要是因为：受到搏动的心脏、毗邻搏动的动脉，以及周期性静脉血液回流的影响。所以，用搏动性来鉴别动静脉有时候是不可靠的。

2）随呼吸的周期性变化：主要是中心静脉，自主呼吸时，吸气期静脉塌陷，Valsalva动作会增加这种现象。正压通气时，吸气期扩张。自髂静脉以下的静脉很少会有这种现象。

2. 动态手段到目前为止，血管加压超声是一种鉴别动静脉和诊断深静脉血栓形成比较可靠的手段。

（1）方法：一般选择短轴平面，将探头垂直于血管并施加一定压力，一般轻压的方法就会使正常的静脉压闭，静脉管壁会紧贴在一起。图 7-1-10 显示的是加压后，臂静脉和贵要静脉完全压闭，仅剩下臂动脉，动态时能够看到即使静脉完全压闭后，臂动脉仍在搏动，这种现象在外周血管检查时尤为明显。如果静脉不能被压闭，提示存在血栓。

（2）注意事项

1）加压前需要仔细检查管腔内是否存在血栓，如果确认或高度可疑的时候，要高度警惕加压可能会导致栓子脱落而导致栓塞。

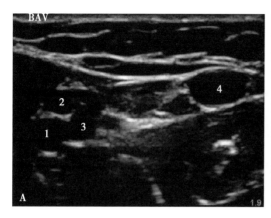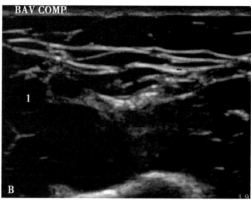

图 7-1-10　加压超声判断动静脉

图 A. （1）臂动脉和毗邻的臂浅静脉；（2）臂深静脉；（3），（4）贵要静脉；图 B. 加压后，静脉完全压闭，仅剩下（1）臂动脉

自：*Manual of Emergency and Critical Care Ultrasound*，courtesy of Dr. Vicki E. Noble and Bret Nelson.

2）力度：轻压且缓慢施加压力。使用的力度取决于血管的位置和深度，但是总要低于将周围动脉压闭的力度。因为压力过大，新鲜的栓子会被压闭，也可能会导致栓子脱落。

3）局限性：加压超声的方法主要用于外周动静脉和表浅的中心动静脉的检查；局部组织水肿、敷料、颈托、严重低血容量等情况时，会限制此方法的应用。

（二）彩色多普勒超声

当解释彩色血流图像的时候，非常重要的是要明确彩色表达的是取样容积内血流平均多普勒位移频率，超声波和血流之间的角度是影响此结果的关键因素。其他因素，如脉冲重复频率（pulse repetition frequency，PRF）和壁滤波的设置、伪像也需要考虑进去。

彩色多普勒的颜色与是动脉还是静脉没有关系，故不能仅仅用彩色多普勒来区分动静脉。

（三）频谱多普勒超声

1. 动脉血流频谱　动脉频谱是由收缩期和舒张期频谱构成的。正常时，在心脏收缩期，产生了一个前向有力的血流，表现在频谱上是一个向上的波形；在舒张期，血流流速减低，根据所供应的血管床的阻力，产生不同的舒张期波形（图 7-1-11）。

（1）动脉频谱波形：毫无疑问，动脉血流是搏动的，或者是脉动的，血流的方向和速度是由沿着血管的压差决定的。心脏产生脉搏，并沿着血管树向下传导，反映这种脉动的压力波形受其远端血管床阻力的影响和改变。图 7-1-12A 显示的是股动脉典型的压力波形，a 和 b 分别代表沿着股动脉的两个不同点；图 7-1-12 B 显示的是随着时间的变化，或者是在心脏周期中，股动脉不同点之间压差的变化，可以看到在心动周期中会出现负的压差，而这导致了正常股动脉频谱多普勒上出现负向波，这种负向波多在舒张早期出现，时间短暂，之后舒张末期再出现一个正向血流，波形圆钝，速度较低，形成了典型的股动脉血流流速波形（双向或三相），这也是典型的外周动脉血流流速波形（图 7-1-11A、图 7-1-12C）。

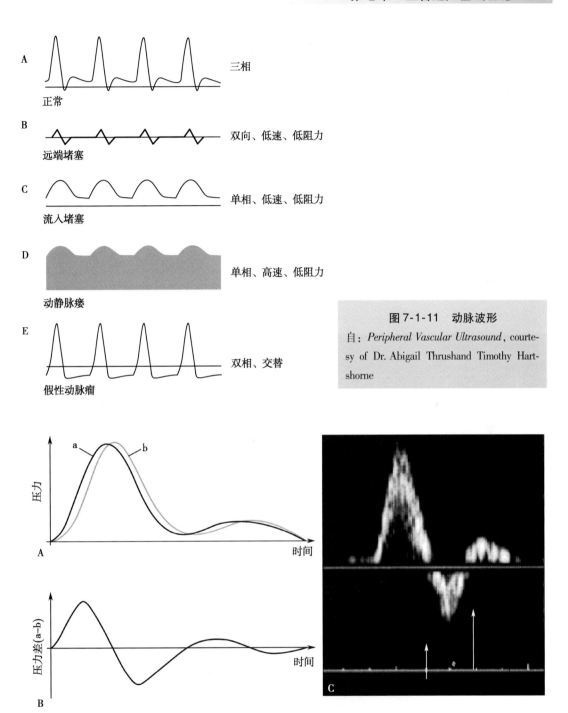

A　三相

正常

B　双向、低速、低阻力

远端堵塞

C　单相、低速、低阻力

流入堵塞

D　单相、高速、低阻力

动静脉瘘

E　双相、交替

假性动脉瘤

图 7-1-11　动脉波形

自：*Peripheral Vascular Ultrasound*，courtesy of Dr. Abigail Thrushand Timothy Hartshorne

压力

A　时间

压力差 (a-b)

B　时间

C

图 7-1-12　动脉频谱波形

图 A. 理想的股动脉压力波形，a，b 分别为沿着股动脉不同位置的 2 个点；图 B. a 和 b 两点之间血流的方向是由之间的压力差决定的；图 C. 正常的股动脉流速波形。箭头显示的是在一心动周期同时出现的两个方向相反的血流

自：*Peripheral Vascular Ultrasound*，courtesy of Dr. Abigail Thrushand Timothy Hartshorne

股总动脉流速波形可以看到负向波，而颈总动脉却没有，这是因为颈总动脉所供应的血管床是低阻力的。同样，正常的肾动脉或颈内动脉的流速波形也很难看到负向波。

外周血管阻力能够改变血流流速波形。

运动后，足背动脉波形由双向波形（图7-1-13A）变成高动力的单向波形（血流方向总是同一方向，图7-1-13B）；病理状态下，如感染、麻醉等导致的严重外周血管阻力降低时，外周动脉血流波形也会发生相似的变化；短暂阻断足背动脉（比如用血压袖带进行充气），会导致其远端动脉代偿性扩张，以减少外周血管的阻力，增加血流供应（图7-1-11C、图7-1-13C）。当梗阻解除后，高动力的单向血流再次恢复成原有的双向血流。

单向血流也会见于严重狭窄或阻塞后的动脉波形（图7-1-11C、图7-1-13C），也是由于机体在代偿性增加血流供应远端肢体，特点是低流速，收缩期上升时间延长（收缩期上升时间是指自收缩开始到流速达到峰值的时间），此特点显著性地有别于高动力单向血流。

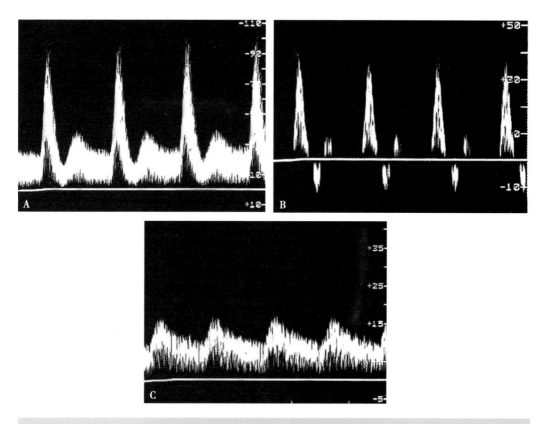

图7-1-13　足背动脉的频谱多普勒

图A. 正常时的双向频谱；图B. 运动后的高动力单向频谱；图C. 梗阻远端的低动力单向频谱

自：*Peripheral Vascular Ultrasound*, courtesy of Dr. Abigail Thrushand Timothy Hartshorne

（2）血流流速/流量：血流流速/流量是评价重症患者血流动力学的关键指标。在循环系统中，流量、流速之间的关系可以用以下公式表达：

$$流量 = 液体流速 \times 管道横截面积$$

$$Q = v \times A$$

Q 为流量，v 代表平均流速，A 代表管道的横截面积。如果流量不变，管道狭窄，即横截面积变小，流速将会增加。虽然这种关系描述的是在没有弹性的管道内平稳流动液体的变化，但是此理论表明了血流流经动脉可能会发生的变化。

图 7-1-14 右半部分显示，随着血管内径缩小，血流流速明显增加，但是在直径减少不到 70%～80% 时，流量基本保持恒定不变。这是因为相对于此血管所供应的整个血管床阻力而言，由于狭窄所导致阻力增加的比例是比较小的，然而，如果内径进一步减小，狭窄导致的阻力就会在整个阻力中的比例显著性升高，流量开始快速降低，此时的狭窄称为有"血流动力学意义"的狭窄，动脉波形会发生相应的改变（图 7-1-11A、B）。

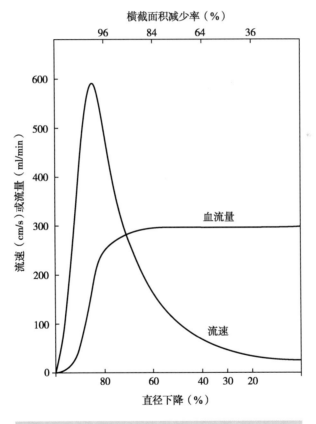

图 7-1-14 血管狭窄程度对血流流速和流量的影响
（来自狭窄对称且光滑的动脉模型）
（After Spencer & Reid 1979 Quantitation of carotid stenosis with continuous-wave（C-W）Doppler ultrasound. Stroke 10（3）：326-330，with permission.）
自：*Peripheral Vascular Ultrasound*，courtesy of Dr. Abigail Thrushand Timothy Hartshorne

这个曲线图也显示了随着血管内径的减小，流速加快，远远高于流量的降低，说明流速变化是一个检测小血管管腔狭窄比较敏感的方法，而且用超声测量流速也要比测量流量更精确。因此，病变动脉内血流速的变化经常被用来量化狭窄的程度。

阻力增加到一定程度后，流速开始减慢，同时流量下降，如图曲线左半部分显示。这就是在血管内见到的"trickle flow"，即"细流"，此点非常重要，因为峰值流速看起来跟那些健康血管的峰值流速一样，所以识别"trickle flow"对于狭窄的鉴别诊断非常重要，彩色图像和波形会有相应表现。

（3）动脉阻力指数和搏动指数：动脉阻力指数（resistive index，RI）是一项基于超声多普勒血流速度测定的、反映动脉阻力的指标，由法国超声学先驱 Pourcelot 于 1974 年提出，随后广泛应用于临床，用来评价血管阻力、组织器官灌注等血流动力学变化。在最初的研究中，RI 这个术语和血管阻力（vascular resistance）是可以互换的，但是随后研究结果不断证实，RI/PI 不能精确地反映血管阻力、顺应性，不能用来评价患者的血流动力学变化，缺乏敏感性和特异性。但是随后的研究，包括离体实验，有力地证明了 RI 在很大程度上是不依赖血管阻力的，而是驱动压力变化的结果，此结果很好地解释了 Mostbeck 等学者发现的 RI 显著受到心率、年龄、血管/间质顺应性的影响的现象。

虽然超声能够精确测量血流流速，但是其前提是避免和减少其他因素的影响，其中超声声束和血流之间角度是关键因素，而 RI 和 PI 不受角度影响，计算方法简单，以肾RI/PI 为例（图 7-1-15，见文末彩图）。

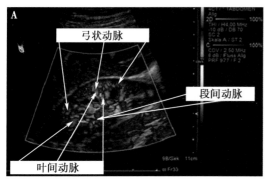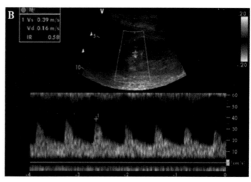

图 7-1-15　测定肾阻力指数
图 A. 肾脏的彩色多普勒；图 B. 测量肾阻力指数

1）选择探头：选择具有一定穿透性能的较高频率探头，凸阵探头。

2）获取一侧肾脏的长轴灰阶图像。

3）获取彩色图像。

4）定位所需检测的血管，如肾弓状小动脉。

5）选取 PW 多普勒：最小的取样容积（2~5mm）、最低的脉搏重复频率、没有混淆［通常（1.2-1.4）kHz］、调整增益没有混杂信号。

6）得到 3~5 个连续的满意的动脉波形。

7）测量收缩期峰值流速和舒张末期流速。

8）应用公式计算 RI 和 PI，RI、PI 的计算公式如下：

RI =（收缩期峰值流速 − 舒张末期流速）/收缩期峰值流速。

PI =（收缩期峰值流速 − 舒张末期流速）/平均流速。

9）测量 3~5 个 RI/PI，获取平均值。

10）测量另一侧肾脏 RI/PI。

2. 静脉血流频谱　相对于伴行的动脉系统，静脉系统作为低压力系统，具有管腔较大、管壁细、易压闭、易扩张的特点，所以静脉血在回流至心脏途中，会受到呼吸、心脏周期和体位的影响。

（1）心脏周期对静脉血流的影响：中心静脉系统，包括胸腔和腹腔内的静脉，当心房收缩的时候，可出现逆向血流，在上肢近端和颈部静脉也可以见到此逆向血流；当心室收缩的时候，心房舒张，回流至右心房的血流增加，然后在舒张期，血流逐渐减少，仅仅在三尖瓣开放时，有短暂增加（图 7-1-16）。

心脏周期对下肢和上肢远端静脉血流的影响不大，是因为静脉顺应性增加（弱化了压力变化）、存在静脉瓣以及呼吸对腹内压产生了影响。

（2）呼吸对静脉血流的影响：呼吸对静脉压力和血流的影响很重要。平静吸气扩张胸腔，导致胸腔内静脉容积增加，静脉压力降低，所以，上肢和头部静脉—胸腔内静脉之间的压差增加，回流增加；反之，在呼气期，血流减少。

与之相反的是近端下肢静脉血流在呼吸时的变化。吸气时，膈肌下移，腹内压增加，下肢静脉和腹腔内静脉之间的压差减小，血流减少；呼气时，血流增加。临床经常用努力呼吸增加血流的方法来进行静脉疾病的诊断（图 7-1-17A）。

对于正压通气的患者，呼吸对静脉血流的影响正好与上述平静呼吸时相反。

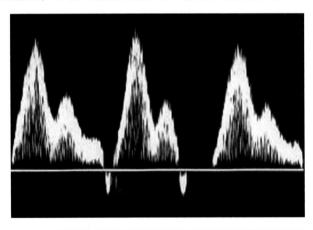

图 7-1-16　右心房内压力的变化对颈内静脉血流波形的影响

自：*Peripheral Vascular Ultrasound*, courtesy of Dr. Abigail Thrushand Timothy Hartshorne

（3）异常静脉血流：静脉疾病能够显著改变静脉血流模式。静脉瓣功能不良导致静脉内血液倒流，彩色多普勒和频谱多普勒很容易检测到。静脉回流受阻，导致血流频谱改变消失。充血性心力衰竭导致股静脉和髂静脉血流脉动性增加（图 7-1-17B）。

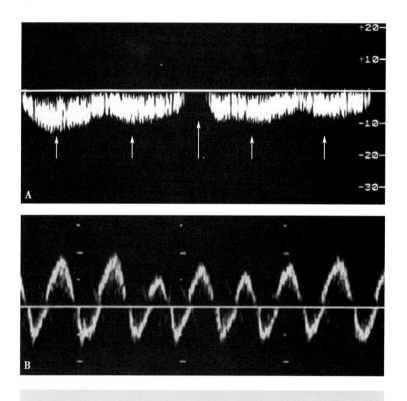

图 7-1-17 异常静脉血流

图 A. 呼吸对股总静脉血流波形的影响；大箭头：在吸气期，血流终止；小箭头：心脏对血流的影响（心脏对股总静脉血流的影响不是总能看到）；图 B. 充血性心力衰竭时股总静脉血流波形

自：*Peripheral Vascular Ultrasound*，courtesy of Dr. Abigail Thrushand Timothy Hartshorne

（刘丽霞 王敏佳）

第二节 血管收缩功能与舒张功能评估

血管内皮细胞包括动脉和静脉内皮细胞，是介于血流和血管壁组织之间的单层扁平上皮。既往认为内皮细胞仅仅起到机械屏障作用，为血流提供平滑的物理表面。越来越多研究发现血管内皮细胞的功能极其复杂，甚至被认为是调节血管内环境的关键因素。

正常内皮细胞通过产生不同的细胞因子以影响血管平滑肌舒缩活动，最终实现对血管张力的调控，其舒缩强度直接影响血管外周阻力的变化。调节血管张力是内皮细胞最重要的功能之一，一氧化氮（NO）是内皮细胞合成的最重要的血管舒张因子。NO 是以精氨酸为底物，在内皮细胞的一氧化氮合成酶（eNOS）作用下合成，合成后扩散至血管平滑肌细胞，通过激活鸟苷酸环化酶引起血管扩张。剪切力-张力刺激（shear-stress stimulus）是鸟苷酸环化酶的关键激活因素，超声检查评价血管内皮功能的主要机制是通过影响血流对血管内皮的剪切力-张力刺激调节 NO 的合成与释放，从而影响血管舒缩功能。

近年研究显示内皮细胞功能障碍在脓毒症（sepsis）病理生理机制中起着重要作用，甚至是脓毒症患者不良预后的独立危险因素。由此可见，对重症患者进行血管内皮功能评价具有重要临床意义。血管内皮功能评估包括内皮细胞收缩和舒张功能评估。血流介导的血管扩张功能（flow-mediated dilation，FMD）是内皮细胞舒张功能检测中最常用的方法，该方法评价反应性充血期时血管内皮舒缩反应。低血流介导血管收缩（low-flow-mediated constriction，L-FMC）指标是 FMD 的补充，属内皮细胞依赖的血管收缩功能评价指标，主要反映血管内皮细胞收缩功能。同时测定 FMD 和 L-FMC 或许更能提供全面的血管内环境信息。本章节分别介绍 FMD 和 L-FMC 的超声评估。

一、内皮细胞舒张功能评估

（一）内皮细胞舒张功能的临床检测

血管内皮细胞舒张功能的检测手段主要包括有创和无创检测两大类。前者可通过直接检测血液中血管内皮细胞释放的各种扩展血管活性物质的水平，或是通过侵入性操作如冠状动脉造影或血管内超声测定药物负荷试验前后血管直径的变化以评价内皮舒张功能；而后者主要包括超声多普勒检测 FMD 指标。FMD 概念最先由 Celermajer 等 1992 年在 *Lancet* 首次报道，其原理是通过刺激肱动脉内皮细胞释放 NO，诱发肱动脉舒张反应，从而间接评价内皮功能状态。FMD 最早应用于心血管领域，是诊断早期动脉粥样硬化和判断冠脉狭窄程度起重要评价作用的无创指标。鉴于 FMD 在评价内皮功能障碍方面具有高敏感性、可视化、床旁化等诸多优势，FMD 已成为近 30 年来体外评估内皮舒张功能的无创手段，并发展成为诊断内皮舒张功能障碍的重要指标。

FMD 测量适用于相对表浅的通道动脉（conduit arteries），如桡动脉、肱动脉、股动脉、腘动脉等，而文献报道以肱动脉居多。以肱动脉 FMD 为例，监测原理为通过袖带对目标动脉远端加压，以阻断前臂及手部的动脉血供，随后释放袖带压力引起微动脉扩张导致血管反应性充血，通过比较肱动脉血管内径充血前后变化，计算相应参数变化可间接反映内皮细胞 NO 生物利用度情况，从而达到评价血管内皮舒张功能的目的。心血管临床研究显示肱动脉 FMD 指标可评价动脉粥样硬化引起的血管损伤程度和预测心血管事件发生率。然而，目前关于肱动脉 FMD 在评价脓毒症患者内皮功能及预后的研究报道不多。

肱动脉 FMD 测定：研究报道 FMD 测定方法众多，尚无统一标准。在测量方法上仍然存在诸多争议，如不同年龄阶段患者选择、目标血管的选择、袖带加压的位置和加压的力度、管腔内径基线值和最大径的测量时间点、血流速度测量时间点的选择等诸多问题仍存在争议；目前尚缺乏统一的评判"金标准"。以下将根据 2011 年美国生理协会（American Physiological Society，APS）颁布的 FMD 方法学与生理学指南推荐意见对 FMD 进行介绍。

1. 受试者取仰卧位，右上肢外展 15°，探头频率选择（5～10）MHz，通常选择右上臂内外上髁连线处，肱动脉血管段为目标血管，并进行标记。纵切面扫描肱动脉，调节深度和增益以获得理想血管腔和血管壁界面，于舒张末期（同步心电图 R 波顶点处）肱动脉的固定位置在二维图像上测量肱动脉内径，随后利用脉冲多普勒（PW）进行平均血流速度等血流动力学检查。PW 取样门置于管腔中央，声束与血流的夹角小于 60°，取样容积通常设为 1.5mm。进行静息状态和反应性充血试验超声检查时，每次各项系统设置应保持不变。

2. 首次静息状态下超声检查应在受试者卧位休息和状态平稳下进行。而后进行反应性充血试验，即将束缚于前臂目标血管远端的血压计袖带内充气加压，由于指南对加压力度并无细化描述，通常给袖带充气至 200mmHg（1mmHg = 0.133kPa）或高于收缩压 50mmHg，有报道加压力度甚至高达 280mmHg。完全阻断血流 5 分钟后迅速放气。通常在袖带放气后 15 秒内进行血流动力学检查，反应性充血后肱动脉内径的测量应在袖带放气后 1 分钟内完成。为了减少测量误差，建议重复测量 3 个心动周期的血管内径，取平均值。

3. FMD 计算公式有如下两种

1）反应性充血后肱动脉的内径变化以 FMD_1 表示：

FMD_1 =（反应性充血后肱动脉内径 − 静息状态肱动脉内径）/静息状态肱动脉内径 ×100%

2）利用肱动脉的流速和管径进行肱动脉血流量（Q）计算，

即 $Q = v × πr^2$（V 代表平均血流速度，r 代表管腔半径）。应性充血后肱动脉的血流量变化用袖带放气后 15 秒的血流量和静息状态的血流量的比值（FMD_2）表示：

FMD_2 =（反应性充血后肱动脉血流量 − 静息状态肱动脉血流量）/静息状态肱动脉血流量 ×100%

目前对 FMD 参考范围仍未达共识，考虑到影响 FMD 因素较多，分析 FMD 时应综合多方因素考虑。根据 Herrington 等报道的 4040 例 14～98 岁的患者数据显示，FMD 平均值为（4.4 ± 0.9）%。一般 FMD <3% 定义为内皮舒张功能障碍。

FMD 是超声测量的可评价血管内皮舒张功能的技术指标，具备无创、可视化、床旁化等诸多优势，越来越多的研究证据显示 FMD 能够提供有价值的预后信息。然而，目前 FMD 测定尚无统一标准，测量方法和指标判断上仍然存在诸多争议，这将是制约 FMD 在临床、科研上广泛应用的重要因素。下一步研究或许应在 APS 颁布的 FMD 方法学与生理学指南基础上继续深化 FMD 指标生理学和技术指标内涵认识，适时制定统一的测量标准和判断标准，利于 FMD 在今后的临床实践和科学研究推广应用。

二、内皮细胞收缩功能评估

FMD 指标是评价反应性充血期时血管内皮舒缩反应，但并未提供低速血流或血流相对静止状态下血管张力的相关信息。低血流介导血管收缩（low-flow-mediated constriction，L-FMC）指标是 FMD 的补充，属内皮细胞依赖的血管收缩功能评价指标，主要反映血管内皮细胞收缩功能。

1. L-FMC 指标内涵　L-FMC 主要研究管道血管内低速血流或血流相对静止状态下的血管收缩反应，它量化了血流和剪切力-张力性刺激（shear-stress stimulus）减少时前臂动脉直径的缩小情况。L-FMC 测量反映了低速血流或血流相对静止状态下动脉紧张度的信息，补充 FMD 未能提供的信息，且研究显示两个指标的内涵不同，分别提示基本血管收缩反应和应力刺激下血管扩张功能。FMD 是建立在 NO 生成和释放的基础上，而 L-FMC 并不受 NO 抑制的调控，这提示了 NO 在维持动脉静息状态中作用相对有限。研究显示在静息状态下，动脉内皮细胞可分泌前列腺素等舒血管物质；而当应力刺激减少时，相应的舒血管物质分泌相对减少。因此，L-FMC 可能是血管扩张释放因子（如前列腺素、内皮细胞衍生的超极化因子等）和血管收缩因子（如内皮素-1 等）共同作用的结果。因此，同时检测 FMD 和 L-FMC 或许能提供血管内环境全面信息。

2. 测量方法　L-FMC 的测量方法与 FMD 类似，主要区别在于文献报道关于 L-FMC 的研究以桡动脉居多，甚至有研究提示以肱动脉为目标血管则 L-FMC 在袖带加压过程中血管变化与桡动脉相反；另外就二者观测时间存在差异。根据 Gori 等报道的方法，即袖带加压 5 分钟，在加压过程的最后 30 秒钟（即袖带加压 4 分 30 秒后到袖带放气前的 30 秒钟内）的桡动脉直径较静息状态下动脉直径降低百分数来表示 L-FMC，故 L-FMC 值为负数百分比；而 FMD 则是在袖带放气后特定时间内测量动脉扩张的程度，其值为正数百分比。

L-FMC 测量（桡动脉为例）

（1）操作手法基本同 FMD 测量手法，超声探讨采用高频线阵探头。首次静息状态下超声检查应在受试者卧位休息和状态平稳下进行，并计算出目标血管静息状态下血管内径。而后进行反应性充血试验时，血压计袖带（腕带）置于目标血管远端，袖带充气至 200mmHg（1mmHg = 0.133kPa）或高于收缩压 50mmHg，完全阻断血流 5 分钟，在阻断血流的最后 30 秒钟内（袖带仍充气）用同样的超声方法测量血管内径，根据 Gori 等报道的公式进行计算。为了减少测量误差，建议在同一位置上重复测量 3 个心动周期，取平均值。

（2）L-FMC 测量计算

L-FMC =（血流阻断后桡动脉内径 − 静息状态桡动脉内径）/静息状态桡动脉内径 ×100%

由于 L-FMC 数值与内皮收缩功能有关，任何因素影响血管内皮收缩功能，均可能导致 L-FMC 负数百分比变化。由于目前尚无大样本研究探讨 L-FMC 正常人群的参考范围，根据前期小样本研究显示，L-FMC 波动于 − 0.1% ~ − 12.2%，一般认为 L-FMC < − 3% 则认为内皮收缩功能受损。

L-FMC 概念的提出与临床应用，是对 FMD 指标在评价血管内皮细胞功能方面的重要补充。前期研究显示 L-FMC 属内皮细胞依赖的血管收缩功能评价指标，目前形成机制尚未明确。研究推测为急性血流减慢或停止所致血管内剪切力-张力刺激的变化引起缩血管物质分泌增多和（或）舒血管物质分泌减少，最终导致血管产生收缩效应。研究发现不同血管（桡动脉和肱动脉等）在 L-FMC 上表现出不同的血管效应，具体机制未明，且目前仍无充分证据显示 L-FMC 指标对不同人群患者具有预测预后作用。今后研究应该是朝着阐明 L-FMC 形成机制方向推进，从而更好解释整个方法学上的争议，为制定统一的操作方案奠定基础。

（黄道政）

参考文献

1. Abigail Thrush，Timothy Hartshorne. Peripheral Vascular Ultrasound. 2nd Edition. London：Elsevier Churchill Livngstone，2005.

2. Vicki ENoble and Bret PNelson. Manual of Emergency and Critical Care Ultrasound. New York：Cambridge Uni-

versity Press，2011.

3. Philip Lumb and Dimitrios Karakitsos. Critical Care Ultrasound. Philadelphia：Elsevier，2014.

4. Carol MRumack，Stephanie RWilson，JWilliam Charboneau，et al. Diagnostic Ultrasound. 4th Edition. Philadelphia：Elsevier Mosby，2010.

5. Daniel ALichtenstein. Whole Body Ultrasonography in the Critically Ill. Boulogne：Springer-Verlag Berlin Heidelberg，2010.

6. Marie Gerhard-Herman，Julius M Gardin，Michael Jaff，et al. Guidelines for noninvasive vascular laboratory testing：a report from the American Society of Echocardiography and the Society for Vascular Medicine and Biology. Vascular Medicine，2006，11：183-200.

7. Barnett SB，Ter Haar GR，Ziskin MC，et al. International recommendations and guidelines for the safe use of diagnostic ultrasound in medicine. Ultrasound Med Biol，2000，26：355-366.

8. Merrill PSpencer，John MReid. Quantitation of carotid stenosis with continuous-wave（C-W）Doppler ultrasound. Stroke，1979，10：326-330.

第二篇

重症超声的临床应用

第八章

重症超声与血流动力学治疗

第一节　重症超声鉴别休克类型

休克是 ICU 中重症患者最常见的病理状态，内涵之丰富远超休克最初的定义，最初人们只是将血压下降、明显低于生理水平定义为休克，而现代重症医学将休克开始的时间推向出现组织灌注不足的一瞬间，由此休克复苏的目的就是快速恢复组织灌注，提高氧输送满足患者氧代谢的需要。如果休克是持续的，重症医师必须在最初复苏后详细鉴别休克的机制，并分析休克的类型，寻找最适的血流动力学支持模式。

重症超声在 ICU 中的地位是不可替代的，它可以实时、直观图像化呈现休克患者心脏功能状态，医生对血流动力学状态判读后进行治疗，可以实时显示患者对治疗的反应，重症超声可以实现诊断以及指导一体化血流动力学治疗。

在 ICU 中，常用传统血流动力学监测工具是 S-G 导管，此后同样基于热稀释原理的跨肺热稀释 PiCCO 技术是血流动力学治疗的最常用工具，而重症超声可以和热稀释法血流动力学监测形成完美的相互补充。目前，热稀释法监测手段有如下不足：①当流量极低时，无法准确测量 CO；②能够测量心脏前负荷容积和压力指标，但不能反映容量反应性；能够计算动态前负荷参数，但如果回答是否有容量反应性时，需要满足一系列条件，而休克患者往往无法全部满足；③当患者使用 V/A ECMO、IABP 等循环支持时改变热稀释路径，不能使用热稀释法监测手段。而相应的重症超声弥补以上三个方面对热稀释监测方法的不足：①无论 CO 大小，均可根据主动脉流出道流速-时间积分测算 CO；②重症超声对容量反应的判断是多层面的，可根据患者实际临床情况选择适合参数方法；③当患者使用体外生命支持系统如 V/A ECMO 时，重症超声几乎是唯一能判断患者自身心脏功能状态的方法。

当然，在 ICU 的休克患者中实施重症超声监测也有一些局限性，主要是重症超声对操作者的依赖度较大。首先在床旁 ICU 中患者如何获得清晰图像，去伪存真，筛选有价值的超声信息，这需要对重症医师进行系统超声技能培训，甚至对超声技能培训要强于普通超声科技师；其次重症超声的实施是问题导向的，对休克患者主要临床矛盾的判断，对超声结果的判读需要重症医师长期培训和临床磨炼，一个重症医师在休克复苏时应能将重症超声信息完美整合入血流动力学治疗中，使重症超声和传统血流动力学监测手段结合相得益彰。

一、休克时重症超声的诊断思路

在重症超声诊断休克时，首先超声具有可视化的特点，当休克患者进行性出现循环恶化时，通过心脏超声除外有无特殊原因，引起心内外动力性梗阻的问题，如有无心包内突然出现的液性渗出，使得右心室、右心房出现舒张期塌陷；再如患者胸骨旁短轴平面出现收缩期或双期"D字征"等；再如二尖瓣前移动态使得LVOT梗阻等（详见梗阻性休克章节）。如果无典型征象出现，再进入流程判断有无心功能因素及容量因素，如能除外上述两者，则可判断为外周血管张力问题；针对此三种因素，分别给予对症血流动力学治疗如强心药物、容量及血管活性药物等（图8-1-1）。

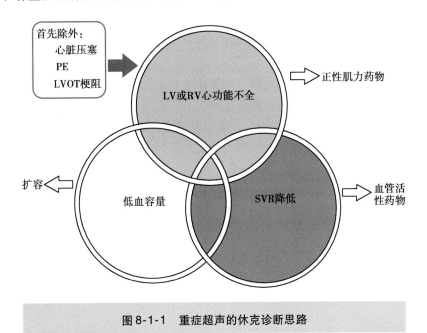

图 8-1-1　重症超声的休克诊断思路

当患者出现急性循环衰竭时，应首先判断容量状态，如果处于低容量状态，患者则会表现为左室舒张末期面积、容积减少等提示静态前负荷不足的表现，通常还伴有左室高动力状态，典型征象如左室胸骨旁短轴平面，可见"Kiss征"，可见左室2个乳头肌在左室收缩时可相互靠近；如果有没有典型征象，需要判断容量反应性，包括下腔静脉变异度、左室流出道血流速度变异等机械通气时随呼吸周期性改变的指标或PLR等方法指标亦可提示有无容量反应性（图8-1-2）。

判断容量状态后，再判断心功能状态，常见ICU休克患者左室心功能不全的病因列于表8-1-1。重症超声首先可以同传统热稀释法一样测量心输出量，特别是对于极低CO，热稀释法无法测量数据的情况下，超声依然能测量左室流出道速度时间积分来获得CO，对于左室收缩功能下降病因进行评价（表8-1-1），值得注意的是，急性期过后患者还会有左室重构，如左室扩大、左室室壁变薄等，大多数患者最终进展为慢性心功能不全，这需

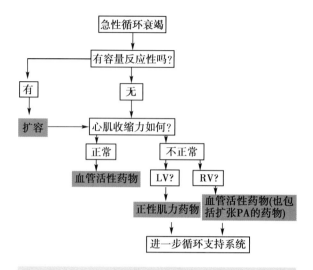

图 8-1-2　急性循环衰竭病因及治疗的一般流程

要重症心脏超声动态的心功能评价过程。如果患者是缺血性心脏病，重点监测有无局部室壁运动障碍；基础有二尖瓣或主动脉瓣病变的患者，重点监测跨瓣血流的变化，动态了解基础慢性心脏病变在急性病程中的作用。脓毒症患者发生心肌抑制时，可能左室结构正常，甚至由于毛细血管渗漏等原因导致循环内容量不足时，左室充盈压等参数是低的，仅仅表现为左室功能不全。

表 8-1-1　常见 ICU 休克患者左室收缩功能不全的病因

	时程	病因
慢性心功能不全失代偿	慢性急性加重	扩张型心肌病
		慢性缺血性心脏病
		严重左心瓣膜病
急性心功能不全	急性	急性心肌梗死（广泛前壁、左主干病变等）
		急性爆发性心肌炎
		严重心肌挫裂伤
		负性肌力药物过量中毒
脓毒症	急性	严重心肌顿抑

　　另外，有基础肺动脉高压的患者可能左心室有正常大小、室壁运动、收缩功能，不能只重视左室收缩功能变化，以免遗漏右室改变。右心收缩功能不如左室收缩功能易于评价；但另外也需注意仅仅只有右室扩大征象时，这并不能充分解释严重循环衰竭的病因，我们还需寻找其他引起循环衰竭的病因。但如果患者出现收缩期"D字征"时、室间隔抖动等征象，提示患者右室收缩期负荷过高、肺动脉阻力升高时是可以解释急性循环衰竭的。如果患者双心室功能不全，往往需要强心药物，同时典型右心收缩功能障碍时也需要一定血管活性药物维持一定的平均动脉压，保证冠脉灌注。另外，机械通气的参数设置也需仔细评估，避免过高的平台压导致患者右室后负荷进一步升高。

当重症超声可以除外明显的低血容量状态和心泵功能障碍之后，患者仍处在严重循环衰竭状态时，应该考虑是外周血管张力问题，血管活性药物应考虑使用。在感染性休克心肌顿抑时，复苏初期因外周血管张力未恢复，心肌顿抑导致心功能不全的问题未显现，但应用血管活性药物后可能使得心功能不全的问题凸显，并且这类患者对进一步增加血管张力耐受度较差。所有急性循环衰竭病因及治疗的一般流程结束但患者循环仍不见改善，我们还需再重新评估，但是重点内容仍是左室收缩功能的评估。

二、休克合并肺循环充血 （图8-1-3）

如果患者存在急性循环衰竭，且合并肺水肿征象，如肺部超声提示B线增加，通常合并典型左室充盈压升高，严重的心源性休克必须除外。常见临床表现有左室流出道测量CO降低、低血压、左室充盈压升高，重症超声评估步骤包括①2D超声评估左室射血分数，了解有无严重左室收缩功能障碍；②多普勒超声、组织多普勒准确评估左室充盈压（如 E/E' 等，详见容量反应性章节）；③评估左室整体及局部室壁运动情况，如果此前已有急性心源性休克，则重点了解有无左室重构改变如左室扩张、室壁变薄等左室形态学、功能性细节。

如果患者基础存在慢性心功能不全，导致患者急性失代偿的病因最可能是容量过负荷，如脓毒症导致急性肾损伤，使得急性水潴留、心脏前负荷过高等。但重症超声还可以发现其他一些病因导致急性左室容量负荷过重，如急性心内膜炎导致乳头肌损伤、腱索断裂，人工机械瓣血栓形成等。

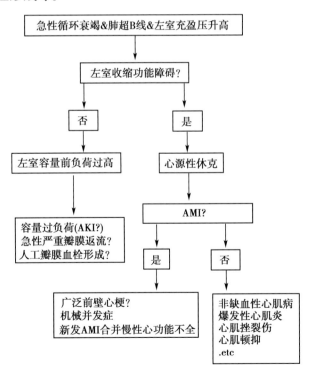

图8-1-3　休克合并肺循环充血的诊断流程

三、休克合并体循环充血 （图8-1-4）

如果一个急性循环衰竭的患者，却没有肺循环淤血，仅有体循环淤血，那么提示该患者要么有严重右心衰竭，要么有梗阻性因素掺杂其中。右心功能不全的临床症状包括外周循环淤血水肿（肝大、下肢水肿）、但肺野听诊较清，重症心脏超声的作用主要是筛查是原发性右心功能不全还是继发性右心功能不全，如果一个低血压的 ACS 患者，有右心室扩张且收缩功能不佳，那么该患者最可能是原发右心功能不全如急性右室梗死；重症超声的表现包括三尖瓣反流峰速不高，并不提示肺动脉压力升高，同时部分患者还合并左室下壁局部运动障碍。如果患者三尖瓣反流峰速高，提示肺动脉压力升高，右心收缩期后负荷增加，需要进一步排除心内、心外梗阻性因素。

另外，除了急性肺动脉压升高导致右心功能不全以外，慢性肺动脉高压患者短期内轻微加重就有可能导致急性循环衰竭合并体循环淤血。如长期右心功能不全的患者已有右室游离壁增厚（>10mm），如果短期内容量负荷加重，患者右室扩张能力有限，很快会出现严重的体循环淤血。如果患者慢性右心功能不全继发于房间隔缺损或者三尖瓣关闭不全，同样轻微容量过负荷也会导致患者重度体循环淤血。

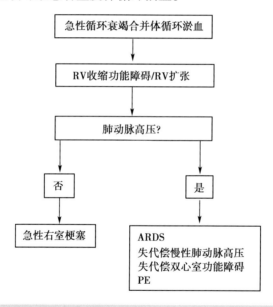

图8-1-4　急性循环衰竭合并体循环淤血的诊断流程

四、监测休克分型诊断的准确性和治疗安全性 （图8-1-5）

在休克诊断分型过程中我们必须实时根据患者对诊断性治疗的反应来判断我们最初的休克类型判断是否正确，以便及时调整血流动力学治疗策略，这要求我们在治疗过程中在一定的安全限度内进行调整，在患者耐受性许可范围内进行。

例如，在容量反应性判断过程中，重症超声可以动态监测左室 SV 的变化来判断容量是否有反应，同时根据超声参数估算左室充盈压判断容量耐受性（详见容量反应性章节）。

在左室收缩功能欠佳的患者使用强心药物治疗过程中，除了动态监测左室 SV 的变化观察药物治疗效应外，对于 CO 提升不理想的患者还应注意有无强心药物使用过量导致 LVOT 动态梗阻的问题（详见心外科术后患者重症超声监测章节）。此外在休克合并重度 ARDS 患者，我们调整呼吸机参数以获得更好的氧合时，重症超声还应动态评价三尖瓣反流，以了解右心后负荷变化，以免导致肺顺应性变差和加重右心功能不全的症状。

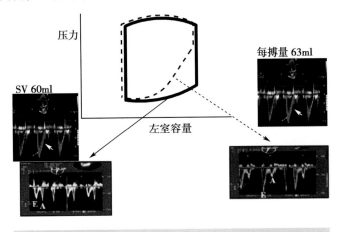

图 8-1-5　容量反应性判断过程中治疗安全性监测

　　综上所述，重症超声在休克时对心脏功能学、形态学监测打开了一扇窗，在休克诊断分型过程中给重症医师最直观的感性认识，在休克滴定化治疗中为重症医师的理性分析提供第一时间数据，由此在休克复苏中，我们应该学好、应用好这一可视化工具，同时优化超声数据，为休克患者复苏提供安全性保障。

（杜　微）

第二节　重症超声评价心功能不全类型

　　心功能评估是血流动力学评估的关键环节，很难想象一个重症医生可以在不熟悉心功能评估的情况下，能精通血流动力学的调整。虽然有许多的仪器、设备及生物学标记物用于心功能的评估，心脏超声仍是其中非常重要的评价手段。在不同的文献里，心脏超声心功能评估从不同角度进行阐述。本文主编及编者均在利用心脏超声解读心功能不全时，倾向于如下思路：首先右心功能是"核心环节"，右心功能的评估应放在左心功能评估之前；充分重视左心舒张功能不全，理解舒张功能不全的发生往往早于收缩功能不全，经常是收缩功能不全时已经合并舒张功能不全；左心收缩功能不全分为弥漫收缩功能不全和节段性收缩功能不全，而节段性收缩功能不全又分为冠脉相关性节段性收缩功能不全和非冠脉相关性节段性收缩功能不全。

一、右心功能不全

　　由于肺部疾病、呼吸机支持等原因，右心功能不全在重症患者中发生率较高，而且左右心室的相互作用，尤其是在血流动力学的极端状态，使得急性右心功能不全的判断变得非常必要。从临床应用的角度，急性右心功能不全可按病因分类：急性压力负荷增加、急性收缩力下降、急性容量负荷增加、急性充盈受限。

右心功能的判断包括如下参数：

1. 左右室舒张期面积比值　非常重要的参数，尤其是右室后负荷增加时，会出现明显的右室扩张，左右室舒张期比值大于 0.6，严重扩张时可大于 1.0。

2. 左室偏心指数（LV eccentricity index）　左室短轴切面上最大直径及与其垂直的最短直径的比值，反映室间隔向左移动的程度。该指数大于 1 提示右室容量或压力负荷明显增高。

3. 右室面积变化分数（RVFAC）　测量心尖四腔切面，右室舒张末期、收缩末期面积的差值与右室舒张末期面积的比值。正常 >32%，如 <17% 提示收缩功能严重受损。

4. 三尖瓣环收缩期位移（TAPSE）　在心尖四腔心切面，利用 M 型超声测量三尖瓣环收缩期移动的距离。

5. 三尖瓣环收缩期运动速率　在心尖四腔心切面利用组织多普勒测量获得，类似于左室 Sa 的测量，只是取样容积置于三尖瓣侧面瓣环处。

6. 利用下腔静脉内径及其变异度估计右室舒张末压力，利用三尖瓣反流估测肺动脉收缩压力，是评价右室前后负荷的重要方法。

临床上进行重症患者管理时，呼吸机的调整对于右心功能的影响非常重要，应尽量维持平台压低于 27cmH$_2$O，小潮气量通气时避免 PaCO$_2$ >60mmHg，避免低氧，并充分利用心脏超声监测右心功能的变化是右心保护的重要手段。

二、 左心舒张功能不全

舒张功能不全在重症患者十分常见，且其发生往往早于收缩功能不全（图 8-2-1）。舒张功能不全的具体技术前面章节已有阐述，但临床医生应理解，将测量技术与具体的血流动力学变化相结合，并进行精细的评估与调整才是最终目的。

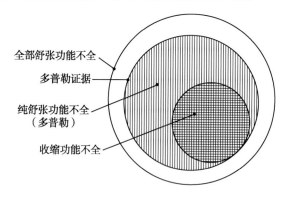

全部舒张功能不全
多普勒证据
纯舒张功能不全
（多普勒）
收缩功能不全

图 8-2-1　左心收缩与舒张功能不全所占比重示意图

二尖瓣的血流频谱分为四种类型：正常、松弛功能障碍、假性正常化、限制性充盈障碍。在扩张型心肌病患者中，二尖瓣血流频谱的变化与充盈压、心功能及预后有关。而对于射血分数 >50% 的冠心病和肥厚型心肌病患者而言，二尖瓣血流频谱就很难反映血流动力学的变化。

组织多普勒测量二尖瓣瓣环舒张早期运动速率 e'，反映左室的松弛功能。由于二尖瓣血流频谱会有假性正常化，这时 e' 是很好的补充指标，而且 E/e' 常用来反映左室充盈压力。临床应用时，需要注意对于心功能正常的人以及存在二尖瓣瓣环严重钙化、二尖瓣疾病、心包缩窄的患者，E/e' 无法准确反映左室的充盈压力。

三、左心收缩功能不全

从临床医生的角度评价左心功能不全，往往有以下症状、体征：心前区疼痛、呼吸困难，查体可有肺底湿啰音、心脏杂音，可监测到心律失常，心电图的变化及生化标记物的升高等。

心脏超声，尤其是经胸心脏超声因其无创、便携、可重复等优势，是非常重要的重症患者左心功能评价手段。另外，左心功能不全往往与右心功能不全相伴随，心脏超声也可对右心大小、肺动脉压力等进行评价。同时还可除外心包疾病、瓣膜疾病等其他病因。在重症患者的左心功能不全发生率在 8%～20%，甚至有研究认为高达 30%。在左心功能不全分类时，对有无节段室壁运动功能障碍及左室大小、形状的评估至关重要。之所以利用超声进行左心功能不全的分类，也是为了对临床治疗提供更明确的方向。

重症患者在心功能评价需求及对治疗方向的指导方面有其特殊性，因此与超声检查、治疗及预后评价联系更为紧密的左心功能不全分类十分重要。结合心脏超声及治疗方向，我们将急性左心功能不全分为弥漫性左心功能不全和节段性左心功能不全。

1. 弥漫性左心功能不全在作出弥漫性左心功能不全诊断之前，应首先除外瓣膜疾病、ACS、应激性心肌病等，因此心脏超声对于弥漫性左心功能不全的诊断是必备手段。同时需要除外扩张型心肌病、酒精性心肌病等。从超声表现来看，左室扩张伴有二尖瓣瓣环扩大，左房增大时往往提示此时左心功能不全为慢性病程所致。超声表现：左心弥漫收缩功能减低伴有左右室轻度扩大（图 8-2-2）。虽然射血分数是最常用的评价指标，但由于它受到前后负荷影响较大，组织多普勒在脓毒症心肌病诊断和预后判断方面更有优势。常用指标是二尖瓣环收缩期峰速度（Sa），它可反映左室长轴的收缩功能。另外，Tei 指数在心功能的综合判断方面也是较好的指标。超声表现上注意除外慢性心功能不全，如左室扩大，伴有二尖瓣环及左房明显扩大，多提示左心功能不全为慢性表现。

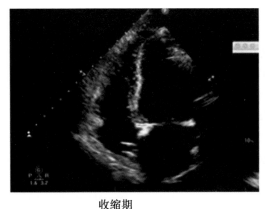

收缩期　　　　　　　　　　　　舒张期

图 8-2-2　弥漫全心抑制
弥漫抑制（全心）：常表现为全心室扩张、左右心室所有室壁的运动弥漫减弱

（1）脓毒症心肌病：早在 20 世纪 70 年代就有学者发现，感染性休克时即使是在心输出量增加时，也存在心肌抑制。其具体机制不够确切，包括严重全身炎症反应综合征（sirs）时血浆中存在大量心肌抑制因子、冠脉微循环改变、线粒体功能障碍等。心脏超声对于感染性休克患者血流动力学的监测十分必要，尤其是在心脏评价方面尤其独特优势。由于感染性休克合并心肌抑制是预后不佳的标志，需要积极处理。首先，去除感染灶是重中之重，在血流动力学方面需要维持足够容量前提下应用正性肌力药物保证组织灌注。

严重感染心肌抑制，又称脓毒症心肌病，有两个显著特点：首先，它是急性起病，而且随着患者感染的控制，心肌抑制是可逆的。第二个特点是与其他类型的心源性休克不同，左室充盈压往往是正常，甚至降低的。这种现象的机制是脓毒症心肌病由于急性肺损伤导致的肺动脉压力增加或心肌抑制因子的作用，常伴有右心功能不全。因为右心功能不全，导致静脉回心血量下降，所以，左室充盈压常不会过高。

脓毒症心肌病导致的收缩功能降低，不能忽略行心脏超声检查时的循环支持情况，如患者未应用去甲肾上腺素维持正常血压的情况下，由于心脏后负荷下降，超声检查心脏收缩功能可表现为假性正常。

（2）心动过速导致的心肌病：心动过速导致的心肌病是指由于房性或室性心动过速导致可逆的左心弥漫功能下降。心功能抑制程度与心律失常类型、心率、持续时间有关。心率控制后数天至一周内左心功能多可恢复正常。在去除诱发因素如容量不足、疼痛、低氧等原因后，药物或射频消融对心率的控制是基本治疗。

（3）其他导致左室弥漫性功能不全的因素：未有效控制的高血压患者，尤其是已经存在左室肥厚时，由于心内膜下心肌应力增加，可出现急性左心功能不全。另外，其他重症相关的情况如严重低氧、低温、贫血等因素都可合并出现弥漫性左心功能不全。心肺复苏后也往往伴有 24 小时甚至更长时间的弥漫性心功能不全。某些特殊药物的使用（如负性肌力药物、化疗药物等）也可引起心脏收缩功能下降，导致弥漫心肌抑制。

2. 节段性左心功能不全（图 8-2-3）

（1）冠脉相关性节段性收缩功能不全——急性冠脉综合征：当临床表现及心电图怀疑冠脉综合征时，利用心脏超声仔细评价是否存在与可疑受累冠脉供血区域一致的节段室壁运动功能障碍，是早期明确诊断的重要方法。另外，严重心肌梗死导致的并发症如二尖瓣反流、室间隔破裂等也需要心脏超声的评价。

急性心肌梗死的发生主要是由于冠状动脉主干或重要分支的完全堵塞造成心肌急性缺血坏死。典型表现为急性胸痛、呼吸困难，伴有心电图、心肌酶的动态改变。对于重症患者伴有急性心肌梗死，往往会出现血流动力学的改变，甚至出现心源性休克，是常见的致死原因。心源性休克可以出现在基础左心功能较差的患者出现小面积心肌梗死时，也可以出现心功能正常患者患大面积心肌梗死时。心源性休克也可以是由于心肌梗死造成的机械性并发症，如室间隔或心室游离壁的穿孔，室壁瘤，乳头肌缺血或断裂造成的二尖瓣大量反流。也可以由右室大面积心肌梗死引起。

心肌梗死后造成心源性休克的主要原因还是严重左心功能不全，左室梗死超过 40% 就会严重影响泵功能的，引起每搏量下降。而心功能下降本身又可导致心肌缺血加重，造成恶性循环。心脏超声是判断心肌梗死面积，心功能的较好方法，在判断室壁运动功能障碍方面比心电图更敏感。

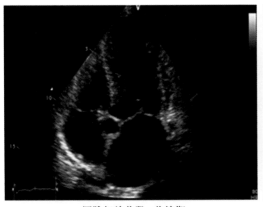
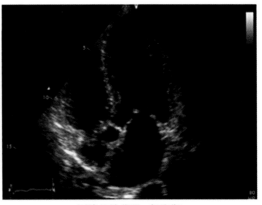

冠脉相关节段 收缩期 　　　　　冠脉相关节段 舒张期

图 8-2-3 节段抑制（冠脉相关节段）

（2）非冠脉相关性节段性收缩功能不全——应激性心肌病：应激性心肌病也称为心尖球形综合征、Takotsubo 心肌病，通常是严重情绪应激的后果，老年女性多见。产生这种应激性改变的病因尚未完全确定，可能是由于儿茶酚胺大量分泌造成微血管痉挛，从而导致心肌顿抑，也可能是儿茶酚胺直接心脏毒性作用所致。推测病变在心尖的主要原因是心尖的儿茶酚胺受体密度最高。有部分患者可识别的发病因素只是应用了常规剂量的儿茶酚胺类药物或 β 受体激动剂。

清醒患者可以有胸痛、呼吸困难等主诉，心电图提示 ST 段抬高、心肌酶上升。冠脉造影没有冠脉阻塞提示。但是在重症患者中，应激性心肌病并不少见，一组 ICU 患者的调查中发现，92 例患者中有 26 例存在应激性心肌病的表现。美国梅奥医学中心给出如下标准，要求 4 条全部符合才构成应激性心肌病的诊断：①左室中段室壁运动减低、无运动或反常运动，有时也有心尖受累。这种节段室壁运动功能障碍不局限于某支冠脉供血区域。常常有应激因素，但有时可无明显诱因；②冠脉造影无冠心病证据；③新发的心电图异常，ST 段抬高和（或）T 波倒置；心肌酶的轻度升高；④没有嗜铬细胞瘤或心肌炎的证据。

应激性心肌病在超声心动图的典型表现是心尖扩张呈气球形，基底部由于代偿而收缩增强，左室整体的收缩功能中 - 重度受损，射血分数 20%～50%。血流动力学表现差异较大，可以无心力衰竭迹象，也可出现心源性休克。室壁运动功能障碍表现很典型，心尖无运动或反常运动，心室中段运动下降，基底部运动增强，甚至可导致左室流出道受阻。一般说，应激性心肌病是可逆的。

应激性心肌病的另一种表现形式与心尖球形综合征正好相反，称为反应激综合征。超声表现是包括基底部的下 2/3 左室收缩功能严重降低，而上 1/3 包括心尖部收缩增强。右室大小和收缩功能正常。

需要指出的是，应激性心肌病并不局限于左室，左、右室同时受累患者占 1/4。甚至右室单独受累的应激性心肌病也有相关报道。在该例患者，右室表现为心尖球形改变，而左室形态及功能正常（图 8-2-4）。

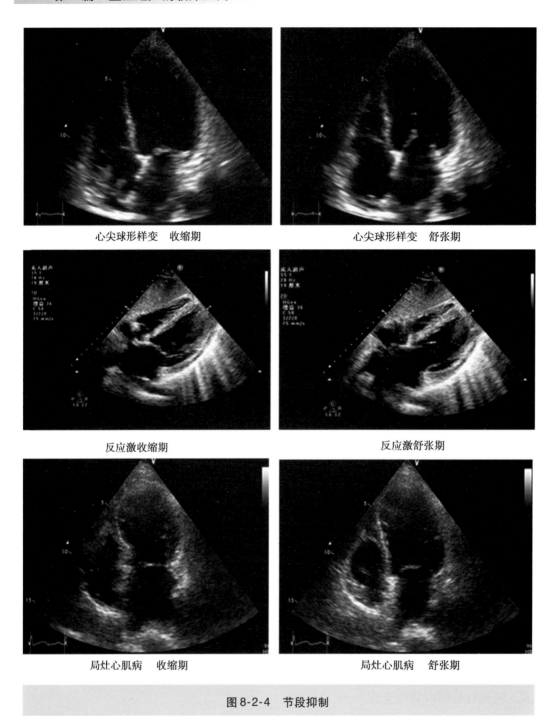

心尖球形样变　收缩期　　　　　　　　　心尖球形样变　舒张期

反应激收缩期　　　　　　　　　　　　　反应激舒张期

局灶心肌病　收缩期　　　　　　　　　　局灶心肌病　舒张期

图 8-2-4　节段抑制

四、供需失衡导致的心肌损伤

由于失血、低血压等原因导致心脏氧供下降，同时由于感染、心律失常等原因导致心肌耗氧增加，引起的心肌氧供需失衡，无冠脉病变基础上出现的心肌酶升高，在重症患者十分常见。超声表现是心脏高动力状态，收缩增强，EF 可 >70%。处理原则是去除刺激因素，应用 β 受体阻滞剂或钙离子拮抗剂降低心肌氧耗。

此处需要提及的是，诊断左心功能不全时不能忽略左室舒张功能的评价。首先，收缩功能不全往往伴有舒张功能不全。另外，存在左心功能不全表现的患者 50% 左右，EF 值在正常范围，更体现了舒张功能评估的重要性。

综合以上分类，重症医师可以通过熟练的超声操作对左心功能有较明确的分类，而且不同种类的左心功能不全，有相应的处理原则，有利于重症患者的管理。

（张宏民）

第三节　重症超声与液体管理

提高心输出量和组织灌注为目的的血管内容量和心脏前负荷的最佳调节是血流动力学不稳定患者的治疗关键。重症患者往往存在容量过多或过少，由于自身血管调节功能障碍、心脏及其他器官功能储备能力较差、对容量的耐受范围较窄、微血管壁通透性增加，容易导致血管内外液体交换失衡，出现组织灌注不足、组织水肿等。针对重症患者液体治疗原则：首先判断患者基本容量状态，评价患者容量反应性，有无液体过负荷带来的器官功能受损，根据相关结果制订合理的容量管理方案。目前有很多临床指标来评价相关指标，重症超声能够评估患者容量状态，是传统有创血流动力学监测评估的有益补充，有可能比之更可靠。当超声图像欠理想时，TEE 可提供理想图像，比 TTE 更准确地评估心内流量、心肺相互作用、腔静脉直径、变异度等，同时还能评价容量过负荷带来的其他器官功能受损情况评价。本节主要描述重症超声在液体治疗过程中的作用，帮助临床医师制定正确的重症患者的液体管理策略。

一、容量状态评价

（一）容量状态的定义

容量状态是指患者心脏前负荷，在细胞水平上是指心肌细胞收缩的初长度，在器官水平上指心脏舒张末期容积。有效循环血容量是指单位时间内在心血管系统中循环血量，不包括一些储存血液或第三间隙的液体。根据有效循环血容量的多少将异常的容量状态分为高血容量状态和低血容量状态。

（二）重症超声评估容量状态

1. 腔静脉评估　腔静脉是距离右心房最近的回流血管，是器官与右心之间的桥梁，能够较好地反映右心功能，只要右心压力出现变化，腔静脉内径就会发生变化，比动脉系统的相关指标如血压、心率、主动脉直径更能反映患者容量状态。如能除外心脏压塞、急慢性肺心病等右心压力增高等因素，腔静脉内径能较好地反映患者容量状态。由于上腔静脉图像获得相对困难，目前临床常用下腔静脉内径来评价容量状态，在剑突下下腔静脉平面，肝静脉远心端呼气末测量。多个研究提示在不同的病理状态下腔静脉内径与 CVP 均有密切的相关性，腔静脉增宽时提示处于高容量状态或者输液有限制，一般定义为下腔静脉内径 >2cm（图 8-3-1A）。腔静脉细小多提示处于低容量状态，自主呼吸时下腔静脉内径 <1cm，控制通气时内径 <1.5cm（图 8-3-1B）。后者提示低血容量的意义更明确，因为下腔静脉在心脏压塞，急、慢性肺心病，严重右室功能不全及张力性气胸等情况下也可

能出现明显增宽，这种情况下虽然不一定代表高容量状态，但是也提示输液有明显限制的可能。

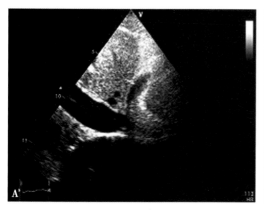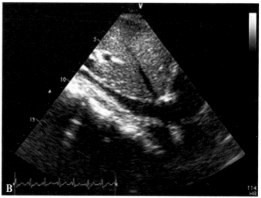

图8-3-1　下腔静脉超声评估

图 A. 下腔静脉增宽；图 B. 下腔静脉细小

2. 左心室容积半定量评估　通过胸骨旁切面获得 M 型超声可以测量左室舒张末期内径，如左心室舒张末期内径＜25mm，提示严重容量不足可能。TEE 的经胃乳头肌短轴平面可以测得左心室面积，存在基础心脏疾病或者左心室顺应性下降的患者中 P-V 关系将发生改变，舒张末期面积与每搏量之间的匹配关系将不同，相对于单次测量结果，连续测量更加可靠，但是非常耗时，临床实践中很难实现。有一些自动声学定量边界监测系统可以连续评价收缩末期和舒张末期左心室容积，评价容量状态，目前临床应用较少。收缩末期心室腔闭塞和左心室舒张末期面积＜55cm^2，是低血容量的征像，但对预测前负荷降低的特异性偏低。

目前临床应用较多的是定性评估：主要用于低血容量的评估功能增强、左心室舒张末期和收缩末期面积均明显缩小，收缩末期出现心腔闭塞，在 M 超上表现为"乳头肌亲吻征"（图8-3-2）。

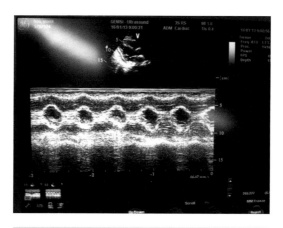

图8-3-2　乳头肌亲吻征

3. 左心室充盈压评估　左心室充盈压可以反映左心室舒张末期容积，左心室舒张末压的预测可通过评价早期左心室被动跨二尖瓣充盈（E 峰）和与之对应的侧面二尖瓣环移位（E' 峰）关系比值获得。E' 峰的降低值相对于顺应性降低的心室 E 峰更大。如果这个比值 >15，表示左心室舒张末压 >15mmHg；如果比值 <8，表示左心室舒张末压 <15mmHg；而中间的数值意义不确定，需要结合肺静脉流入和二尖瓣流入减速时间等参数来联合评估。由于压力反应容积受心室顺应性影响较大，在一些特定的患者如高龄、高血压、机械通气等，两者之间的关系会出现变化。临床应用过程中应注意评价。跨二尖瓣舒张期流速能通过多普勒脉冲在心尖四腔心上测量，E/A >2 与 PAWP >18mmHg 有关，其阳性预测值为 100%，肺静脉流入量对测量 PAWP 也有效，收缩期前向运动速度 VTI 比上收缩期和舒张期速度总 VTI <45%，预示着 PAWP >12mmHg，阳性预测值 100%。肺静脉反向 A 波时间大于二尖瓣流入 A 波时间提示 PAWP >15mmHg，阳性预测值为 83%。但是高质量肺静脉流入速度难以通过 TTE 测得，需要用 TEE 测量，临床应用相对受限。

4. 3D 技术左心室容量评估　是计算心室容量根据实际形状，而不依赖任何几何假设，一次完整的全容积采样，即可得到心动周期的容量变化曲线，并计算左心室射血分数，与磁共振技术测量的左心室收缩末期容量和舒张末期容量偏差最小，相关性最高。Lee 等对 25 例患者通过经胸超声心动图（TTE）、实时三维超声心动图（RT-3DE）以及 MRI 三种方法测量左室舒张末期容积、左室收缩末容积、每搏量、射血分数、心肌质量。研究结果发现 RT-3DE 与 MRI 所得数据差异无统计学意义，且 RT-3DE 测量数据比 TTE 与 MRI 快速，对于心肌质量及容量的测量优于 MRI。周洁莹等关于实时三维超声心动图定量评价左室容积模型的实验研究，通过对 10 例正常以及 10 例室壁瘤模型进行 3DE 全容积分析与 2DE-Simpson 以及左室实际注水量相对比，发现正常组中三者测值差异无统计学意义，室壁瘤组中 3DE 法测容积与实际容积无显著差异，2DE 法测容积与实际容积存在差异。随着图像分析时间的进一步减少以及更多先进科技的出现，3D 未来将成为评估危重患者左心室容积的最佳方法。如同静态指标评价患者容量状态时，由于多种影响因素，单纯根据一个指标来指导患者的容量管理方向时，可能会存在较大的偏差。但是对于一些极端的情况如容量明显缺乏或明显过符合时却较为可靠，特异性较强。如果患者容量并非明显缺乏或过符合时，进一步评价是否需要进行液体复苏时，需要行容量反应性的评估。

二、容量反应性的评价

（一）容量反应性的定义

容量状态和容量反应性密切相关，但又不能直接代表容量反应性。容量反应性受到静脉回流和心功能两方面的制约。容量反应性反映了扩容后效果，扩容后心输出量或每搏量较前明显增加（>10%~15%）提示容量反应性良好。存在容量反应性是液体复苏的基本前提。因为不同个体的心功能曲线不同，单个静态的前负荷指标的意义就有可能不同，往往很难有效区分心脏是处于心功能曲线的上升支或平台支，所以静态的前负荷指标（腔静脉内径、左心室舒张末期面积、左心室充盈压等指标）在非极端情况下对容量反应性的判断有限。因此引入了动态前负荷指标的概念进行评价，即通过一个可控的方法诱导前负荷发生改变，从而观察心脏对该变化的反应性。目前重症超声在此方面也可获得较多的参数来评价。

（二）评估患者容量反应性的时机

当患者明确存在大量失血或失液，或者明确存在循环不稳定，而一些临床体征或容量状态评估已明确提示严重低血容量或者容量高负荷（输液有限制）的表现时，容量反应性的评估不是临床的第一选择。只有处在非极端情况下，为了避免无效补液的风险（尤其是在需要适当限液的患者如合并 ARDS 或肾功能不全及老年患者），我们需要进一步进行容量反应性的评估。

（三）重症超声如何评价容量反应性

目前针对容量反应性我们主要应用动态指标进行评估，目前常用的动态前负荷指标包含两层含义：一类是根据心肺相互作用的机制而获得相关指标，只适用于完全机械通气患者；一类是通过动态手段如容量负荷试验、被动抬腿试验等方法引起前负荷动态的改变获得的相关指标，适用于所有患者。

（四）心肺相互作用相关指标

在完全机械通气无心律失常患者，选择心肺相互作用相关的动态指标来评估容量反应性。重症超声可以获得的左室每搏量呼吸变化率及其替代指标来评估。包括主动脉峰流速呼吸变化率、外周动脉（桡动脉、肱动脉、股动脉）峰流速呼吸变化率、腔静脉呼吸变异率等。

1. 腔静脉呼吸变异率（图 8-3-3）是通过 TEE 或 TTE 手段探测上腔或下腔静脉（SVC/IVC）内径随着呼吸运动的变化，计算其变异程度。根据计算方法不同，包括上腔静脉塌陷指数（collapsibility index of superior vena cava，SVC-CI），下腔静脉膨胀指数（distensibility index of inferior vena cava，IVC-CI），下腔静脉直径呼吸变异率等。一项对 66 例机械通气的感染性休克患者的研究显示，以 SVC 塌陷指数 >36% 作为对容量负荷有反应的敏感标注，敏感性达到 90%，特异性达到 100%，尽管 SVC 能够更好地反映胸膜内压的变化，但通常需要经 TEE 测量，临床使用相对受限。IVC 直径呼吸变异率和 IVC 膨胀指数可以经 TTE 测量，更易于临床操作和评估。研究证实，用下腔静脉膨胀指数评估容量反应性，当阈值在 18% 时，ROC 曲线下面积为 0.91，灵敏度和特异度均 >90%，18% 是 IVC 膨胀指数区分对液体治疗有或无反应患者的界值，它与液体负荷后的心指数之间存在明显的正相关关系。最近针对失血性休克、全身感染、蛛网膜下隙出血患者，尤其是慢性肾衰竭接受透析患者的研究，也进一步表明了腔静脉变异度的临床意义，但依然没有统一的预测值，仍需要扩大研究规模，或评估不同疾病状态下的改变阈值。但至少目前观点认为对于完全机械通气患者应用腔静脉变异率是预测容量反应性的简便、无创且准确的参数。

但是其在应用过程中也有一定的局限性，因为影响腔静脉的因素除了容量，还有右心功能和静脉顺应性等其他因素，如在右心功能不全时，右心压力负荷增加，下腔静脉出现不同程度的固定扩张，应用 IVC 呼吸变异率评估容量反应性会受到影响。严重腹内压增高状态也可能导致容量反应性的评估不当，当腹内压增加时，胸壁顺应性下降，胸膜腔内压力出现变化，减弱了对容量反应性的评估作用，同时腹内压对下腔静脉直径及顺应性也有一定影响，因此腹内压增高情况下，下腔静脉膨胀指数是否能够评估容量反应性，以及其预测阈值均需进一步评价。由于腔静脉的呼吸变异率主要取决于血管直径而不随心搏的周期性变化，理论上对于心律失常患者的容量反应性也有一定的预测价值，但其阈值还需进一步研究评价。

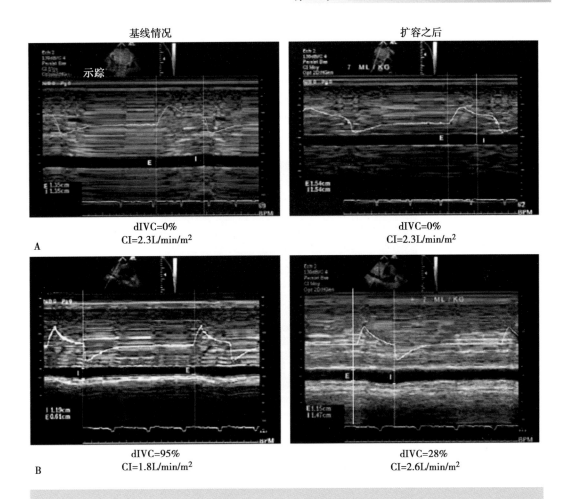

基线情况　　　　　　　　　　　　　扩容之后

示踪

dIVC=0%　　　　　　　　　　　　　dIVC=0%
CI=2.3L/min/m²　　　　　　　　　　CI=2.3L/min/m²

A

dIVC=95%　　　　　　　　　　　　dIVC=28%
CI=1.8L/min/m²　　　　　　　　　　CI=2.6L/min/m²

B

图 8-3-3　下腔静脉的变异

在正压控制机械通气时下腔静脉在吸气时扩张，经体表超声取剑突下切面显示下腔静脉，
尽量显示足够长的下腔静脉。随呼吸周期在吸气及呼气时测量下腔静脉内径

2. 根据心肺相互关系原理，超声获得的左心室每搏量的替代值主动脉峰流速或主动脉流速的速度时间积分（VTI）随呼吸的变异率也能预测容量反应性。Feissel 等应用 TEE 测量主动脉瓣环的主动脉流速呼吸变化率、Monnet 和 Teboul 等应用 TEE 直接测量降主动脉峰流速呼吸变化率、Slama 和 Teboul 等利用 TTE 测定主动脉（流出道）的 VTI 等来预测容量反应性均取得了较好的结果，一般认为峰流速变异率 >12% 提示有容量反应性，阳性预测值 >90%。近期有研究总结了儿童患者容量反应性的预测因素。纳入的患者均为儿科受试者（婴儿、儿童和青少年）。最终纳入 12 项研究，涉及 501 种液体，438 例儿科患者（年龄 1 天 ~17.8 岁），共研究 24 个变量。3 项研究中使用液体为胶体液，6 项研究中使用晶体液，2 项研究中使用混合液体，1 项研究未报道所使用液体的类型。结果显示 ΔVpeak 为多项研究中容量反应性的唯一预测因素。被动抬腿试验所导致的每搏指数、每搏距离变化和心排血指数变化能够预测容量反应性。基于心率、动脉收缩压、前负荷（中心静脉压、肺动脉楔压）、热稀释法（全心舒张末容积指数）、超声稀释法（有效循环血量、中枢循环血容量、全心舒张末容积、总射血分数）、超声心动图（左心室舒张末面

积）和多普勒（每搏指数、校正血流时间）的静态变量不能预测儿童患者的容量反应性。基于动脉压（收缩压、脉压、每搏量变化，呼气末最大或最小的动脉收缩压与心脏收缩压的差异）和基于脉搏血氧体积描记仪波形变化的动态变量也无法预测容量反应性。关于体积描记变异指数和下腔静脉直径变化的研究显示，各项研究的结果相悖，无法确定其对容量反应性的预测。这可能是由于儿童的肺、血管和心脏顺应性与成人不同，但仍需进行进一步的研究来解释动态变量不能预测儿童容量反应性的原因（图8-3-4）。

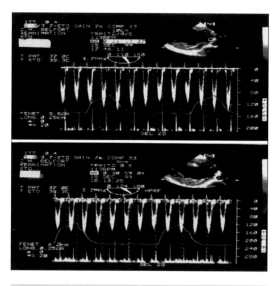

图8-3-4　左室流出道 VTI 变异对容量反应性的判断

上图显示随呼吸变化左室流出道 VTI 变化大，存在容量反应性；下图显示随呼吸变化左室流出道 VTI 变化小，不存在容量反应性

3. 近期更多的研究发现，在儿童相关的研究进一步证明 TTE 获得的主动脉峰流速呼吸变化率在预测容量反应性、评估心脏前负荷储备时优于 PPV 和 SPV。尽管目前大规模荟萃分析提示 PPV 是目前动态指标最理想的指标，但其研究对比对象为 SPV 和 SVV，在应用超声评估时，主动脉流速变化可能比外周动脉的流速改变更敏感，这需要更多的研究评价其优劣。与其他心肺相互关系获得动态指标一样，主动脉峰流速呼吸变异率对容量反应性的预测也受到心率、潮气量、是否完全机械通气和腹内压等因素的限制。

目前有关于自主呼吸志愿者的研究证实在一些简单的情况下如单纯的低血容量时，在自主呼吸情况下主动脉流速随呼吸变化率也可以预测容量反应性，但是还需要更多的研究来评价。

由于 TEE 操作要求高，TTE 受肺气肿、肥胖、胸科手术等影响导致图像不佳，而且对操作者要求较高，目前有研究利用外周动脉血管，包括肱动脉、桡动脉和股动脉等，外周动脉测量相对简单，降低了对操作者的依赖，数据获得可靠性、可重复性强。有研究应用监测肱动脉峰值流速呼吸变异率 >10% 预测容量反应性，敏感性达到 74%，特异性达到

95%，与 PPV 等动态指标的预测能力相当（图 8-3-5）。但是由于外周动脉受局部肌肉收缩对血流速度的影响，临床我们不常规使用肌松药物，操作时应注意局部肌肉紧张情况变化。而且外周动脉的流速不只是受到 SV 影响，同时也受到大血管顺应性的影响。动脉弹性是决定大动脉压力和容积的重要因素，呈曲线形，因此随着容积增长而产生的压力变化是与大动脉初始容积有关的。而且大动脉弹性随着年龄增长逐渐变差，因此相应的 SV 与外周动脉流速的关系也会发生变化。

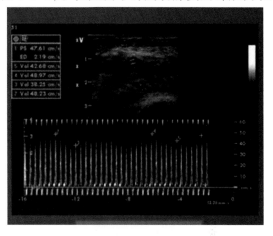

图 8-3-5　肱动脉流速随呼吸变异率

4. 呼气末屏气试验原理是机械通气时，长按呼气保持键 15 秒，消除吸气时胸腔内压力增加对静脉回流减少的影响，增加心室前负荷，相当于一种自体补液试验。Monnet 等 2009 年的研究指出应用呼气末阻断试验后观察脉压的变化和 CI 的变化能够较好预测容量反应性，呼气末阻断试验对肺顺应性、潮气量和是否心律失常无特殊要求，目前尚无关于呼气末阻断后观察动脉流速变异率是否能够预测容量反应性，需要我们进一步研究评价。一般基于心肺相互关系原理获得的动态指标均需要完全控制通气，心律规整的情况下才有意义。

5. 动态手段引起前负荷改变的相关指标由于心肺相互作用相关的动态指标一般只适用于完全机械通气且无心律失常的患者，在存在自主呼吸或心律失常的情况下，这些指标预测容量反应性的意义非常有限。利用超声结合被动抬腿试验（PLR）、容量负荷试验、微扩容试验等手段评价 SV 或 SV 的替代值来预测容量反应性，这些方法适合于各种通气方式和心律的患者。

（1）PLR 相当于内源性容量负荷试验，近于 300～450ml 血浆快速输入。研究发现在 PLR 前后利用超声观察主动脉峰流速或左室流出道速度时间积分的变化可以预测容量反应性，一般认为变异率 >12% 的患者容量反应性敏感性和特异性均 >90%，在具有心内膜自动描记功能的超声诊断仪时，可以用左室每搏射血面积在 PLR 前后变化情况来预测容量反应性（图 8-3-6）。PLR 结合外周动脉峰流速变化，目前也有人研究其是否能预测容量反应性，对于重症胰腺炎和 spsis 患者，在 PLR 前后，应用股动脉峰流速变化也有较高的敏感性和特异性，与 SVV 和 PPV 没有明显区别。张宏民等 2011 年关于 PLR 结合肱动脉峰流速的研究中，评估被动抬腿试验前后肱动脉峰流速差值（AVBA-PLR）：ROC 曲线下面积 0.90，其中 AVBA-PLR 为 16% 诊断容量反应性的敏感度 73%，特异度 87%。因为 PLR 造成的心输出量增加最大效应发生在下肢抬高后 1 分钟内，因此实时监测心输出量或每搏量的变化显得异常重要。Cavallaro 等进行的有关 PLR 的荟萃分析中，应用 PiCCO、Vigileo/FloTrac、TEE、TTE 在反映心输出量变化方面无明显差异。因此 PLR 结合超声对容量反应性的判断有较好应用前景。

（2）容量负荷试验：当其他方法仍不能合理预测容量反应性时，我们要考虑到容量反

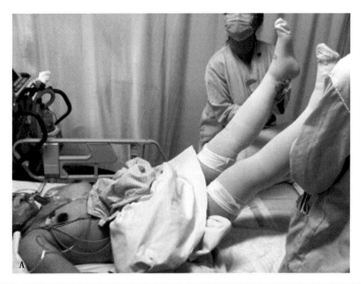

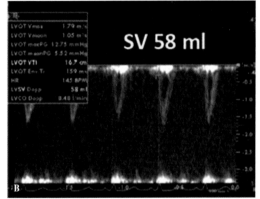 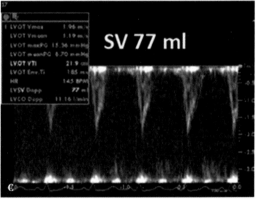

图 8-3-6 左室每搏射血面积在 PLR 前后变化情况来预测容量反应性
图 A. 被动抬腿试验；图 B. 被动抬腿试验前；图 C. 被动抬腿试验后 1 分钟

应性评价"金标准"容量负荷试验。传统的容量负荷试验一般在 15～30 分钟内输入晶体液或胶体液 500ml，判断患者对容量的反应性及耐受性。应使用最接近心输出量的指标来进行判断，心率、血压、尿量、CVP 等流量相关的指标在应用起来均有一定的局限性，结合心脏超声（TTE/TEE）测量每搏量（主动脉峰流速）及其替代指标如左室舒张末期面积、左室充盈压变化能较好地反映每搏量的变化，较好地预测容量反应性。但对操作者要求较高，可重复性差。通过组织多普勒测量早期左心室被动跨二尖瓣充盈（E 峰）和与之对应的侧面二尖瓣环移位（E' 峰）关系比值，可以估测 PAWP，有研究指出在进行容量负荷试验后如 E/E' 明显升高提示患者无容量反应性的可能。

最近的一些研究表明，容量负荷试验前后应用外周动脉流速变化也可以预测容量反应性。但容量负荷试验需要承担液体过负荷的风险，导致外周和肺水肿，氧输送下降。有研究提出了"微扩容"的概念，100ml 低剂量液体在 1 分钟以内快速泵入，TTE 测量主动脉弓下峰流速的变化，主动脉根部流速增加 >10%，预测随后的容量负荷试验热稀释法测得 CI 增加 >10% 的敏感度是 95%，特异性是 78%，可以较好地预测容量反应性。微扩容试验应用的液体量较少，将可能对机体造成的不良反应降到最低。但是还需要进一步的研究来明确微扩容试验在容量反应性预测中的作用。

（3）腔静脉呼吸变异率：在前文中提到完全机械通气患者的下腔静脉膨胀指数预测容量反应性的阈值是18%，有研究显示在完全自主呼吸患者，下腔静脉塌陷指数>50%可以作为对容量负荷有反应的标准，但是在患者自主呼吸努力明显、机械通气患者存在自主呼吸、无创机械通气等情况下，腔静脉随呼吸的变异情况将不适用于评价容量反应性。因此在用腔静脉评价容量反应性时要根据不同的呼吸支持条件进行动态评估、合理应用。

但是随着容量反应性监测在临床中的广泛应用，其局限性也逐渐，被广大医务人员所认识。如在右心功能不全、肺心病、肺顺应性较差、腹腔高压患者等的应用中会有一定的假阳性或假阴性的可能，影响对容量的预测。在临床工作中，需要和具体情况相结合，选择合适的方法评估。

三、 液体过负荷器官受损评价

根据静脉回流Guyton理论（图8-3-7），液体回流的驱动力是体循环平均充盈压和右房压差。器官灌注是否受损与静脉回流有着明确的关系，如回流压力明显增高，也能导致器官灌注明确受损。

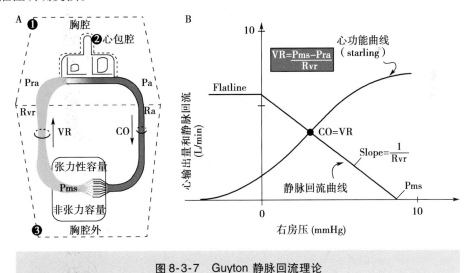

图8-3-7　Guyton 静脉回流理论

多个研究结果也提示过量的液体复苏会增加患者ARDS肺水肿的发生、增加患者AKI的易感性、影响肝脏功能及心肌灌注情况，影响患者预后。

（一）有没有PAWP升高和肺水肿的迹象

当肺组织中的液体量增加时，肺部超声表现为垂直于胸膜的B线，又称彗星尾征。肺部超声B线的数量取决于肺通气的损失程度，评估B线的条数、B线的密度及B线分布的区域和血管外肺水程度呈正相关。B线间隔7mm提示小叶间隔水肿，符合CT发现的增厚的小叶间隔；B线间隔<3mm提示肺泡水肿，符合CT发现的毛玻璃样变区提示弥漫肺水肿。较多临床研究证明应用超声B线评估诊断急性肺水肿的敏感性达94.1%，特异性达到92.4%。在肺水肿治疗过程中，连续评价肺部B线随着负平衡出现的变化，有助于判

断治疗的效果，决定治疗的速度及力度。反之容量复苏治疗过程中，连续评价肺部 B 线情况，可早期发现血管外肺水增多，避免过度容量复苏。但是临床应用过程中需要注意肺部感染、弥漫肺间质疾病、ARDS 等疾病的肺部超声表现可为 B 线，应结合心脏超声及容量状态共同来评估。

（二）容量过负荷与肾脏灌注评价

大量研究证明，容量过负荷可引起 AKI 发生率明显增加，容量过负荷所致中心静脉压升高后，肾静脉压力增高，使肾静脉回流受阻，肾脏灌注减少。腔静脉是器官与右心之间的桥梁，与中心静脉压力结合，使心脏上游体循环压力变得可视。有研究在心外科术后患者中发现腔静脉增宽和 CVP 升高组的患者 AKI 发生率明显增高。在患者液体治疗的过程中应根据腔静脉宽度结合肾脏超声血流分级及阻力指数的动态变化，调整液体治疗的方向，尽量避免液体过负荷所致的肾功能损害。

（三）容量过负荷与其他组织灌注

腹腔的器官都与肾脏一样，静脉回流受右房压力影响明显。尤其是肝脏和胃肠道，当容量过负荷导致右房压力增高时，回心血量下降，出现局部组织淤血表现。重症超声可以结合腔静脉宽度及肝静脉血流速变化来评价肝淤血情况。胃肠道的血流监测相对复杂，操作难度较大。目前临床常用监测肠系膜上动脉的阻力指数及搏动指数评价，肠系膜上动脉阻力指数不仅仅反映肠系膜上动脉和毛细血管床的循环阻力，更反映了下游一系列阻力的总和，包括肠系膜静脉和门静脉以及肝血管的阻力。

超声造影应用微气泡造影剂可以使血管结构显影，同时利用特殊的影像模式或软件可以监测毛细血管水平的微循环情况，即可以涵盖微血管及微循环水平，定量分析肾脏、心肌、肝脏等器官的血流情况。近年来超声造影剂稳定而安全，包括对于重症患者，但对于重症患者包括肾脏灌注在内的器官灌注监测依然停留在科研水平，期待未来能联合腔静脉综合评价容量过负荷对组织器官灌注带来的副损伤，能够较临床实验室检查指标更早地指导治疗。

液体治疗是血流动力学治疗的关键，重症超声指导的目标导向性液体治疗策略快速判断患者容量状态，早期充分进行液体复苏，尽快提高心输出量保证组织灌注。并同时监测容量过负荷对其他器官带来的副损伤，尽可能减少液体复苏量，避免液体过负荷，是临床进行液体治疗的有利武器。

（赵 华）

第四节　重症超声与器官组织灌注评估

随着血流动力学监测技术和治疗的发展，漂浮导管、脉搏指示剂连续心排血量、无创心排量监测、重症超声等多种技术手段都被广泛应用于临床。重症超声以其无创、快速、可重复、便捷的优势越来越多地引起重症医师的重视。近年来，重症超声在血流动力学领域的评估除了早期诊断和监测外，已经逐渐进入了目标导向性的治疗，开始形成流程化治疗，成为重症患者循环管理中必不可少的环节。循环功能障碍患者的血流动力学治疗中困扰临床治疗的难点常常是血流动力学治疗是否已经达到了终点。在不同的器官功能状态和临床需求下，血流动力学治疗的复苏终点和管理目标是否应该相同？近年来器官灌注导向的血流动力学治疗理念越来越被认可，而如何评价患者合适的器官灌注水平成为关键，其与组织灌注水平评估平行并已成重症超声评估的方向。重症超声对于体循环灌注、肺水、肾脏、脑灌注等各个脏器灌注的评估都具有传统血流动力学监测手段难以企及的优势。通过超声监测器官灌注导向的血流动力学治疗正逐步应用于临床。

一、重症超声改善循环灌注策略

早期目标性液体复苏是脓毒症指南中非常重要的内容之一。治疗管理的策略主要来源于 Rivers 在急诊科进行的以中心静脉压和上腔静脉血氧饱和度为核心目标的早期复苏策略，可明显降低脓毒症休克的住院死亡率。尽管脓毒症的死亡率近十年有了明显下降，但对于液体复苏的目标一直存在争议。一方面中心静脉压对于容量反应性的评估可能不准确，尤其在脓毒症心肌抑制时常常不合并充盈压增加。另一方面由于氧摄取的异常，脓毒症患者常常有正常甚至较高的中心静脉血氧饱和度，而这些不代表患者组织灌注良好。

在最近 20 年来，超声在血流动力学评价上取得了重要地位，很多循环功能障碍患者可以快速提供包括容量状态和心脏功能等信息指导治疗，尤其在对容量反应性的评估上，超声具有其独特优势。容量反应性评估通常需要借助心肺相互作用评价，但心律失常、自主呼吸及合并特殊疾病等状态下非心脏超声获得的心肺相互作用评估容量反应性参数（如 SVV、PPV）可能不太准确。超声对容量反应性的评估包括了左室舒张末期容积、下腔静脉扩张指数、上腔静脉塌陷指数、主动脉流速和左室每搏射血的呼吸变化率、肱动脉峰值血流速的呼吸变化率等多种指标。同时超声还可以在容量负荷试验下动态实时测量每搏量、心输出量和左室舒张末期容积变化，甚至还可以通过多普勒测量左室充盈压变化和外周动脉流速变化帮助判断容量负荷试验，预测容量反应性。不同疾病状态下患者容量反应性的评估都可以找到合适相对准确的超声评估指标。基于正确的容量状态，容量反应性和心功能的评估，才会有正确的血流动力学治疗策略。超声评估血流动力学的优势，也为早期液体管理目标制定提供了新的方向。在最近一项研究中，比较了在早期循环复苏中应用超声评价血流动力学导向的液体复苏治疗与以脓毒症指南为导向的液体复苏治疗策略间的差异。46 例行控制通气的脓毒性休克患者纳入研究，以超声指导的复苏目标策略：当上腔静脉塌陷指数（ΔSVC）≥36% 进行扩容治疗，当 ΔSVC<36%，LVFAC≥45% 时加用去甲肾上腺素，当 ΔSVC<36%，LVFAC<45% 时加正性肌力药物；以指南为指导的复苏目标策略：当 CVP<12mmHg 时进行扩容治疗，当 CVP≥12mmHg，MAP<65mmHg 时加用去甲肾上腺素，当 CVP≥12mmHg，MAP≥65mmHg，$SCVO_2$<70% 时加用正性肌力药物。结果显示超声组认为有 8 例需要扩容治疗，指南组认为有 22 例需要扩容治疗。其中 14 例 CVP<12mmHg 在指南组被认为需要扩容治疗的患者，在超声目标组评价为缺乏容量反应性。超声组认为需要进行正性肌力药物治疗的有 14 例患者，指南组认为需要进行正性肌力药物治疗的只有 4 例，其中仅有 3 例是一致的。同样，超声组认为 24 例患者需要去甲肾上腺素治疗，指南组认为 20 例患者需要去甲肾上腺素治疗，其中仅有 9 例患者是一致的。所以无论在扩容治疗，正性肌力药物，还是血管活性药物治疗上，两者的一致性都非常差。重要的是在以超声评价结果作为指导治疗后 90~180 分钟再次进行超声检查评价时显示，在 ΔSVC≥36% 需要扩容治疗的患者，初始 CVP 是 8（7~8）mmHg，$SCVO_2$ 81（74~87）%，扩容治疗（1875~3125ml）后 ΔSVC 下降到 13（6~19）%，CVP 增加到 13

（9～14）mmHg，心指数从 2.1（1.9～2.5）L/（min·m^2）明显增加到 2.5（2.4～2.8）L/（min·m^2），去甲肾上腺素用量降低。在需要正性肌力药物治疗的 14 例患者，初始血流动力学参数显示 LVFAC 24（18～37）%，CVP15（11～19）mmHg，SCVO$_2$ 75（73～80）%，心指数 1.7（1.4～2.1）L/（min·m^2），经加用正性肌力药物治疗后，LVFAC 明显增加到 48（39～61）%，CVP 降低到 9（6～12）mmHg，心指数增加到 2.4（2.1～2.9）L/（min·m^2）。说明以超声监测为目标指导的早期液体复苏治疗策略是正确的。但同时也提示我们如果以指南作为液体复苏治疗策略，将可能会导致 14 例患者接受不恰当的液体扩容治疗，而入住 ICU 内的液体正平衡被认为是影响死亡率的独立危险因素。

超声导向性的早期液体复苏目标策略给了我们更多达到最佳化液体治疗的期望，当然其中也还存在很多的问题，如对于左心收缩功能不全的超声定义值，对于自主呼吸患者的容量状态评估界值等都尚需更多的大样本，多中心研究证实。同时，对于某种特殊情况下如严重腹腔高压下超声评价指标的选择和评估界值也都还值得探索。

二、超声造影与心肌灌注评估

1968 年，Gramiak 首次用生理盐水与靛青绿混合震荡液，经心导管注射，实现了右心腔显影，开创了超声造影（contrast-enhanced ultrasound imaging）的先河。超声波遇见小于入射声波界面的散射体会发生散射，其散射的强弱与散射体的大小、形状及与周边组织的声阻抗差别相关。血液内尽管含有红细胞、白细胞、血小板等有形物质，但其声阻抗差很小，散射很微弱，所以在普通超声仪上无法显示。如果人为地在血液中加入声阻抗与血液截然不同的介质（微气泡），则血液内的散射增强，出现云雾状回声。组织声学造影正是利用这一原理，静脉注入超声造影剂（含微气泡的溶液），造影剂随血流灌注进入器官、组织，使器官、组织显影或显影增强，从而为临床诊断提供重要依据。心肌造影即是经静脉注射一种用外壳固定包裹气体或者直接吸附在外壳上的微泡，它可以大大增强超声的背向散射，超声造影剂能增强整个心腔的显影，可清晰观察心内膜边缘，与二维声像图相结合确定心腔的性质，同时也可对心肌的微循环灌注、干细胞归巢、溶栓疗效、心肌存活性、冠状动脉侧支循环的建立等进行评价；超声造影剂直径必须 <0.9μm 才能经过末梢静脉、腔静脉到达右心，再通过肺动脉、肺静脉到左心腔、主动脉直至心肌的分支，随着造影剂的不断发展、超声仪器分辨率的提高以及新型成像技术的应用，超声造影的应用范围日益扩展。

在心脏重症患者，例如心肌梗死、急性冠脉综合征、冠心病心肌缺血等患者，心肌灌注的评估对诊断和治疗都非常重要。心肌灌注和心肌收缩功能存在着密切关系，充分的心肌灌注是正常收缩功能的前提，而心肌灌注的降低往往伴随心肌收缩功能的减低，同时心肌灌注储备和心肌收缩功能储备是密切相关的，在负荷状态下心肌灌注显著增加的心肌收缩功能往往有相应的增强。心肌声学造影可以清楚地对局部心肌微循环扩张储备功能进行定量评价，还可以显示灌注缺损区，从而估计阻塞血管的部位，协助诊断和治疗，并且同时动态监测和评估梗死区是否形成丰富的侧支循环，早期检测心肌存活性和功能恢复的可能性，也为介入治疗能否挽救濒死心肌提供预测。

心肌本身也是重症患者经常受累的器官之一，心肌超声造影不仅可以观察心肌的灌注，监测心肌灌注在重症发生发展过程中相应的变化，还有利于鉴别心肌缺血与心肌顿抑，发现由于缺血或缺血后再灌注导致收缩功能可逆性减低但仍然存活的心肌，包括冬眠心肌、顿抑心肌与伤残心肌。在脓毒症时，心肌抑制的发生率非常高，心肌超声造影可以准确发现可逆性心肌灌注异常导致的心肌抑制，为容量复苏和心脏功能支持提供治疗导向，心肌灌注改变的超声造影研究在脓毒症治疗中的价值将非常值得探讨。

三、 重症超声与肺组织灌注评估

容量反应性的评估并不需要考虑肺部对液体治疗的耐受性，但在临床的容量治疗过程中我们常常不得不考虑液体治疗的利益风险比。肺部超声就可以给予我们及时的目标导向性治疗。肺部超声通过监测肺部不同部位 A、B 线数量可半定量肺水含量，其准确性与 PiCCO 监测有较好的一致性，在临床上已经得到认可。在 2012 年 Daniel Lichtenstein 提出的 FALLS 方案中就涉及在休克患者容量治疗过程中，应用肺部超声监测 A、B 线数量的变化指导诊断和治疗。例如在临床休克液体治疗过程中，如果在容量复苏过程中患者肺超监测下肺水含量没有变化甚至改善，说明液体治疗改善体循环的同时也改善了肺灌注，而当液体治疗进行过程中，肺超 B 线明显增多，提示肺通透性增加，肺灌注可能会进一步变差，此时就可能需要在液体治疗和呼吸治疗上做出最适合患者的调整。

四、 重症超声与肾脏灌注评估

（一）肾阻力指数与肾脏灌注评估

随着对重症患者急性肾损伤认识的增多和关注，循环功能障碍患者的液体治疗越来越关注肾脏灌注情况，肾脏灌注导向的血流动力学治疗策略成为临床治疗趋势。重症超声应用彩色多普勒或能量多普勒超声检查可以定位肾内血管，如弓间小动脉（皮髓质交界）和叶间小动脉（位于髓质锥体）对肾脏灌注进行定性评估。近年来，重症超声监测下的肾抵抗指数被认为是能够快捷，动态反映肾脏灌注情况有前途的半定量指标。LeDoux 等发现应用去甲肾上腺素将平均动脉压由 65mmHg 提高到 85mmHg，没有显著增加尿量，Bourgoin 等研究也发现应用去甲肾上腺素将平均动脉压提高到 85mmHg 时，尿量和肌酐清除率较 65mmHg 没有显著改变，说明随着去甲肾上腺素剂量的增加，血管阻力增加，肾血流量降低。因此，如果在床旁通过动态监测肾血管阻力的改变可以直接、快速、定量调节肾血流量，指导临床滴定合适的容量和血压水平。而在血管顺应性正常的前提下，通过超声监测肾阻力指数即可以反映肾脏血管阻力，从而间接反映肾血流量。临床越来越多研究发现应用肾抵抗指数可以反映肾灌注情况指导液体治疗和理想血压水平维持。

但 2013 年法国的一项关于脓毒症液体复苏后肾脏阻力指数是否能够评价肾灌注的研究显示，无论是否合并急性肾损伤，短暂性急性肾损伤还是持久性肾损伤，肾阻力指数的变化都无法体现扩容治疗后全身血流动力学的改变，间接提示肾阻力指数不能反映肾脏灌注情况。我们必须知道，肾脏阻力指数反映肾灌注有非常多的限制，例如年龄、腹腔高压、肾动脉硬化等都可能影响肾脏阻力指数，从而导致其不能反映肾灌注。因此，在临床上，我们需要更多的评估不同情况下，肾阻力指数能否反映肾灌注情况，正确解读结果。同时，随着技术和经验的积累，结合肾脏超声造影，肾脏能量多普勒及动态超声技术，监测肾脏灌注，指导血流动力学治疗。

（二）能量多普勒半定量评估肾脏灌注

彩色多普勒血流显像能够客观地展现肾脏的血流灌注情况，脉冲多普勒血流显像可以定量显示血流抵抗指数和搏动指数等参数指标，但是操作对角度依赖性大、对低流速血流敏感性差，容易产生混叠现象以及判定标准受主观影响也较大，临床应用，尤其在重症患者病情复杂时受到局限。能量多普勒（PDU）是利用血液中红细胞的能量来显示血流信号，彩色信号的颜色和亮度代表多普勒信号的能量，该能量大小与产生多普勒频移的红细胞数量有关。PDU 不受血流方向及血流与声束夹角的影响，在评价肾实质血流灌注方面，比彩色多普勒更优越，并且能够显示较完整的肾脏血管树，特别是对肾脏微小血管和弯曲迂回的血管更容易显示，尤其有利于低能量、低流速血流的检测。不同研究的 PDU 半定量法分级标准不同，4 级法兼具简单实用的特点。0 级：未检测到肾脏血管；1 级：肾门可见少许血管；2 级：可见肾门及大部分肾实质内的叶间动脉；3 级：可见肾血管至弓状动脉水平。此项技术简便易行，可在床边进行，不需要另外的超声工作站，缺点在于仅能进行半定量。在能量多普勒基础上，近年来发展出一种新的血流成像技术，三维彩色血管能量成像，可以应用三维重建方法对脏器及病变部位血流进行空间立体成像，并且还能够结合计算机图像处理技术计算器官和肿瘤内的血管指数和血流指数，对血管数目和血流情况进行整体定量分析，其对于重症患者肾脏组织灌注评估有待进一步研究和验证。

（三）肾脏超声造影与肾脏组织灌注评估

肾脏血管分布特征与心肌比较接近，即动脉血管按段分区供血，段间侧支循环极少，肾实质毛细血管丰富，且肾实质无明显的心动时相的形态差异，有利于定量测量肾的血流灌注情况。在一项关兔血流灌注的研究中表明，造影剂注射 5 ~ 8 秒后，肾脏开始强化，肾段动脉、叶间动脉、肾皮质、肾髓质、肾窦依次强化。肾段动脉、叶间动脉呈"树枝状"快速强化，随之肾皮质也快速强化，而肾髓质、肾窦的强化相对较慢。造影剂增强迅速达到峰值后，开始逐渐减弱，造影剂廓清持续为肾窦、肾髓质、肾实质。肾脏的这些灌注特点决定了其可以较为适合于应用超声造影对其血流灌注做出定量评价。

实时肾脏超声造影定量分析可以用量化的方式反映肾脏组织的血流特点及血管特性，对肾脏的血流灌注作出客观准确的定量评价，超声造影可以通过分析软件自动生成时间-强度曲线（TIC）及相关参数数值，包括曲线下面积（AUC）、达峰时间（time to peak，TTP）、峰值强度（derivedpeak intensity，DPI）、曲线上升斜率（slope of ascending curve，A）、曲线下降支斜率（slope of descending curve，a）帮助定量评估肾脏灌注。TTP 指超声对比剂开始进入肾皮质至达到最大强度的时间，DPI 是指对比剂在造影时间内达到的最强信号强度，与肾皮质血流量呈正比，A 与 a 反映了肾皮质血管在造影时微泡流速和流量随时间的变化情况。AUC 指对比剂造影时间内 TIC 曲线下面积，与对比剂分布容积、血流速度及灌注时间相关。更重要的是除了定量肾脏血流灌注，超声造影还可以完成肾脏皮质血流灌注的实时动态和连续监测，尤其适用于重症患者床旁肾脏血流灌注的评价。而新一代声学造影剂的发展例如超声对比剂声诺维的化学成分为脂质鞘包裹的六氟化硫微泡，直径在 $2 ~ 10\mu m$，与红细胞直径相仿，是很好的血流示踪剂，能够随血液流动分布到全身，经肺呼吸排出体外，不受肾小球滤过率及肾小管转运的影响，不会溢出到组织间隙或尿液中，因此不会造成肾损害，可安全应用于重症患者急性肾损伤患者。

在肾功能受损早期，肾皮质的灌注减低与血管阻力增加有关，肾小球高压使小动脉壁增厚和毛细血管壁张力增高，进而引起缺血和内皮细胞损害。因此在急性肾损伤早期，肾皮质血流灌注较正常肾脏减少，在相同时间内进入肾皮质内的对比剂微泡数量会低于正常肾脏，其反射的背向散射信号亦相应减少，在超声造影时会出现对比剂在肾皮质灌注缓慢、灌注量减少的情况。国内王健等应用甘油造成兔急性肾衰竭模型，造模后 30 分钟，由于甘油引起局部肌肉坏死产生管型阻塞肾小管，肾小管内压迅速升高并通过管球反馈机制引起肾小球入球小动脉收缩，肾血流量减少，肾皮质峰值强度减低、曲线下面积减少，而造模后 6 小时血肌酐水平才开始升高，24 小时出现典型病理变化，由此可见肾皮质血流灌注变化早于血生化和病理改变。48 小时后肾小管内管型逐渐排出，间质水肿减轻，肾皮质灌注开始增加，峰值强度和曲线下面积出现回升趋势，但此时肾脏病理变化更严重，血生化指标仍高。说明肾脏超声造影可以早期发现肾脏灌注不足，早期干预，预防急性肾损伤发生。同时在治疗过程还可以动态监测，了解肾脏损伤进展情况，早期发现血流灌注恢复信息，监测反馈治疗和预测预后。

Antoine Schneider 为 ICU 入住的一例 66 岁老年女性进行了超声肾脏造影。该患者有非胰岛素依赖糖尿病、高血压和高胆固醇血症病史，此次因为胸痛入院，血管造影提示冠脉三支病变，拟行冠脉旁路移植术。在术前、术后进行了肾脏超声造影检查，其中术后肾脏超声造影在手术后回到 ICU 1 小时完成。造影剂耐受良好，图像均在注射后 15 分钟内获得。结果发现在外科手术前平均达峰时间（mTT）三次测量值分别为 1.51、1.86、2.35 秒，平均 1.91 秒，术后三次测量值分别为 2.06、2.03、2.18 秒，平均 2.09 秒，时间增加了近 10%；相对血流速度又称峰值强度（rBV）手术前三次测量值分别为 20073、19309、20920，平均 20100，术后三次测量值分别为 16896、16574、15248，平均 16239，强度降低了接近 20%；灌注指数（rBV/mTT）术前三次测量值分别为 13293、10381、8902，平均 10523，术后三次测量值分别为 8202、8164、6994，平均 7786，降低了 26%。而患者在术后 12 小时出现少尿，肌酐水平从 79μmol/L 上升到 155μmol/L，经过充分的液体复苏和利尿处理，尿量最终恢复，但血肌酐在出院时仍然未降到正常（121μmol/L）。说明肾脏超声造影可安全应用于重症患者，并且可以早期发现急性肾损伤，并判断预后。

五、　重症超声与脑灌注评估

循环功能障碍患者合并脑功能障碍越来越多被认识，一旦患者合并脑功能障碍，预后明显变差。脑灌注的改变被认为是其主要发病机制之一。因此，血流动力学治疗需要关注脑灌注情况，但临床一直缺乏能够快捷，无创，准确监测脑灌注的指标。经颅多普勒技术是利用超声波的多普勒效应来研究颅内大血管中血流动力学的一门技术，1982 年推广应用于临床，目前主要用于脑血管病的诊断、监测和治疗。2013 年 Charalampos Pierrakos 等将经颅多普勒用于评价脓毒症患者脑血流评价，发现与非脓毒症患者相比，大脑中动脉平均血流速度无明显变化，但脑灌注指数（pulsatility index）和脑阻力指数（resistance index）明显增高，说明脑血管阻力增加，那么在颅内灌注压不增加的情况下，脑血流将会降低。颅内多普勒技术会是可以评价脑血管功能和潜在脑灌注的无创有价值的指标。相信，在血流动力学治疗中，通过经颅多普勒超声监测动态评估合适的容量状态和血压水平，实现脑灌注导向的血流动力学治疗可能是优化血流动力学治疗的重要方向之一。

六、重症超声导向下心、肺、肾、脑的整合循环管理

患者循环功能障碍时，受累的不仅仅只有循环功能，常常累及肺、肾等其他器官。并且在治疗的过程中，不恰当的血流动力学治疗决策还可能加重各个脏器的损伤。器官与器官之间存在着相互制约和相互影响，而患者是一个整体，这就要求我们的治疗需要动态监测，兼顾整体与局部的平衡协调。组织灌注导向的血流动力学治疗在维持患者整体和局部的平衡治疗中有着重要意义。重症超声的应用，不仅仅是能够诊断和指导阶段性治疗目标，更可以动态监测评估心、肺、肾、脑灌注，做到协调整体与局部的平衡，使器官整合得更完美。

综上所述，随着重症超声在血流动力学管理中的应用，其快速、便捷的诊断优势与动态监测和整体观治疗的能力越来越被接受和认可。当然其中也还有非常多的问题和困难等待进一步的探讨和解决，相信随着对血流动力学和重症超声理解的深入，重症超声流程化治疗管理的推进，超声导向下的组织灌注评价会越来越成熟。

（张丽娜）

第五节　重症超声与感染性休克

感染性休克是转入 ICU 的常见原因之一，常合并复杂的血流动力学障碍。脓毒症的分子病理生理学很复杂，超出了本章范畴。但是，它的临床表现却为一线重症医学医师所熟知。血流动力学复苏是感染性休克治疗的最重要的组成部分，重症超声作为血流动力学治疗的关键工具在感染性休克患者循环支持中起到非常重要的作用。感染性休克的病理生理学特点包括低血容量、左室收缩期和舒张期功能障碍、右室收缩功能障碍及外周血管麻痹。重症超声能帮助 ICU 医师识别这些过程，监控其发展，并采取相应的治疗性干预。

一、感染性休克的容量特点及重症超声指导的容量管理

（一）感染性休克的容量特点

感染性绝对低血容量是指总循环血量的减少。绝对血管内低血容量常为脓毒性休克的最初表现，要立即纠正。根据潜在的疾病过程有如下原因：①非显性丢失（如皮肤和呼吸）由于发热、出汗和过度通气而增加；②经胃肠道丢失（如腹泻和呕吐）；③经第三间隙丢失（如胰腺炎、烧伤、软组织损伤、血管渗漏、低胶体渗透压、腹水、胸腔积液）；④液体摄入过少（如精神状态改变、身体虚弱、医院内液体复苏不足）等。

相对低血容量由血液在外周和中心腔室内异常分布引起。总血容量可能正常，但血容量分布在中心腔室以外，由此患者存在相对血容量不足，这在感染性休克中很常见，并可在初步液体复苏后持续存在。血管扩张是由于外周血管收缩机制障碍和血管扩张机制的异常激活。

无论低血容量是绝对、相对还是混合性，其结果是相同的。显著的中心低血容量将导致静脉回心血量、前负荷、每搏量（SV）、平均动脉压和心输出量的减少。液体复苏通过增加静脉回流、前负荷、SV、心输出量和动脉压（收缩压、平均压和脉压）以及组织氧输送来改善感染性休克。识别并纠正低血容量是感染性休克治疗的一个主要目标。

（二）感染性休克时超声指导容量管理要点

对脓毒症患者进行容量复苏是初始复苏的重要部分。但过量的容量复苏可以导致相反的结果。解决该问题的一个方法就是使用床旁超声心动图来评估容量反应性。在使用超声心动图时，重症医师想要解决的问题是：进一步容量复苏能否提高心输出量？超声心动图使重症医师能在床旁回答这个问题。超声心动图通过对容量反应性进行动态测量来评估容量状态；而选用的类型取决于超声心动图技术员的熟练程度。静态测量可靠性相对不佳。

具有初级重症超声能力的 ICU 医师在多普勒测量能力有限，必须依赖 2D 图像来指导临床决策。下腔静脉（IVC）直径的呼吸变异是决定容量反应性的有效方法，可以很方便地由初级重症监护超声资质医生完成。此外，在给感染性休克患者进行超声心动图检查时发现小的高动力的左室（收缩末期左心室腔消失）或小的 IVC 直径（<10mm）说明患者存在容量反应性。如果发现小的高动力的左室和右室强烈收缩那么更加提示低血容量，这些结果对容量复苏的反映只有重要的经验预测价值。

能够娴熟掌握重症超声的技巧、具有高级重症监护超声心动图资质的重症医学医师能做多种多普勒评估来了解脓毒性休克患者是否需要进一步的容量复苏。如果患者依靠机械通气支持且完全控制呼吸，通过 TEE 测得的上腔静脉（SVC）直径的呼吸变异是测定容量反应性的一个简单方法。此外，由多普勒测得的 SV 的呼吸变异对识别前负荷反应性很有效。如同测量 IVC 的变异和 SVC 的直径，患者必须在呼吸机支持下完全控制呼吸且为窦性心律。被动抬腿前后用多普勒测量 SV 和心输出量是识别前负荷反应性的另一个方法。该方法主要用于有自主呼吸和心律不齐的患者。

重症超声帮助 ICU 医师指导容量复苏。最初的检查能确定患者是否处于前负荷敏感状态。如果有容量复苏的指征，连续监测对决定是否继续容量复苏很有效。

二、感染性休克时的左室收缩功能障碍特点及超声指导治疗要点

心肌收缩障碍常出现于感染性休克。实验和临床研究表明循环物质通过多种途径导致心肌功能抑制，如心肌水肿、心肌细胞凋亡、细胞因子作用（尤其是 IL-1、IL-6 和 TNF-α），以及 NO 激活。无心肌梗死的肌钙蛋白水平升高在脓毒性休克中很常见，虽然冠脉灌注和心肌能量机制在脓毒性休克中未受损。

脓毒症心肌抑制（sepsis-induced myocardial depression）最初的概念是 Parker 等提出的，给 20 例感染性休克的患者进行放射性核素心室造影，结果让人意外：存活的患者 EF 值可逆性降低，左室舒张末期内径及收缩末期内径均明显增加，而死亡患者组 EF 值及左室容积保持相对正常。这个研究最大贡献是在既往人们发现感染性休克高 CI 的基础上构建了 EF 值下降和存活之间的关系。在这个基础之上，Parrillo 又提出了左心室室腔急性扩大代偿收缩功能下降，以此维持一个正常心输出量，命名为感染性休克存活患者的"前负荷适应（preload adaptation）"机制。

用超声心动图识别左室收缩功能障碍很难，因为传统的左室收缩功能超声心动图参数是负荷相关性的。低血容量可以显著影响前负荷，而血管扩张可以显著影响后负荷。心室低血容量而血管扩张的低血压患者 EF 可以正常。在容量复苏和血管加压药物使用后，再进行超声心动图才可能显示收缩功能下降。临床和实验研究显示，在感染性休克中早期发生但可逆的左室功能抑制，表现为左室压力-容积曲线的右移。在感染性休克中常出现 EF

下降，警示临床医生可能需要控制后负荷和给予强心支持。同样，感染性休克中 EF 正常也不能排除左室功能障碍。通过调整容量和血管加压药物来改变前负荷和后负荷可以改变超声心动图的结果。感染性休克中左室收缩功能障碍是否与生存的改善有关仍存在争议。

在脓毒性休克前期，左室功能障碍常被描述为"高动力"且心输出量被认为是增加的（脓毒症的高动力相）。事实上，对心脏功能非容量依赖性指数的研究显示即使心输出量和 EF 正常或升高仍存在收缩功能的损害。左室收缩功能下降出现在脓毒性休克的早期，且常常在脓毒症治愈后 7~10 天完全恢复。容量复苏和血管加压药物的使用能改变左室的负荷状态。

初期，超声心动图可能将高动力的左室收缩显示为左室充盈不足和后负荷过低。在容量复苏和升压后，超声心动图结果可能变为左室收缩功能受损。

从实践的角度而言，评估左室收缩功能依赖于对 EF 的评估。具有初级重症监护超声心动图技术的重症医师测量 EF 的能力有限。对 EF 进行视觉估计如果由熟练的超声心动图技能 ICU 医师完成可以十分准确。但有初级重症超声心动图技术的重症医师不应试图进行数字估计，而是将左室功能分为严重受损、轻度受损、正常或高动力。此外，具有高级重症超声心动图能力的重症医师可以使用多种方法测定 EF。M 型超声依赖于直径测量。Teichholz 方法要求左室直径在心室中央水平和胸骨旁长轴视图进行测量。该方法要求注重技术细节，且未在机械通气的重症患者中证实有效。它不能用于有室间隔异常的患者，且要求 M 型探头与左室壁垂直。这在重症患者中常难以实现，因为心脏难以朝向适合测量的方向。加上由机械运动周期导致的平移运动伪影和用直径测量来定义复杂的三维结构所导致的内在的几何假设，M 型 EF 测量方法可能不是测量重症患者的 EF 的可靠方法。另一个选择是使用面积测量法。一个简单的方法是通过在舒张末期和收缩末期用胸骨旁短轴在乳头肌水平（使用 TTE 或 TEE）测量左室腔的面积。这些测量值用于推算 EF ［（舒张末期面积 – 收缩末期面积）/舒张末期面积］。尽管在理论上优于基于直径的测量方法，面积测量法仍然易受室间隔异常和平移运动伪影的影响。EF 的准确评估可以采用 Simpson 方法。左室舒张末和收缩末面积通过 2 个直角平面的顶面观来测量（顶面四腔和顶面二腔视图）。Simpson 方法可以准确测量 EF，但可能对一线重症医师不够实用，因为它需要大量的时间来完成、明确的心内肌边界定义和对技术细节的注意（好的轴线和避免平移运动伪影），以及一台高质量的设备。

测定 EF 对衡量左室收缩功能很有帮助，但它不能反映 SV 和心输出量（这些数值与体表面积最为相关）。低灌注高动力的左室可以表现为 EF 正常，而 SV 和心输出量可能不足。同样，扩张而收缩功能下降的 LVEF 虽低，SV 和心输出量可能足够。测量 SV 和心输出量需要使用多普勒。在心尖五腔切面（TTE）或胃深部视图（TEE），多普勒探头的脉冲波置于左室流出道（LVOT）与血流方向平行。收缩期血流速度曲线下面积（VTI＝速度时间积分）与 SV 成正比。VTI 乘以 LVOT 面积即得到 SV 和心输出量。这些值可能与体表面积成正比，可用于推导血流动力学的其他参数。EF 为重症医师提供左室功能的信息，而 SV 和心输出量的测量可用于衡量供氧情况。心输出量和 EF 的测量方法可随脓毒症状态的演变和对治疗干预的反应而不同。这使得系统性超声心动图检查成为可能。反映重复检查的重要性的一个例子是在感染性休克的恢复期。在感染休克早期所做的检查可能显示 EF 显著下降。几周后，重复检查可能发现左室功能完全正常。这为患者的临床管理提供了重要信息。如果没有再次检查，患者可能被视为有慢性左心衰竭，从而对自限性状态进行了不恰当的长期治疗。

三、 感染性休克时的左室舒张功能障碍特点及超声指导治疗要点

左室舒张障碍也在感染性休克中发现，并与死亡率增加有关。它与肌钙蛋白水平升高，细胞因子活性（TNF、IL-8、IL-10）增加有关，并常与收缩功能障碍同时发生，但在20%的患者中也作为独立的异常出现。

脓毒性休克可以改变左室舒张功能。舒张是一个耗能过程；可以被与导致收缩功能障碍同样的循环因子而干扰。传统测量方法依赖于多普勒分析二尖瓣流入量。它是负荷依赖性的。另一种非负荷依赖性方法是测量二尖瓣环组织的纵向运动多普勒速度（E'）。ICU 医师对舒张功能的测定很感兴趣，因为它可以帮助我们评估左室舒张压和左房压。左室舒张压升高将导致肺动脉压升高，又反过来增加了肺水肿的风险。目前推荐给予脓毒性休克患者积极的容量复苏。脓毒症休克患者有患急性呼吸窘迫综合征（ALI/ARDS）的风险。肺水肿可加剧该问题。在最初的容量复苏之后，尤其是当患者有 ALI/ARDS 时，用超声心动图评估左室舒张压是慎重的。如发现压力升高可以及时采取治疗性干预，如限制液体和利尿。目标是降低左心灌注压以减少肺水肿风险。ICU 医师用多普勒技术能用几种方法评估肺毛细血管楔压（PAWP）。跨二尖瓣舒张期流速能通过多普勒脉冲在心尖四腔视图上测量。$E/A > 2$ 与 $PAWP > 18mmHg$ 有关，其阳性预测值为100%。肺静脉流入量对测量 PAWP 也有效，收缩期前向运动速度 VTI 比收缩期和舒张期速度总 $VTI < 45\%$ 预示着 $PAWP > 12mmHg$，其阳性预测值为100%。肺静脉反向 A 波时间大于二尖瓣流入 A 波时间提示 $PAWP > 15mmHg$，阳性预测值为83%。二尖瓣环组织多普勒可以测量舒张早期运动速度。二尖瓣 E 波速度比上 E'（E/E'）> 15 提示 $PAWP > 18mmHg$。通过 TTE 可测量二尖瓣流入和环速度。高质量的肺静脉流入速度难以通过 TTE 测得，常需要 TEE 测量。

四、 感染性休克时的右室功能障碍特点

右室收缩功能受损常见于感染性休克。它可以出现在无肺动脉压高压或左室功能障碍的患者，且可能由与导致左室功能障碍同样的循环因子所引起。感染性休克常与间接导致右室功能障碍的并发症有关。肺部疾病如重症肺炎或 ARDS、缺氧性肺血管收缩和高通气压可以导致右室后负荷增加，从而导致急性肺心病。脓毒性休克可以通过直接或间接抑制右心功能导致右心功能障碍。

右室功能可能像左室一样因脓毒症循环因子而直接受损。此外，右室功能也可因脓毒症并发症而受损。急性肺损伤、缺氧性肺血管收缩和正压通气都可能增加右室后负荷而导致急性肺心病。超声心动图帮助重症医师识别急性肺心病。识别急性肺心病使重症医师能采取措施减少右室后负荷，减轻右室扩张。

五、 超声心动图对外周阻力进行评估

心脏超声多普勒技术可以直接测量外周血管阻力，但不易方便和简单使用，因此在临床工作当中，经常根据临床的和心脏超声的检查结果进行除外诊断，如在心脏足够负荷同

时左右心脏收缩功能均满意的情况仍然存在的低血压提示了低外周血管阻力。

六、 重症超声在感染性休克流程管理中的应用

由于显著的低血容量在脓毒性休克中很常见，初步液体复苏决不能因等待超声心动图而延迟。入院前和急诊的临床评估已提供足够的信息来决定给予脓毒症患者充足的容量复苏，因为早期容量复苏与结果的改善相关。但重症医师在 ICU 接收的患者常已给予了一定程度的容量复苏。因此问题就在于患者是否还需要进一步的容量复苏、血管加压药物或强心支持。在这种情况下，超声心动图是评估脓毒症患者的理想工具，因为它能识别低血容量、左室收缩期和舒张期功能障碍和右室功能障碍。最初的评估结果有助于治疗计划的制订，而继续观察可以评估治疗的效果、疾病的进展并识别新问题的出现。

低血容量和低血压是感染性休克的最主要特点。除了立即使用广谱抗生素控制局部感染，最初的管理应包括足量的容量复苏和使用血管活性药物确保灌注（以去甲肾上腺素为代表）。该标准路径常在 ICU 外完成。重症医师在 ICU 接收的患者已做了初步的复苏处理，需要进一步制订管理治疗计划。早期使用超声心动图根据重症超声休克评估六步法可以达到 2 个目的：①排除其他或并存的导致休克的原因，如未发现的心脏压塞、严重瓣膜缺陷、室间隔异常，需要考虑缺血性心肌病或肺栓塞；②帮助重症医师回答与感染性休克继续血流动力学管理有关的几个关键问题。

1. 患者能否从进一步容量复苏中获益？超声心动图仅仅通过模式识别就可以回答这个问题：IVC 直径小或高动力的左室，收缩末期室腔消失，提示需要进一步容量复苏。如果患者应用呼吸机辅助呼吸且没有自主呼吸，显著的 IVC 直径呼吸变异的出现提示需要继续容量复苏，而未出现说明不需要。对有自主呼吸的患者，拥有高级超声心动图技能的 ICU 医生可以通过进行 PLR 测量回答该问题。此外，如果机械通气患者无自主呼吸且为窦性心律，显著的 SV 呼吸变异（通过超声心动图测量）提示需要继续液体复苏，而不出现说明不需要。决定是否继续容量复苏非常重要，因为不适当的容量复苏可以导致对重症患者造成损害。

2. 患者是否需要多巴酚丁胺和肾上腺素等进行肌力支持？超声心动图可以帮助评价左心功能。ICU 医师可以识别 EF 的下降，左室收缩功能下降在脓毒性休克中常见，但这不说明一定要使用肌力药物。直接测量 SV 和心输出量对此有帮助，如果 SV 和心输出量在正常范围，没有必要使用强心支持，达到超常的供氧水平不是脓毒性休克的治疗目标。从另一方面讲，如果 SV 和心输出量很低以至于供氧减少，就有使用正性肌力药物的指征。如果量化 SV 和心输出量测量无法完成，重症医师可能需要依赖临床指征来决定是否使用正性肌力药物。总的来说，发现左室收缩障碍不能作为使用正性肌力药物的指征。测量 SV 和心输出量可以帮助医生作出决策，因为这是通过对患者临床状态的仔细评估而获得的信息。

3. 有没有 PAWP 升高和肺水肿的迹象？拥有高级超声心动图技能的 ICU 医生可以识别患者有无 PAWP 升高。如果出现了该情况，针对该问题的治疗可以改善伴随 ARDS 的患者的肺功能。

4. 有无急性肺心病？根据重症超声 ICU 医师能识别右室扩张和室间隔运动障碍，二者对急性肺心病有诊断意义。急性肺心病可以是多因素的。脓毒症对可对右室功能产生直

接影响，但继发因素，如给伴随 ARDS 的患者上呼吸机，也可能导致急性肺心病。识别急性肺心病使重症医师能及时采取措施减少右室后负荷。

（杜　微）

第六节　重症超声与急性肺栓塞

肺栓塞（pulmonary embolism，PE）是内源性或外源性栓子堵塞肺动脉引起肺循环障碍的临床和病理生理综合征。其中肺血栓栓塞症（pulmonary thromboembolism，PTE）是肺栓塞中最常见的类型，其与深静脉血栓（deep venous thrombosis，DVT）的形成密切相关。它可以引起血栓性肺动脉高压和急性肺心病（acute cor pulmonale，ACP）。肺动脉发生栓塞后，其支配的肺组织因血流受阻或中断而发生坏死，还可出现肺梗死（pulmonary infarction，PI）。由于急性肺栓塞临床表现缺乏特异性，易出现误诊，因此肺栓塞的早期发现和诊断成为救治这类患者、降低死亡率和医疗费用的重要基础。重症超声由于其快捷、方便、准确、无创等特点，近年来在肺栓塞的诊断和治疗评估方面显现出越来越明显的优势。

一、肺栓塞的病因和病理生理机制

肺栓塞最常见的病因是静脉血栓形成。栓子通常来源于下肢和骨盆的深静脉，来源于上肢、头和颈部静脉的少见。此外，感染性心内膜炎赘生物、肿瘤瘤栓、羊水栓塞、脂肪栓塞等也可引起肺栓塞。根据经典的 Virchow-Triad 理论，血栓形成的三个条件"静脉内皮损伤、血流淤滞和血液凝固性增高"在 ICU 内经常发生，大多数重症患者具有一个或多个 DVT/PE 的高危因素，卧床、机械通气、应用麻醉药、镇静和中心静脉置管都会增加 DVT/PE 发生的风险。

发生急性肺栓塞时，栓子堵塞肺动脉，造成机械性肺毛细血管前动脉高压，伴随神经体液因素和循环内分泌激素的共同作用，使肺循环阻力增加，肺动脉压力上升。压力升高程度与血管阻塞的程度相关。肺动脉压力的升高使右心室后负荷迅速增加，可引起右心运动功能障碍和右心室的明显扩张。且由于急性肺栓塞时，肺动脉压力升高的速度快于右心室的适应能力，因此不会出现右心室肥厚。随着右心室体积扩大，心室壁应力增加，游离侧室壁的厚度变薄。扩张的右心室使三尖瓣环增宽，引起三尖瓣反流，进一步造成右心功能障碍。肺动脉压力的上升，还使右心室心肌做功和氧耗增加，右心室压力升高，主动脉与右心室压差缩小，导致冠状动脉灌注下降，从而容易诱发心肌缺血。

通常情况下，较低的右心室舒张末期压力使得室间隔在舒张末期时凸向右心室。发生肺栓塞时，右心室舒张末期压力会增高。当其超过左心室舒张末期压力时，室间隔会在舒张期凸向左心室，称为室间隔的矛盾运动。而当右心室收缩期或舒张期压力超过左心室内压力时，室间隔会在相应时间间隔内持续凸向左心室，形成"D字征"。这些均会引起左室充盈下降，导致体循环压减低，严重时可出现梗阻性休克。

二、急性肺栓塞的超声检查

1. 超声设备及检查技术　急性肺栓塞超声检查涉及心脏、下肢深静脉及肺三部分，因此应根据具体检查部位选择不同的超声探头。心脏检查应选择（2~4）MHz 的低频探头，可在胸骨旁平面和心尖四腔心平面重点评估右心室大小和功能、左右心相互作用、估测肺动脉压力，在剑突下平面评估下腔静脉宽度和变异度。肺部超声选择（3~5）MHz 的中频探头，检查目的主要是为了与其他肺部疾病相鉴别，只有极少数情况下可以观察到肺梗死。

下肢深静脉超声选用（7.5~10）MHz 的高频线性相控阵探头一般是比较理想的。对于体型较大、静脉位置深的患者，较低频率的探头可以作为选择。彩色多普勒超声不作为常规选择，但其对于识别血管结构是有帮助的，尤其是肥胖或水肿患者检查时。检查中还常用到加压超声（compression ultrasonography，CUS）技术，通过探头垂直向所检查的血管施加适当压力，以区分动静脉。检查时患者仰卧位，膝关节轻度弯曲，臀部向外旋转。为了检查腘静脉，理想体位是俯卧位，但对于重症患者而言几乎是不可能的，可以让患者膝关节弯曲45°或取侧卧位。

2. 心脏超声检查　急性肺栓塞时，TTE 诊断的直接证据是在肺动脉内发现血栓，但上述情况非常少见，仅能在肺动脉主干内观察到。间接证据是在次大和大面积肺栓塞时，肺动脉压增高、右心室受累的征象。由于急性肺栓塞直接累及的是右心系统，并通过室间隔的异常移动间接影响左心系统，因此对右心功能的评价是急性肺栓塞循环评估的核心。因为右心室形状不规则，其大小与功能缺乏定量的数据，因此，心脏超声评估右心大多是定性评价。

急性肺栓塞时由于右心室后负荷急剧升高，会使右心室明显扩张，但右心室壁并无增厚。心脏超声可在多个检查平面发现这一现象（图8-6-1）。正常情况下，在心尖四腔心平面，右心室横径与左心室横径的比例应为3:5。若右心室扩张，其比例可达到1:1，甚至右心室大小超过左心室。这一异常通过肉眼评估即可发现，可在第一时间提示临床医生进一步寻找导致右心扩张的原因。除了右心室扩张，右心室内压力在急性肺栓塞时也会升高。因此在舒张末期当右心室内压力超过左心室内压力时，使本应凸向右心室的室间隔凸向左心室，形成室间隔的矛盾运动。而当收缩期或舒张期右心室内压力高于左心室时，心脏超声可发现室间隔凸向左心室，形成"D 字征"。

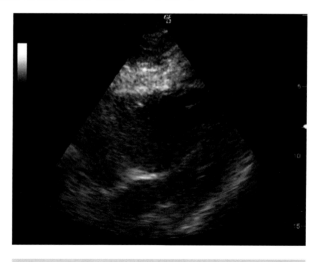

图8-6-1　急性肺栓塞致右室扩张

当患者出现三尖瓣反流时，可通过连续多普勒技术估算肺动脉收缩压（PASP），这是心脏超声界公认的较敏感和准确的方法，在心尖四腔心平面和胸骨旁短轴平面均可测量。将连续多普勒取样线置于三尖瓣反流束上，并保证取样线与反流方向平行，即可测得三尖瓣反流最大速度。在无右室流出道梗阻情况下，肺动脉压与右心室收缩压相等，而右心室收缩压等于收缩期右房压加三尖瓣反流的最大跨瓣压差。根据伯努利公式，三尖瓣反流的最大跨瓣压差近似为三尖瓣反流最大速度的平方的 4 倍。正常人右房压为 5 ~ 7mmHg、中度增大者为 10mmHg、重度增大者为 15mmHg。如果临床监测中心静脉压（CVP），即可以 CVP 代替右房压进行计算。

当不能获得完整的三尖瓣反流频谱，或 VA-ECMO 导致患者右心的血流量小，难以探及显著的三尖瓣反流时，可通过肺动脉血流频谱压力上升时间估测肺动脉收缩压。肺动脉血流频谱压力上升时间（PAAT）与肺动脉收缩压（PASP）两者关系的经验公式为：$Lg(PASP) = -0.004(PAAT) + 2.1$。当 PAAT 在 100 毫秒以上时，可粗略认为无肺动脉高压。

肺血管阻力（PVR）也可以通过多普勒超声心动图测量三尖瓣反流峰流速（TRV）与右室流出道速度 - 时间积分（VTI_{RVOT}）得比值来估测。TRV/VTI_{RVOT} 与有创操作测量的 PVR 存在良好的相关性。通过回归方程 $PVR = TRV/VTI_{RVOT} \times 10 + 0.16$ 计算出的肺血管阻力与实际测得的 PVR 基本相符。

除了上述直接征象，通过评估下腔静脉的宽度和变异度也可间接印证右心压力负荷的增高。当下腔静脉宽度增大，变异度小甚至固定时，除需考虑容量因素外，还要警惕右心后负荷增大可能（图 8-6-2）。其中常见的原因就是急性肺栓塞。而动态监测下腔静脉的变化则更有意义。

急性肺栓塞还会影响右心室的收缩功能，除可以通过肉眼定性判断右心收缩功能强弱外，还可以通过三尖瓣环收缩期位移（tricuspid annular plane systolic excursion，TAPSE）来定量评价。应用 M 型超声心动图于心尖四腔心切面，取样点置于三尖瓣侧瓣环，M 型取样线尽量平行于右心室游离壁，获得三尖瓣环运动曲线，测

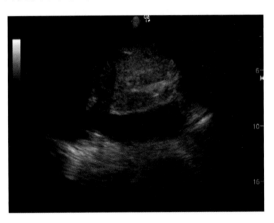

图 8-6-2　下腔静脉扩张

量三尖瓣环从舒张末期至收缩末期的位移，即三尖瓣环收缩期位移。TAPSE 正常值为 ≥ 15mm。虽然 TAPSE 测量方便，但它仅限于评价右室游离壁在长轴方向上的收缩功能，不能反映室间隔及右室流出道的功能。

通过组织多普勒技术也可评价右心室的收缩功能。三尖瓣环在收缩期向心尖移动，而在舒张期则远离心尖，这是心肌纤维纵向收缩/舒张的结果。组织多普勒成像（TDI）可测量心肌和瓣环的运动速度。一个标准的 TDI 图像包含三部分波形：①一个心尖方向（正向）的收缩波（Sm）；②舒张早期远离心尖（负向）的波形（Em）；③舒张晚期波（Am）。等容收缩期位于 Am 与 Sm 之间，而等容舒张期则位于 Sm 和 Em 之间。三尖瓣环

Sm 与年龄相关，Sm < 11.5cm/s 预测 RVEF < 45%，灵敏度为 90%，特异性为 85%。它是容易衡量的指标，且不受操作者技术影响。Sm 与右房压无相关性，而与平均肺动脉压呈负相关。

当出现室间隔矛盾运动或"D 字征"，左心室由于舒张受限，也会出现心功能下降、急性肺水肿等表现。可通过测定射血分数、主动脉流出道速度时间积分等评估左心功能变化情况。

3. 肺部超声检查　急性肺栓塞由于导致肺动脉血流减少，一般肺部超声多为存在正常的胸膜滑动征、以 A 线为主的 A 征象。但若原本就合并肺部感染或肺间质疾病，也可观察到 B 征象。如果栓子引起局部肺梗死，肺组织缺血坏死塌陷，则主要表现为胸膜下实变改变，包括延展至胸膜的低回声肺组织区域，通常这些损伤表现为楔形（85%）、圆形或多边形，大多位于右肺下叶；胸膜可能表现为不规则，伴有局部或基底部胸腔积液（2/3）。

4. 血管超声检查　由于超过 80% 的急性肺栓塞均为血栓栓塞，而血栓来源最常见的部位是下肢深静脉，因此对突发低氧、胸痛患者，若血管超声发现下肢深静脉存在血栓，对肺栓塞的诊断具有重要意义。通过检查股静脉全程及腘静脉，发现血管内壁不光滑，内有异常回声团快，且加压时血管腔不被压扁，则提示深静脉血栓的存在（图 8-6-3）。

需要注意的是：新鲜、未成熟的血栓可能是无回声的，而且由于其果冻一样的黏稠度，可能会被部分压闭。因此，深静脉血栓的诊断为静脉不能被压闭的同时没有看见血栓。可压闭是指能够看见静脉的前后壁紧贴在一起。如果施加的力量已经导致动脉变形，而静脉没有完全压闭，说明很可能存在梗阻性静脉血栓。施加在血管上的压力的角度也很重要，必须是垂直的，否则，即使压力足够也不能将血管压闭。

如果最初的血管超声图像中能够看见回声样物质，下一步应该做的是获取静脉长轴以进一步检查，而不是按压，因为有可能将血栓挤压出去，形成栓塞。

5. 急性和慢性肺栓塞的鉴别诊断　急性和慢性肺栓塞均可以引起肺心病。除病程长短不同外，在心脏超声影像上也可以进行鉴别。慢性肺心病常伴有右心室肥厚。右心室游离壁厚度应在舒张晚期剑突下平面测量，

正常值为（3.3±0.6）mm。当右心室后负荷突然增加超过 48 小时后，右心室游离壁厚度会增加一倍。在慢性肺心病患者中，右室游离壁厚度可达 10~11mm。除了室壁增厚，还可能出现心腔内肌小梁形成。通过多普勒超声心动图估算肺动脉压也可以为判断急、慢性肺心病提供线索。肺动脉收缩压（PASP）在急性肺心病时一般 < 60mmHg，而在慢性肺心病时可以更高；最后，急性肺心病可以治愈。当肺栓塞消失后，肺动脉压可恢复至基线水平。而慢性肺心病肺动脉高压则会持续存在。

6. 床旁超声诊断急性肺栓塞的局限性　对于肥胖患者，床旁超声检查可能是困难的，有挑战性的。而水肿、敷料、局部疼痛、烧伤或手术切口也均可以阻碍超声检查。对于存在其他病因导致肺心病的患者（如 ARDS、二尖瓣反流、肺间质纤维化引起的肺动脉高压），其心脏超声表现与急性肺栓塞类似。而股静脉走行至收肌管位置时，超声不能获取较好图像，所以此处的血栓可能会被漏诊。血管超声在识别小腿 DVT 方面也缺少可靠性。因此当超声面临上述情况而临床又高度怀疑急性肺栓塞时，应寻求其他检查（如 CTPA）

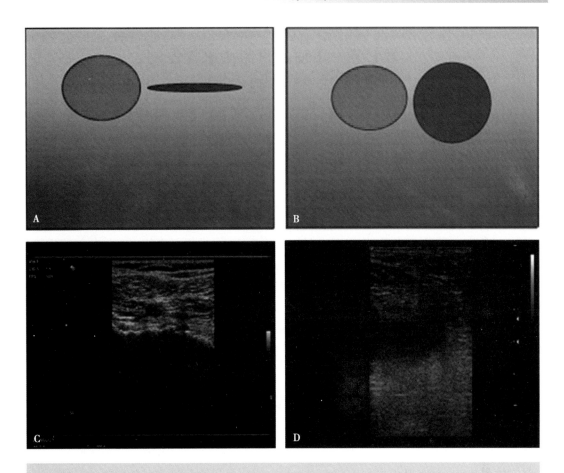

图 8-6-3　深静脉加压超声
图 A. 深静脉压扁；图 B. 深静脉压迫后无变形；图 C. 深静脉压扁；图 D. 深静脉压迫后无变形

尽快明确诊断，避免漏诊和误诊。

7. 超声在急性肺栓塞治疗中的作用　急性肺栓塞的首选治疗措施是溶栓。当溶栓有效时，随着血栓的逐步消失，右心室压力负荷逐渐下降。此时重症超声可发现急性扩大的右心室缩小，室间隔矛盾运动或"D 字征"消失，下腔静脉变窄，下腔静脉变异度变大，股静脉和腘静脉血栓溶解，从而动态评估病情变化和治疗效果。

若患者存在溶栓禁忌，或多发静脉内血栓，溶栓后血栓脱落再次栓塞风险较大时，可放置下腔静脉滤网。通过腔静脉超声，可确定滤网放置位置是否合适，以保证其达到良好治疗效果。

急性肺栓塞是临床上常见的高危、致死性疾病，早期诊断和治疗急性肺栓塞可改善患者的血流动力学状态、减少并发症、降低死亡率。应用重症超声能及早发现急性肺栓塞，较其他检查具有无与伦比的优势。虽然其还有一定的局限性，但随着技术的完善和诊疗水平的提高，重症超声在急性肺栓塞诊断和治疗中一定能发挥更大的作用。

（汤　铂）

第七节　重症超声与心脏骤停

在美国心脏协会推出的心肺复苏及心血急救指南中的高级生命支持（advance life support，ALS）流程强调了心脏骤停的原因识别，对于心律失常所致的心脏骤停，其关键治疗是针对心律失常予对应治疗（电除颤、心电起搏等）；而面对电击无益的心脏骤停（无脉电活动，pulseless electrical activity，PEA 或心脏停搏），施救者在基础的生命支持同时，应积极除外或治疗潜在的可逆性导致心脏骤停的原因，这是复苏成功的关键，可严重影响预后。国外学者总结为 4Hs 和 4Ts 病因：低血容量（hypovolemia）、低/高碳酸血症（hypocapnia/hypercapnia）、低氧血症（hypoxemia）、低体温（hypothermia）、心脏压塞（tamponade）、栓塞（冠脉/肺）[thrombosis（coronary/pulmonary）]、毒物（toxins）、张力性气胸（tension pneumothorax）。一般床旁化验检查可快速除外水电解质酸碱的因素，如低血钾、高血钾等。而对于一些其他病因，则有赖于临床判断和辅助检查。其中重症超声在心脏骤停快速诊断病因起到越来越重要的作用，日益为人们所重视。2010 国际联络委员会复苏指南（International Liaison Committee on Resuscitation，ILCOR）指出超声影像有助识别心脏骤停的可逆性病因，条件许可时，心肺复苏应要求经过培训合格重症超声人员参加，协助诊治心脏骤停的可逆性病因。

一、重症超声诊断无脉电活动

无脉性电活动（PEA）指的是有组织心电活动存在，但无有效的机械活动，早期也有学者也称为电机械分离（electro mechanical dissociation，EMD）。心脏超声和留置的心导管证实，有心电活动的无脉患者与机械收缩相关，但这种收缩太弱，以致触诊摸不到脉搏或无创法测不到血压，所以叫做 PEA。

真性无脉电活动（true-PEA）是指心肌完全停止收缩而心电图上仍有电活动存在，主动脉的脉压缺失；假性无脉电活动（pseudo-PEA）是指触诊摸不到脉搏或无创法测不到血压，但有隐性心肌收缩，超声多普勒检查时可见主动脉血流，主动脉血压 <60mmHg 并且存在一定脉压，其发生与冠状动脉供血不足、心肌广泛缺血、缺氧、低血容量、张力性气胸、肺动态过度充气（内源性 PEEP 过高）、肺栓塞，心肌破裂及心脏压塞等有关，pseudo-PEA 预后优于 true-PEA。Pseudo-PEA 通常是可复性的，如果能发现并及时正确地处理，是可治的。Paradis 等报道 41% 的 PEA 心脏病患者为 pseudo-PEA。由于和室颤、无脉性心动过速、心脏停搏不同，心肺复苏指南的 ALS 流程并不能为 PEA 制订一种通用的治疗方法，而指南鼓励临床医生尽可能记住常见的病因（4Hs 和 4Ts 等），并快速而精准地做出诊断和针对治疗。考虑单纯的病因字母联想记忆，相对缺少针对病因了解临床思维的评估和规范化流程，已有学者针对 PEA 的管理，提出了更为合理简单判断流程，超声评估在里面起到重要的作用。

心电图和重症超声均是诊断 PEA 的重要手段。而重症超声检查更能够直接识别心肌的活动状况。PEA 时，重症超声检查有助于判断为 pseudo-PEA 或 ture-PEA，并缩小鉴别诊断的范围、明确病因。如果超声发现心肌活动，提示为严重的休克，pseudo-PEA，可进一步鉴别休克的潜在可逆性病因（严重低血容量、心包积液、大面积肺栓塞、气胸等），并促进治疗。反之，如未发现心肌活动，为 ture-PEA，提示预后差。

二、 心脏骤停潜在病因的快速诊断

当我们面对 PEA 的重症患者时，重症超声可快速做出心脏骤停的原因鉴别诊断。从具体潜在病因上，重症超声可快速明确的一般包括低血容量、心脏压塞、泵功能衰竭（冠心病等）、肺栓塞。联合肺部超声还可进一步除外是否为张力性气胸等。

1. 低血容量快速的心脏检查可除外临床上重度低血容量所致的心脏骤停。超声检查常见表现：左心室高动力，收缩期左心室腔消失（乳头肌亲吻征）；如果出现小的 IVC 直径、自主呼吸患者 IVC 吸气塌陷以及小右心室腔则可进一步确认严重低血容量。在心脏骤停状态下重症超声诊断低血容量的敏感性和特异性还存在一定的争议。如果超声发现小的左心室和右心室腔以及塌陷的腔静脉，往往提示需要大量的液体复苏并寻找低血容量的潜在原因。

2. 心脏压塞重症超声有助于明确是否存在心包积液，并对心包液进行危险分层。可明确是否存在心脏压塞的潜在因素，导致心脏骤停。心脏压塞是由于心包腔内压力过高影响心室充盈和静脉回流，心输出量下降，最后可导致心脏骤停。提示心脏压塞的超声检查常见表现：心脏"钟摆动"征、右心室舒张塌陷、右心房收缩塌陷、假 SAM 征、下腔静脉扩张固定。需要强调的心脏压塞为临床诊断，不能仅仅通过超声诊断心脏压塞。在心脏骤停时，如考虑心脏压塞，应紧急做心包穿刺进行心包积液的引流。目前推荐心包穿刺应在超声导引下进行，可提高成功率，降低并发症。主要取决于心包积液的量、积液的部位以及操作者的经验。

3. 严重泵功能衰竭超声可快速对心脏整体功能做出快速判断，急性心肌梗死是导致心脏严重收缩功能不全的主要原因，当然还需考虑到应激心肌病、病毒性心肌炎、终末期心脏病等超声检查时也可表现为严重收缩功能不全，结合病史多可明确。节段室壁运动异常（regional wall motion abnormalities，RWMAs）是心肌缺血或心肌梗死较特异的表现。此外，心室游离壁穿孔导致心脏压塞、室间隔穿孔、乳头肌腱腱索断裂导致二尖瓣反流等继发于心肌梗死也是心脏骤停的病因之一，重症超声有利快速诊断，指导治疗。

4. 肺栓塞肺栓塞导致的心脏骤停多为大面积肺栓塞，往往超过 2/3 的肺血管床受到阻塞。目前肺栓塞指南推荐在超声检查用于怀疑肺栓塞而病情不稳定不能完成 CTPA 检查的患者。超声检查可发现右心室的扩张，有些还可在肺动脉或右心室检测到血栓。

三、 重症超声评估心脏骤停

早在 25 年前，人们就意识到心脏超声检查有助于心脏骤停的病因识别、临床治疗、评估预后。近来已有数个临床观察研究表明心脏超声检查有助于临床医生快速判断心脏骤停的原因、改变治疗、预测预后。2010 年，Breitkreutz 等在 204 例心脏骤停患者心肺复苏时实施 FoCUS 心脏超声检查，其 96% 可获得符合诊断的可靠图像，其中 35% 患者心电图诊断为心脏停搏，58% 为无脉电活动，FoCUS 发现心肌活动协调提示预后良好，并且 FoCUS 检查改变了其中 89% 患者的治疗。Prose 等应用 FoCUS 检查修订 ALS 的复苏流程。在 FoCUS 检查发现存在心肌活动的无脉患者中，延长中止按压检查脉搏的时间到 15 秒并推注 20IU 的血管升压素。在 16 例心脏骤停的患者，应用了此方法复苏，94% 自主循环恢复，50%存活无严重神经系统后遗病变。研究证据表明，在心脏骤停的情况下，重症超声检查较标准的心电图检查能更准确地判断心脏动力的功能；较临床体格检查能更准确地诊断心脏骤停的病因、更准确地评估心脏的功能；心脏超声检查有助于提高临床医生判断预后的能力。

理论上超声是诊断心脏骤停的"金标准"，可直观地观察到心脏运动是否存在或消失。一直以来临床上目前常通过无创血压和大动脉搏动来判断是否存在心脏骤停，但准确度较低，高达45%的医护人员在心脏骤停时不能准确地评估大动脉的搏动，还可能会影响心肺复苏的有效时间。心肺复苏指南的高级生命支持流程中强调为了减少复苏后的并发症，要求复苏过程最大化灌注时间，仅在评估自主循环是否恢复时检查脉搏，可短暂中止心外按压。同样在心肺复苏过程中实施心脏超声检查时，也要求不能影响心肺复苏的进行。因此，在心肺复苏实施心脏超声检查有别于一般休克，心肺复苏时难以做到系统、全面地检查。在生命支持复苏过程中，FoCUS心脏超声评估已被研究证实是可行的，获取合适的图像，而不影响胸外按压的时间，可为临床提供有价值的诊断信息。在心肺复苏过程中检测到的超声图像表现和对应的临床诊断见下表8-7-1。

表8-7-1　心肺复苏中超声图像和相应的临床诊断

超声图像的表现	诊断（定性）
室壁运动	存在自主循环
无室壁运动	实心脏停止搏动
泵功能抑制	心功能不全
重度抑制	
中度抑制	
室壁运动、无脉、规整的心电节律	pseudo-PEA
无室壁运动、无脉、规整的心电节律	ture-PEA
心肌收缩活动增强、小的未被充盈的右心房和右心室、低血压、心动过速、乳头肌"亲吻"	低血容量
右心室增大、"D字征"	怀疑肺栓塞
心包积液（小量或大量）和心脏压塞	心包积液（是否有临床意义）
无结论性发现	不予诊断

心脏骤停时，实施心脏超声检查一般首先为心脏剑突下切面，选择剑突下切面还可以不中断胸外按压。剑突下如不能得到适当的图像，可选心尖四腔切面或胸骨旁长轴切面。在心肺复苏时进行重症超声检查，一般要求超声机器记忆存储动态图像的功能，超声评估报告主要以二进制的形式（是或否）来协助临床决策。2010年ILCOR指南推荐，在电击无益的心脏骤停病因诊断中，经高质量的心外复苏后，可中止心外按压10秒，由合格的重症超声人员和心肺复苏施救人员进行超声检查，10秒重症超声评估检查和10秒脉搏评估是一致的，多同时进行（流程图见图8-7-1）。

在心肺复苏时进行FoCUS心脏超声评估，RaoulBreitkreutz等总结为FEER（Focused Echocardio graphic Evaluation in Resuscitation）方案，FEER的具体操作十个步骤见表8-7-2。

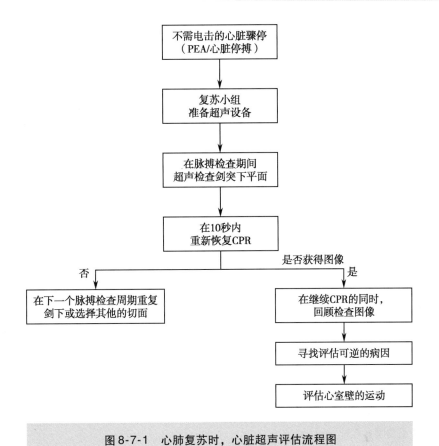

图 8-7-1　心肺复苏时，心脏超声评估流程图

表 8-7-2　FEER 的十个具体的操作步骤流程

执行阶段	操作步骤指令
准备阶段，高质量的 CPR	（1）实施至少 5 个周期的 CPR（心外按/通气）
	（2）告知 CPR 小组：正在准备心脏超声
收集信息	（3）准备便携式超声并检测机器
	（4）检查前准备：合适的位置、去除患者的衣服，准备开始检查
	（5）告知 CPR 小组数 10 秒计时，同时检查脉搏
执行阶段	（6）指令"在这次心外按压周期结束后，中止按压，开始心脏超声"检查
获取心脏超声图像	（7）在按压时，把超声探头轻放在剑突区域
	（8）尽快地找到剑突下切面，3 秒内如未能找到心脏，重新开始 5 个周期的 CPR，下次可尝试胸骨旁或心尖切面
恢复 CPR	（9）在计时数到 9 秒时，指令"继续"CPR
解读检查结果	（10）和 CPR 小组交流超声的发现并解释

注：在 ALS 的流程中建议允许中断 CPR 最长时间为 10 秒，在实施超声检查时应给予清晰的指令。在充分的准备完成后，超声检查在第 8 个步骤才开始

四、 重症超声快速诊断时应注意的问题

在临床实际工作中，应用重症超声诊断心脏骤停的原因时，应注意到，在紧急情况下，简化心脏超声评估是主要关注问题，有些情况下单一心脏切面也能说明问题，提供有价值的临床信息。此外，检测显而易见的心脏病变征象（左心室明显扩张或肥厚，右心室肥厚，心房明显扩大）近似定性评估，也是重症超声检查的基本内容之一。慢性心脏疾患显而易见的超声征象具有其临床价值，不应忽视。如忽视了慢性右心功能不全的表现，则容易将慢性肺心病误诊为急性肺心病（大面积肺栓塞），同样，在扩张型心肌病时，如以左心高动力和左心室腔容积减少作为低血容量的参考标准，则可能误导诊治。这在 PEA 病因的鉴别诊断中需要考虑。

目前专家推荐的关于 FoCUS 心脏超声检查的相关目标见表 8-7-3，可供在快速诊断心脏骤停病因的判断上如何获取重症超声的信息内涵提供参考。

表 8-7-3　FOCUS 检查的推荐目标

LV 大小，收缩功能
RV 收缩功能 *
容量状态
心包积液，心脏压塞的生理状评估†
显而易见的慢性心脏疾患的征象 §
显而易见的心脏瓣膜异常 ※
心室腔内的巨大占位 #

注：* RV 大小被认为是评估右心室收缩功能的一部分内容（如：右心室扩张是右心室衰竭的早期表现）；†心脏压塞的生理评估是指观察右侧心室、心房的 2D 图像的基础填塞征象（右心房收缩期塌陷，右心室舒张期塌陷），并非评价心室腔内多普勒血流；※慢性心脏疾患征象主要集中在左心室或左心房扩张、右心房明显扩张、LV 或 RV 心肌显著肥厚（右心室可以急性扩张或慢性病程所致）。心室腔大小和心室厚度为半定量评估；# 应用 FoCUS 检查要求识别的瓣膜异常包括：显著的瓣叶毁损、增厚、连枷样改变、结构的缺损。# 主要指瓣膜的巨大赘生物、心室腔内或下腔静脉的血栓

（何怀武　段　军）

参考文献

1. Jardin F, Dubourg O, Bourdarias JP. Echocardiographic pattern of acute cor pulmonale. Chest, 1997, 111: 209-217.
2. Vieillard-Baron A, Prin S, Chergui K, et al. Hemodynamic instability in sepsis: bedside assessment by Doppler echocardiography. Am J Respir Crit Care Med, 2003, 168: 1270-1276.
3. Vieillard-Baron A, Caille V, Charron C, et al. Actual incidence of global left ventricular hypokinesia in adult septic shock. Crit Care Med, 2008, 36: 1701-1706.
4. Kinch JW, Ryan TJ. Right ventricular infarction. N Engl J Med, 1994, 330: 1211-1217.
5. Thomas G. A simplified study of trans-mitral Doppler patterns. Cardiovascular Ultrasound, 2008, 6: 59.
6. Chockalingam A, Mehra A, Dorairajan S, et al. Acute left ventricular dysfunction in the critically ill. Chest,

2010，138：198-207.

7. Vieillard-Baron A. Septic cardiomyopathy. Annals of Intensive Care，2011，1：6.

8. Park JH，Kang SJ，Song JK，et al. Left ventricular apical ballooning due to severe physical stress in patients admitted to the medical ICU. Chest，2005，128：296.

9. Waller CJ，Vandenberg B，Hasan D，et al. Stress cardiomyopathy with an al. Left ventricular apical ballooning due to severe physical stress in patients admitted Echocardiography，2013，30：E224-E226.

10. Mrdovic I，Kostic J，Perunicic J，et al. Right ventricular Takotsubo cardiomyopathy. J Am Coll Cardiol，2010，55：16.

11. Paulus WJ，Tschope C，Sanderson JE，et al. How to diagnose diastolic heart failure：a consensus statement on the diagnosis of heart failure with normal left ventricular ejection fraction by the Heart Failure and Echocardiography Associations of the European Society of Cardiology. Euro Heart J，2007；28：2539-2550.

12. Krishnan S，Schmidt GA. Acute right ventricular dysfunction. Chest，2015，147：835-846.

13. Michard F. Predicting fluid responsiveness in ICU patients：a crtical analysis of the evidence. Chest，2002，121：2000-2008.

14. Price S，Nicol E，Gibson DG，et al. Echocardiography in the critically ill：current and potential roles. Intensive Care Med，2006，32：548-593

15. Gerstle J，Shahul S，Mahmood F. Echocardiographically derived parameters of fluid responsiveness. Int Anesthesiol Clin，2010，48：37-44.

16. Vieillard-Baron A，Caille V，Charron C，et al. The actual incidence of global left ventricular hypokinesia in adult septic shock. Crit Care Med，2008，36：1701-1706.

17. 王小亭，刘大为，张宏民，等. 扩展的目标导向超声心动图方案对感染性休克患者的影响. 中华医学杂志，2011，91：（27）：1879-1883.

18. Bellani G，Mauri T，Pesenti A. Imaging in acute lung injury and acute respiratory distress syndrome. Curr Opin Crit Care，2012，18：29-34.

19. Rajan GR. Ultrasound lung comets：a clinically useful sign in acute respiratory distress syndrome/acute lunginjury. Crit Care Med，2007，35：2869-2870.

20. Jambrik Z，Gargani L，Adamicza A，et al. B-lines quantify the lung water content：a lung ultrasound versus lung gravimetry study in acute lung injury. Ultrasound Med Biol，2010，36：2004-2010.

21. Copetti R，Soldati G，Copetti P. Chest sonography：a useful tool to differentiate acute cardiogenic pulmonary edema from acute respiratory distress syndrome. Cardiovasc Ultrasound，2008，29，6：16.

22. Le Dorze M，Bouglé A，Deruddre S，et al. Renal Doppler ultrasound：anew tool to assess renal perfusion in critical illness. Shock，2012. 17. ［Epub ahead of print］

23. 王小亭，刘大为. 超声监测导向的 ARDS 诊断与治疗重症医学年鉴，2012

24. Lichtenstein DA，Lascols N，Meziere G，et al. Ultrasound diagnosis of alveolar consolidation in the critically ill. Intensive Care Med，2004，30：276-281.

25. Lamperti M，Bodenham AR，Pittiruti M，et al. International evidence-based recommendations on ultrasound-guided vascular access. Intensive Care Med. 2012，38：1105-1117.

26. Schmidt GA，Koenig S，Mayo PH. Shock：ultrasound to guide diagnosis and therapy. Chest，2012，142：1042-1048.

27. 张宏民，王小亭，刘大为等. 肱动脉流速结合被动抬腿试验判断容量反应性. 中华医学杂志，2013，93：195-199.

28. Parker MM，Shelhamer JH，Bacharach SL，et al. Profound but reversible myocardial depression in patients with septic shock. Ann Intern Med，1984，100：483-490.

29. NA Paradis, GB Martin, MG Goetting, et al. Aortic pressure during human cardiac arrest. Identification of pseudo-electromechanical dissociation. Chest, 1992, 101: 123-128.

30. Mehta C, Brady W. Pulseless electrical activity in cardiac arrest: electrocardiographic presentations and management considerations based on the electrocardiogram. Am J Emerg Med, 2012, 30: 236-239.

31. DesbiensNA. Simplifying the diagnosis and management of pulseless electrical activity in adults: a qualitative review. Crit Care Med, 2008, 36: 391-396.

32. Littmann L, Bustin DJ, Haley MW. A simplified and structured teaching tool for the evaluation and management of pulseless electrical activity. Med PrincPract, 2014, 23: 1-6.

33. Neumar RW, Otto CW, Link MS, et al. Part 8: adult advanced cardiovascular life support: 2010American Heart Association Guidelines for Cardiopulmonary Resuscitation and Emergency Cardiovascular Care, Circulation, 2010, 122: S729-S767.

34. Arntfield RT, Millington SJ. Point of care cardiac ultrasound applications in the emergency department and intensive care unit—a review. Curr Cardiol Rev, 2012, 8: 98-108.

35. Breitkreutz R, Price S, Steiger HV, et al. Focused echocardiographic evaluation in life support and peri-resuscitation of emergency patients: a prospective trial. Resuscitation, 2010, 81: 1527-1533.

36. Price S, Via G, Sloth E, et al. World Interactive Network Focused on Critical Ultrasound ECHO-ICU Group. Echocardiography practice, training and accreditation in the intensive care: document for the World Interactive Network Focused on Critical Care Ultrasound (WINFOCUS).

37. Mayron R, Gaudio FE, Plummer D, et al. Echocardiography performed by emergency physicians: impact on diagnosis and therapy. Ann Emerg Med, 1988, 17: 150-154.

38. Jehle D, Davis E, Evans T, et al. Emergencydepartment sonography by emergency physicians. Am J Emerg Med, 1989, 7: 605-611.

39. Plummer D. Principles of emergency ultrasound and echocardiography. Ann Emerg Med, 1989, 18: 1291-1297.

40. Breitkreutz R, Walcher F, Seeger FH. Focused echocardiographic evaluation in resuscitation management: concept of an advanced life supportconformed algorithm. Crit Care Med, 2007, 35: S150-161.

41. Breitkreutz R, Price S, Steiger HV, et al. Focused echocardiographic evaluation in life support and peri-resuscitation of emergency patients: a prospective trial. Resuscitation, 2010, 81: 1527-1533.

42. Prosen G, Krizmaric M, Zavrsnik J, et al. Impact of modified treatment in echocardiographically confirmed pseudo-pulseless electrical activity in out-of-hospital cardiac arrest patients with constant end-tidal carbon dioxide pressure during compression pauses. J Int Med Res, 2010, 38: 1458-1467.

43. Blaivas M, Fox JC. Outcome in cardiac arrest patients found to have cardiac standstill on the bedside emergency department echocardiogram. Acad Emerg Med, 2001, 8: 616-621.

44. Salen P, O'Connor R, Sierzenski P, et al. Can cardiac sonography and capnography be used independently and in combination to predict resuscitation outcomes Acad Emerg Med, 2001, 8: 610-615.

第九章

重症超声与重症心脏

第一节　心脏超声评估瓣膜性心脏病

超声心动图是评估重症患者心脏瓣膜病变最重要的无创手段。它不仅可以提供全面的瓣膜形态学描述，而且可以进行血流动力学评价，为进一步制订治疗决策提供快速而准确的信息。患者临床病情的变化，如突发喘憋、不能平卧，或新出现的心脏杂音，又或持续的休克状态等，往往需要超声心动图检查来帮助医生明确或除外心脏结构、功能的异常。血流动力学指标如跨瓣压差、狭窄的瓣口面积或反流孔面积、心输出量、左室充盈压和肺动脉压等都能通过二维（2D）和多普勒超声进行测量，临床上有创的血流动力学评估已经越来越少，其比例已经小于5%。

一、心脏超声检查评价瓣膜性心脏病的方法

心脏超声检查评价瓣膜性心脏病时，应该用2D、连续波频谱和脉冲式频谱多普勒以及彩色血流显像来完整评估指标（表9-1-1），有些患者可能还需要TEE检查。

在应用心脏超声检查评估特定的瓣膜状况时，需要注意下列事项：

（一）正常人瓣膜反流

正常人群中常可见到微量到少量瓣膜反流，且随年龄增加发生率增多。多普勒彩色血流显像技术敏感性高，可检测到仔细听诊也不易发现的微量到少量瓣膜反流。研究显示正常志愿者二尖瓣反流发生率为48%、主动脉瓣和肺动脉瓣反流发生率分别为11%和31%。尤其是三尖瓣反流，发生率可以高达65%。需要注意的是，小于50岁的人中如果见到主动脉瓣反流，常常提示病理性的可能性大。

（二）功能性和病理性瓣膜反流

以二尖瓣反流为例，因为局部或整体的左室重构引起的二尖瓣反流，称之为功能性二尖瓣反流，不伴二尖瓣本身结构异常。功能性二尖瓣反流在缺血或扩张型心肌病中常见，常常导致临床症状加重。二尖瓣功能性反流多发生在二尖瓣环扩张状态，其特点为反流束呈中心性，局限于瓣口对合处，且多出现在收缩早期，多数速度一般较低。二尖瓣器结构正常，左房、左室大小也正常。

表 9-1-1　心脏超声检查评价瓣膜性心脏病的项目

观察项目	
1. 左室（LV）内径和收缩功能	
2. LV 壁厚度和质量	
3. 瓣膜形态	
4. 反流束面积和程度	
5. 瓣膜血流动力学	每搏量和心输出量
	压差
	狭窄瓣膜的面积
	有效反流孔面积
	反流容积和反流分数
	缩流宽度
	肺或肝静脉收缩期逆向血液
6. 肺动脉压力	

彩色血流显像常常会高估二尖瓣反流的严重性，因此单凭彩色血流显像，通过反流束面积与左房面积的比值来判断反流的程度并不准确。在二维超声心动图指标中，二尖瓣帐篷状面积和二尖瓣反流严重程度相关性最好（图 9-1-1）。帐篷状面积 >6cm^2 提示重度二尖瓣反流。

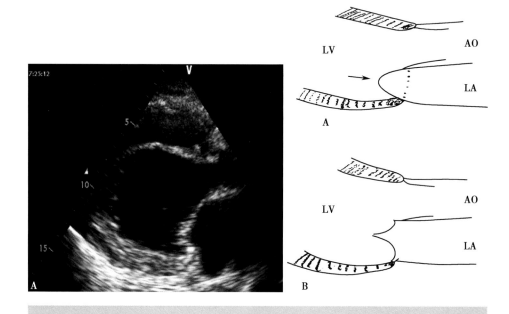

图 9-1-1　二尖瓣帐篷状面积和二尖瓣反流严重程度相关性
左图为心肌梗死患者左室增大、二尖瓣环扩张，二尖瓣关闭时呈帐篷状。右侧示意图 A 显示帐篷状二尖瓣（箭头），可计算帐篷状面积；B 显示正常二尖瓣关闭时形态

其次，反流量的大小也是鉴别的重要依据，与反流量的绝对值相比，反流分数（RF）的鉴别作用更大。RF 的计算方法为反流量（RegV）除以跨瓣血流量再乘以 100。反流分数小于 15%，大多数为非病理性反流；反流分数 15%～20% 可能为非病理性反流或轻度的病理性反流；反流分数 > 20%，则大多数为病理性反流；> 25%（0.25）为病理性反流。

此外，非病理性反流不引起左房、左室扩大，二尖瓣膜也无较明显的病理性改变。如果反流血流信号的面积大，加上有左房、左室及瓣膜的改变，可以确定为病理性反流。

（三）急性和慢性瓣膜病变的鉴别

以主动脉瓣反流为例，急性主动脉瓣反流导致左心室容量负荷急剧增加，由于左室急性扩张能力有限，左室舒张期末压急速上升，导致左房压力随之急速升高，引起肺淤血、肺水肿、肺动脉压力增高和右心衰竭。

慢性主动脉瓣反流表现为左室代偿性舒张末期容量增加，左室增大，室壁肥厚。左房顺应性增加，左房扩大，左室充盈压正常，短期内不出现肺淤血。但持续的严重左心过度负荷可导致左室舒张末压和左房压明显增高，出现肺淤血、肺动脉高压和右心衰竭（表9-1-2）。

表 9-1-2　急性和慢性主动脉瓣反流的超声心动图差异

急性	慢性
左室大小正常	左室增大
左室舒张压快速增高：	室壁增厚
二尖瓣提前关闭	左室充盈压缩期正常
二尖瓣前叶扑动	
限制性舒张功能降低	

同样，对于急性二尖瓣反流（常见于缺血性或感染性心内膜炎导致的连枷样二尖瓣运动），左房容量负荷急剧增加，在左房增大并不显著的情况下，可以见到左房压力急速升高，导致肺淤血、肺水肿。慢性二尖瓣反流表现为左房明显增大，左室充盈压正常或轻度升高，短期内不出现肺淤血。对于二尖瓣和主动脉瓣急性反流，患者常常需要行心脏手术治疗。

（四）急诊重点超声评估和常规全面超声评估

当患者突发临床症状，如呼吸困难、胸痛、心脏骤停、低血压、休克或心脏创伤时，应行急诊床旁重点超声的评估：包括心包积液、心室大小、收缩功能及瓣膜状态等。目的是明确原因，对症处理、稳定病情。同时应该在条件允许情况下，早期应用 2D、多普勒以及彩色血流显像来全面评估瓣膜和心脏功能状态，明确进一步内科治疗和手术指征。

在本节中将着重探讨主动脉瓣、二尖瓣病变的常见原因、重点超声评估的常用且易于掌握的方法、瓣膜病变严重程度的判断。全面超声评估可以进一步参照心脏超声专著。需要强调的是，瓣膜病变的严重程度应依靠所有超声心动图资料进行综合评价。

二、主动脉瓣狭窄

主动脉瓣狭窄常见原因有风湿性瓣膜病变（10%～20%）、先天性畸形、老年性退行性变和感染性心内膜炎等。正常的主动脉瓣由三个瓣叶构成，收缩期开放，瓣口面积为 $3\sim4cm^2$。当瓣口面积减小到正常的 1/4 或更小时，就会产生严重的症状。

二维超声心动图有助于确定主动脉瓣的数目、瓣膜钙化的程度、主动脉瓣瓣环大小、升主动脉宽度、左室肥厚程度、左房增大、心室功能和其他瓣膜的情况。

主动脉瓣狭窄严重程度的评判，依赖于主动脉瓣峰值流速、平均压差、主动脉瓣瓣口面积、左室流出道（LVOT）与主动脉瓣（AoV）速度时间积分（VTI）比（LVOT：AoV VTI）等指标。其中最重要和最基本的检测是主动脉瓣峰值流速，因此尝试不同部位，如在心尖部、胸骨右缘等处寻找和测量最大的主动脉瓣流速非常重要。

（一）常用方法

1. 用多普勒超声心动图测量的血流速度（v）根据修正的 Bernoulli 方程能计算压差：压差 $= 4 \times v^2$。

2. 连续方程（血流 = 面积 × 流速），可以通过计算另一个心脏出口或入口每搏量可靠测定瓣膜面积。例如：由 LVOT 直径（D）和 TVI 决定每搏量（SV）：

$$SV = (D/2)^2 \times \pi \times TVI = D^2 \times 0.785 \times VTI。$$

通过描绘最大流速的血流频谱轮廓，计算主动脉瓣平均压差和 TVI，用连续方程计算主动脉瓣面积（AVA）（图 9-1-2）：

$$AVA = D^2 \times 0.785 \times VTI_{LVOT} / VTI_{AoV}$$

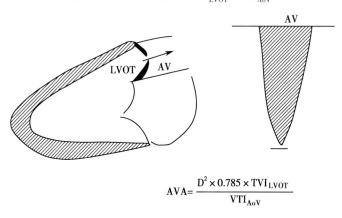

$$AVA = \frac{D^2 \times 0.785 \times TVI_{LVOT}}{TVI_{AoV}}$$

图 9-1-2　主动脉瓣面积的测量

（二）重度主动脉瓣狭窄的定义

在左室收缩功能和心输出量正常的患者，重度主动脉瓣狭窄的超声特点为：

1. 主动脉瓣峰流速 ≥4.5m/s。

2. 平均压差 ≥50mmHg。

3. 主动脉瓣瓣口面积 ≤1.0cm²。

4. LVOT：AoV VTI ≤0.25。

（三）注意事项

1. LVOT：AoV VTI 主动脉瓣峰值流速和主动脉瓣平均压差受每搏量的影响。当左室收缩功能或每搏量下降时，严重主动脉瓣狭窄的患者，其主动脉峰值流速和平均主动脉瓣压差可能低于4.5m/s和50mmHg，因而低估患者主动脉瓣狭窄程度。但是，因为LVOT和主动脉瓣流速的变化呈比例，故流速或TVI比值与每搏量的变化无关。这时，LVOT：AoV TVI（或流速）对评定主动脉瓣狭窄的严重性具一定意义。

当合并主动脉瓣反流时，LVOT和主动脉瓣血流速度也成比例增加，血流TVI比例仍保持不变，故TVI比值也有助于判断合并主动脉瓣反流的主动脉瓣狭窄的程度。

2. 多巴酚丁胺超声心动图检查　当左室收缩功能异常，心输出量下降时，在诊断重度主动脉瓣狭窄时需要慎重：①可能确实存在真正的解剖学上的严重主动脉瓣狭窄；②也有可能存在功能性重度主动脉瓣狭窄。后者因为在每搏量低的情况下，瓣膜的开放不完全。多巴酚丁胺静脉输入有助于鉴别。对于存在真正严重主动脉瓣狭窄的患者，输入多巴酚丁胺后LVOT和主动脉瓣的峰值流速和TVI成比例升高，LVOT：AoV TVI不变。而在假性（或功能性）重度主动脉瓣狭窄的患者中，LVOT：AoV TVI比值增高。多巴酚丁胺可以从5μg/（kg·min）开始以每3分钟增加5μg/（kg·min）速度输入，直至LVOT速度或TVI分别达到正常值0.8~1.2m/s或20~25cm。

多巴酚丁胺的另一重要作用在于评价心肌收缩力的储备，正性肌力储备定义为使用多巴酚丁胺后每搏量增加20%。若缺乏心肌收缩力储备预示着主动脉瓣置换围术期死亡率可达70%。因此，如果应用多巴酚丁胺后能够增加每搏量（或LVOT TVI）20%或更高，对于重度主动脉瓣狭窄患者推荐行主动脉瓣置换术。如果使用多巴酚丁胺未显示存在心肌收缩力储备，主动脉瓣置换手术仍比不手术要好，但死亡率非常高。随着TAVI手术的开展，对于不适宜手术的重度主动脉瓣狭窄的患者，也有了新的治疗手段。

三、二尖瓣狭窄

正常二尖瓣质地柔软，瓣口面积4~6cm²，休息时通过瓣口的血流约5L/min。严重的狭窄大都发生在瓣口面积缩小<1cm²。大多数二尖瓣狭窄的病因是风湿性的。少见原因包括退化性钙化、二尖瓣手术并发症、嗜酸性粒细胞增多症和赘生物等。

超声心动图检查是评价二尖瓣狭窄的"金标准"。瓣口狭窄使左房血流充盈左室受限，导致左房压升高，左房扩张，肺静脉压和毛细管压也同时升高，肺静脉和肺毛细血管扩张及淤血。当肺循环血容量长期超过其代偿能力时，肺动脉压逐渐升高，逐渐导致右心室肥厚及扩张。因此，测量肺动脉压及二尖瓣血流舒张早期速度E峰和二尖瓣瓣环舒张早期速度的比值，即E/E'（反映肺毛细血管楔压，PAWP），是评价二尖瓣狭窄病变程度不可缺少的内容。E/E'>10（使用侧壁二尖瓣环E'）或15（使用间隔二尖瓣环E'）时，PAWP>18mmHg。

二维和M型超声心动图提示典型的风湿性二尖瓣狭窄的特点如下：

1. 二尖瓣瓣叶及瓣下装置增厚和钙化。
2. E-F斜率下降（M型超声）。
3. 左室长轴切面舒张期二尖瓣前叶呈现"打钩"。
4. 二尖瓣后叶瓣无运动。
5. 短轴切面见瓣口呈"鱼嘴样"。
6. 左房增大。

二尖瓣狭窄彩色血流显像可见特征性的五彩血流。多普勒和彩色血流显像对二尖瓣狭窄的严重程度可以提供可靠的定量和血流动力学评价。最可靠的决定二尖瓣狭窄的方法是计算二尖瓣瓣口面积。除了二维超声心动图直接描记法，还可用连续方程、压力减半时间（PHT）和近端等速表面积（PISA）等方法。在此，我们介绍简单易行的前三种方法。

（一）常用方法

1. 用连续波多普勒超声心动图在心尖和心尖旁位置得到最大血流速度，描记二尖瓣流速决定平均压差和 TVI。

2. 用 PHT 法来测定二尖瓣面积（MVA）：MVA = 220/PHT，但需要注意的是该方程不适于刚作完球囊瓣膜成形术或有重度主动脉瓣反流或充盈压升高的患者。

3. 连续方程计算 MVA；从 LOVT 直径（D）得到每搏量和 VTI；用 LVOT 的每搏量除以二尖瓣 VTI 计算 MVA：$MVA = LVOTD^2 \times 0.785 \times VTI_{LVOT}/VTI_{MV}$，但是不能用于存在严重主动脉瓣或二尖瓣反流的患者。

（二）二尖瓣狭窄重度狭窄的定义

下面根据二尖瓣面积来对二尖瓣狭窄程度进行分类：

1. 平静时平均压差≥10mmHg。

2. 二尖瓣瓣口面积≤1.0cm^2（正常 4~6cm^2）。

3. PHT≥220 毫秒。

（三）注意事项

1. PHT 评估二尖瓣狭窄 当合并二尖瓣关闭不全时，通过瓣口的血流量增大，使 PHT 延长，因而低估了实际瓣口面积；当合并主动脉瓣狭窄时，由于左室舒张期末压升高，使二尖瓣跨瓣压差下降快，PHT 缩短，因此高估了实际的瓣口大小。当合并主动脉瓣关闭不全时，由于左室容量升高，左室舒张压也高，舒张期左房室间的压差减小，使 PHT 缩短，也高估了实际瓣口面积。

2. 心律不齐的患者，血流动力学指标应该用 5~10 个心动周期的平均值。PHT 应从一个有足够舒张期的的图像来测量。

四、主动脉瓣反流

主动脉瓣反流的原因很多，包括瓣膜先天异常、主动脉根部扩张、马凡综合征、心内膜炎、主动脉夹层及退行性主动脉瓣钙化等。

超声心动图评价主动脉瓣反流时，需要对反流束进行彩色血流显像、连续波多普勒检查，以及对降主动脉和二尖瓣流入道血流进行脉冲式多普勒检查。

2D 和 M 型超声心动图通常能发现主动脉瓣的结构异常。如果主动脉瓣反流束偏心朝向二尖瓣前叶，可见舒张期瓣叶扑动，其开放也会受限。M 型超声心动图如果见到二尖瓣前叶扑动，有助于表明二尖瓣提前关闭，常为急性主动脉瓣反流的征象。

反流束的最大范围或长度并不能很好的反映主动脉瓣反流的严重程度。常用的较好的指标包括：①胸骨旁短轴切面得到的反流束面积与主动脉瓣环水平的短轴切面 LVOT 面积之比；②反流束起始部位的宽度与 LVOT 直径之比；③其他指标包括反流束的连续波多普勒测量 PHT，降主动脉舒张期逆向血流以及二尖瓣 E 峰减速时间（DT）。在急性重度主动脉瓣反流，左室舒张压迅速升高，造成二尖瓣流入道血流呈限制性的舒张充盈形态。

（一）常用方法

反流量和反流分数计算在没有明显二尖瓣（MV）反流时，主动脉瓣反流量（RegV）是跨过二尖瓣和 LVOT 的每搏量的差值：

主动脉瓣 RegV = LVOT 流量 − MV 流量 = $(D^2 \times 0.785 \times VTI)$ LVOT − $(D^2 \times 0.785 \times VTI)$ MV

反流分数（RF）由下列等式得到：

$$RF = 主动脉瓣 RegV/LVOT 每搏量 \times 100\%$$

主动脉瓣反流孔面积：因为血流量是面积和 VTI 的乘积，有效反流孔面积可用反流量除以主动脉瓣反流 VTI 来得到。另一种计算有效反流孔面积的方法是 PISA 法，在这里不做详细介绍。

（二）主动脉瓣反流严重程度评价（表9-1-3）

表 9-1-3　主动脉瓣反流程度评价

	轻度	中度	重度
结构指标			
LV 大小	正常	正常/增大	增大
主动脉瓣	正常/异常	正常/异常	异常/连枷
Doppler 指标	窄	中等	宽（中心）；偏心
LVOT 处 Jet 宽度- Color	淡	密	密
Jet 密度- CW	>500	500~200	<200
PHT- CW	短，早期	中度	全舒张期
降主动脉舒张期反流- PW			
定量指标			
VC 宽度（cm）	<0.3	0.3~0.6	>0.6
Jet 宽度/LVOT 宽度（%）	<25	25~64	>65
Jet CSA/LVOT CSA（%）	<5	5~59	>60
R vol（ml/beat）	<30	30~49	>50
RF（%）	<30	30~49	>50
EROA（cm²）	<0.1	0.1~0.29	>0.3

注：LVOT：左室流出道；PHT：压力减半时间；RF：反流分数；EROA：反流孔面积

五、二尖瓣反流

二尖瓣装置包括瓣环、瓣叶、腱索、乳头肌、左室后壁和左房后壁，是维持左室正常几何形状和泵功能的结构基础（图9-1-3）。2D 超声心动图和 M 型超声心动图能够明确二尖瓣反流的潜在原因，包括二尖瓣脱垂、二尖瓣连枷样改变、腱索断裂、二尖瓣瓣环钙化、乳头肌功能异常或断裂、风湿性瓣膜病变、二尖瓣裂、心内膜炎或穿孔。在此，介绍两种重要的二尖瓣反流病变。

1. 二尖瓣脱垂　2D 超声心动图的应用，可以实时看到二尖瓣的运动，这种方法对于诊断二尖瓣脱垂具有很高的敏感性。二尖瓣脱垂定义为一个或两个二尖瓣瓣叶收缩期脱入左房（>3mm），位于二尖瓣瓣环平面下方（图 9-1-4）。

2. 腱索断裂（连枷二尖瓣）　病因有创伤性、自发性、心肌梗死、细菌性心内膜炎、风湿性心肌炎和肥厚型梗阻型心肌病等。二尖瓣有时呈脱垂运动。典型连枷二尖瓣的特征是二尖瓣的瓣尖和瓣体活动度大，沿瓣环附着点作大幅度的甩动。

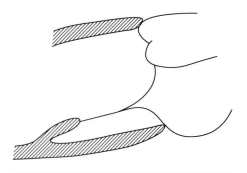

图 9-1-3　二尖瓣装置示意图

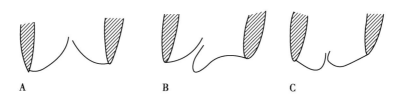

A　　　　　　　　B　　　　　　　　C

图 9-1-4　二尖瓣脱垂示意图

图 A 为正常二尖瓣；图 B 为一个瓣叶脱垂；图 C 为两个瓣叶脱垂

二尖瓣反流的超声评估：彩色血流显像，虽然是定性的，仍是评价二尖瓣反流严重程度的实用方法。如果反流束的面积超过左房面积 40% 或到达 LA 后壁，二尖瓣反流常常为重度。

反流束的面积与左房面积的比值能预测反流严重程度。但反流束的面积受增益、脉冲重复频率、深度、反流束方向和负荷状况的影响。如果反流束是偏心的，容易低估二尖瓣反流的严重程度。在严重二尖瓣反流时，肺静脉内可能有收缩期逆向血流。

缩流（vena contracta）是二尖瓣反流束中最窄的部分，与二尖瓣反流程度有很好的相关性（图 9-1-5）。

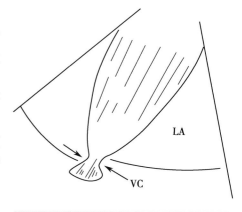

图 9-1-5　测量缩流宽度（VC）

（一）常用方法

可以用容积测定或 PISA 法来计算反流量、反流分数和瓣口面积，从而评价二尖瓣反流的程度。

当主动脉瓣反流不明显时，通过二尖瓣的血流和 LVOT 的血流之差即为二尖瓣反流量。反流分数（RF）的计算方法为反流量（RegV）除以跨二尖瓣（MV）血流量再乘以 100：

$$MV\ RegV = MV\ 血流量 - LVOT\ 血流量 = (瓣环\ D^2 \times 0.785 \times VTI)_{MV} - (D^2 \times 0.785 \times VTI)_{LVOT}$$

MR RF = MV RegV/MV 血流量 ×100。

有效反流孔面积（ERO）是用连续波多普勒超声心动图记录的二尖瓣反流量 RegV 除以二尖瓣反流速度的 VTI：$ERO_{MV} = MV_{RegV}/MR_{VTI}$。

（二）重度二尖瓣反流评估

1. 二维超声心动图有二尖瓣断裂的证据（乳头肌断裂，二尖瓣叶连枷样）。

2. 有效反流口 $\geqslant 0.4cm^2$。

3. 二尖瓣反流量 $\geqslant 60ml$。

4. 反流分数 $\geqslant 55\%$。

5. 缩流宽度 $\geqslant 7mm$。

6. 二尖瓣反流彩色血流束到达左房后壁。

7. 肺静脉收缩期逆向血流。

六、心脏超声评估瓣膜心脏病的意义

心脏超声评估瓣膜心脏病在外科手术时机的判断上有重要作用。通常有症状的重度瓣膜病患者需要手术或者导管介入治疗。具体指导如下：

1. 狭窄病变症状是临床介入的重要原因。对无症状患者，如果主动脉瓣狭窄为重度，行主动脉瓣置换术是合理的。这是因为主动脉瓣狭窄会持续发展，每年主动脉瓣血流速度平均增加 0.3m/s。对重度主动脉瓣狭窄，射血分数下降的患者，平均主动脉瓣压差 $\geqslant$ 30mmHg 提示预后较好，围术期死亡率低。如果平均压差 <30mmHg，多巴酚丁胺心脏超声检测心肌收缩力储备有助于判断高手术风险的患者。

有症状的部分二尖瓣狭窄患者可能在静息时没有重度的血流动力学变化。运动诱导的高平均压差（ $\geqslant 15mmHg$ ）和肺动脉高压是经皮或手术介入的良好指标。

2. 对于无症状的重度反流患者手术时机依据左室大小（左室收缩末期内径 $\geqslant 55mm$ ）和（或）发生左室收缩功能异常而定。

对于器质性的二尖瓣反流（二尖瓣结构异常），即使没有症状也应该在左室功能异常之前早期手术治疗。连枷样二尖瓣的患者或有效反流孔面积 $\geqslant 40mm^2$ 的患者应该立即考虑心脏手术。

（陈　未）

第二节　重症心脏超声评估冠心病

超声心动图是评价冠状动脉疾病、胸痛及急性心肌梗死最常用也是最实用的影像技术。患者一旦出现心肌缺血，心肌灌注和收缩即刻出现异常，而灌注缺损以及节段性室壁运动异常（RWMA）通过超声心动图很容易识别，甚至早于其他缺血征象的出现。没有及时的诊断及外科手术干预，急性心肌梗死机械并发症常常是致命的。超声心动图包括 TEE 能够发现大多数急性心肌梗死机械及功能性并发症以及评估不稳定的血流动力学状态。

一、评价心肌的室壁运动

心肌缺血的即刻表现是心肌收缩力（收缩期增厚率）减弱或丧失，甚至可以早于心电图 ST 段的改变或症状的出现。通常左心室游离壁收缩期室壁厚度增加超过 40%。一般情况下正常人间隔室壁增厚率低于心室游离壁。室壁运动减低定义为收缩期室壁增厚率低于 30%，若收缩期室壁增厚率低于 10% 则定义为无运动。矛盾运动定义为收缩期室壁向外运动，同时常伴有室壁变薄。

通过多切面成像，二维超声可以显示所有的左心室室壁节段。常把左室分为若干节段。美国超声心动图学会推荐的是 16 段分段法。有时候把心尖部作为第 17 个节段，则为 17 节段分段法（图 9-2-1）。依据目测观察对每一个节段收缩性进行评分：运动正常 = 1，运动减低 = 2；无运动 = 3，矛盾运动 = 4，室壁瘤形成 = 5。依据这种室壁运动分析方法，室壁运动分数指数（WMSI）是通过对异常的室壁运动节段进行评分计算得出。WMSI = 室壁运动评分总和/观察的室壁运动节段数，收缩正常的左心室 WMSI 为 1，心肌梗死范围越大，室壁运动异常越严重，则 WMSI 越高。

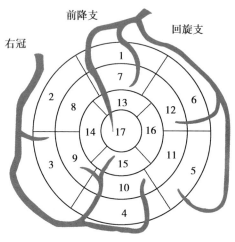

图 9-2-1　左室分为 17 节段，前降支、回旋支及右冠脉分别支配相应的节段

超声心动图对室壁运动异常的分析是带有主观性并依赖于对收缩期室壁厚度降低的判断，而其并非与梗死的范围或缺血组织的多少成比例，因此 WMSI 与心肌梗死实际的梗死范围或灌注缺损范围并不具有很好的一致性。ST 段抬高性急性心肌梗死的患者，WMSI 与灌注缺损总体上相关性良好。前壁心肌梗死患者的相关性优于小面积下壁心肌梗死的患者，也可以出现灌注缺损而心肌收缩功能相对正常的情况。反之亦然，需要根据临床实际情况进行判断。既往无缺血发作的患者，小范围心内膜下心肌缺血而没有出现明显的室壁运动异常也是可能的。此外，即使冠状动脉行再灌注治疗，其后一段时间内心肌仍然可以无运动。了解冠状动脉疾病患者的心肌收缩性及心肌灌注，对于治疗至关重要。

连续从心尖四腔心切面到心尖长轴切面再到心尖两腔切面能够全部显示左心室所有的 17 节段，同时应用左室短轴切面可更准确地判断异常运动的室壁节段（图 9-2-2）。有慢性阻塞性肺疾病或肥胖的患者低频探头 [（2.0 ~ 2.5）MHz] 有助于心内膜的识别，同时剑突下切面亦能够充分显示左心室节段。自然谐波成像及静脉注射声学造影剂能够提高心内膜的显像。

二、胸痛症状的评价

并非所有心肌缺血或心肌梗死引起的持续性胸痛患者都有典型的心电图改变。超过 50% 的心肌梗死患者在最初发病时没有特异性心电图改变。胸痛发作 4 ~ 6 小时快速检测肌酸激酶同工酶（CK-MB）可以可靠地检测心肌梗死。但是如果检测是在发病 4 小时以内，CK-MB 的敏感性就不令人满意。肌钙蛋白 T 或 I 作为坏死心肌组织标记物更为敏感。

由于心肌缺血或梗死即刻可造成心肌收缩力的减低或丧失，表现为节段性室壁运动异常（RWMA），因此对于有持续性胸痛且心电图无诊断性发现的患者，RWMA 作为心肌梗

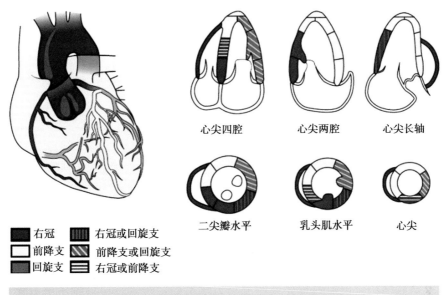

心尖四腔　　　　　心尖两腔　　　　　心尖长轴

二尖瓣水平　　　　乳头肌水平　　　　　心尖

■ 右冠　　　▥ 右冠或回旋支
□ 前降支　　▨ 前降支或回旋支
▦ 回旋支　　▤ 右冠或前降支

图9-2-2　左心室17节段及相应的冠脉支配

死的标记有较大的意义。没有RWMA通常可以排除心肌缺血。尽管RWMA对于检测心肌梗死有很高的敏感性，其阳性预测价值只有30%，因为RWMA对于急性心肌梗死并不特异，一些不稳定型心绞痛患者可以没有心肌损害。有时候超声心动图有助于发现胸痛综合征中致命性病因，如肺栓塞、主动脉夹层或心脏压塞。如果对这些患者进行抗凝或溶栓治疗可能带来灾难性临床后果。

即使对于有典型胸痛和心电图ST段抬高的患者，二维超声RWMAs的分析仍然有临床和诊断意义。通过计算WMSI可以估计濒危心肌的数量。WMSI > 1.7意味着灌注缺损的范围超过20%并且并发症发生率增加。如进行再灌注治疗则可以逆转室壁运动的异常。再灌注治疗数天后，局部室壁运动分析可以用于评价其功能的恢复，对比超声心动图可以更早地预测再灌注治疗功能的恢复。心肌梗死后负荷超声检查中双相反应预示存活心肌。

犯罪血管影响的心肌范围决定患者接受急诊介入治疗的获益程度。心肌受累面积大（常常是前壁心肌梗死）的患者较心肌受累范围小的患者再灌注治疗获益更大。ST段抬高心肌梗死患者受累心肌常表现为无运动或矛盾运动。在恰当的时间内（通常4小时内）接受成功的再灌注治疗，二维超声可发现受累心肌收缩力明显改善。如果缺血时间很短，急性心肌梗死则可能就不会发生。室壁持续性无运动并不意味着再灌注的失败。持续无运动的存活心肌可以通过小剂量多巴酚丁胺或声学造影超声心动图来判断其心肌的存活性。左心室扩大或重构是心肌梗死后心脏事件最强预测因子之一。

应变是心肌变形的能力，测定应变可以用于识别急性心肌缺血，可以作为急性缺血的标记之一。

三、急性心肌梗死

直接经皮冠状动脉介入治疗已成为急性心肌梗死的首选治疗，急性心肌梗死的死亡率也明显降低。超声心动图在急性心肌梗死治疗中的角色发生了改变，现主要用于：①对于持续性胸痛而心电图无特异性改变患者的诊断；②濒危心肌数量以及再灌注治疗后最终梗死范围的估计；③评价不稳定的血流动力学状态；④发现心肌梗死的并发症；⑤评价心肌存活性；⑥进行危险分层。在心肌梗死的不同阶段，超声心动图可以提供有关解剖、功能以及血流动力学的重要信息。

四、机械并发症与心源性休克

心源性休克的心肌梗死患者除非病因得到纠正，否则预后不良，因此需要迅速识别潜在的病因并给予及时的治疗。一项国际注册研究发现急性心肌梗死合并心源性休克患者中严重左心功能衰竭占85%，机械并发症占8%，右心室梗死占2%，其他合并情况占5%。二维及彩色血流多普勒对迅速识别这些患者的病因，特别是并发症价值很大。心肌梗死和心源性休克后尽快行超声心动图检查表明，二尖瓣反流严重性与左心室射血分数是患者生存的独立预测因素。如果在重症监护病房TTE检查不能进行或者图像显示不清，应尽快行TEE检查。对收缩功能正常的重症或血流动力学不稳定患者，应即刻考虑有无机械并发症。心肌梗死急性和慢性并发症见表9-2-1。

表9-2-1　心肌梗死的并发症

急性期
左心室收缩功能异常
心脏破裂
游离壁破裂
室间隔穿孔
乳头肌断裂
心外膜下室壁瘤形成
二尖瓣反流
左心室扩张
乳头肌功能障碍
乳头肌断裂
左心室血栓
心包积液/心脏压塞
右心室梗死
左心室流出道梗阻
慢性期
梗死膨展
室壁瘤形成
真性室壁瘤
假性室壁瘤
左心室血栓

五、左心衰竭与重构

由于溶栓和介入治疗的广泛应用，如今首次心肌梗死患者因为左心室收缩功能障碍造成的心力衰竭和心源性休克明显减少。但心源性休克一旦发生，仍有很高的死亡率。最初左心室的机械性损伤与继发的神经体液调节引起进展性左心室重构，进展性左心室重构导致心力衰竭和预后不良。随着心室重构过程，左心室变大并出现球形变（左心室沿短轴扩张更明显）、左心室射血分数减低、二尖瓣瓣叶向心尖部移位加重二尖瓣反流的程度，这些因素最终导致心力衰竭加重和死亡。超声心动图检查对这些患者非常重要，超声心动图可以提供局部室壁运动分析以及左心室大小与容积、心肌存活性、左心室充盈压、二尖瓣反流严重程度和肺动脉收缩压等详细信息。

六、右心室梗死

心肌梗死中右心室梗死并不少见，但有血流动力学意义的右心室梗死并不多见，常与下壁心肌梗死合并存在。如果患者因为右心室梗死造成心源性休克，那么患者死亡率与左心室造成心源性休克的死亡率一样高，血运重建治疗可以改善预后。右心室梗死患者颈静脉压增高而双肺听诊清晰。这些患者在给予硝酸甘油后出现低血压，或出现需要正性肌力药物并需要补液治疗的休克。心脏超声可发现右心室扩张，右心室室壁运动减低或无运动。右心室心尖部为左冠状动脉前降支供血，因而右心室梗死时右心室游离壁基部和中部受累而心尖部运动可能正常。同时右心房也可扩大，三尖瓣因为三尖瓣环的扩大而使反流加重。因右心室收缩压并没有增高，三尖瓣反流的峰速度一般不快，通常不超过2m/s。三尖瓣瓣环组织多普勒成像有助于识别下壁心肌梗死患者右心室功能的下降。合并卵圆孔未闭（PFO）的右心室梗死患者可以表现出明显的右向左分流的临床状况，因为卵圆孔未闭患者当右心室顺应性下降时右房压明显增高。如果下壁心肌梗死的患者出现明显的低氧血症，应考虑合并右心室梗死和通过卵圆孔未闭出现右向左分流。可以通过静脉注射声学造影剂行声学造影超声检查确诊，可见右房显影后声学造影剂通过PFO进入左房。TEE检查是评价这种情况的最佳方法。

七、游离壁破裂与假性室壁瘤形成

急性心肌梗死中约1%的患者发生致命性游离壁破裂的并发症（图9-2-3），占心肌梗死患者死亡病因的7%。典型的心脏游离壁破裂表现为急性心脏压塞（血心包）和电机械分离，突然发生血流动力学衰竭。大多数破裂发生在心肌梗死一周内，女性与老年患者多见。发生破裂的患者常常冠状动脉病变并不严重而且梗死面积不大。另一个可能增加心脏破裂的原因是溶栓治疗，通常是在症状发作后超过10小时溶栓，因为溶栓可能造成梗死区心肌内出血。

尽管梗死进展的心肌梗死患者发生心脏破裂的风险很高，但超声检查缺乏特异性预测这种高致命性并发症的特征。超声对心脏破裂的诊断依赖于医生临床警惕性，患者有的仅表现为晕厥、低血压、复发性胸痛、呕吐或是几种情况同时出现。如果发现局部心肌变薄或局限性心包积液，特别是发现局限性积液或血凝块，需要仔细查找可能的心脏破裂部位。发现游离壁破裂进行外科修补可使生存率超过50%。

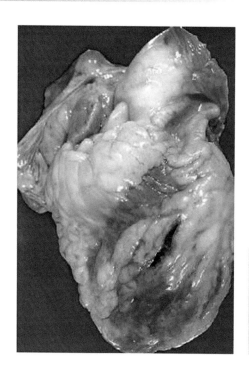

图9-2-3　急性前壁心肌梗死，引起前壁破裂
(*From Schoen FJ: The heart. In Kumar V, Abbas AK, Fausto N [eds]: Robbins & Cotran Pathologic Basis of Disease. 8th ed. Philadelphia, Saunders, 2010, pp 529-587.*)

通常 TTE 检查不能显示破裂部位，仅显示局限性心包积液，伴或不伴心脏压塞的多普勒特征。单纯出现心脏压塞并不足以诊断游离壁破裂，因为心包积液在急性心肌梗死患者也比较常见。声学造影超声心动图检查和彩色血流显像有助于发现破裂部位。如果临床高度怀疑，超声检查结果阴性也不能排除心肌破裂的诊断，此时可考虑其他的成像技术如磁共振。一些情况下游离壁破裂可以形成假性室壁瘤，表现为心包腔内局限性腔隙（最多见于后壁，其次是侧壁和心尖部）。假性室壁瘤可发生于任何部位，后壁及侧壁多见。假性室壁瘤的特征是可见一个细长的颈连接左心室与瘤腔，入口与室壁瘤最大直径之比小于 0.5（图 9-2-4），可见其他心腔受压表现。一些假性室壁瘤也可看到宽颈。通常在破口用多普勒和彩色血流可以记

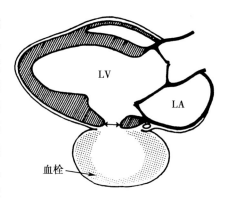

图9-2-4　假性室壁瘤：特征是细长的颈连接左心室与瘤腔，可见附壁血栓形成

录到往返血流。慢性假性室壁瘤的临床表现不特异，常常在偶然间被发现。一半患者的胸部 X 线检查显示团块影。有时游离壁破裂并非室壁全层的破裂，可能被心外膜包裹，称为心外膜下室壁瘤。这样形成心肌内腔隙或类似假性室壁瘤的心室壁瘤。此并发症需外科手术治疗。彩色血流成像或声学造影超声心动图对于交通口的定位有一定的帮助。

八、室间隔穿孔（破裂）

心肌梗死室间隔穿孔（破裂）发生率为 1% ~ 3%（图 9-2-5），尤其易发生于心肌梗死早期（一周内）。与游离壁破裂一样，室间隔穿孔（破裂）易发生于既往无心肌梗死病

史的老年女性患者。近一半的室间隔破裂的患者存在单支血管病变。典型的临床表现为新出现收缩期杂音，并出现进展性血流动力学障碍。新出现收缩期杂音时，应鉴别的几种情况包括室间隔穿孔、乳头肌功能不全或断裂、心包摩擦音、急性左心室流出道梗阻及游离壁破裂（表9-2-2）。梗死相关的室间隔穿孔表现为室间隔连续性中断，并有左向右分流血流（图9-2-6、图9-2-7）。缺损常发生在心肌最薄且有矛盾运动的部位。TTE可以确诊约90%的病例，图像不清晰的患者可能需要TEE检查。连续多普勒超声测定破口峰血流速度可以估测右心室收缩压。如破口在间隔下段，则可能有右室受累，患者的预后则更差。间隔下段的室间隔穿孔（破裂）可以是不规则的撕裂，而间隔心尖部的穿孔（破裂）常合并左室游离壁破裂。

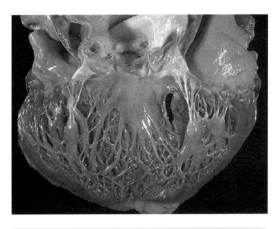

图9-2-5　急性心肌梗死引起室间隔穿孔
［eds］：*Robbins & Cotran Pathologic Basis of Disease. 8th ed. Philadelphia，Saunders，2010，pp 529-587.*）

室间隔穿孔（破裂）需要紧急外科手术治疗。未经修补常常是致命的。在等待手术治前，患者需要降低后负荷（硝普钠）和主动脉内球囊反搏稳定患者的状态。可以采用封堵的方法，但目前还缺乏较多的临床经验。

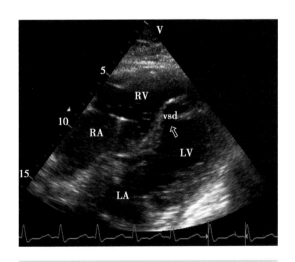

图9-2-6　急性心肌梗死引起室间隔穿孔

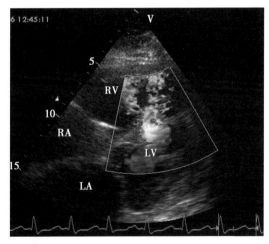

图9-2-7　急性心肌梗死引起室间隔穿孔，超声心动图表现为室间隔连续性中断并有左向右分流血流

表9-2-2　急性心肌梗死新出现杂音的鉴别诊断

	室间隔穿孔（破裂）	乳头肌断裂	左心室流出道梗阻
梗死部位	前壁/下壁	下壁多于前壁	通常是前壁
体征	低心排	肺水肿	低血压
血流动力学	右房-肺动脉氧饱和差>10%	肺毛细血管楔压描记可见V波	左室流出道压差
治疗	手术	手术	补液、β受体阻滞剂、α受体激动剂

九、乳头肌断裂

急性心肌梗死后二尖瓣反流很常见，13%～50%。出现早期二尖瓣反流是患者1年后心血管死亡的独立预测因子。只有不到10%的患者中可以听到二尖瓣反流的杂音。急性心肌梗死心源性休克的患者出现二尖瓣反流预示预后不良。

急性心肌梗死二尖瓣反流4个独立的病理生理机制包括：①左心室和二尖瓣瓣环扩张；②乳头肌功能障碍；③乳头肌断裂；④二尖瓣急性前向运动。必须准确地判断缺血性二尖瓣反流的确切病因，因为乳头肌断裂需要立即手术修复或二尖瓣置换，而因瓣环扩张或乳头肌功能不全引起的二尖瓣反流可以通过减轻后负荷和（或）冠状动脉血管重建术得以改善。收缩期前向运动引起的二尖瓣反流可以通过补液、β受体阻滞剂治疗，或偶尔用α受体激动剂。

乳头肌断裂是最严重的二尖瓣受累的并发症（图9-2-8）。常因累及右冠状动脉或回旋支引起小面积梗死。后内侧乳头肌为单支冠状动脉供血，其发生断裂的机会是前侧乳头肌的6～10倍。超声是诊断乳头肌功能不全或断裂的最佳办法。乳头肌断离可以是部分或完全性。可以用彩色多普勒血流显像评价二尖瓣反流严重程度。严重的二尖瓣反流通常血流动力学失代偿，TEE有助于明确诊断和判断二尖瓣反流严重程度。一旦乳头肌断裂诊断确立后，需要行紧急二尖瓣置换术，可同时行或不行血管重建术。

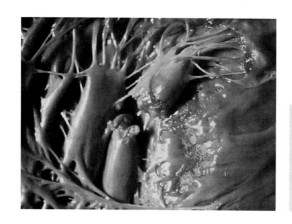

图9-2-8　急性心肌梗死引起乳头肌坏死断裂
(*From Schoen FJ: The heart. In Kumar V, Abbas AK, Fausto N [eds]: Robbins & Cotran Pathologic Basis of Disease. 8th ed. Philadelphia, Saunders, 2010, pp 529-587.*)

十、缺血性二尖瓣反流

缺血性二尖瓣反流是指因为冠状动脉疾病引起的慢性二尖瓣关闭不全。和心肌梗死的急性期一样，慢性缺血性二尖瓣反流同样是患者预后重要的预测因子。即使是轻度二尖瓣反流也与患者死亡率增加相关。有效的二尖瓣反流孔径的主要决定因素是二尖瓣变形，即由收缩期二尖瓣膨起面积所决定。二尖瓣膨起面积是乳头肌向心尖及后侧移位以及支持乳头肌的室壁运动异常所决定的。

十一、急性动力性左心室流出道梗阻

急性心肌梗死患者也可以出现急性动力性左心室流出道梗阻，当患者出现新的杂音、血流动力学不稳定或是二者同时发生时，应考虑左心室流出道梗阻的可能。急性动力性左心室流出道梗阻是因为后壁和下侧壁代偿性运动增强导致二尖瓣瓣叶收缩期前向运动造成，同时引起二尖瓣反流。高血压造成间隔基部肥厚的老年女性患者发生前壁心肌梗死后出现急性动力性左心室流出道梗阻非常常见。但是，无心肌梗死的患者低血容量或接受正性肌力药物时也可以出现。大约三分之一的心尖气球样变患者可以观察到急性动力性左心室流出道梗阻。急性动力性左心室流出道梗阻的患者可以发生严重的包括休克或肺水肿在内的不稳定血流动力学状态。有效的治疗措施包括补液、β 受体阻滞剂、α 受体激动剂，避免使用血管扩张剂和正性肌力药物。

十二、心包积液与心脏压塞

无血流动力学意义的心包积液在心肌梗死特别是前壁心肌梗死患者中非常常见。治疗主要是对症治疗，但是心脏破裂可能表现为心脏压塞，此时心包腔内充满黏稠的血凝块。需行紧急心外科手术。可先行心包穿刺引流术稳定患者的病情直至急诊外科手术。

十三、真性室壁瘤与血栓

室壁瘤的特征是室壁变薄，收缩期向外膨出。室壁瘤形成与透壁心肌梗死相关，可发生在左室的任何区域，最好发部位是心尖部，从左室基部向心尖左室腔径进行性增大，其次是下壁基部。心尖切面是显示心尖部室壁瘤最好的切面（图 9-2-9）。而下壁基部室壁瘤最好通过胸骨旁长轴和心尖两腔心切面显示（图 9-2-10）。室壁瘤是心脏膨展的结果，预示患者预后不良。室壁瘤容易形成血栓，并可以造成恶性心律失常。二维超声目前是最实用最可靠发现左心室血栓的方法，需要鉴别血栓是心尖部的腱索及伪影，任何血栓应在 2 个相差 90°的切面上证实。血栓的特征是回声不均一，与无运动或矛盾运动的室壁边界清晰（图 9-2-11、图 9-2-12）。带蒂的血栓较无蒂的或分层状的血栓栓塞几率明显增加。声学造影超声有助于心室内血栓的发现。

十四、鉴别应激性心肌病

急性心肌梗死应与应激性心肌病鉴别。应激性心肌病（stress cardiomyopathy）指严重精神或躯体应激下出现一过性左室功能障碍的疾病，亦称为 Takotsubo 心肌病。其主要特征为一过性心尖部室壁运动异常，呈气球样变，故也称心尖气球样变综合征。应激距发病

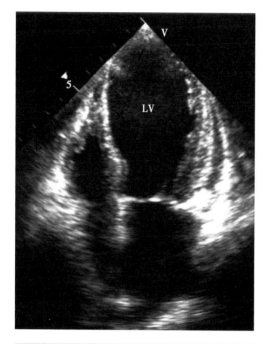

图 9-2-9 心尖四腔心切面显示左室
心尖部室壁瘤

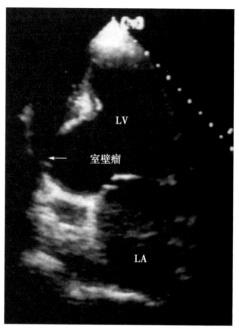

图 9-2-10 心尖两腔心切面显示
下壁基部室壁瘤

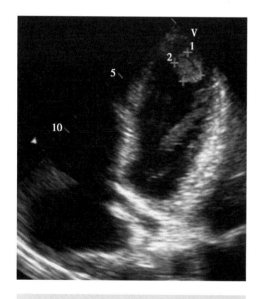

图 9-2-11 心尖非标准切面示左室
心尖附壁血栓

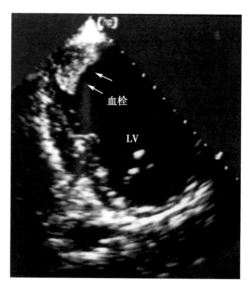

图 9-2-12 二维超声示左室心尖新月形
回声不均一附壁血栓

时间数分钟到数小时不等。本病多见于绝经后妇女，酷似急性心肌梗死，可出现胸痛、ST抬高和肌钙蛋白轻度升高。临床诊断急性心肌梗死的患者中 0.7% ~ 2.5% 最后诊断为应激性心肌病。尽管患者存在严重左室功能障碍，但冠脉无严重病变。左室功能障碍可逆，在几天或几周内恢复，预后好。

本病可见发病前均伴有明显精神或躯体疾患，如恐惧、支气管哮喘、癫痫发作、急腹症、严重内外科疾病等。进入重症监护室的 28% 患者并发应激性心肌病。约 50% 严重脓毒血症者可并发累及左、右心室的应激性心肌病。神经内分泌瘤（嗜铬细胞瘤）以及外源性儿茶酚胺的使用（如多巴胺、多巴酚丁胺、肾上腺素、β 受体激动剂等）均可导致应激性心肌病。严重缺血性脑血管事件、蛛网膜下隙出血或脑外伤亦可引起可逆性的心室功能障碍，称神经源性应激性心肌病。

少部分患者可出现严重心力衰竭、肺水肿、心源性休克，游离壁破裂、左室心尖血栓、脑血管意外、室性心动过速、房颤、室颤、室间隔缺损、一过性左室流出道梗阻。

超声可以发现局部或整体的心肌功能异常，但心肌功能异常多在数天内恢复。室壁运动异常范围常常不能以某支冠脉支配区来解释。急性期多数患者左室中部和心尖部运动减低或消失，基底部运动增强，也有部分患者表现为中部运动减低和基底部运动减低，或仅中部运动减低。少数患者可出现左室流出道梗阻和二尖瓣收缩期前向运动（SAM）。多数患者室壁运动异常短期内恢复。神经源性应激性心肌病以心室中部和基部或整个左室壁运动减低多见。某些严重的内科疾病如脓毒血症，亦可出现整个左心室运动异常。左室壁系列超声心动图检查可评估室壁运动恢复情况，指导治疗。

应激性心肌病的急性期治疗主要为支持治疗。因患者存在儿茶酚胺的过度释放，β 受体阻滞剂将发挥重要的作用（嗜铬细胞瘤需先用 α 受体阻滞剂）。如以左室流出道梗阻为特征，可用静脉液体同时谨慎应用短效 β 受体阻滞剂，以期降低左室收缩力和增加左室腔大小。应激性心肌病出现低血压时，需判定是左室功能不全引起或因左室流出道梗阻引起。

十五、舒张功能

心肌缺血改变左心室的舒张功能。绝大多数舒张功能减低是因为缺血造成心肌松弛延迟与延缓。暂时性心肌缺血和冠状动脉疾病的患者可出现典型的舒张功能异常二尖瓣血流频谱，表现为二尖瓣血流频谱 E 峰减低，A 峰升高，E 峰减速时间（EDT）延长和 E/A 减低。心肌梗死患者二尖瓣血流频谱是由多个因素相互作用所决定的。尽管多种因素影响二尖瓣跨瓣血流速度，左房压增加是最主要的决定性因素，并形成限制性舒张功能异常的血流频谱（E 峰升高，A 峰减低，EDT 缩短和 E/A 升高）。二尖瓣血流频谱表现为限制性舒张功能障碍的急性心肌梗死患者，更易发生严重左心室收缩功能障碍或严重潜在冠脉疾病所致的心力衰竭。二尖瓣减速时间是急性心肌梗死左心室重构和存活强有力的预测参数。另一个左心室充盈压舒张指标 E/e'（e' 指组织多普勒测定的舒张早期二尖瓣瓣环运动速度），也被认为是急性心肌梗死存活强有力的预测因子。

十六、危险分层

心肌梗死后对预后最有预测价值的预测因子包括：收缩功能减低程度、左室容积、冠脉疾病的范围、二尖瓣反流、舒张功能以及是否存在心力衰竭。因此毫无疑问节段性室壁运动异常的程度越严重预示着患者发生心脏事件的风险越高。

　　表现为限制型充盈障碍的二尖瓣血流频谱参数与梗死后心力衰竭以及左心室充盈压相关性好。E/e'是一个估测肺毛细血管楔压非常可靠的指标，并且是急性心肌梗死后患者长期预后强有力的预测指标。左房容积反映慢性舒张功能异常和慢性左房压增高，也是急性心肌梗死预后的强有力预测因子。受充盈压影响的超声指标（如 EDT 和 E/e'）决定患者的短期预后，而反映心脏慢性改变的超声指标（如左心室容积和左房容积）则决定患者的远期预后。负荷超声心动图是检测心肌梗死后残余缺血、心肌存活性、多支血管病变非常敏感的方法。许多研究证实多巴酚丁胺负荷试验可以在急性心肌梗死后短期（3~5 天）安全的进行，并可预测心脏的负荷能力。

　　总之，反映急性心肌梗死后远期心脏事件风险增加的因素包括：①收缩功能异常（LVEF <40%）；②梗死面积（WMSI≥1.7）；③限制性舒张充盈障碍（EDT < 140 毫秒，E/E'≥15）；④左室增大；⑤LA 增大（≥32ml/m²）；⑥二尖瓣反流伴有效二尖瓣反流孔≥0.2cm²；⑦负荷超声检查异常。

（方理刚）

第三节　心包积液和心脏压塞超声诊断

　　探查心包积液是重症心脏超声的重要内容之一，而心脏压塞是梗阻性休克的常见原因之一，也是引起假性无脉电活动的 4 种疾病之一。因此通过重症心脏超声发现和诊断心包积液和心脏压塞，不但可以迅速改善患者的血流动力学状态，对心脏骤停的病因辨别、迅速纠正心脏压塞引起的无脉电活动、挽救患者的生命，也有重要的价值。

一、心包的解剖结构

　　心包包含两层结构，壁层心包是一层较薄的、平行纵隔胸膜和位于膈肌之上的纤维结构。脏层心包黏附于两侧心室表面，从心尖一直向上延续至肺静脉和体循环血管反折点。在反折点，壁层心包和脏层心包融合在一起。心包还是心大静脉后壁的一部分组成成分，形成横窦。当其充满液体时，易在 TEE 检查时与主动脉旁脓肿混淆。心包还包绕着右心房及汇入右心房的部分上腔静脉和下腔静脉。总而言之，腔静脉的近心脏段，主肺动脉和升主动脉均包绕在心包腔内。而左心房则主要位于心包外。正常的心包腔内会有 5~10ml 液体。

二、病理生理机制

　　当心包腔内液体增加时，腔内压力会升高。压力升高的程度取决于心包积液量和心包本身的弹性。壁层心包会随心包积液增加扩张，以缓解压力的升高，但其缓冲能力十分有限。当心包腔内压力超过心腔内压力时，心室舒张受限，心室腔塌陷，静脉回流减少，造成心输出量及血压下降，即会发生心脏压塞，造成梗阻性休克。一般情况下，腔内压力相对较低的心房先受影响，然后才是腔内压相对较高的心室。

　　众所周知，静脉回流会随呼吸周期的变化而变化。自主呼吸吸气时，胸腔内压的下降使全身静脉回流增加，右心前负荷增加；而由于吸气负压，肺血管扩张，肺静脉回流到左心室的血液减少，左心前负荷下降。这直接引起吸气时右心室每搏量增加，左心室每搏量减少。而呼气时与之相反。但这一现象在正常人身上通过触诊脉搏很难发现。当出现心包积液，甚至心脏压塞时，会放大这一效应。由于心包腔内压力的升高，心室舒张充盈受限，吸气时体静脉回流受限，右心室排入肺循环血量减少，使得肺静脉回流入左心室的血量进一步减少，左心输出量明显下降，以致脉搏减弱甚至消失，形成奇脉。

需要注意的是：心脏压塞的发生与心包积液量的多少不完全划等号，还与心包积液增加的速度相关。例如：因心室穿孔而导致的急性心包积液，尽管积液量相对来说并不多，但可以很快导致患者死亡。因为液体量超过了心包腔缓冲容积后，腔内压力迅速升高所致。而另一方面，恶性肿瘤引起的心包积液由于是缓慢地增加，使心包能逐渐适应性扩张。因此，即使存在大量心包积液，并不一定会伴随腔内压力的升高和心功能抑制。

三、心包积液的超声表现

在二维超声心动图上，心包积液常表现为邻近心脏的无回声暗区，但当积液内含有大量纤维素渗出，或为血液、脓性心包积液时，也可出现高回声表现。而化脓性心包积液患者还常常伴有增厚、表面粗糙的心包。在胸骨旁长轴平面，心包积液多积聚于左室后侧壁和后壁附近。在这一区域，收缩期观察到微量心包积液可能是正常生理现象，而舒张期发现心包积液则一定存在异常的，需进一步寻找病因。当病情进展到大量心包积液时，可发现环绕心脏的无回声暗区，在各个标准心脏超声平面均可看到。通常情况下，积液在心包腔内可自由流动，随体位变化积聚在心包腔内最低点。但对于心包粘连、心包腔内有血块或肿瘤的患者，可出现局限性心包积液。此时 TTE 在检查时可能会受限，必要时需要 TEE 检查来补充。

尽管通过心脏超声，很难准确估计出心包积液量。但临床上仍可通过半定量方式，一般取脏层心包和壁层心包间的最大距离来判断心包积液程度，将心包积液划分为少量、中量、大量。脏层心包和壁层心包间距离 <0.5cm 为少量心包积液；0.5~2.0cm 为中量心包积液，>2.0cm 为大量心包积液（图 9-3-1）。由于重力的作用，积液在心包腔内的分布并不完全均匀。胸骨旁长轴平面时，首先出现在心脏后壁下方，随着积液量的增多，逐渐包绕心尖。当存在大量心包积液时，可观察到心脏在心包腔内大幅度摆动，即所谓的"摇摆心（swinging heart）"。一旦观察到这一现象，常伴随心脏压塞。

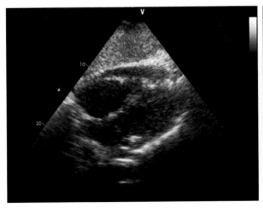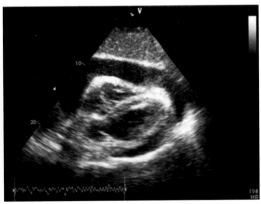

图 9-3-1　中量和大量心包积液

对于心脏手术后或胸部创伤的患者，心包腔内局限的积血或血肿可以压迫单个心房或心室。即使积血量或血肿并不大，也可以造成局部填塞效应和血流动力学波动。因此，对于心包积液的量和位置要通过多个心脏超声平面来评估和印证。若 TTE 未发现任何心包积液或血肿的表现，必要时还要行 TEE，以避免潜在的假阴性结果。另外，心包内血栓常表现为孤立的可活动的高回声团块。而恶性心包积液时，超声可发现孤立的团块漂浮在积液中或附着在心肌上。

心包内脂肪常被误认为是心包积液。如果临床医生判断错误并行心包穿刺，可能会造成严重的后果。心包内脂肪通常分布于心脏前壁，因此在胸骨旁平面最易观察到。通常在超声上呈现轻度高回声、颗粒状影像，并随其后方的心肌组织同步运动。心包内脂肪和心包积液的鉴别主要是观察心脏后心包腔内是否也存在液体样超声表现。因为单纯孤立的前心包积液是非常少见的，除非心包存在瘢痕，将液体陷闭在局部。

利用超声评估心包积液时，需与胸腔积液相鉴别。通常以降主动脉为参照物区分二者。在胸骨旁长轴切面，若积液位于心脏和降主动脉之间则为心包积液；若降主动脉位于心脏和积液之间则为胸腔积液（图 9-3-2）。心尖四腔心平面则没有明确的标志物来区分心包积液和胸腔积液。在剑突下平面，心包积液偶尔会和腹水相混淆。当心包积液和胸腔积液并存时，超声心动图常可以发现其中存在高回声细线状结构——壁层心包，通过其可分辨出这两个充满液体的空间。此外，同时辅助胸部超声检查和腹部超声检查，也对胸腔积液及腹水的鉴别诊断有很大的帮助。

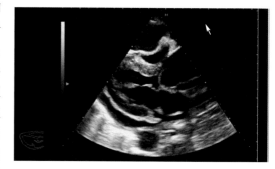

图 9-3-2　心包积液和胸腔积液的鉴别

四、心脏压塞的超声表现

心包腔内的积液、血栓、肿瘤均会引起心包腔压力的升高。由于各个心腔内压力不同，因此随着心包腔压力的上升，心腔内压力最低的右房最先受累。在舒张末期右房游离壁向内塌陷，右房容积减少，形成反常运动，此现象在心尖四腔心平面最为明显（图 9-3-3）。若收缩期右房也出现塌陷，则提示心包积液导致心包内压力进一步升高，对心腔压迫也更加严重。收缩期右房壁受压幅度超过心腔的 1/3，对心脏压塞的诊断具有很高的敏感性和特异性。同时，任何原因引起的右房压升高都可以抵消部分心包积液对右房的压迫效果。

心包腔压力的升高还可以导致右心室的塌陷（图 9-3-3）。右室流出道是最容易受压的部分，因此在舒张早期胸骨旁长轴平面可看到右室流出道结构的反常运动。如果反常运动扩展到大部分右心室，则表明心包内压力已上升到较高水平。但若存在右室肥厚、心肌病或其他原因导致右室压力升高，右室受压表现可能会消失。因此，舒张期右室受压在诊断心脏压塞方面，特异性较高，而敏感性较低。相较于右心房和右心室，左心房和左心室很少会观察到出现反常运动。

心脏压塞还可以导致下腔静脉明显扩张，且不受呼吸周期变化的影响（图 9-3-4）。

这一现象对心脏压塞的诊断具有较高的敏感性，但特异性较低。心脏压塞时，呼吸周期对心室容积的影响与正常情况相反。在吸气时，右心室相对于左心室增大，而呼气时则相对缩小。

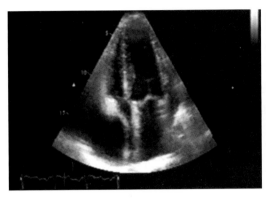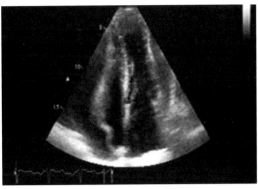

图9-3-3　心包积液压迫右心房（左图）、右心房和右心室（右图）

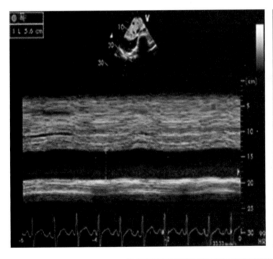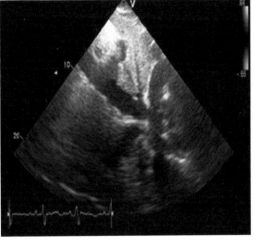

图9-3-4　心包填塞对下腔静脉的影响

　　正常情况下，在静息自主呼吸时，每搏量在吸气和呼气时会存在一定的变异。如果不直接测量每搏量，通过多普勒技术，我们可以观察到二尖瓣、三尖瓣、左室流出道、主动脉内血流峰值速度随呼吸的周期变化，间接反映心肺间的相互作用。当发生心脏压塞时，这种效应被放大，使吸气和呼气时血流峰值速度差进一步加大。从而间接反映心脏压塞的严重程度。有研究表明，当自主呼吸患者二尖瓣 E 峰峰流速在吸气时下降 >25%，提示存在心脏压塞的可能。三尖瓣和肝静脉峰流速也存在类似相关性。

　　在机械通气时，每搏量和血流峰流速随呼吸的变异对心脏压塞的诊断意义较小。另外，多普勒测量血流峰流速的准确性在很大程度上受血流取样位置以及探头与血流角度的影响。当取样窗距离瓣口较近时，根据文丘里效应，可能高估峰流速；而取样窗距离瓣口较远时，则可能低估峰流速。因此建议在瓣膜上 0.5cm 位置测量血流峰流速较为准确。若多普勒取样线方向与实际血流方向不在同一条直线上，也可能由于仅测量了血流在取样线上分速度，而低估了峰流速。

即使取样位置良好，当患者存在呼吸窘迫或"摇摆心"时，心脏在胸腔内或心包内来回摆动，此时测得的峰流速变异度主要受探头位置与心脏位置的相对移动所影响，并不能真实反映心脏压塞对心脏本身的作用。此外，许多疾病和心包积液（无心脏压塞）并存时，也可以出现每搏量随呼吸的波动，如气道梗阻性疾病（上气道梗阻、慢性阻塞性肺病、哮喘），肺栓塞、右心心肌梗死、严重低血容量状态等。

虽然心脏超声对心包积液的诊断具有非常重要的意义。但需要再次强调的是，超声观察到大量心包积液，即使积液已对心腔产生部分压迫也不意味着一定会出现心脏压塞。心脏压塞为一个临床诊断。只有当心包积液压迫心腔，引起血流动力学紊乱、组织灌注异常时才可以诊断心脏压塞。

五、心脏超声在心包穿刺术中的应用

少到中量心包积液且没有心脏压塞表现时，可采取内科保守治疗，主要是针对原发病的病因采取措施。一旦大量心包积液引起不适症状，或心包积液引起心脏压塞，则需要迅速行心包腔减压。临床最常用的措施是心包穿刺引流术。过去心包腔穿刺引流多为盲穿，常选择剑突下与左肋缘相交的夹角处或左侧第五肋间，心浊音界内侧 1～2cm 处为穿刺点。由于定位不够准确，并发症发生风险较高。而采用超声引导下进行心包腔穿刺，大大提高了操作的准确性和安全性。

超声引导的心包穿刺术类似其他超声引导的穿刺引流术。通过超声确定心包积液的位置、进针角度和穿刺深度，并在超声影像实时引导下进行穿刺抽液，必要时可按照Seldinger 技术留置心包引流管。由于心包穿刺可能导致心肌表面的冠状动脉破裂，引起患者死亡等严重后果，因此心包穿刺需由熟练掌握超声技术的医务人员来完成。

最佳的穿刺部位应是积液量最多的位置。临床上常选择剑突下平面作为穿刺入路，但需避免损伤肝左叶。心尖四腔平面可以很好地观察到心包积液的分布，心尖入路也是心包穿刺常选择的方式之一。当患者平卧时，由于重力作用，心包积液多积聚在心脏后方。通过改变患者体位，可降低穿刺的难度。让患者左侧卧位，可使积液汇聚到心尖处；让患者半坐位，则利于在剑突下平面穿刺。

由于心脏本身在持续搏动，若合并呼吸窘迫或"摇摆心"时，心脏运动幅度更大，因此脏层心包和壁层心包间的距离在心动周期和呼吸周期中变化非常大。虽然没有明确的规范要求，但一般情况下，心包积液深度（两层心包间距）至少大于 1cm 才可以进行心包穿刺。此外进针深度还要考虑皮肤受压的影响。对于肥胖或水肿的患者，为了获得清晰的图像，超声探头需适当加压贴紧皮肤，此时测量的进针深度可能会低于实际深度，在进行穿刺时，需考虑这种影响。而进针角度，则应兼顾积液最深方向和避免其他组织损伤。

心包穿刺过程中应特别注意无菌操作。无论是穿刺前皮肤消毒，还是穿刺过程中无菌保护，以及超声实时引导时对超声探头的无菌覆盖，都是必不可少的环节。一旦忽视无菌要求，可能引起严重的心包腔内感染，造成无法挽回的后果。

心脏超声对心包积液的诊断具有快速、无创、准确的天然优势，是重症医学工作者有力的诊断工具。但发现心包积液并不等同于心脏压塞，也不意味着一定要行心包穿刺引流。只有患者出现心脏压塞的临床表现，或出现血流动力学波动时，才能临床诊断心脏压塞。此时需要尽快行心包穿刺术，以改善患者的循环状态。心脏超声在心包穿刺术前定位、术中引导、术后评估效果和并发症等方面也发挥着重要的作用。

（汤　铂　王小亭）

第四节　重症超声与心脏术后循环评估

重症超声作为血流动力学治疗的关键工具，在重症患者血流动力学不稳定时甄别患者循环不稳定的主要矛盾，快速、可视化的辨识力是优于其他血流动力学监测诊断工具的特点。心脏外科术后患者往往可能存在或者合并存在系列休克血流动力学特征：失血导致低血容量休克、手术打击或基础病所致左室收缩功能不全导致心源性休克、急性心脏压塞导致梗阻性休克、外周血管麻痹导致分布性休克。重症医师如何在第一时间识别患者的病理生理学状态，如何监测其发展，采用相应治疗把控血流动力学调整方向，重症超声在心脏外科术后患者循环评估中的作用是不可替代的。下面按心脏外科术后常见并发症列举论述。

一、心肌缺血性改变

心脏外科术后，心肌缺血是最常发生的并发症，累及单心室甚至双心室。冠状动脉旁路移植术（coronary artery bypass grafting，CABG）后，桥血管再血管化不全是以冠心病为基础病患者心肌缺血的常见原因；心脏外科手术术中对冠状动脉的误操作也是导致非原发冠心病患者心肌缺血的主要原因；Bentall 手术术式包括将冠脉开口吻合在升主动脉人工血管上，如果由于手术技法导致冠脉扭转，术后可能导致心肌缺血；还有一个非常常见的原因是心脏外科手术中冠状动脉窦是开放的，空气从主动脉进入栓塞冠状动脉，术中 TEE 甚至可以发现这一并发症，并推动外科改进手术技法。重症超声可以帮助确定新发局部节段或者整个室壁运动障碍，并且给予相应处理后可以动态观察室壁运动障碍对治疗的反应（具体冠脉供血室壁节段参见冠心病超声评估）。CABG 术后，右心室室壁运动障碍伴功能不全也常有发生，常常因为逆行性冠状动脉灌注时保护不足所致。右心室功能不全也常是心脏移植术后脱离体外循环失败的主要原因，可能的原因包括脑死亡供体继发性心肌损伤、心脏移植过程中心肌保护不足、受体此前存在肺动脉高压等原因，重症心脏超声常常先于其他监测手段发现右室功能不全（图 9-4-1、图 9-4-2）。

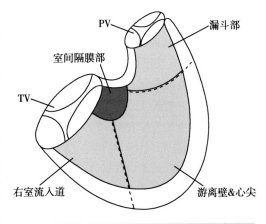

图 9-4-1　右室解剖超声观察部位示意图

PV

漏斗部

室间隔膜部

TV

右室流入道

游离壁&心尖

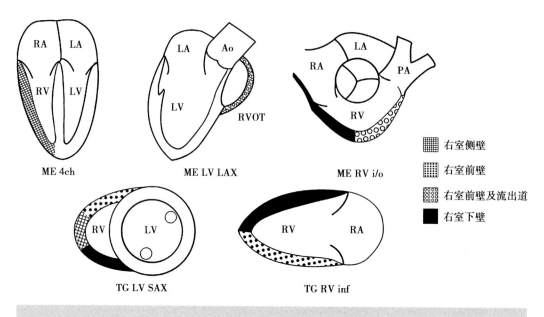

右室侧壁
右室前壁
右室前壁及流出道
右室下壁

图9-4-2　经食管超声右心室观察部位

二、左室流出道动力性梗阻

二尖瓣前叶收缩期前向移位，贴靠室间隔，导致收缩期血流减少，血压下降。这种现象并不仅仅见于肥厚梗阻性心肌病，还常常见于心外科术后的患者。术后 LVOT 的动力性梗阻风险因素分为解剖性因素和血流动力性因素。解剖性因素包括：①左室向心性肥厚或者室间隔局部肥厚（图9-4-5）；②二尖瓣主动脉夹角变小（＜120°）（图9-4-4）；③二尖瓣组织过多，尤其是二尖瓣后叶过长（＞15mm）。解剖性因素在心外科术后如果新近发生提示可能与手术操作相关，特别是瓣环成形术后（图9-4-3）。如果新发解剖性因素尚不足以达到 LVOT 梗阻的程度，但是如果叠加血流动力性因素，则会在心脏外科手术后发生新发 LVOT 动力性梗阻，血流动力学因素包括：①低血容量状态；②儿茶酚胺类药物过量（如泵速瞬间改变）。

LVOT 动力性梗阻有以下 2 个机制：①二尖瓣后叶太长导致跨二尖瓣血流推动二尖瓣前叶向室间隔前向运动，导致左室流出道狭窄，血流速度加快；抑或是二尖瓣前叶位置太高，导致二尖瓣环太小，使二尖瓣前叶向室间隔前向运动，导致左室流出道狭窄。②血流加速通过狭窄的左室流出道，产生压差，形成相对负压吸引，即 Venturi 效应，将二尖瓣前叶推向室间隔（图9-4-6），这是 2 项血流动力学因素形成 LVOT 梗阻的原因，如果血流动力学因素解除后 LVOT 动力性梗阻可以部分缓解。LVOT 形成压差可以用连续多普勒测算跨主动脉瓣血流速获得（图9-4-7）。

LVOT 动力性梗阻在心脏外科瓣膜修复术后并非常见并发症，但是如果重症心脏超声明确诊断，那么所有儿茶酚胺类药物尽可能停用，以尽可能减少手术并发症发生后药物叠加恶化作用。同时，在重症超声的引导下，在每搏量 SV 监测情况下，尝试微扩容 100～200ml 液体，并观察容量反应性，如果没有 SV 增加的迹象，及时停止扩容。这类患者常合并舒张功能障碍，故容量耐受性很差，过度扩容肺水肿将会发生。当然如果 LVOT 动力性梗阻确定发生后且仅仅通过血流动力学调整无法实现患者循环稳定，最终的彻底解决之道还是寻求心外科医师的帮助，说服外科医师再次行瓣膜修补术或者更换更大号的瓣环。

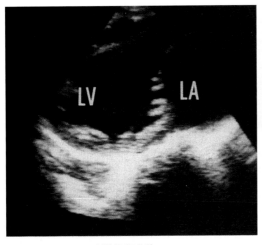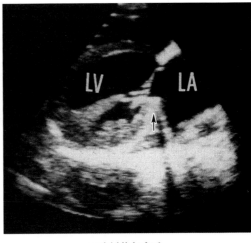

二尖瓣修复术前　　　　　　　　　　二尖瓣修复术后

图 9-4-3　不成功的二尖瓣修复术后
不成功的二尖瓣修复术后：左室后壁取代了二尖瓣后叶的位置

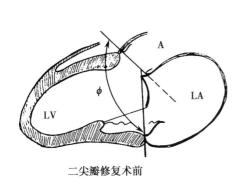

二尖瓣修复术前

二尖瓣修复术后见：
　二尖瓣主动脉夹角变小

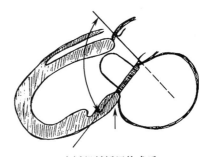

二尖瓣机械瓣置换术后

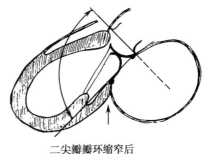

二尖瓣瓣环缩窄后

图 9-4-4　二尖瓣修复术后：二尖瓣主动脉夹角变小

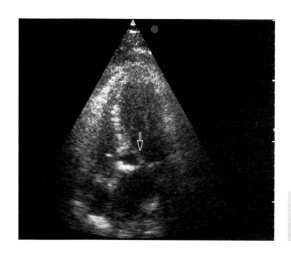

图 9-4-5　经胸超声显示 SAM 征和严重
LVOT 梗阻与中度室间隔基底段肥厚

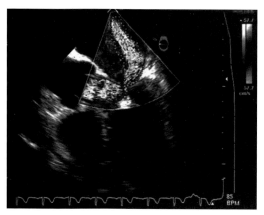

图 9-4-6　彩色多普勒图像显示 LVOT 血流
加速和中度二尖瓣关闭不全

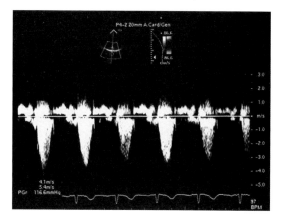

图 9-4-7　CW 测算跨主动脉瓣血流速
获得 LVOT 压力阶差

三、心脏外科瓣膜的误损伤

心脏外科术后还有一些并发症并不常见，但都依赖术后重症超声对瓣膜的观察及分析。例如二尖瓣置换术误损伤回旋支或者主动脉右冠瓣；主动脉瓣置换术在主动脉闭合时损伤无冠瓣，这样导致术后左室持续高动力状态和大量主动脉瓣反流（图 9-4-8、图 9-4-9）。

四、心　脏　压　塞

心外科术后患者由于手术部位特殊，术中、术后多数需要抗凝或者抗血小板等治疗，故而当心脏外科术后患者出现低血压、少尿、皮肤花斑等低灌注表现，高右房压、低平均动脉压、脉压降低，特别是急性发生的休克状态和循环崩溃都需要怀疑是否出现心脏压塞。TTE 可以发现很多可疑征象（图 9-4-9），但是 TEE 能提供更多的超声信息，所以很多医疗机构仍然推荐使用 TEE 早期诊断心脏压塞。但是必须注意的是 TEE 不能在没有气道保护的 ICU 患者应用，因为这类患者随时可能发生紧急外科情况。主要超声心动图发现包括中度或大量积液（图9-4-10），右心房和右心室舒张压塌陷，下腔静脉扩张，随呼吸变异减少，心房心室内径减小，室间隔随呼吸左右移动。其中舒张晚期右心房塌陷这一体征较易发现，频率远超舒张晚期右心室塌陷（此体征诊断心脏压塞敏感性不高，但特异性高达84%～100%，具体诊断详见梗阻性休克章节）。

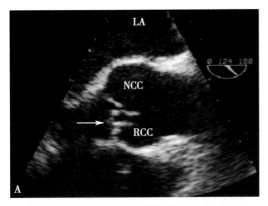
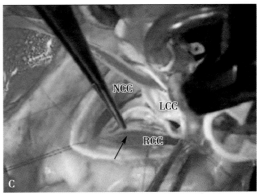
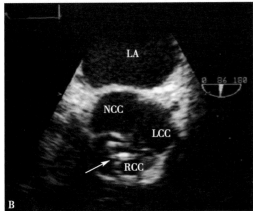

NCC：无冠瓣
LCC：左冠瓣
RCC：右冠瓣

图9-4-8　心脏外科瓣膜的误损伤
图A. 经食管超声食管中段主动脉瓣长轴切面和短轴切面均可见右冠瓣折痕；
图B 根据血流返流方向辅助判断主动脉瓣误损伤部位

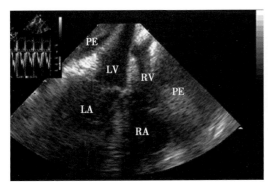
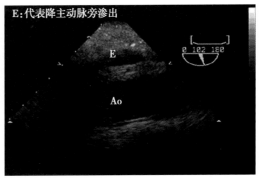

图9-4-9　TEE发现心脏压塞（PE代表心包内渗出）

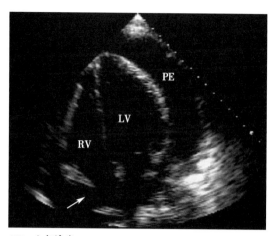

PE：心包渗出
箭头：舒张晚期右心房塌陷

图9-4-10 TTE发现局部心包渗出

五、机械瓣血栓形成

心脏外科术后机械瓣置换患者可能出现机械瓣血栓形成而导致心内梗阻性休克。二尖瓣和主动脉相比较而言，二尖瓣血栓形成导致卡瓣现象更为常见，主要因为跨二尖瓣血流速较低。当心脏外科术后患者突然出现低血压、少尿、皮肤花斑等低灌注表现，高右房压、低平均动脉压、脉压降低，特别是急性发生的休克状态和循环崩溃都需要怀疑是否出现梗阻性休克，但如果急性出现特别严重肺水肿要考虑二尖瓣血栓形成导致卡瓣现象。TTE的PW测量跨二尖瓣血流压差突然上升，发现诊断二尖瓣机械瓣血栓形成灵敏度和特异性均较高。诊断此类患者并不一定需用TEE。

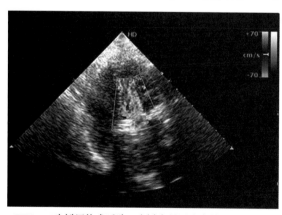

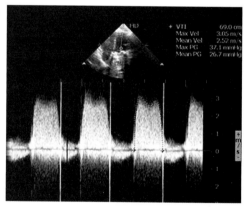

TTE：二尖瓣置换术后跨二尖瓣大量返流合并左心房血栓　连续波多普勒记录在二尖瓣机械瓣跨瓣压差26.7mmHg

图9-4-11 机械瓣血栓形成

综上所述，重症超声对于心脏外科术后患者循环血流动力学监测支持的作用无可替代，特别是早期发现和手术相关的并发症，有助于 ICU 医师第一时间发现患者的主要矛盾，并且慎重权衡该问题是否能被 ICU 医师保守治疗好转，积极有效选择二次手术时机有举足轻重的地位。另外，选择 TTE 还是 TEE，首先应该选用 TTE 了解筛查特殊超声体征，如果存疑，并且无法判断，结合临床并权衡 TEE 风险与获益后，积极开展 TEE 检查也有意义。

（杜　微　苗　齐）

参考文献

1. Jae KOH. 超声心动图手册. 方理刚，朱文玲，译. 北京：科学出版社，2009.

2. 周永昌，郭万学. 超声医学. 第 3 版. 北京：科学技术文献出版社，1998.

3. 任卫东. 心脏超声诊断图谱. 沈阳：辽宁科学技术出版社，1998.

4. Baumgartner H，Hung J，Bermejo J，et al. Echocardiographic assessment of valve stenosis：EAE/ASE recommendations for clinical practice. J Am Soc Echocardiogr，2009，22：1-23.

5. Zoghbi WA，Enriquez-Sarano M，FosterE，et al. Recommendations for evaluation of the severity of native valvular regurgitation with two-dimensional and Doppler echocardiography. J Am Soc Echocardiogr，2003，16：777-802.

6. Labovitz AJ，Noble AE，Bierig M，et al. Focused cardiac ultrasound in the emergent setting：A consensus statement of the American Society ofEchocardiography and American College of Emergency Physicians. J Am Soc Echocardiogr，2010，23：1225-1230.

7. Oka Y，Inoue T，Hong Y，et al. Retained intracardiac air Transesophageal echocardiography for definition of incidence and monitoring removal by improved techniques. J ThoracCardiovascSurg，1986，91：329-338.

8. Kato M，Nakashima Y，Levine J，et al. Does transesophageal echocardiography improve postoperative outcome in patients undergoing coronary artery bypass surgery. J CardiothoracVascAnesth，1993，7：285-289.

9. BaslaimGM，Huynh TT，Stewart JA，et al. Assessment of right ventricular function postretrograde cardioplegia by transesophageal echocardiography. J Card Surg，1998，13：32-36.

10. Tan CO，Harley I. Perioperative transesophageal echocardiographic assessment of the right heart and associated structures：a comprehensive update and technical report. J CardiothoracVascAnesth，2014，28：1112-1133.

11. Mihaileanu S，Marino JP，Chauvaud S，et al. Left ventricular outflow obstruction after mitral valve repair (Carpentier's technique). Proposed mechanisms of disease. Circulation，1988，78 (3 Pt 2)：I78-84.

12. Leung JM，Levine EH. Left ventricular end-systolic cavity obliteration as an estimate of intraoperative hypovolemia. Anesthesiology，1994，81：1102-1109.

13. Mingo S，Benedicto A，Jimenez MC，et al. Dynamic left ventricular outflow tract obstruction secondary to catecholamine excess in a normal ventricle. Int J Cardiol，2006，112：393-396.

14. Hirose H，Gupta S，Pitcher H，et al. Feasibility of diagnosis of postcardiotomy tamponade by miniaturized transesophageal echocardiography. J Surg Res，2014，190：276-279.

第十章

重症超声与重症呼吸

第一节　重症超声与气道评估

　　超声（US）可以对口腔、咽、喉、气道实时成像，在气道管理中我们可以使用这个技术。与其他影像技术和内镜相比，超声影像在重症患者气道管理中具有很多优势，因为它是安全无创的、快速成像、可重复、便携易用，并且便宜且可以广泛使用。我们必须动态地使用超声来了解器官的解剖和功能。在学习掌握正常上呼吸道超声影像结构以后，通过与肺部超声以及膈肌运动状态评价相结合，可以快速完成以下工作：插管前气道评估、辅助插管型号选择、插管位置确认、拔管预后判断和超声引导下经皮气管切开术等。超声还可以用于指导喉罩气道管理以及上气道麻醉局部神经阻滞。

一、超声影像的获得

　　超声波束到达骨表面，呈强回声；而软骨结构，如甲状软骨、环状软骨和气管环，出现均匀的低回声，但伴随着年龄的增长软骨趋于钙化。肌肉和结缔组织膜为低回声，内部有很多不均质的条纹状，而腺体结构如颌下腺、甲状腺是均质的中度回声，从而可以区别这两种结构。空气是一种非常弱的导体，所以当超声波束到达组织-空气边界，强反射（强烈的白色线）出现在屏幕上，越过了这一边界线均为伪影，特别是混响伪像。所以有些结构如气管后壁，因为存在腔内空气而不能显影。因为气道前壁距离皮肤的距离为 2 ~ 3cm，所以线性高频探头是最适合气道结构成像的探头。弯曲的低频探头因为其广泛的视野成为最适合获得颌下腺和声门上区域矢状面成像的探头。探头与皮肤或黏膜必须保持充分接触，不能有任何空气。因为男性有突出的甲状软骨，所以在做气道矢状面扫描的时候会存在困难。在超声影像中，我们将超声探头放在下颏处横切面扫描，可以看到舌体、舌前间隙，还有两个下颌舌骨肌，然后将探头再往下，可以看到舌骨以及两个扁桃体的影像，探头继续下移，可以看到甲状软骨，再往下移动一点，可以隐约地看到环状软骨，甲状软骨和环状软骨之间的膜就是环甲膜。接着往下可以看到气管环。在气管的左下方向，可以看到食管。把探头旋转做一个纵切面，可以看到甲状软骨、环甲膜，后面的环状软骨、第一气管软骨环。如果使用凸阵探头，看到的是扇形图形，可以看到环状软骨环、气管环。

1. 声带　将探头与身体纵轴垂直，放在颈部，从头部到甲状软骨上切迹逐步横切面扫描，在没有甲状软骨钙化的个体，声带可以通过甲状软骨呈现。而甲状软骨钙化的个体，仍可以通过左右摇摆探头30°来观察声带和杓状软骨。声带呈现出两三角形低回声结构（声带肌），内侧是高回声的声带韧带（图10-1-1）。发声时可见两侧声带向中间运动并出现震颤。对于声带的判断要结合外观和在发声过程中运动状态来观察。

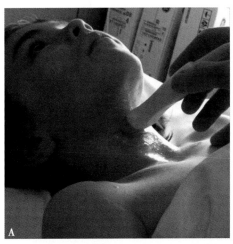

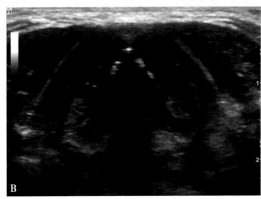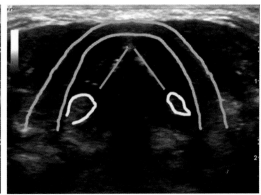

图 10-1-1　声带超声扫描
图 A. 横向中线扫描在甲状腺软骨；图 B. 甲状软骨、
声带游离缘、前连合、杓状软骨

2. 环甲膜和环状软骨　环甲膜位于甲状软骨和环状软骨之间。将探头平行身体纵轴，从身体正中线扫描，显示甲状软骨、环甲膜、环状软骨的矢状面（图10-1-2，见文末彩图）。甲状软骨及环状软骨为低回声，连接二者的环甲膜呈高回声。横切面上，环状软骨呈拱形。

3. 气管　气管位于颈部中线上，所以在横断扫描时可以很好地定位。环状软骨是气管的上部，气管软骨较厚，在矢状面扫描时，气管软骨呈现为低回声的圆形结构（图

10-1-2）。通常，当颈部轻度拉伸时可以看到前 6 个气管环。气管上组织为皮肤、皮下脂肪、骨骼肌。在第二或第三气管环水平，存在甲状腺峡部（图 10-1-2）。还可以看到存在高流速的颈动脉。低回声气管环，在矢状面上呈现"串珠"样（图 10-1-2）。而在横切面呈现类似一个倒 U 形，因为存在空气-黏膜界面，所以出现一个显著的高回声，后方为伪影（图 10-1-3，见文末彩图）。

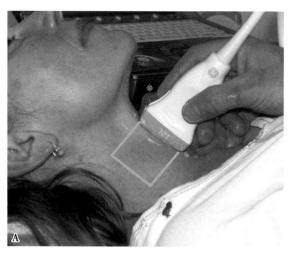

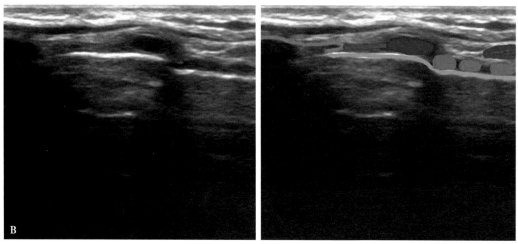

图 10-1-2 环甲膜及环状软骨超声扫描
图 A. 线性高频换能器放置在正中矢状平面，扫描范围为淡蓝色；图 B. 甲状软骨、环状软骨、气管环、环甲膜、组织/空气边界、甲状腺的峡部、橙色线下面的只是伪影

4. 食管在胸骨上切迹水平，气管左侧可以见到颈段食管，这是它最常见的地方（图 10-1-3）。食管壁上的同心层结构在二维超声上形成一个非常有特色的"公牛眼"征象。食管可以被压缩，吞咽食物时可以被扩大，这些特征可以用于准确定位食管。

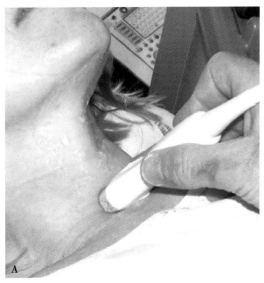

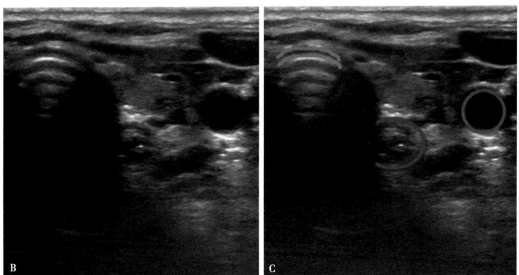

图 10-1-3 气道和食管超声扫描
图 B. 从头颅至胸骨上切迹横向扫描；图 C. 前气管软骨部分、食管、颈动脉

二、插管前气道评估

肥胖、粗短的颈部、颈部肿块、既往手术史和（或）颈部的放射治疗，以及胸部病变导致气管偏移的患者在进行气管插管时都是具有挑战性的。所以在气管插管前需要精确地评估患者口咽部解剖形态、声门的位置和运动，以及气道情况。有报道舌根的宽度与呼吸障碍的严重程度、患者夜间窒息感都密切相关。阻塞性睡眠呼吸暂停综合征的患者咽侧壁的厚度较正常人显著增厚。

三、辅助插管型号选择

超声可以帮助预测气管内径或者支气管内径，从而可以选择适当直径的人工气道型号。有文献报道对于小儿及成年人，在声门下测量气管直径是可靠的，和金标准"磁共振"检查比较有很好的一致性。CT检查提示主气管外直径与左主支气管内径比值为0.68，而超声可以在胸锁关节测量气管直径，所以超声也能告诉我们患者的左支气管插管的管径。这样测量获得的管径直径可以与依据X线胸片作为选择左侧双腔管大小的方法相媲美。对于气管切开患者，可以测量气管切开宽度、从皮肤到气管的距离，在气管切开前就预估气切管的大小和形状。

四、插管位置确认

气管插管时导管进入气管或食管可以直接确认，在插管前进行颈部扫描，插管中实时监测，插管后结合膈肌运动幅度水平和胸膜滑动征间接判断插管位置。超声直接确认插管位置具有极大优势，偶然的食管插管立即就可以识别，在通气前就可以明确并拔出放在食管内的气管插管，从而减少了因胃内压力增加导致呕吐和误吸的风险。无论是超声直接确认，还是间接确认都会比金标准呼气末二氧化碳分压监测更方便简洁，它可以应用于各种情况，如心输出量非常低的情况下，呼气末二氧化碳分压监测会有假阴性，而超声可以明确导管的位置。超声也胜过了我们常用的方法如听诊，在嘈杂环境下进行听诊是非常不便的，如在直升机转运患者时。这时，超声就可以进行监测。

用（3~5）MHz的弧形探头放置在环甲膜水平，以45°的角度面对头部横断扫描颈部，动态观察可以检测出错误的食管插管。气管导管进入气管时可以观察到甲状软骨出现短暂的运动。如果气管导管进入食管，那么在气管左侧食管区域原来低回声的地方可以见到一个清晰明亮（高回声）的声影。这样的动态征象非常清晰明了。动态观察插管经过非常重要，一个学习研究显示，在尸体模型上，用一个7.5MHz的弯曲探头纵向放置在环甲膜，动态观察插入气管插管过程，只有5分钟训练经历的人就可以正确识别食管内插管（敏感性97%）。还有研究表明，用线性探头横向放置在颈前上方的胸骨上切迹，超声实时动态监测150例气管插管的过程显示，对操作熟练的医生可以非常好地检测出错误的食管插管，而且一致性非常好。

一旦出现插管过深导致的单肺通气，我们可以观察到单侧肺脏无胸膜滑动征，但存在肺脉征象，也就是说此侧肺脏无通气，而且不存在气胸。如果监测膈肌运动，我们还可以发现无通气侧膈肌固定或显著运动减弱，而对侧出现膈肌运动幅度显著增加，这是单肺通气的重要超声征象。间接确认插管位置需要联合肺部超声的一些技术，常规扫描在第三、四肋间腋中线的位置。最好在预充氧、面罩通气、插管时，正压通气的整个过程都一直进行超声监测。通过观察肺滑动征象和两侧膈肌的运动幅度来检测气管和支气管内插管。如果一侧肺部存在胸膜滑动征而另一侧胸膜滑动征消失，且存在肺脉，在胸膜滑动征消失的一侧膈肌运动幅度也减弱或者停止，表明气管导管末端是在支气管内。

临床上进行气管插管监测时，监测流程如下：在气管上方的胸骨切迹进行横向扫描时，插入前一定要注意食管的位置和外观。插管进行时，密切观察食管情况，如果发现导管进入了食管，一定要在通气前撤出导管尝试再插管，不要进行通气，否则会引起呕吐、误吸。如果导管没有看到进入食管，或者是看到导管通过了气道，移动探头到腋中线观察双侧肺滑动征情况。如果双侧都有均匀一致的肺滑动征，就可以确认导管在气管内。如果有单侧肺滑动征而另一侧是无滑动征的肺脉，可能是进入了主支气管，可以逐步退出气管导管直到双侧对称均匀的肺滑动征出现。如果两侧肺滑动都消失，但有肺脉，可能导管误入食管。如果没有肺滑动征也没有肺脉，需要考虑气胸的可能性。

五、拔管预后判断

机械通气患者需要尽快脱机，因为机械通气时间的延长会增加一系列全身和肺部并发症的发生率。脱机后的呼吸窘迫是脱机失败的重要原因之一，会增加患者的死亡率。拔管失败被定义为拔管后48小时内再插管或需要紧急的无创通气。机械通气患者常常会出现拔管失败，因此，准确预测拔管预后非常重要。在临床治疗中确定是否拔管，预测拔管后呼吸窘迫是ICU中一个关键的挑战。

有试验证实，利用床边肺部超声和心脏超声可以准确预测拔管后的呼吸窘迫。通过超声检测到在脱机前和（或）脱机自主呼吸试验中肺泡通气和心功能情况，是否出现实变区域增加，膈肌运动情况，还可以观察患者心脏收缩舒张功能情况，从而可以预测拔管后的呼吸窘迫。

成人机械通气患者中，将探头置于喉上，进行喉部横截面扫描，空气柱的宽度在患者拔管后哮喘组明显小于成功拔管组。

拔管预后直接与呼吸肌肉的耐受性相关，膈肌功能在其中有着举足轻重的作用。膈肌、肝脏、脾脏随呼吸运动的移动距离、收缩速度与呼吸肌肉强度相关，这些移动可以通过超声直接监测。目前监测膈肌功能的检查方法为X线透视法和膈神经传导法，这些方法使用不方便或不能准确反映膈肌功能。有研究提出超声法监测膈肌功能状态可能更有优势，更能及早发现膈肌功能障碍，用来指导临床脱机。用3.5MHz的超声探头，在患者仰卧位进行膈肌超声检查，双侧腋前线的肺底水平测量膈肌的运动幅度。每个患者测量6次，取平均值，测量时呼吸机潮气量设置为6～12ml/kg。如果膈肌移动度<10mm或没有移动，就诊断为膈肌功能障碍。研究结果发现：膈肌功能障碍组较非障碍组的总机械通气时间、脱机时间和第一次、第二次脱机失败率均升高。

一项肺部超声预测脱机失败的研究，选择了100例拟撤除机械通气而接受自主呼吸试验的患者，显示：①经肺部超声评估证实，60分钟自主呼吸试验伴随着很明显的肺实变，也就是肺萎陷的存在；②在成功通过自主呼吸试验的患者中，脱机失败的患者肺实变面积大于成功脱机患者肺实变的面积；③患者成功通过自主呼吸试验，肺部超声评分≤12，高度预测拔管后成功；④患者成功通过自主呼吸试验，肺部超声评分≥17高度预测拔管后的呼吸窘迫。这样的研究结果表明，经胸肺部超声可以在自主呼吸试验中评估肺通气的变化，是一个简单易行，无创测量的方法，可能有助于减少拔管后呼吸窘迫的发生率。

六、超声引导下经皮气管切开术

超声在气道管理中可用于环甲膜穿刺和经皮气管切开。环甲膜穿刺跟经皮气管造口有区别，主要是环甲膜穿刺的部位在环甲膜，经皮气管造口实际上在气管环的位置，两者的深度和部位不一样。

有文献报道，只是依靠体表标志和触摸确定环甲膜的成功率为30%，而临床上我们需要快速和可靠的环甲膜定位方法。超声可以用于引导经皮气管切开和环甲膜切开的手术操作。超声检查可以定位甲状软骨、环状软骨、环甲膜以及气管软骨环。此外，超声还可以发现穿刺部位的异常组织结构，如血管或组织占位。超声实时引导气管穿刺过程可以有效避免严重的并发症，如动脉破裂大出血、甲状腺损伤等。通过准确定位手术切开位置可以避免并发症，还可以提高手术操作的效率。环甲膜位于甲状软骨下缘和环状软骨上缘之间。矢状面扫描时，低回声甲状软骨及环状软骨间为高回声的环甲膜。从头到胸锁关节的横切面扫描中，环甲肌位于环甲膜的外侧，甲状软骨位于其头侧。精确定位环甲膜后，可以超声引导下穿刺环甲膜，针头进入的穿刺过程都在超声直视下进行，安全可靠，避免并发症的发生。

经皮气管切开在重症患者和困难气道紧急通气时普遍使用，但是对于肥胖、气管偏移、解剖结构变异、颈部外伤骨折等情况的患者，实施较为困难。经皮气道超声可以显示颈部组织结构，发现解剖变异，评价是否适合做经皮气管切开，并实时动态的引导穿刺及导丝置入的全过程，提高了安全性。一般需要在超声下确定切开的位置。患者取仰卧位，操作者站在患者的右侧。用线性高频探头横向放置在颈部上方的胸骨上切迹上，从中线位置观察气管。将探头移到患者的右侧使探头的右边界是气管的中线。然后将探头的右端保持在气管中线，探头向左旋转为沿气管中线纵向扫描的矢状面，可以看到环状软骨的尾部。探头逐渐向头侧移位，可以看到环状软骨逐渐变大，且较气管环更靠前。将一支针从探头底下经过，作为标记，下压针干时会出现声影，来确定将来的穿刺位置，观察穿刺和切开路径上有无明显血管和重要脏器。明确位置后可以移开探头，留在皮肤上的针干可以作为经皮气切穿刺位置的标志。

七、上气道麻醉局部神经阻滞

我们可以应用超声技术来识别并进行喉上神经的阻滞。在清醒气管插管时做麻醉准备。喉上神经位于舌骨、甲状软骨、会厌前间隙、甲状舌骨肌和甲状舌骨膜间的区域。舌骨和喉上动脉的最大夹角处寻找喉上神经，并进行局部注射神经阻滞。在喉上神经区域超声检查中，约81%的病例都可以看到以上的解剖组织，而余下的19%，这些组织则不能完全被看清楚。

（关　键）

第二节　重症超声鉴别呼吸困难病因

呼吸困难是重症患者呼吸循环受累的共同表现，是影响重症患者预后的独立危险因素。急性呼吸困难的快速诊断和处理具有很大的挑战性，常伴随误诊和漏诊的可能。由于常合并其他器官功能紊乱以及不典型的临床表现，急诊病例和高龄患者尤其难以处理。通常情况下，鉴别限制性、阻塞性或者是心源性肺疾病主要依赖于多种检查及不同诊断信息的整合，包括体征、病史以及各种传统诊断试验（胸片、心电图和实验室检查）的结果。然而，体检和病史无足够的诊断特异性。放射学征象的准确性依赖于胸片的质量以及临床医师的能力和经验。脑钠肽（BNP或NT-pro BNP）等实验室指标诊断精确性还需要更多的验证。因此，呼吸困难的鉴别诊断对于重症患者仍比较困难，而重症超声的发展为我们提供了一种新的途径。

床边肺部超声检查草案（BLUE）在国际上首先提出了超声可以用于急性呼吸困难的病因学诊断，并在气胸、心源性肺水肿、COPD 和哮喘、肺栓塞、肺炎等疾病鉴别方面显示了极好的结果。更多文献证实，肺部超声表现作为监测手段可以用来监测治疗效果。

肺部超声实施较为简便，重症医学医生经过较短时间的培训后即可实施肺部超声的检查。与放射技术相比，超声技术没有放射线损害，可以快速完成检查并且不受患者屏气或躁动的影响。另外，超声技术还可以鉴别肺组织实变或胸腔积液，提供可以实时监测的组织结构运动状态的动态信息。2012 年发表的世界急重症超声联盟（WINFOCUS）国际共识为肺部超声用于呼吸疾病的诊断和监测提供了重要的理论依据。目前，肺部超声已经从肺部疾病诊断工具发展成可视化的床旁呼吸监测工具。

一、诊断流程树

对于呼吸困难的患者，BLUE 草案在几分钟内即可在床旁完成，其诊断的正确率可达90.5%。我们首先检查前胸壁的胸膜滑动征；如果存在胸膜滑动征就可以排除气胸。前胸壁如果是 B 线就继续检查，出现 B 表现需考虑肺水肿。B′表现、A/B 表现、C 表现则需考虑肺炎。出现 A 表现时要扫查是否存在下肢静脉血栓形成，如果存在静脉血栓形成要考虑肺栓塞。如果没有静脉血栓形成，要去看看是否存在后背部肺泡实变综合征（PLAPS），如果存在后背部肺泡实变综合征考虑为肺炎，如果不存在考虑 COPD 或者哮喘（图 10-2-1）。

床边肺部超声检查草案的急性呼吸困难超声诊断流程树中，需了解一些定义。A 表现意味着双侧有肺滑动征的 A 线；A′表现意味着存在肺滑动征消失的 A 线；B 表现意味着双侧胸部存在有肺滑动征的 B 线；B′表现意味着双侧胸部存在着肺滑动征消失的 B 线；A/B 表现意味着一侧为 B 线，另一侧为 A 线；C 表现意味着存在肺泡实变；还有一点需要注意的是在后背部是否存在肺泡和/或胸膜的实变综合征（PLAPS）。临床和超声影像结合诊断疾病是这样的思路：B 表现考虑为肺水肿引起的呼吸困难；B′表现考虑为肺炎引起的呼吸困难；A/B 表现考虑为肺炎引起的呼吸困难；C 表现考虑为肺炎引起的呼吸困难；A 表现但是有后背部肺泡实变综合征是肺炎引起的呼吸困难；A 表现联合静脉血栓的考虑肺栓塞引起的呼吸困难；A 表现无后背部肺泡实变综合征者考虑慢性阻塞性肺病或哮喘引起的呼吸困难；A′联合肺点可以明确是气胸引起的呼吸困难。

二、不同呼吸困难病因的超声表现

Lichtenstein DA 按照 BLUE 草案对 260 例明确诊断呼吸困难的患者进行了超声检查，发现呼吸困难的主要病因包括肺炎（31%），肺水肿（24%），失代偿期慢性阻塞性肺疾病（18%），重度哮喘（12%），肺栓塞（8%），气胸（3%），其诊断的准确率为90.5%。研究指出，急性肺水肿的患者都会产生双侧胸前壁弥漫性 B 线，同时伴有肺滑动征。肺动脉栓塞的患者两肺前胸壁几乎都是 A 表现的肺部征象。肺栓塞患者前胸壁区很少会出现 B 线，也就是不会出现 B，A/B 或 B′表现。但是会有一半的患者具有后背部肺泡实变综合征。肺栓塞的患者中 81% 的患者存在明显的深静脉血栓形成。慢性阻塞性肺疾病急性发作，严重的哮喘患者的超声检查通常为 A 表现。气胸患者都会存在前胸壁肺滑动征消

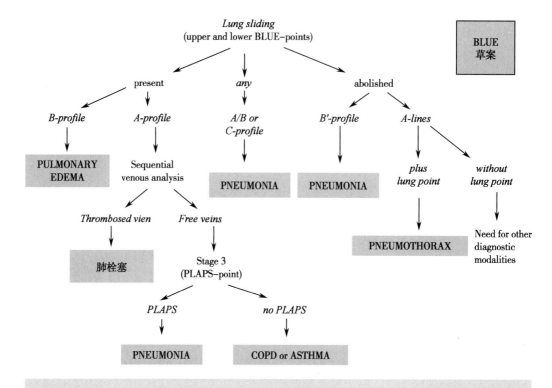

图 10-2-1　床边肺部超声检查草案流程

（BLUE 流程；Lungsliding 胸膜滑动征，upperandlower BLUE-point（上和下蓝点），present 存在，abolished 消失，any 不确定。B-profile B 征象，A-profile A 征象，A/B or C-profile A 征象/B 征象或实变，A-lines A 线，B'-profile B'征象，PNEUMONIA 肺部感染，PULMONARY EDEMA 肺水肿，sequential venous analysis 后续静脉分析，Thrombosed vein 静脉血栓，Free veins 静脉无血栓，Stage 3 第三层（PLAPS 点），no PLAPS 无 PLAPS，COPD or ASTHMA 慢阻肺或哮喘；plus lung point 加肺点，PNEUMOTHORAX 气胸，without lung point 无肺点，need for other diagnostic modalities 需要其他诊断措施。）

失的 A'表现。9 位患者中 8 位患者存在肺点。83 例肺炎，74 位存在 C、A/B、B'或 PLAPS 这四个特征之一的征象。35 例有 A 表现加上后背部肺泡实变综合征，12 例是 A/B 表现，18 例是 C 表现，9 例是 B'表现。这四种征象加起来诊断肺炎的敏感性为 89%，特异性为 94%。

1. 静水压升高性肺水肿　在静水压升高性肺水肿中，产生的压力性渗出液体，侵入所有小叶间隔，对抗重力引力一直延伸到两肺前壁的小叶间隔。肺水肿的特征是小叶间隔水肿，所以在肺部超声上，B 线会始终存在，而且通常是弥散存在。如果一个急性呼吸困难的患者，我们将探头放在患者的前侧胸壁，发现双肺广泛弥漫存在的 B 线就可以立即作出诊断。静水压升高性肺水肿引起的漏出液一般不会减弱肺部运动，所以会产生出存在肺滑动征的 B 线，也就是所谓的 B 表现。这里有两点需要解释，首先，肺表面会产生或保持A 线或者 B 线，从 A 到 B 线转换发生是突然的，全或无的发生。在病理生理上，当增厚的小叶间隔内的液体量到达临界值后就会出现 B 线。由 CT 证实，胸膜线下的小叶间隔和更深的小叶间隔的增厚是一致的，CT 没有发现不完整的节段。另一点是相邻的小叶间隔的比较，观察表明，一般在一个区域内，胸膜下小叶间隔是同时增厚的，所以 B 线通常广泛弥漫的在两肺出现。超声提示的前壁，侧壁和后壁肺泡间质综合征的意义也不尽相同。前胸壁的 B 线对应着 X 线上前壁 Kerley 线，这与临床相关，但是在胸片上经常看不到。后胸壁的 B 线通常因为重力依赖的原因发生间质改变。这里我们不考虑患者后侧胸壁是否存在后背部肺泡实变综合征（PLAPS），因为是否存在 PLAPS 并不影响诊断，88% 的肺水肿患者都会存在后背部肺泡实变综合征。在静水压升高性肺水肿的患者中没有观察到前胸壁存在实变的情况。在矢状轴上，肺泡从后壁向前壁逐渐充盈液体，在患者身上前胸壁的肺泡都充盈液体的情况是不存在的。

　　静水压和通透性升高导致的肺水肿也有差别。通透性升高导致的肺水肿，如 ARDS，会与静水压引起的肺水肿，如心源性肺水肿相区别：第一，前胸壁会出现胸膜下小实变；第二，胸膜滑动征会减弱或者消失；第三，会有"豁免区"，也就是会出现正常的肺部超声图像的区域；第四，胸膜异常，会发现胸膜出现不规则的增厚；第五，B 线不均匀的分布。这些都是和病理生理相关，ARDS 的肺水肿在病理上通常是不均一分布的，所以反映到超声上也存在着很多不均一性。

　　2. 肺栓塞　肺血管的闭塞是不可能用体表的超声检测出来的。中心性的肺栓塞也不能在肺表面形成改变。所以，在肺栓塞患者超声影像呈现的是前胸壁正常超声图像 A 表现，当然，既往有其他疾患病史的除外。在 Lichtenstein DA 的报道中，260 例患者中有120 例没有 A 线的患者中，只有 1 例是肺栓塞。92 例前胸壁间质病变的患者（B，B′，A/B 表现）没有 1 例最后诊断为肺栓塞。所以 A 线对于诊断肺栓塞还是有一些敏感性的。单独用深静脉血栓形成对于肺栓塞诊断的阳性预测值是 89%，但如果联合上 A 表现，对于肺栓塞诊断的阳性预测值就升到了 94%。所以，当肺部显示出 A 表现后需要做深静脉的筛查。C 表现也可以见于肺栓塞，有可能是周围型肺栓塞，也有可能是感染引起的。

　　3. COPD 和哮喘　这些疾病是累及支气管的疾病。支气管（周围空气）目前无法用无创的方法检查。所以这类疾病的超声征象主要是间接的：在呼吸困难的患者胸壁检查没发现 B 线，呈现正常肺表面超声影像 A 表现。

　　4. 气胸　气胸的特征是出现肺滑动征消失的 A 线，和（或）找到肺点。（详见第三节）

　　5. 肺炎　肺栓塞、肺水肿、哮喘、气胸都是一种征象，但是肺炎有很多种，因为各种不同的微生物，产生出多个不同的病理形态的改变，也就生成不同的超声影像，在这一点就需要更多的分析判断。B′表现是没有肺滑动征的 B 线。由于炎症渗出物的渗出，产生急性胸膜粘连，这在肺炎的病理生理中被大家熟知，多见于大片的肺炎和急性呼吸窘迫综合征。漏出液一般是一种润滑剂，不产生胸膜粘连，不损害肺滑动，而渗出液是一种生物胶，会产生胸膜粘连。每个 B 线就如胸膜线上的一颗钉子，B 线是若干根的，所以没有胸膜滑动征是可以很好分辨的，很快就可以发现存在胸膜粘连。急性的胸膜粘连会减少肺的扩张，并且产生一些急性限制性障碍。值得注意的是，肺滑动征的消失对于气胸的诊断特异性很低（27% 的阳性预测值）。文献报道 83 例肺炎患者中，23 例发现滑动征消失。肺炎可以以各种各样影像呈现出来，主要特征是不对称性，两侧不对称（A/B 表现），前后不对称（A/PLAPS）。

　　A 线表示探头下面是空气，可以是生理性的，如在慢性阻塞性肺疾病、哮喘、肺栓塞和基底部或后背部的肺炎患者前壁的正常肺表面可见 A 线，也可以是病理性的，如气胸。肺间质综合征是 B 线。前胸壁的 B 线预示着间质综合征。静水压性肺水肿和其他一些类型的肺炎会显示前胸壁两侧对称的 B 线。肺泡和胸膜通常会在后侧面发生改变（通常定义为后背部肺泡实变综合征 PLAPS），肺水肿、肺炎、肺栓塞都会普遍存在。因此不是主要鉴别的手段。前胸壁的实变是典型的肺炎表现。对于 A 表现并且没有静脉血栓形成的患者就要观察是否存在 PLAPS，如果存在 PLAPS 可以诊断为肺炎。在静水压性肺水肿、肺栓塞和慢性阻塞性肺病中可以观察到肺滑动征。哮喘患者也可以看到肺滑动征。在肺炎、有胸膜疾病史、气胸的患者通常存在肺滑动征消失。

6. 其他急性呼吸衰竭的少见原因　为了让草案简单且容易操作，床边肺部超声检查草案考虑了大多数的疾患，但是没有考虑到那些发生率小于 2% 的疾患。269 个病患可以从快速准确的诊断中获益，97% 的原因包括肺炎、肺水肿、慢性阻塞性肺疾病、哮喘、肺栓塞、气胸。1.4% 的原因作为慢性间质性疾病急性加重期（CID），1% 的原因为大量胸腔积液引起的呼吸困难，0.3% 的原因为气管狭窄引起的呼吸困难，0.3% 的原因是脂肪栓塞引起的呼吸困难，还有极少数的原因是心包积液。一般罕见的原因都有其既往病史，而且这些罕见的病因大多数在诊断上都不困难，比如大量胸腔积液就很好诊断，气管狭窄也会有临床症状。气管前壁位置通常是肉芽肿经常发生的地方，可以通过气道的超声检查来发现。巨大的肺不张也会产生很多超声影像。急性呼吸困难的原因除了急性呼吸衰竭、急性心脏衰竭外，还会有其他原因，如代谢性呼吸困难，急性血容量不足，急性胃扩张等病因。这些病因的肺超声检查通常是一个正常的 A 表现。我们可以想象那些引起呼吸困难更复杂的原因，比如病毒性心肌炎造成的心源性肺水肿合并细菌性肺炎。这些患者可能也会存在 B 表现。

三、床边肺部超声检查草案（BLUE）的实际应用

在传统的呼吸困难患者的临床诊断治疗中，通常是三个步骤。第一步：如果时间允许，接诊后了解病史并进行体格检查，这一步是关键，因为一个发热、呼吸困难的年轻患者与没有发烧的老年心肺疾病患者的检查方向不一样。第二步：进行简单的必要检查，如心电图、静脉血生化以及 D-二聚体、胸片等。第三步：获得以上这些检查结果，医生决定是否进行更复杂的检查，如是否行 CT 扫描、超声心动图、X 线胸片等。床边肺部超声检查草案应添加在第一二步骤中间，这样不仅可以使得传统诊断的正确率明显提高，而且会使第三步变得不必要了。在第一步后进行床边肺部超声检查草案的流程检查，可以在几秒内排除气胸或心源性肺水肿。如果确定是 B 表现，A/B 表现，C 表现，或者 B′表现，这个诊断流程就结束了。剩余肺部的检查当然也可以根据情况进行进一步检查和分析，但这是床边肺部超声检查草案之外的检查了。下肢静脉超声检查也同理，一个从家里来诊的呼吸困难的患者，肺部超声是 A 表现，就应该进行双下肢的静脉扫查，如果没有静脉血栓，肺栓塞的诊断也不能轻易排除，但是如果检查肺部超声发现后背部肺泡实变综合征，就可以在几秒钟内诊断肺炎了。面对 A′表现的患者，还需要全面扫描肺部来找肺点征象。一旦床边肺部超声检查草案操作结束，医生就可以获得一些信息，如果这些信息和第一和第二步骤结果一致，就可以立即开始相应的治疗，或者继续进行第三步骤获取更详细的资料。此次检查没有 A 表现的患者我们也会常规进行全面的静脉扫查，但是这也是诊断流程之外

的检查。

　　因为床边肺部超声检查草案在临床上的应用，改变了我们一些在临床上固有的做法，比如肺脏可以进行超声检查了。下肢静脉检查可以让我们既快速又有效的诊断肺栓塞。对于一些高度可疑的患者我们还需要联合心脏检查和静脉检查，一起对患者进行肺部超声扫查最后得出正确的诊断和治疗方法。

　　当然，有时候需要在草案后进行心脏超声的检查，作为 BULE 草案的补充。肺部超声扫描是直接检查呼吸功能减弱的患者，如果不存在 B 表现，就可以知道左心功能正常或不存在急性问题。虽然床边肺部超声检查草案不涉及心脏的检查，但是也可以回答心脏的临床问题，检查到 B 线可以高度精确的诊断静水压增高性肺水肿。如果没有发现 B 线，就可以排除肺水肿了。注意要将床边肺部超声检查草案和步骤一的内容结合，比如患者的病史、体温等，还要和步骤二的内容如白细胞、CRP 等结合考虑。再加入急诊心脏超声检查，可以再次增加诊断的正确率。有 B 表现的年轻发热患者，没有心脏病史，左心室收缩良好，这样的患者可以从抗生素中获益，而不是应用利尿剂治疗。这样的病例会被认为是床边肺部超声检查草案的失败个例，大家一定要记住这个草案的准确率是 90.5%，而不是 100%。

　　因此我们建议先分析患者的肺部超声，然后再做心脏的快速检查。这个优先级可以节省更多时间，因为肺部超声耗时较少，不需要太多的训练，操作者依赖小，简单易操作。同时，临床医生如果觉得需要可以随时开始心脏超声的检查，这样可以获得更多的信息，更好的理解病情并且快速治疗患者，比如需要紧急心脏瓣膜修复的患者。但这些都不是床边肺部超声检查草案的必需内容。事实上，通常是做完床边肺部超声检查草案的检查后，治疗会有一些调整。所以在开始治疗的时候可以进行心脏超声的检查。临床上超声检查的顺序通常是肺部超声—静脉超声扫查—对症治疗—心脏超声检查。

　　床边肺部超声检查草案可以在 3 分钟内完成检查，还有一些小技巧，让草案在不干扰传统的诊治过程中迅速完成。比如使用智能便携机器、开关机迅速或者不关机、通用探头、同样的设置、不需要多普勒模式、替代的凝胶设备等，都是节约时间的小窍门。肺脏是表浅的脏器，所以不用像心脏一样去花时间寻找切面和声窗。判断 A 线还是 B 线也是全或无的，应该是立即就可以判断。而且并不是每次的床边肺部超声检查草案都是需要进行静脉和后背部检查的，比如出现了 B 表现、B′表现、A/B 表现，C 表现都不需要进一步检查了，可以在不到 1 分钟的时间完成检查。这些病患占 46% 的比例。我们使用相同的快速方法来进行深静脉血栓的扫查，使用相同的探头，相同的设置，横断面扫描等，使得在两个检查区域交替的时间减少 <5 秒。当我们把探头按压在扫描区，就可以开始检查静脉系统了。同时也考虑到没有必要将时间浪费在挤压传统的凝胶瓶上，可以把凝胶挤在一个地方，检查的时候沾一下。

　　另外还应该想到那些被床边肺部超声检查草案错过的患者。我们应该考虑指标的局限性，比如没有静脉血栓的肺栓塞，比如有 B 表现的肺炎与心源性肺水肿的区别。这些局限存在的时候，需要我们重复进行床边肺部超声检查草案的检查，并且要结合临床特征和基本的检验结果，要尽量的减少错误诊断的发生。比如 B 表现中心源性肺水肿和肺炎的区别，除了临床的特征，如发热等，还有基本的检验结果，白细胞等，如果做了心脏超声，这种情况的区分还是很明显的。

（晃彦公）

第三节 重症超声与气胸的诊断和治疗

对于重症患者，尤其是机械通气的患者来说，识别气胸极为重要。气胸是要求即刻诊断的。高危患者需要更有经验的诊断和治疗，因为如果漏诊，会带来很多负面后果。高达30%的情况，在初始的床边胸片中不能发现气胸。有些患者也许会进展为张力性气胸，但是在床边胸片上有可能不能明确诊断。这时也许会需要进一步选择 CT 检查，但患者情况未必允许进行 CT 检查。搬动患者、过多的放射线接触、无法第一时间获得检查结果以及花费较多等弊端都让我们对 CT 检查不是非常满意。如何快速诊断潜在的气胸呢？超声可以帮助我们。超声检查可以在床边进行，快速诊断或除外气胸。在有医源性气胸风险的侵入性操作如胸腔穿刺、锁骨下或颈内静脉置管以及经支气管活检前后进行胸部超声检查可以快速证实或除外是否存在手术相关的气胸。超声可以在院前、灾害现场以及抢救现场使用。可以减少辐射，尤其是对妇女和儿童有益。可以节约花费，越来越多的医院和医生已经开始用超声来诊断气胸。

早期发现气胸对于创伤患者来说是非常关键的。初期体检和胸片检查有时可能会漏诊气胸，这有可能会发展成张力性气胸，引起血流动力学不稳定的后果。Blaivas 等以 CT 扫描为金标准，在 176 例创伤患者中进行了仰卧位床边胸片和超声两种方法对于气胸诊断的比较研究，发现超声敏感性为 98.1%，而胸片仅为 75.5%。

超声诊断气胸十分方便快捷，速度比 CT 和胸片都快，而且不需要前期的体位准备，也不需要进行空间的移动。超声检查可以立即排除一些诊断。敏感性优于床边胸片：一个几毫米厚度的空气就足以在超声上显影。医生们过去很担心迟发性气胸，就是 X 线检查正常，过几个小时后"延迟"出现的气胸，有专家认为可能是因为检查的精密性还没有达到可观察到气胸的存在，而不是真正存在延迟。这可能是因为气胸气体少，X 线的对比度还不足以在早期阶段发现，所以在这种情况下，超声用于检测早期气胸就有很大的优势。需要强调的是：肺部超声检查是实时的、连续的，这样能更好地和临床信息相结合来解释患者的病情，做出合理正确的诊断，推演出正确的治疗方法。

一、气胸的诊断

确定是否存在气胸，依赖于对空气伪影的正确解释。通过对仰卧位患者前侧胸壁以及四个主要征象的检查，可以完成绝大部分气胸的诊断。这四个主要征象包括：肺滑动征消失、B 线征消失、A 线征和肺点。

1. 肺滑动征消失 肺滑动征代表呼吸过程中肺与胸壁的相对运动，是一种在胸膜线处可见的、与呼吸同步的闪烁移动声影。它是一种动态的影像特征。肺滑动征检查可以非常快速地完成。正常呼吸时，肺和胸壁的相对运动是正常存在的，任何年龄，从新生儿到老年人，只要有生命存在的正常肺就应该存在肺滑动征。肺大疱患者也可以看到肺滑动征，即使是巨大的肺大疱也不会出现肺滑动征的消失。由于空气会阻止声波对后方肺运动的检测，所以，只要两层胸膜之间存在空气，就可以导致肺滑动征消失。这就意味着只要发现肺滑动征即可除外气胸。Lichtenstein 等对 43 例患者进行观察，发现存在肺滑动征的患者气胸诊断的阴性预计值为 100%。存在肺滑动征即可以除外气胸，但是反过来肺滑动征消失对诊断气胸的特异性较差。有一些疾患会使肺滑动征减弱，如肺不张、重度哮喘、COPD 等。还有一些情况让我们不能很好地观察肺滑动征，由于皮下气肿、较大的肺挫伤或肺大疱，都可能导致肺滑动征消失，在创伤患者诊断过程中应注意鉴别。有文献报道，肺顺应性下降或丧失会有可能导致约 21% 重症患者肺滑动征受损。这些患者肺部多可发现 B 线征。对于普通人群而言，肺滑动征阴性诊断气胸的特异性也只有 91.1%，在重症人群，尤其是 ARDS 人群中则下降到 60%～78%。在急性呼吸衰竭的患者中，肺滑动征消失诊断气胸的阳性预计值仅有 27%。肺不张、单肺通气、ARDS、肺炎、胸膜粘连、肺纤维化、心脏骤停、高频通气、不适宜的超声滤波器设置以及不适宜的超声探头都可能造成肺滑动征消失。因此，肺滑动征消失并不能进行气胸的诊断。

下列情况会出现肺滑动征消失或者很难扫查到肺滑动征：

（1）脏壁层间没有空气进入但是不运动，如有胸膜炎病史、胸膜粘连、大片肺炎或者 ARDS、大片肺不张、严重的哮喘发作、心搏呼吸骤停、气管插管插入食管、单肺插管、高频通气等。

（2）不存在脏胸膜或观察受限的情况，如气胸、全肺切除术后。

（3）技术不足：操作者的手不稳定，如横向扫描的时候通过肋，在 M 超声模式下找不到沙滩征。

（4）探头选择不当；用低频 2.5MHz 的相阵探头，或者是心脏探头通常是不能够用来观察肺滑动征。

（5）滤波器的设计不当：滤波器会产生平滑的图像，减少伪影。它会创造出更漂亮的图像，但是在肺部超声，我们需要的是真实不加修饰的影像。

气胸是一种非重力依赖的疾患，如果在仰卧位，气胸内游离气体会聚集在非依赖区，如前胸壁。气胸应该在前壁或者上壁去寻找，探头方向向下扫描。仰卧位至少要扫描到前胸壁，所有威胁生命的气胸都会包括这一区域。

2. B 线征消失　B 线征亦称彗尾征，是一类边界清晰、与肺滑动同步移动的垂直伪影。B 线存在消除胸膜线下出现的平行的 A 线。B 线源于脏胸膜下的间质增厚，并且只要在壁胸膜和脏胸膜间存在空气，就会导致 B 线消失。有数据表明，胸膜本身是不会产生任何伪影的。分析肺部超声提示有 B 线的患者，CT 证实 100% 都不存在气胸。因此，只要出现 B 线即可除外气胸，当肺滑动征消失时，这是一种很有价值的超声征象。

肺的 B 线、A 线、滑动征需要结合起来看，这样就能够在诊断上获益。如 ARDS 的患者 B 线消失、出现 A 线的时候，要高度怀疑是否存在气胸。肺滑动征或 B 线存在就可以排除气胸。

3. A 线征　A 线常见于胸膜线以下，与胸膜线平行。它们源于胸膜表面与探头之间的声波反射，因此，A 线之间的间距与胸膜线到皮肤表面的距离相等。如果肺滑动征存在，A 线代表正常肺通气状态。因为 A 线征也可以来源于生理状态的肺表面，所以它对应气胸的诊断特异性为 60%。联合肺滑动征消失和 A 线征对 41 例患者进行分析，对气胸的诊断敏感性为 100%。

对于 A 线这个伪影的分析很重要，尤其滑动征消失的时候。发生气胸后首先出现的是肺滑动征消失。也就是肺脏这个重要脏器异常的停止运动，所以这个征象是最吸引观察者的。因为肺部超声检查的时候，影像背景很嘈杂，肺滑动征还是动态的，所以操作者需要安静平稳地将探头放在患者胸前，用 M 超模式，非常敏感。在二维超声上观察不清楚的时候，M 超模式可以观察到，这样背景就不那么嘈杂，可以完全观察肺部的相对运动。M 超模式上可以用一张图片来简单地证实肺滑动征是否存在。因为胸膜线下组织有没有相对运动形成，可以直接看到。产生海岸征就表面胸壁与肺存在相对运动；相反，如果是平流层征就表面没有相对运动。M 超模式可以用于诊断气胸。海岸征等同于 B 超模式下的肺滑动征，而平流层征则等同于肺滑动征消失和存在气胸时的 B 超伪影。M 超模式下出现在颗粒层上方的直线样无运动层代表静止的胸壁，即波浪，而颗粒层则代表海岸的沙滩，两者结合形成海岸征。此征象提示存在肺的呼吸运动时脏壁胸膜在相互运动。由于胸膜腔内存在的空气阻止了声波对后方肺运动的检测，气胸时海岸征消失。

4. 肺点　肺点是一种全或无征象。其生理基础在于检查区域下方塌陷的肺组织在吸气期容积轻度增加，并可延伸至胸壁，形成肺组织与胸壁的周期性接触。可以想象一下无论是自主呼吸还是机械通气情况下，吸气时肺充气，呼气时塌陷。发生气胸时，塌陷的肺和胸壁接触点在吸气和呼气的时候会有改变，该位置就是肺内肺泡中的气体和气胸内的气体的交界点，会产生一个特征性的影像——肺点。在吸气期表现为肺滑动征或 B 线征，而呼气期则表现为肺滑动征消失加 A 线征。实际工作中首先应在前胸壁发现肺滑动征消失加 A 线征，怀疑气胸存在时，将探头向外侧慢慢移动，注意观察屏幕直到发现肺点。这时一定要保持探头静止不动，肺点的图像是突然在某个具体的位置出现的，伴随着呼吸周期性出现，一侧存在胸膜滑动征，一侧消失。而这一点的位置也可以告诉我们气胸范围的大小。有研究对 47 例胸片漏诊的气胸患者进行检查，肺点征的特异性为 100%。对于完全性肺压缩的患者，其总体敏感性为 66%，而对于胸片漏诊的气胸，敏感性则升高至 79%。

肺点征检测的阳性率与操作者的经验和技能相关。发现肺点还可以证明肺滑动征消失并非由于技术问题引起。还有一些情况需要操作者注意，这些经常是初学者进行肺部超声的陷阱。正常呼吸时也会存在吸气末和呼气末的暂停，暂停时也会产生静止不动的肺。在二维超声上显示就是肺停止不动了，没有胸膜滑动征。在 M 超模式下沙滩征消失、平流层征出现。实际上这种呼吸暂停和正常呼吸的更替是个普遍存在的过程，在全肺都能够观察到，而肺点是个突然出现的影像，只有在个别的位置上可以看到。在前壁没有胸膜滑动征、没有 B 线患者发现肺点的时候应该考虑气胸存在；而呼吸暂停的相互交替在侧胸壁、后胸壁都能发现。所以如果临床上遇到这样的疑惑，要把探头慢慢移向后侧，观察是否真正出现肺点。大多数呼吸困难要求有经验的医师来诊断是否存在肺滑动征，因为肺滑动征需要和肌肉的滑动相区别，尤其是在用力呼吸的时候，呼吸肌努力运动形成滑动。有些气胸的情况下，因为呼吸困难，肌肉的收缩带动着肌肉下组织的运动，产生一种混淆的图像，让操作者误以为存在胸膜滑动征。在这种情况下一定要结合二维和 M 超模型超声来检查，如胸膜线的位置，如果沙滩征是起自胸膜线上，才是真正的海岸征，如果是起自肌肉线上，那就不是真正的海岸线，需要继续观察胸膜线的情况。

5. 分隔型和复杂的气胸　这是一种发生率很低的情况，没有运动的 A 线与没有运动的 B 线或者 A 线相互交替出现。这种诊断很复杂，显然是不会产生一个规律的肺点。但是肺点又是诊断气胸时的一个关键点。所以这种情况的诊断需要进行 CT 检查。胸片检查也会出现相互干扰的情况不能明确诊断。当然如果每天检查肺部超声，突然出现的改变就较易解释。如在 ARDS 患者前胸壁惯有的 B 线消失，出现没有胸膜滑动征的 A 线，就高度怀疑气胸存在。

综上所述，气胸的诊断重点：①四个主要征象包括：肺滑动征消失、B 线征消失、A 线征和肺点。②非分隔的气胸患者仰卧位，气体集中于前壁，几秒钟之内可以完成肺部检查。第一步是仔细观察蝙蝠征，看伪影是否是起源于胸膜线上，需要和皮下气肿、肌肉线移动等征象鉴别。如果出现肺的胸膜滑动征就可以排除气胸；出现 B 线，也可以排除气胸。胸膜滑动征消失不能诊断气胸，因为肺不张，急性胸膜粘连等多种情况下都可以减弱肺扩张，引起胸膜滑动征的消失和减弱。肺点是气胸的特异性诊断影像，肺点的位置和气胸的多少相关。

二、临 床 应 用

通常还会应用 X 线或者 CT 检查诊断气胸，但是对于某些情况，如妊娠妇女、生命体征不平稳的患者、不宜搬动的患者，超声的帮助很大。越来越多的创伤患者因为床边超声获益。盲目插管发生率越来越少，它是当患者收到生命威胁的时候不得已而为之的一种选择，但是有了超声，可以让我们有根据、有目的地进行紧急治疗。常规深静脉（锁骨下或者颈内）穿刺术后既往是需要常规的胸片检查排除气胸的并发症，现在已经被超声检查所代替。

临床上，从前胸壁放上探头，观察胸膜滑动征和 B 线，如果存在这两种征象就可以在几秒钟内排除气胸。如果在这个区域胸膜滑动征不存在，没有 B 线，那么就要继续去证实是否有气胸，并且气胸的量有多大？如果找到肺点，气胸就可以轻松确诊。但是如果没有肺点呢？第一，如果情况允许，继续做其他传统的检查，如 X 线或 CT 检查。第二，时间不允许的情况下，患者急性呼吸困难，应该做紧急的胸引管置管引流。因为有报道，在生命体征不平稳、呼吸困难的患者中，胸膜滑动征消失加上 A 线对于存在气胸的诊断有 96% 的特异性，而找不到肺点的气胸通常是大量的需要紧急处理的情况。

1. 气胸大小的判断　在一些研究中表明，肺点的位置和患者气胸量存在相关性。肺点的位置可以提示胸腔的气体量。肺点在前侧提示存在易被胸片漏诊的小量气胸，其中只有 8% 需要引流；侧胸壁肺点提示存在明显的气胸，需要引流的病例约占 90%；后胸壁肺点提示大量气胸或张力性气胸，需要紧急处理。肺点越靠侧胸壁，气胸量越大。极大量的气胸会产生一个非常靠后的肺点，甚至没有肺点。前壁出现肺点，气胸肺压缩量最小，通常是隐匿性的气胸。气胸是一种不稳定的状态，气胸的压缩量，也就是脏、壁之间气体的容积会突然改变的，一般是增多，当然也可以自发地收缩和消失。也许是因为形成了一个阀门式的破裂点，也许是因为患者的自主移动造成的。所以在重症患者床边，要用超声来检测和持续监测气胸，观察肺点位置的改变，从而了解疾病的演变过程，气胸范围的改变，临床是否恶化或者好转。

2. 超声引导胸腔闭式引流管置入　根据超声的影像来进行胸腔闭式引流管的置入术。既不需要传统的临床解剖定位，也不需要放射科的胸片，因为放射科胸片是在立位拍摄的，而穿刺置管时患者是平卧位的，位置已经改变，可参考性不强。了解肺点的位置后，可以估计气胸的大小，可以在穿刺时远离肺点。在穿刺时，可以直接在超声的直视下引导穿刺过程，如果皮下组织有异常或者存在小静脉小动脉都可以直接观察到，避免发生不必要的并发症。穿刺前可以确定穿刺点，了解穿刺角度、穿刺进入的深度。这样在穿刺过程中心中有数，精确控制。放置引流过程中也需要持续观察肺点和胸膜滑动征的改变，如果放入胸腔闭式引流管，平流层征消失，代替为沙滩征，就认为胸引流管起作用了，而且位置很好。如果将引流管夹闭，肺滑动征持续存在，说明肺脏的破损处已经闭合。如果又出现了平流层征，说明再次发生气胸，闭合的地方有开放或者有其他地方破损。当持续观察到夹闭胸引管后肺滑动征存在，最终可以拔出胸引管。

（关　键　晁彦公）

第四节　重症超声与急性肺水肿的诊断和治疗

急性肺水肿（acute pulmonary edema，APE）是急性呼吸衰竭的常见病因之一，目前根据肺水肿性质的不同可分为以下两类：心源性肺水肿（也称静水压或血流动力学肺水肿，cardiogenic pulmonary edema，CPE）和非心源性肺水肿（也称通透性增高肺水肿、急性肺损伤或急性呼吸窘迫综合征，ARDS）。二者临床表现相似，但病因和治疗均存在显著不同，临床上多结合病史、实验室检查来鉴别心源性和非心源性肺水肿。其中心脏超声已成为其中重要的手段之一，目前床旁心肺联合重症超声对急性肺水肿的诊治价值越来越重要。重症超声在急性肺水肿的诊断和治疗上具有独特的优势，其可实现心脏功能、容量、肺水三个关键因素的评估，对急性肺水肿的病因可快速作出方向性诊断，即心源性因素或非心源性因素，进而明确治疗方向，此外在后续的治疗过程中重症超声还可评价治疗的效果。

一、心脏超声评估

重症超声可对心脏功能快速做出简易判断，在急性肺水肿时可快速回答是否存在心脏的因素。目前重症超声一般主要通过是或否的形式来回答临床决策的过程中面临的关键问题，提供定量或半定量诊断，而并不强调复杂而特殊的测量技术，这有别于常规的心脏超声检查。在心功能评估方面，定性诊断主要包括心脏的大小和功能（如右心室是否扩张，收缩力正常或收缩力地低下），半定量诊断则主要指心脏功能的强弱程度（如左心室高动力、动力正常、低动力、严重低动力）。

床旁经胸超声心动图检查对心肌和瓣膜功能的简易评估，有助于确定肺水肿的病因。有研究纳入49例不明原因肺水肿或低血压的危重患者，研究者采用二维经胸超声心动图和肺动脉插管生成的数据评估左室功能，结果发现86%患者的两项检查结果一致。这些资料与危重患者的其他资料相结合，提示对于通过病史、体检、实验室检查和X线胸片不能确定肺水肿病因的患者，应首选经胸超声心动图来评估左室和瓣膜功能。但在某些危重患者中，经胸超声心动图可能不能提供足够的信息，经食管超声心动图检查是需要考虑的。有学者报道危重患者经食管超声心动图检查的不良事件发生率为1%～5%，例如口咽出血、与镇静药有关的低血压、心律失常和饲管脱出。

虽然超声心动图检查对于确定左室收缩功能障碍和瓣膜功能障碍的价值是肯定的，但我们还应注意，在急性肺水肿多合并心率增快，此时超声对左室舒张功能障碍的评估具有一定的局限性，敏感性差，但不能因此忽视心脏舒张功能对急性肺水肿的价值。近来新的超声心动图检查技术（例如二尖瓣环组织多普勒显像）有可能用于确定左室舒张末压，有助于进一步评估舒张功能障碍。

此外，目前对于重症超声诊断急性肺水肿时是否需要涵盖所有心脏瓣膜的内容尚存在争议。专家组认为评价心脏瓣膜是复杂的，需要 PW 或 CW 等彩色多普勒技术，要求综合标准的心脏超声技术培训。然而，鉴别严重的心脏瓣膜功能不全在休克和心衰时的潜在作用，毫无疑问可能会起到挽救生命的作用。例如明显的瓣膜病变（连枷样改变、明显毁坏或增厚、赘生物）对急性肺水肿的诊治是起到关键作用的。非心脏科医生经过培训应用袖珍性超声设备观察简单瓣膜形态来识别主要的瓣膜病变可能是有必要的。

二、容量的判断

急性肺水肿时，临床上往往会选择脱水减轻容量负荷治疗，但如果此时合并循环不稳定及组织灌注不足，在容量治疗的方向选择上就会陷入两难的困境。此时，重症超声对容量状态的评估可能有助于快速明确容量治疗的方向，例如如果出现固定扩张的下腔静脉，提示存在容量反应性的可能性很小，此时循环不稳定并非容量因素所致，而肺水肿与容量过负荷可能性较大。心脏超声对容量状态的评估一般包括静态指标和动态指标，静态指标即单一的测量心脏内径大小，动态指标主要指结合心肺相互关系来判断液体反应性（详见第二章第四节）。

需要强调的是，应用重症超声时应结合病史，不应忽视慢性心脏疾患显而易见的超声征象的临床价值。如忽视了慢性右心功能不全、慢性肺动脉高压，则容易固定扩张的下腔静脉误判为容量过负荷；同样，在扩张型心肌病时，如以左心高动力和左心室腔容积减少作为低容量的参考标准，则可能误导诊治。

三、血管外肺水的评估

在急性肺水肿时，重症超声的肺脏超声检查部分可用来判断血管外肺水量，进行定性和半定量评估，肺部超声对急性肺水肿的诊断价值引起了人们的关注。Gargani 等通过总结之前的方法并加以改进，使之更具体及可操作性更强。具体方法是：通过纵向的胸骨旁、锁骨中线、腋前线、腋中线与右侧 2~5 间隙，左侧 2~4 肋间隙的焦点作为放置超声探头的位置，测量每个点的 B 线评分，然后相加。B 线评分为 0~10，0 为看不到 B 线，10 为 B 线完全融合到一起，全屏均为高回声。0~10 是根据 B 线的条数，如无法判断，则根据高回声区域所占的比例计算。B 线评分对于血管外肺水的判断：≤5 分，血管外肺水无增多；6~15 分，血管外肺水轻度增多；16~30 分，血管外肺水中度增多；>30 分，血管外肺水严重增多。这种方法使得超声对血管外肺水的判断趋于精细化，临床意义明显，既避免了 PiCCO 等有创操作，且由于超声的无创、床旁可重复性使得重症肺部超声在判断重症患者血管外肺水方面有更广泛的应用前景。

急性肺水肿的两大主要原因心源性和非心源性，二者都是以大量 B 线作为肺部超声学表现，临床应用时可根据肺脏超声征象做出相应的诊断和鉴别诊断：心源性肺水肿肺部超声表现为两侧弥漫性"B 线"、"白肺"、胸膜下病变少、肺实变征象少；而非心源性表现为不是均一性的 B 线增多，会有正常区域与病变区域混合存在，胸膜不光整、肺实变（有时可见静态支气管充气征)、肺搏动征等。有学者总结了心源性 B 线和肺源性 B 线的常见区别（表 10-4-1）。

表 10-4-1　心源性和肺源性肺部超声 B 线征象的鉴别

	心源性	肺源性
数量	较多	较少
分布	右侧常见	左右侧一致
	弥漫	局部
常见区域	右前胸部	变异较大
对利尿的反应	数小时内可减少	变化不大
常合并基础疾病	心功能不全	肺部病变

　　肺部超声是诊断急性肺水肿敏感和特异的方法，但单纯通过肺部超声来鉴别心源性和非心源性存在一定局限性，重症患者往往两者同时合并存在，哪个因素占主要成分，需结合心脏超声的表现和容量状态做出综合判断，例如面对弥漫 B 线 + 呼吸困难时，如果超声检查还发现塌陷的下腔静脉、高动力的心脏、胸膜下实变，则基本可以除外心源性肺水肿，考虑肺源性因素。此外，B 线的出现并非一定就存在急性肺水肿，如果患者存在慢性肺间质病变，也会出现较多的 B 线，需要结合病史进行分析。

四、指导肺复张

　　在治疗肺水肿时，如果考虑非心源性因素，机械通气进行肺复张维持氧合是重要的支持手段之一，一直以来肺复张评价方法主要包括血气分析和胸部 CT，而肺部超声同样可提供一个较好的监测手段。Bouhemad 等利用肺部超声评价肺复张效果与 Soummer 等的研究相似，也是把肺部超声表现分为四种情况：正常，界限清晰的 B 线，融合的 B 线以及肺实变，所不同的是，每侧肺测量 12 个部位，然后计算不同呼吸条件下的评分变化。最近，Stefanidis 等尝试了新的计算方法，应用肺部超声来测量早期 ARDS 患者不同呼气末正压（PEEP）水平下的肺部重力依赖区实变肺的面积，发现两者有很好的相关性。其方法是：入组患者均分别予 5、10、15mmHg 的 PEEP，应用肺部超声沿着长轴方向将探头放置于腋后线膈肌水平，垂直于皮肤，标记该点的位置，测量不同 PEEP 水平下的实变肺的面积。需要指出的是该方法并未与胸部 CT 进行对比，而且该方法并未得出一个准确的临界值，因此如要临床应用仍需更多的研究进一步探讨及证实。

五、急性肺水肿的重症超声诊断流程

　　重症超声检查整合心脏、容量、肺脏等相关临床信息，做出综合的判断。在临床实际工作针对急性肺水肿的诊治流程逐渐建立，有利于对肺水肿做出快速的判断。近来有学者基于结合心肺联合超声建立简化定量评分，其研究表明心肺联合超声有助床旁快速鉴别诊断心源性肺水、ARDS 或其他原因引起的急性低氧血症，具体如下。

1. B 线 <3 个检查区域，0 分；不再进行心脏评估，低氧血症考虑多种因素可能，如单侧肺炎、COPD、肺栓塞、痰液堵塞。

2. B 线 >3 个检查区域，+3 分；则进行心脏和容量评估：左侧胸腔积液 >20mm，+4 分；中-重度左心收缩功能不全，+3 分；IVC <23mm，−2 分。

3. 总分：<3 分，提示 ARDS；>6 分，提示 CPE + ARDS。

此外，北京协和医院王小亭等研究发现心肺联合超声可作为床旁快速诊断急性肺水肿的有效工具，有助于急性肺水肿的病因诊断，缩短诊断和临床决策的时间。王小亭等提出心肺联合超声流程主要包括以下内容：①胸骨旁长轴评价心脏收缩功能及左心室射血分数（图 10-4-1）；②测量下腔静脉直径评估容量状态（图 10-4-2）；③结合 BLUE 方案评价血管外肺水（图 10-4-3），详见肺部超声相关章节。

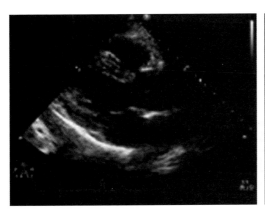
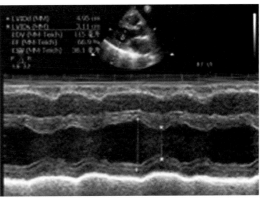

图 10-4-1　心功能评估

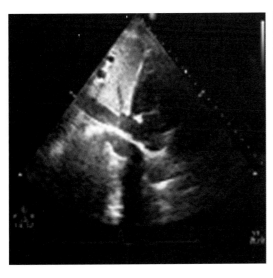
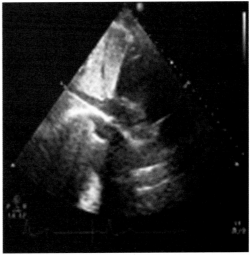

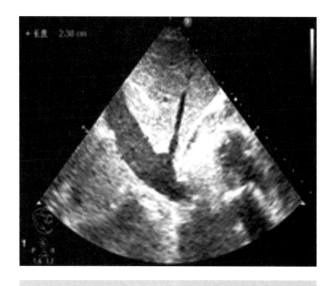

图 10-4-2　下腔静脉（容量评估）

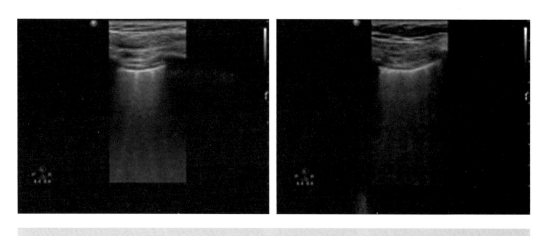

图 10-4-3　Blue 方案（B 线　血管外肺水评估）

六、总　　结

　　越来越来的研究证据支持重症超声对肺水肿的诊断和治疗的优势和作用，近来荟萃分析表明肺部超声对肺水肿的诊断明显优于胸片，在急性低氧呼吸困难时，如果缺少 B 线则基本可除外肺水肿所致的呼吸困难。重症超声是临床医生诊治急性肺水肿的重要武器，但如何制定标准化检查流程和操作者的培训和认证是未来需要解决问题。

（何怀武）

第五节　重症超声在急性呼吸窘迫综合征
诊断和治疗中的作用

急性呼吸窘迫综合征（acute respiratory distress syndrome，ARDS）是指心源性以外的各种非内外致病因素导致的急性、进行性缺氧性呼吸衰竭。ARDS 主要病理改变为肺泡塌陷，并进而导致肺容积明显减少，肺顺应性明显降低，和通气/血流比例失调，从而表现为严重的低氧血症。

肺通气水平减低、肺泡塌陷及肺组织病变的不均一性是 ARDS 重要的病理和病理生理特点。Gattinoni 等的研究结果表明，ARDS 患者肺部渗出性改变并不是均匀一致的，在重力的影响下低垂部位的肺泡更容易受到重力的影响和渗出液体的压迫出现肺不张。这种不均一性不仅表现在病变的空间分布，也表现在疾病发展的时间过程，不同的病变部位可能处于不同的病理阶段，对治疗的反应各异，而且不同病因所致 ARDS 的肺部病变特征也有一定差异。

因此，在伴有 ARDS 的危重症患者临床诊治过程中需要对肺部病变进行多方面的即时评价，了解肺实变、肺水肿的严重程度、分布范围及治疗反应，及时发现气胸、胸腔积液和肺不张，并进行相应的处理。ARDS 传统评估手段包括床旁 X 线胸片和肺 CT，但受限于其费用高、放射性、便捷性差、转运风险及定量困难等缺点，限制了在危重患者中的应用。近年来，胸部超声越来越多地用于 ARDS 患者的形态评估，并对治疗效果及潜在的并发症进行临床监测。

一、重症超声指导 ARDS 的诊断和评估

ARDS 的肺部病变复杂，有弥漫、双侧和局灶等分布不同，又有渗出、实变、不张等，此外还有胸腔积液和气胸等特殊病变。在评价这些肺部病变形态特征方面，与经典的床旁胸片方法相比，胸部超声不仅对病变定位更加准确，而且能够对病变的性质加以区分，更加全面地对 ARDS 的形态特点进行评估。研究表明，对于 ARDS 患者常见肺部表现，如胸腔积液、肺泡间隔综合征和肺实变，超声诊断的敏感性和特异性均优于 X 线方法。

对于累及胸膜下肺组织的实性病变（肺实变、不张及胸腔积液），肺部超声因其具有良好的穿透性而能够得到高质量的解剖结构图像。胸腔积液在肺部超声检查中表现为低回声的均质结构，其特征表现为积液随呼吸运动和心脏搏动而发生往复移动。如果液体量较大对肺组织造成压缩，则表现为肺下叶不张，而塌陷肺组织漂浮在胸腔积液中。脏器血流丰富的脾脏和肝脏可以通过彩色多普勒超声与胸腔积液进行鉴别。多项研究提出肺部超声可用于定量估计胸腔积液量，处于仰卧位的患者如肺底部胸膜间距 >50mm，则高度提示胸腔积液至少有 500ml。而近年来 Remerand 等报道了一种多平面超声测量胸腔积液量的方法，将胸腔积液的横截面积乘以高度能精确定量评估少量积液。胸腔积液的超声特点亦可间接提示其性质：漏出液常常是无回声区，而渗出液更多表现为有分隔的点状回声区。肺部超声也可用于引导床旁胸腔穿刺术。超声能够在术前判断是否存在可能导致引流不畅的胸腔粘连，并且对少量和有分隔的胸腔积液穿刺引流进行引导，降低穿刺术中出现并发症的风险。

　　另一方面，对于近胸膜非实性肺部病变，由于气体屏障的存在肺部超声不能对深部肺组织进行有效探查。但大量研究结果表明，ARDS 肺泡内通气水平的改变可表现为不同类型的超声征象。当胸膜下肺组织通气水平减低时，由于液体或者细胞积聚而产生离散的微小含气结构（由液体或者细胞包绕的充气肺泡）；这种情况下，气液平面作为镜像反射面，会各自产生独立的回声，从而形成纵向的激光样征象（B 线）。事实上 ARDS 患者因肺毛细血管内皮细胞和肺泡 Ⅱ 型上皮细胞损伤导致肺间质和肺泡水肿、充血，肺组织内液体量明显增加，液体积聚在肺间质内导致小叶间隔增厚形成间质性水肿，渗入肺泡内则形成肺泡性肺水肿。这种以肺实质比例增加为典型表现的肺泡间质综合征常常累及周边肺组织，在超声检查中表现为从胸膜线垂直延伸至屏幕边缘的线性超声征象，即为"B 线"，或称"彗星尾征"。研究表明，B 线出现的种类和数量不同反映了通气水平减低的不同阶段，且与胸部 CT 的评估结果具有一致性。

　　一般认为，轻中度的通气水平减低表现为多条间隔 >7mm，边界清楚的 B 线，提示肺间质性改变（小叶间隔增厚，如肺水肿或纤维化，呈规则分布 B 线），或肺泡的初始改变（如肺炎的散在病灶或者正在进行但尚未完全的肺不张，呈不规则分布 B 线）。而重度的通气水平减低则表现为间隔不超过 3mm 的弥漫分布 B 线，提示肺泡性肺水肿，对应于肺CT 的毛玻璃样改变。不同征象实质上反映了患者近胸膜肺组织的肺泡气化程度（degree of aeration）。

　　基于上述观点，按照不同的肺通气水平可以将 ARDS 患者的肺部超声征象划分为四种类型：正常通气（肺滑动征和水平 A 线）、间质综合征（间距 7mm 的 B 线）、肺泡间质综合征（间距 <3mm 的 B 线）和肺实变。研究结果表明，对于某些治疗干预，如调整PEEP，引流大量胸腔积液，俯卧位通气，呼吸机相关性肺炎的抗感染治疗等过程中，肺CT 和肺部超声的动态改变对肺再气化程度的评价结果具有很强的相关性。需要强调的是，与其他床旁的技术如 P-V 曲线和呼吸力学指标相比，肺部超声能够对局部的通气水平做出半定量评价，而非整体描述。这一点对于病变分布具有明显不均一性的 ARDS 患者而言是极为重要的。

　　此外，在临床工作中，ARDS 肺水肿与急性心源性（血流动力学性）肺水肿的鉴别往往存在困难，而肺部超声检查有助于床旁鉴别诊断。心源性肺水肿时，超声肺彗星尾征的绝对数量与血管外肺水相关；而 ARDS 时，早期 CT 所能发现的特征性表现肺部超声检查均可发现。最新的国际肺部超声推荐意见进一步建议，与心源性肺水肿相比，下述超声征象提示了 ARDS 的诊断：前壁胸膜下实变；肺滑动征减弱或消失；存在正常的肺实质（病变未侵及部位）；胸膜线异常征象（不规则的胸膜线节段增厚）；非匀齐的 B 线分布。综上所述，肺部超声检查对 ARDS 的诊断、鉴别诊断和疾病评估具有重要作用。

二、重症超声对 ARDS 肺复张潜能及效果的评估

　　肺复张是指在限定时间内通过维持高于潮气量的压力或容量，使尽可能多的肺单位实现最大生理膨胀，以实现所有肺单位的完全复张。寻找积极有效的肺复张措施使塌陷肺泡复张并保持开放状态，并最大限度减轻肺泡损伤成为 ARDS 治疗过程中的关键。ARDS 患者按初始肺部通气水平减低的分布特征可分为两类：以重力依赖区域为著的局灶性通气水平减低，和在所有肺区呈弥漫（diffuse）或斑片（patchy）样分布的弥漫性通气水平减低。

前者肺上叶通气水平常常相对正常，而随着胸内压的增加（PEEP，潮式机械通气，或手法肺复张）容易导致过度充气。而后者在零呼气末正压条件下表现为全肺通气水平广泛降低，增加胸腔内压有助于塌陷肺泡复张，而不会造成明显的过度充气。符合 ARDS 诊断标准的患者约有 70% 表现为局灶性通气水平减低，而仅有 25% 为弥漫性。后者的静态压力-容积曲线等同于肺复张曲线，潮气量和 PEEP 水平可根据上拐点位置进行调整。而对于局灶性通气水平减低的患者，PEEP 则需要在过度充气和肺复张两方面进行权衡。

因此，初始肺形态（即应用 PEEP 前塌陷肺组织的分布特点）是预测 ARDS 患者对肺复张"反应性"的一个重要因素，而具有实时性、安全性和可重复性的床旁肺部超声方法在 ARDS 肺部病变初始形态的评估中具有明显优势。弥漫性通气水平减低的患者常表现为双肺多发间距 3mm 的彗星尾征，同时部分肺区可伴有肺实变征象；而局灶性通气水平减低的患者在前上侧和外侧肺区常可见正常肺滑动征和水平 A 线，而在下后侧和外侧肺区则可见肺实变和多条垂直 B 线分布。如果能建立基于肺部超声的肺可复张性预测方法，则有望避免对肺可复张性较差的患者给予较高的气道压水平，减少呼吸及相关肺损伤。

2009 年 Gardelli 等首次报道利用肺部超声对 ARDS 患者肺复张过程进行评估，证明了超声方法具有 CT 不可替代的安全性和易用性优势，并提出肺部超声能够有效监测肺复张过程中通气水平的动态变化。2011 年 Stefanidis 等基于超声方法对不同 PEEP 水平下早期 ARDS 患者重力依赖区肺实变的面积变化进行了观察，结果表明随着 PEEP 水平的增加（5～15cmH$_2$O），肺实变面积显著缩小，同时伴有氧合水平的改善。

如前所述，包括肺实变在内的 ARDS 患者肺部四种不同超声征象（正常通气，肺滑动征和水平 A 线；间质综合征，间距 7mm 的 B 线；肺泡间质综合征，间距 <3mm 的 B 线；肺泡实变）分别对应于不同的通气水平。2011 年 Bouhemad 等尝试将不同 PEEP 条件下肺部超声征象的变化进行了动态观察和评分。结果显示，与传统 P-V 曲线法相比，基于肺部超声检查的半定量再气化评分同样能够有效监测 PEEP 对塌陷肺泡的开放作用。这一评分方法的重要意义在于其针对 ARDS 肺内病变多样性的重要特点，与肺部超声简便、即时和可重复性好的优势相结合，将肺复张对通气和氧合水平的改善作用与超声所见肺形态学改变联系起来。在这一点上，肺部超声与 CT 方法在原理上是共通的；而与之前广泛应用的 B 线计数评分方法相比，Bouhemad 等提出的再气化评分对 ARDS 患者更为适用，也更为简便。

值得注意的是，由于肺部超声在识别过度通气上存在固有缺陷，重症超声本身尚不能作为肺复张评价的唯一方法，需综合整个复张过程，并结合其他指标综合判断。2012 年，Rode 等对 ARDS 患者肺实变超声征象作为肺复张终点的可能性进行了探讨：研究采用了 PEEP 递增法肺复张，以胸膜下实变区下界为观察指标，以实变区下界和胸膜线近似平行为复张终点，并与 P-V 曲线法测量的下拐点 PEEP 水平进行对比。结果表明二者具有很好的相关性，而超声法 PEEP 水平要高于下拐点水平。这一方法为超声指导肺复张过程做出了有益的探索。

三、重症超声对 ARDS 并发症的评估

对于正在接受机械通气治疗过程中的患者而言，无论是疾病本身还是机械通气均存在很多因素会导致右心后负荷增加，最终进展为急性肺心病（acute cor pulmonale，ACP）。

这些因素包括：①肺血管床阻塞（微血栓形成、炎症反应、间质水肿、肺不张等）；②跨肺压过高（潮气量和 PEEP 效应）导致肺毛细血管受压；③酸中毒和低氧血症所导致的肺血管收缩；④腹内压升高。Vieillard- Baron 等报道，即使按照保护性肺通气策略实施机械通气，ARDS 患者中出现 ACP 的比例仍高达 25%。重症超声能够有助于识别机械通气过程中可能导致 ACP 的因素。而连续进行的重症超声检查可以警示临床医师此类风险，并协助调整后续的治疗策略。

除此之外，气胸也是 ARDS 患者机械通气治疗过程中一种较为常见的严重并发症。如前所述，肺部超声在快速诊断肺部病变时具有安全便捷的优势。气胸的特征性表现为多条水平 A 线伴肺滑动征消失。但是在某些条件，如胸膜粘连、胸腔闭式引流或 COPD 导致的严重肺气肿和过度通气等情况下也可能出现肺滑动征的消失。而对于 ARDS 患者，如观察到垂直 B 线的存在则可除外这一诊断。在进行超声检查时应注意将范围扩展至外侧胸壁。如果发现呼吸周期内气胸征象（肺滑动征消失伴多条水平 A 线）与正常征象（肺滑动征存在，伴或不伴有垂直 B 线）相交替，即肺点，是局灶性气胸的特征性表现。有研究显示超声检测气胸的敏感性为 90.9%，特异性为 98.2%；胸部 X 线检测气胸的敏感性为 50.2%，特异性为 99.4%；而超声诊断气胸只需 2~7 分钟，且可早期发现气胸。

四、结　语

重症超声已日渐成为危重症患者日常临床工作中不可或缺的一环，而随着技术的进步和经验的积累，以往被认为属于"伪差"的肺部超声正逐渐成为 ICU 医师评价肺部病变的重要方法。大量研究表明，肺部超声能够安全有效的对 ARDS 肺水肿及其他特征性改变做出及时准确评估，而基于不同肺部超声征象的肺区通气水平评估有望在 ARDS 肺复张诊治过程中发挥更为重要的作用。

（李冬凯）

第六节　超声评估困难脱机

脱机是呼吸治疗的一个重要过程，可占到机械通气时间的 40%。机械通气的时间越长，出现呼吸机相关肺炎等并发症的风险越高，因此当患者的病情缓解，自主呼吸功能逐渐恢复时，尽快脱机成为治疗的一个重要目标。一项包括 6 项随机实验，2500 例患者的研究显示，脱机失败的发生率高达 31%。脱机失败定义为自主呼吸实验（SBT）失败或者在拔管后 48 小时内出现呼吸窘迫需要再次插管。值得一提的是，即使是 SBT 成功的患者，也有 3%~30% 的概率需要再次插管。脱机失败会使得机械通气时间延长，呼吸机相关肺炎、创伤后应激障碍综合征的发生率增加，增加医疗费用甚至死亡率。

脱机失败与呼吸、循环、肌力、营养、代谢、贫血等各种因素均有一定的相关性，其中，呼吸肌的功能障碍，肺通气的减少以及循环负荷的加重是最常见也是最重要的因素。而且，这些因素往往会同时存在，相互作用。对于重症患者而言，逐一明确这些因素不仅需要各种复杂的仪器设备，难以在床旁实现，还会明显增加患者的有创操作与费用，因此，临床上急需寻找一种便捷准确的方法，迅速对患者的脱机过程进行评估，明确脱机失败的原因，从而达到缩短脱机时间的目的。

近年来，重症超声已经成为重症患者监测和评估的常规工具。重症超声具有直观、快捷、准确、可重复性高等优势，已经在重症患者的诊断和评估中扮演着越来越重要的角色。由于其可以在床旁对多个器官、多个环节进行动态监测，能够将重症患者的呼吸、循环等血流动力学的各个环节进行有机的结合，从而得到一些其他监测手段不能得到的重要信息。而近年来，越来越多的学者开始将重症超声技术应用于患者脱机过程的监测与评估，为临床上指导患者脱机提供了一种全新的方法与角度。

一、重症超声对膈肌功能的评估

呼吸肌功能障碍，尤其是膈肌的功能障碍是机械通气患者脱机失败的一个重要因素。在很长的一段时间里人们认为，严重的膈肌功能障碍，仅会在神经肌肉疾病中出现，或者只是心脏外科手术的并发症。然而，越来越多的研究表明，低血压、低氧、败血症等重症患者常见的情况都可能会对膈肌造成损伤。另外，机械通气本身也会导致的膈肌功能障碍。

评估膈肌功能的手段主要包括膈肌电磁刺激、测量跨膈压、膈肌肌电图等。这些方法不但需要较为复杂的仪器，而且还会对患者带来一定的医疗风险。近年来，重症超声也逐渐用于膈肌功能的评估。与其他上述方法相比，超声不仅可以直观地观察膈肌的形态与运动，并且易在床旁操作，可重复性高。超声不仅可以用来测量膈肌厚度的改变，还可以通过 B 超、M 超等方式对膈肌的活动进行评估。研究表明，机械通气的患者在通气 48 小时内，膈肌即开始逐渐变薄，并且随着机械通气时间的延长，膈肌厚度平均每天减少 6%。同时，已经有学者开始将膈肌超声与机械通气患者的脱机过程结合起来。Kim 等使用 M 超对 82 例机械通气超过 48 小时患者的膈肌功能进行了评估，结果发现，患者进行自主呼吸实验的过程中，有 29% 存在一侧或双侧膈肌运动障碍（定义为吸气时膈肌下降幅度 <10mm）。并且，与无膈肌运动障碍的患者相比，这组患者的脱机时间与总机械通气时间明显延长，首次与第二次脱机失败的发生率明显升高。

尽管使用超声测量膈肌的功能会受到患者体位、呼吸周期的判断，以及操作者熟练程度的影响，并且将超声获得的影像学信息更好地转换为临床信息以指导临床决策，仍需要进行更多的研究。但是无疑这为我们临床评估患者的呼吸肌功能，乃至评估患者的整个脱机过程提供了一个新的有效的手段。

二、肺部超声对肺通气状态的评估

在患者脱机的过程中，气道分泌物的增加，肺顺应性的改变，肺不张的出现均会引起肺通气状态的改变，这些改变可能是造成患者脱机失败的重要因素。相对于传统影像学检查手段而言，肺部超声在判断肺的通气状态方面有着明显的优势，其准确、可靠、可重复性高、在床旁即可实施，而且完全无创。而肺部超声可以观察肺部从正常充气到完全不通气乃至实变的一系列连续的变化，从而可以在时间上和空间上对患者的肺部通气状态进行连续观察，为临床实践提供关键的信息。在对肺通气患者的研究中已经证实，肺部超声能够监测到肺组织气体逐渐消失，从正常通气状态至逐渐出现 B 线及胸膜异常，直至 B 线数量和密度增加，从而表现出胸膜下实变的表现，最终随着面积的增大与加深，扩展到整个肺组织。

在对通气丧失的定性评估方面，肺部超声与 CT 有着良好的相关性，肺部超声的影像学表现主要可以分为以下阶段：正常形态（A 线或者≤2 条 B 线），中度的通气丧失（多个间隔清晰的 B 线），重度的通气丧失（多个融合的 B 线），实变。Soummer 等将这几个阶段进行量化（四分法：0 = 正常形态；1 = 多个间隔的 B 线；2 = 多个融合的 B 线；3 = 实变），分别对 SBT 前后肺的通气状态进行量化评分。结果发现，出现拔管后呼吸窘迫综合征的患者在 SBT 末肺部的通气评分均显著增加。这种通气的丧失在肺的各个部位均可出现，而且主要表现为通气的部分丧失而不是形成新的实变。SBT 末的评分越高，出现拔管后呼吸窘迫的可能性越大。SBT 终点时的肺部超声评分预测拔管后窘迫的 ROC 曲线下面积为 0.86，肺超评分 >14 分时的敏感性为 0.82，特异性为 0.79。SBT 末肺部超声评分评分≤12 分或 >17 分能够分别准确的确定出现拔管后呼吸窘迫可能性是低还是高。

采用肺部超声对 SBT 前后肺的通气状态直接进行量化，不仅为预测患者是否能够脱机成功提供了一条新的评价方式。同时，肺部超声还可以评估肺的通气状态，也有助于发现其他一些影响患者脱机的肺部因素，比如肺不张、肺实变以及胸腔积液，从而为我们尽快明确影响患者脱机的因素提供了有利的帮助。

三、心脏超声对脱机过程的评估

尽管大多情况下，脱机失败主要是呼吸系统的原因，但脱机本身对于循环系统的影响可能也会造成其脱机失败。从机械通气向自主呼吸转换的这个过程可能有诱发急性的心肌缺血甚至急性的心力衰竭，在既往存在冠心病或者心功能不全的患者中尤为如此。正确认识脱机诱发的急性心功能障碍的机制，早期进行干预治疗，是决定成功脱机的关键。

当患者从机械通气状态向自主呼吸转换时，会引起呼吸肌活动增加，胸腔内压改变，儿茶酚胺释放。其对循环系统的影响包括静脉回流的增加，心脏前负荷与左室后负荷增加，左室顺应性的下降，甚至会导致心肌缺血。这些因素均会引起左室充盈压的升高，从而导致心源性肺水肿。长久以来，右心导管一直被用来监测患者的肺动脉楔压，然而在自主呼吸的患者中，胸腔内压大幅度改变可能会对测量结果产生影响，并且其为有创操作，在临床应用上存在很大限制。

心脏超声在一些重症医学病房中已经得到了广泛的使用，它可以直接观察患者所有的心脏结构，并对血流动力学状态进行评价。心脏超声可以在脱机试验的过程中发现脱机困难的心脏原因，常见评估指标包括代表左心房压力改变的多普勒指数改变、新发的或原有的节段室壁运动异常、左心室整体功能下降、新出现或恶化的二尖瓣反流。2010 年，Caille 等首次将心脏超声技术应用于机械通气患者的脱机过程中。在这项双中心前瞻观察性研究中，研究人员分别在患者开始自主呼吸实验时以及 30 分钟后进行超声检查，二尖瓣 E 峰与 A 峰的最高流速、E 峰减速时间、E' 峰的最大流速以及左室射血分数等指标进行测量。结果发现，SBT 会使得患者心输出量以及 E/A 比值的显著增加，DTE 明显缩短。而就射血分数而言，LVEF >50%，35% ~50% 以及 <35% 的患者脱机失败的发生率分别为 17%、13% 以及 30%。在 LVEF <35% 的患者中，SBT 前的 DTE 显著缩短，E/E' 显著升高；而在 LVEF <50% 的患者中，SBT 过程中伴有 E/A 的显著增加以及 DTE 的显著下降。与脱机成功的患者相比，脱机失败的患者在 SBT 前存在收缩功能减弱（LVEF 低）、舒张功能障碍（低 DTE）以及左室充盈压高（高 E/E'）等表现。而在 SBT 的过程中，脱

机失败的患者左室充盈压会进一步升高，舒张功能进一步恶化。因此，这些 TTE 指标可以用于帮助临床医师判断患者能否脱机成功。另外，Schifelbain 等的研究表明，脱机成功的患者左心房直径、室间隔厚度、后壁的厚度以及左心室的厚度较脱机失败的患者显著增加。

同样，心脏超声也存在着一些局限性。对于一些特殊体型的患者，例如肥胖、COPD 的患者，TTE 可能会难以找到合适的声窗。而且，对于心律失常的患者，判断心脏舒张功能的一些指标的意义会受到很大的限制。

四、小　结

重症超声的迅速发展使得重症患者的评估和监测变得更为方便与准确，也为使用超声技术评估患者的脱机过程成为了可能。

（丁　欣）

参考文献

1. Kristensen MS. Ultrasonography in the management of the airway. Acta Anaesthesiol Scand, 2011, 55: 1155-1173.

2. Beale TJ, Rubin JS. Laryngeal ultrasonography. San Diego: Plural Publishing, 2008.

3. Singh M, Chin KJ, Chan VW, et al. Use of sonography for airway assessment: an observational study. J Ultrasound Med, 2010, 29: 79-85.

4. Liu KH, Chu WC, To KW, et al. Sonographic measurement of lateral parapharyngeal wall thickness in patients with obstructive sleep apnea. Sleep, 2007, 30: 1503-1508.

5. Xia CX, Zhu Q, Cheng Y, et al. Sonographic assessment of hypopharyngeal carcinoma: preliminary study. J Ultrasound Med, 2011, 30: 217-225.

6. Hu Q, Zhu SY, Luo F, et al. High-frequency sonographic measurements of true and false vocal cords. J Ultrasound Med, 2010, 29: 1023-1030.

7. Courtier J, Poder L, Wang ZJ, et al. Fetal tracheolaryngeal airway obstruction: prenatal evaluation by sonography and MRI. Pediatr Radiol, 2010, 40: 1800-1805.

8. Koenig SJ, Lakticova V, Mayo PH. Utility of ultrasonography for detection of gastric fluid during urgent endotracheal intubation. Intensive Care Med, 2011, 37: 627-631.

9. Shibasaki M, Nakajima Y, Ishii S, et al Prediction of pediatric endotracheal tube size by ultrasonography. Anesthesiology, 2010, 113: 819-824.

10. Munir N, Hughes D, Sadera G, et al. Ultrasoundguidedlocalisation of trachea for surgical tracheostomy. Eur Arch Otorhinolaryngol, 2010, 267: 477-479.

11. Elliott DS, Baker PA, Scott MR, et al. Accuracy of surface landmark identification for cannula cricothyroidotomy. Anaesthesia, 2010, 65: 889-894.

12. Manikandan S, Neema PK, Rathod RC. Ultrasound-guided bilateral superior laryngeal nerve block to aid awake endotracheal intubation in a patient with cervical spine disease for emergency surgery. Anaesth Intensive Care, 2010, 38: 946-948.

13. Muslu B, Sert H, Kaya A, et al. Use of sonography for rapid identification of esophageal and tracheal intubations in adult patients. J Ultrasound Med, 2011, 30: 671-676.

14. Volpicelli G1, Elbarbary M, Blaivas M, et al. International evidence-based recommendations for point-of-care lung ultrasound. Intensive Care Med, 2012, 38: 577-591.

15. Lichtenstein DA. Whole Body Ultrasonography in the Critically Ⅲ. Springer-Verlag Berlin and Heidelberg, 2010.

16. Neri L, Storti E, Lichtenstein D. Toward an ultrasound curriculum for critical care medicine. Crit Care Med, 2007, 35 (suppl): S290-S304.

17. Fagenholz PJ, Gutman JA, Murray AF, et al. Chest ultrasonography for the diagnosis and monitoring of high-altitude pulmonary edema. Chest, 2007, 131: 1013-1018.

18. Lichtenstein DA, Meziere GA. Relevance of lung ultrasound in the diagnosis of acute respiratory failure: the BLUE protocol. Chest, 2008, 134: 117-125.

19. Zanobetti M, Poggioni C, PiniR. Can chest ultrasonography replace standard chest radiography for evaluation of acute dyspnea in the ED? Chest, 2011, 139: 1140-1147.

20. Arbelot C, Ferrari F, Bouhemad B, et al. Lung ultrasound in acute respiratory distress syndrome and acute lung injury. Curr Opin Crit Care, 2008, 14: 70-74.

21. Bouhemad B, Zhang M, Lu Q, Rouby JJ Clinical review: bedside lung ultrasound in critical care practice. Crit Care, 2007, 11: 205.

22. Gehmacher O, Mathis G, Kopf A, et al. Ultrasound imaging of pneumonia. Ultrasound Med Biol, 1995, 21: 1119-1122.

23. Volpicelli G, Silva F, RadeosM, Real-time lung ultrasound for the diagnosis of alveolar consolidation and interstitial syndrome in the emergency department. Eur J Emerg Med, 2010, 17: 63-72.

24. Lichtenstein D, Meziere G, Seitz J. The dynamic air bronchogram. A lung ultrasound sign of alveolarconsolidation ruling out atelectasis. Chest, 2009, 135: 1421-1425.

25. Reissig A, Kroegel C. Transthoracic ultrasound of lung and pleura in the diagnosis of pulmonary embolism: a novel non-invasive bedside approach. Respiration, 2003, 70: 441-452.

26. Lichtenstein DA, Lascols N, Meziere G, et al. Ultrasound diagnosis of alveolar consolidation in the critically ill. Intensive Care Med, 2004, 30: 276-281.

27. Mathis G, Blank W, Reissig A, et al. Thoracic ultrasound for diagnosing pulmonary embolism: a prospective multicenter study of 352 patients. Chest, 2005, 128: 1531-1538.

28. Lichtenstein DA, Lascols N, Meziere G, et al. Ultrasound diagnosis of alveolar consolidation in the critically ill. Intensive Care Med, 2004, 30: 276-281.

29. Lichtenstein DA, Meziere GA. Relevance of lung ultrasound in the diagnosis of acute respiratory failure: the BLUE protocol. Chest, 2008, 134: 117-125.

30. Lichtenstein D, Lascols N, Prin S, et al. The lung pulse: an early ultrasound sign of complete atelectasis. Intensive Care Med, 2003, 29: 2187-2192.

31. Lichtenstein D, Mezière G, Lascols N, et al. Ultrasound diagnosis of occult pneumothorax. Crit Care Med, 2005, 33: 1231-1238.

32. Lichtenstein D, Menu Y. A bedside ultrasound sign ruling out pneumothorax in the critically ill: lung sliding. Chest, 1995, 108: 1345-1348.

33. Lichtenstein D, Mezière G, Biderman P, et al. The lung point: an ultrasound sign specific to pneumothorax. Intensive Care Med, 2000, 26: 1434-1440.

34. Lichtenstein D, Mezière G. Relevance of lung ultrasound in the diagnosis of acute respiratory failure. The LUE-protocol. Chest, 2008, 134: 117-125.

35. Soldati G, Testa A, Sher S, et al. Occult traumatic pneumothorax: diagnostic accuracy of lung ultrasonogra-

phy in the emergency department. Chest, 2008, 133: 204-211.

36. Sahn SA, HeffnerJE. Spontaneous pneumothorax. N Engl J Med, 2000, 342: 868-874.

37. Blaivas M, Lyon M, DuggalS. A prospective comparison of supine chest radiography and bedside ultrasound for the diagnosis of traumatic pneumothorax. Acad Emerg Med, 2005, 12: 844-884.

38. Mathis G, Blank W, Reissig A, et al. Thoracic ultrasound for diagnosing pulmonary embolism: a rospective multicenter study of 352 patients. Chest, 2005, 128: 1531-1538.

39. Baldi G, Gargani L, Abramo A, et al. Lung water assessment by lung ultrasonography in intensive care: a pilot study. Intensive Care Med, 2012, 9: 1-11

40. Gargani L. Lung ultrasound: a new tool for the cardiologist. Cardiovascu Ultrasound, 2011, 9: 6-15.

41. Copetti R, Soldati G, Copetti P. Chest sonography: a useful tool to differentiate acute cardiogenic pulmonary edema from acute respiratory distress syndrome. Cardiovasc Ultrasound, 2008, 6: 16.

42. Gardelli G, Feletti F, Gamberini E, et al. Using sonography to assess lung recruitment in patients with acute respiratory distress syndrome. EmergRadiol, 2009, 16: 219-221.

43. Arbelot C, Ferrari F, Bouhemada B, et al. Lung ultrasound in acute respiratory distress syndrome and acute lung injury. Curr Opin Crit Care, 2008, 14: 70-74

44. Bouhemad B, Brisson H, Le-Guen M, et al. Bedside ultrasound assessment of positive end-expiratory pressure-induced lung recruitment. Am J Respir Crit Care Med, 2011, 183: 341-347.

45. Stefanidis K, Dimopoulos S, Tripodakie S, et al. Lung sonography and recruitment in patients with early acute respiratory distress syndrome: a pilot study. Critical Care, 2011, 15: R185.

46. Sekiguchi H, Schenck LA, Horie R, et al. Critical care ultrasonography differentiates ARDS, pulmonary edema, and other causes in the early course of acute hypoxemic respiratory failure. Chest. 2015 May 21. doi: 10. 1378/chest. 15-0341. [Epub ahead of print]

47. Wang XT, Liu DW, Zhang HM, et al. Integrated cardiopulmonary sonography: a useful tool for assessment of acute pulmonary edema in the intensive care unit. J Ultrasound Med, 2014, 33: 1231-1239.

48. A Deeb M, Barbic S, FeatherstoneR, et al. Point-of-care ultrasonography for the diagnosis of acute cardiogenic pulmonary edema in patients presenting with acute dyspnea: a systematic review and meta-analysis. Acad Emerg Med, 2014, 21: 843-852.

49. Arbelot C, Ferrari F, Bouhemad B, et al. Lung ultrasound in acute respiratory distress syndrome and acute lung injury. CurrOpinCrit Care, 2008, 14 (1): 70-74.

50. Lichtenstein D, Goldstein I, Mourgeon E, et al. Comparative diagnostic performances of auscultation, chest radiography, and lung ultrasonography in acute respiratory distress syndrome. Anesthesiology, 2004, 100: 9-15.

51. Roch A, Bojan M, Michelet P, et al. Usefulness of ultrasonography in predicting pleural effusions >500mL in patients receiving mechanical ventilation. Chest, 2005, 127: 224-232.

52. Vignon P, Chastagner C, Berkane V, et al. Quantitative assessment of pleural effusion in critically ill patients by means of ultrasonography. CritCare Med, 2005, 33: 1757-1763.

53. Balik M, Plasil P, Waldauf P, et al. Ultrasound estimation of volume of pleural fluid in mechanically ventilated patients. Intensive Care Med, 2006, 32: 318-321.

54. Remerand F, Dellamonica J, Mao Z, et al. Direct bedside quantification of pleural effusion in ICU: a new sonographic method. Intensive Care Med, 2006, 32: S220.

55. Yang PC, Luh KT, Chang DB, et al. Value of sonography in determining the nature of pleural effusion: analysis of 320 cases. Am J Roentgenol, 1992, 159: 29-33.

56. Remerand F, Dellamonica J, Mao Z, et al. Percutaneous chest tube insertions: is the "safe triangle" safe for the lung. Intensive Care Med, 2006, 32: S43.

57. Puybasset L，Cluzel P，Gusman P，et al：Regional distribution of gas and tissue in acute respiratory distress syndrome. I. Consequences for lung morphology. CT Scan ARDS Study Group. Intensive Care Med，2000，26：857-869.

58. Volpicelli G，Elbarbary M，Blaivas M，et al. International evidence-based recommendations for point-of-care lung ultrasound. Intensive Care Med，2012，38：577-591.

59. Lichtenstein D，Meziere G，Biderman P，et al. The Comet-tail Artifact：An Ultrasound Sign of Alveolar-Interstitial Syndrome. AmJRespirCrit Care Med，1997，156：1640-1646.

60. Gargani L，Doveri M，D'Errico L，et al. Ultrasound lung comets in systemic sclerosis：a chest sonography hallmark of pulmonary interstitial fibrosis. Rheumatology，2009，48：1382-1387.

61. Bouhemad B，Liu ZH，Arbelot C，et al. Ultrasound assessment of antibiotic-induced pulmonary reaeration in ventilator-associated pneumonia. CritCare Med，2010，38：84-92.

62. Via G，Lichtenstein D，Mojoli F，et al. Whole lung lavage：a unique model for ultrasound assessment of lung aeration changes. Intensive Care Med，2010，36：999-1007

63. Bouhemad B，Brisson H，Le-Guen M，et al. Bedside ultrasound assessment of positive end-expiratory pressure-induced lung recruitment. Am J Respir Crit Care Med，2011，183：341-347.

64. Copetti R，Soldati G，Copetti P. Chest sonography：a useful tool to differentiate acute cardiogenic pulmonary edema from acute respiratory distress syndrome. Cardiovasc Ultrasound，2008，6：16.

65. Volpicelli G，Elbarbary M，Blaivas M，et al. International evidence-based recommendations for point-of-care lung ultrasound. Intensive care medicine，2012，38：577-591.

66. Lichtenstein D，Meziere G，Biderman P，et al. The comet-tail artifact：an ultrasound sign ruling out pneumothorax. Intensive care medicine，1999，25：383-388.

67. Lichtenstein D，Mezière G，Biderman P，et al. The "lung point"：an ultrasound sign specific to pneumothorax. Intensive care medicine，2000，26：1434-1440.

68. Terragni PP，Rosboch G，Tealdi A，et al. Tidal hyperinflation during low tidal volume ventilation in acute respiratory distress syndrome. Am J Respir Crit Care Med，2007；175：160-166.

69. Rouby JJ，Constantin JM，de A Girardi CR，et al. Mechanical ventilation in patients with acute respiratory distress syndrome. Anesthesiology，2004，101：228-234.

70. Rouby JJ，Lu Q，Vieira S. Pressure/volume curves and lung computed tomography in acute respiratory distress syndrome. EurRespir J Suppl，2003，22：27s-36s.

71. Rouby JJ，Puybasset L，Nieszkowska A，et al. Acute respiratory distress syndrome：lessons from computed tomography of the whole lung. Crit Care Med，2003，31：S285-S295.

72. Gardelli G，Feletti F，Gamberini E，et al. Using sonography to assess lung recruitment in patients with acute respiratory distress syndrome. EmergRadiol，2009，16：219-221.

73. Stefanidis K，Dimopoulos S，Tripodaki ES，et al. Lung sonography and recruitment in patients with early acute respiratory distress syndrome：a pilot study. Crit Care，2011，15：R185.

74. Rode B，Vučić M，Širanović M，et al. Positive end-expiratory pressure lung recruitment：comparison between lower inflection point and ultrasound assessment. WienerklinischeWochenschrift，2012，124：842-847.

75. Jardin F，Delorme G，Hardy A，et al. Reevaluation of hemodynamic consequences of positive pressure ventilation：emphasis on cyclic right ventricular afterloading by mechanical lung inflation. Anesthesiology，1990，72：966-970.

76. Balanos GM，Talbot NP，Dorrington KL，et al. Human pulmonary vascular response to 4h of hypercapnia and hypocapnia measured using Doppler echocardiography. J App Physiol，2003，94：1543-1551.

77. Malbrain MLNG，Cheatham ML，Kirkpatrick A，et al. Results from the international conference of experts on

intra-abdominal hypertension and abdominal compartment syndrome. I. Definitions. Intensive Care Med，2006，32：1722-1732.

78. Vieillard-Baron A，Schmitt J M，Augarde R，et al. Acute cor pulmonale in acute respiratory distress syndrome submitted to protective ventilation：incidence，clinical implications，and prognosis. CritCare Med，2001，29：1551-1555.

79. Jardin F，Vieillard-Baron A. Is there a safe plateau pressure in ARDS? The right heart only knows. Intensive Care Med，2007，33：444-447.

80. Bouferrache K，Vieillard-Baron A. Acute respiratory distress syndrome，mechanical ventilation，and right ventricular function. CurrOpinCrit Care，2011，17：30-35.

81. Alrajhi K，Woo MY，Vaillancourt C. Test characteristics of ultrasonography for the detection of pneumothorax：a systematic review and meta-analysis. Chest，2012，141：703-708.

82. Ely EW，Baker AM，Dunagan DP，et al. Effect on the duration of mechanical ventilation of identifying patients capable of breathing spontaneously. N EnglJMed，1996，335：1864-1869.

83. Boles JM，Bion J，Connors A，et al. Weaning from mechanical ventilation. EurRespiratory J，2007，29：1033-1056.

84. Torres A，Gatell JM，Aznar E，et al. Re-intubation increases the risk of nosocomial pneumonia in patients needing mechanical ventilation. Am J Respir Crit Care Med，1995，152：137-141.

85. Khan J，Harrison TB，Rich MM. Mechanisms of neuromuscular dysfunction in critical illness. CritCare Clinics，2008，24：165-77，x.

86. Vassilakopoulos T. Ventilator-induced diaphragm dysfunction：the clinical relevance of animal models. Intensive Care Med，2008，34：7-16.

87. Summerhill EM，El-Sameed YA，Glidden TJ，et al. Monitoring recovery from diaphragm paralysis with ultrasound. Chest，2008，133：737-743.

88. Fedullo AJ，Lerner RM，Gibson J，et al. Sonographic measurement of diaphragmatic motion after coronary artery bypass surgery. Chest，1992，102：1683-1686.

89. Boussuges A，Gole Y，Blanc P. Diaphragmatic motion studied by m-mode ultrasonography：methods，reproducibility，and normal values. Chest，2009，135：391-400.

90. Grosu HB，Lee YI，Lee J，et al. Diaphragm muscle thinning in patients who are mechanically ventilated. Chest，2012，142：1455-1460.

91. Kim WY，Suh HJ，Hong SB，et al. Diaphragm dysfunction assessed by ultrasonography：influence on weaning from mechanical ventilation. CritCare Med，2011，39：2627-2630.

92. Via G，Storti E，Gulati G，et al. Lung ultrasound in the ICU：from diagnostic instrument to respiratory monitoring tool. Minerva Anestesiol，2012，78：1282-1296.

93. Via G，Lichtenstein D，Mojoli F，et al. Whole lung lavage：a unique model for ultrasound assessment of lung aeration changes. Intensive Care Med，2010，36：999-1007.

94. Soummer A，Perbet S，Brisson H，et al. Ultrasound assessment of lung aeration loss during a successful weaning trial predicts postextubation distress. CritCare Med，2012，40：2064-2072.

95. Kupfer Y，Seneviratne C，Chawla K，et al. Chest tube drainage of transudative pleural effusions hastens liberation from mechanical ventilation. Chest，2011，139：519-523.

96. Pinsky MR. Breathing as exercise：the cardiovascular response to weaning from mechanical ventilation. Intensive Care Med，2000，26：1164-1166.

97. Fazia RB，Lewis JF，Mills RM，et al. Prolonged survival of a patient with left ventricular pseudoaneurysm following myocardial infarction and mitral valve replacement. Chest，1996，109：577-579.

98. Lemaire F, Teboul JL, Cinotti L, et al. Acute left ventricular dysfunction during unsuccessful weaning from mechanical ventilation. Anesthesiology, 1988, 69: 171-179.

99. Richard C, Teboul JL, Archambaud F, et al. Left ventricular function during weaning of patients with chronic obstructive pulmonary disease. Intensive Care Med, 1994, 20: 181-186.

100. Hurford WE, Favorito F. Association of myocardial ischemia with failure to wean from mechanical ventilation. Critical Care Med, 1995, 23: 1475-1480.

101. Caille V, Amiel JB, Charron C, et al. Echocardiography: a help in the weaning process. Crit Care, 2010, 14: R120.

102. Schifelbain LM, Vieira SR, Brauner JS, et al. Echocardiographic evaluation during weaning from mechanical ventilation. Clinics (Sao Paulo) 2011, 66: 107-111.

第十一章

重症超声与重症神经

第一节　重症超声与颅内水肿评估

重症超声用于评估颅内水肿情况已广泛应用于临床实践。两种方法可用于评估颅内水肿，包括经颅多普勒超声（TCD）常规方法和视神经超声。

脑水肿是严重颅脑血管性疾病，如大面积缺血性卒中、脑出血和创伤性脑损伤等最复杂甚至威胁生命的并发症，包括细胞毒性水肿和血管源性水肿。临床医生可以从3个方面观察到脑水肿：①迅速的、暴发性的病程（24~36小时内）；②逐渐进展的病程（数天）；③起病时迅速恶化，继而进入平台期和缓解期（约1周）。无论由何种疾患导致脑水肿，重症患者颅内压均会出现不同程度的升高。本节以视神经直径测量方法为例，介绍脑水肿的超声监测方法。

多目的多功能的超声系统，可以提供有关重症患者眼部和眼球相关组织的显像技术。床旁视神经超声可以用于以下几个目的：①外伤患者进行快速实时检查，以发现对眼球健康、视觉，并预防视觉相关功能障碍的出现；②非外伤急诊患者视觉的评估，并为眼科诊治提供帮助；③作为颅内压的替代检测手段，对视神经鞘直径进行测量；④对颅面部外伤患者进行眼眶骨性结构和眼球周围组织的完整性评估；⑤如果直视观察瞳孔存在阻碍时，对光反射进行评估。但目前眼部超声还没有规范化流程，只有ONSD测量被部分用于ICU的临床工作当中。本章阐述超声仪器的选择和调节、简单的眼部扫描方式，以及将眼部和眼球现象最佳化的一些小提示。

一、仪器和设备

原理上，任何配有合适探头的现代超声系统都可以用于眼球的显像。因此在任何时间，不需要特殊的探头或者出厂程序的"预制"用于视觉超声显像。为满足现有的安全标准要求，挑选的仪器可以显示与安全有关的汇总数据：在屏幕上显示机械指数（MI）和热指数（TI）。以前的仪器并不能展示这些数值，而这些仪器用于眼部扫描只能用于提示生命体征而且使用最低频率。另外，由于仪器损耗和技术限制，一些精细的结果（ONSD测量）可能就不够准确。

由于探测深度相对较浅、关注区域较小以及衰减较弱的特性，通常我们使用能够提供的最高频率，通常为（12～14）MHz 线型探头。更高频率探头可以提高更佳分辨率，而且接触面积小、个头较小，易于手握掌控。较低频率的探头适用于严重水肿的区域或可疑眼眶骨折、眼球破裂或者球后血肿［例如（5～8）MHz 的微凸探头或者（4～7）MHz 的宽线性探头］。这样可以保证探头在不用施加额外压力的情况下获得足够的穿透力，而相对的空间解析力会相应降低。

同样，探头的选择依赖于检查的范围。高频探头可以提供软组织和前房等足够的明亮影像，而当深度超过 2cm 时聚焦效果不佳。不建议使用这些探头进行 ONSD 测量和眶底检查。因此频率不是唯一的考量指标。每一个设备在辅助或用于临床眼部/眼眶超声检查之前必须评估其初始适用性，包括每一个仪器和相关的每一个探头。

眼球/眼眶显像最常用的仪器控制就是增益，时间增益补偿（TGC），焦点和输出功率。另外特殊情形下还会有特异的优化技术。

在使用仪器过程中，强烈推荐选择在几秒钟就可调用预设参数以进行个体化的眼睛/眼眶超声检查的设备。可以显著减少评估的时间，保证流程标准化，并可以成为安全、程式化用于培训的流程，最终还可以保证结果质量水平。规范的流程：①选择工厂预设模式，如果没有视神经模式可使用预设菜单中的甲状腺预设参数；②调整可探测深度至 4～5cm；③将焦点位置定为 2.5cm；④调整机械指数（MI）值 0.23，同时匹配功率输出控制；⑤将时间增益补偿阻抗调制中间单位；⑥根据指征对患者特定部位进行扫描（如测量 ONSD），当确定好重点视神经时，调整合适的增益；⑦在全新个体化方案制订后应预存此方案（如眼球-眼眶）；⑧对多个患者进行扫描，将预设参数进行精细调整，每次优化后再次存储；⑨当参数一旦满意时，可以将这些预设优化参数拷贝至病房的所有机器（如果是同一型号），或者当仪器不同型号时，将参数进行手工记录。保证其他的设定变化不会增加 MI 的数值；如果增加了，根据情况调低输出的功率。需要注意，并不存在所谓的完美预设值，因此对大多数患者通常需要对仪器进行调整（至少调整增益或时间增益补偿（TGC）。

二、扫描技术概况和主要平面

ICU 通常对眼球和眼眶扫描时眼睑是闭合的。扫描的范围则根据患者的病史、状态和临床问题来决定。一名 ICU 患者可能只需要进行眼球后极和视神经的检查。但是对于创伤患者，扫描的范围可能会更大，因此需要进行流程确定，如综合分析（HOLA）。超声眼眶方案则包含眼睑、眼球和眶周组织的扫描，还包括对额骨、颞骨、颧骨和鼻骨以及其下方组织进行探查。进行合理的眼球检测需要检查眼球的整体完整性或整体体积进行更为严格的检查。

操作者将探头放置在可以接触的表面，将操作者手的环指和（或）小指稳定地轻放在患者脸颊上。操作时需要患者处于向前凝视状态，但在部分无意识或者镇静患者中很难完全满足标准。眼球扫描的方向定义用语包括：鼻颞侧方向、上下和前后。眼球当中的位点（比如异物等）通常使用时钟位置用语进行定位（如 1 点方向）并且使用前后方向（AP）；同时根据以下的体表标示进行：黄斑、视盘、赤道部、角膜缘、锯齿缘和角膜定点；有时也使用与视轴或眶壁的距离。

AP平面（横轴位和矢状位）可以用于对眼球结构进行分析和扫描，并能够获得全部眼球结构以排除大体上的病理结构。视盘和视神经末端的斜矢状位可用于评估视盘的形状，而视神经末端及其周围脑膜结构，可以在矢状位测量ONSD的备用方式。这一角度可以使成像平面旋转较小的角度就能提供视神经较长跨度的显示截面。需要注意的是探头被放置在角膜外侧，因此成像平面可以绕过前结构（包括角膜、前房、睫状体和晶状体）。外侧横轴视图则可以避免AP视图下玻璃体液的水平部和近赤道部的眶壁成像不清晰，从而避免边缘阴影造成伪像。

视盘和视神经顶部的斜横轴视图是最快速、最具重复性的测量ONSD的方法。探头放置于患者的上眼睑（通常需要眼球向下凝视），标志位于右方（双眼），成像平面会绕过前房结构。所获得的图像与矢状位获得的类似。

三、视神经鞘直径测量和质量标准控制

当怀疑或已知ICP升高时，ONSD的测量可以作为独立进行的超声检查。尤其是对于快速上升的ICP等急性病程情况可以进行快速的床旁评估，比如在外伤性颅脑损伤和颅脑感染性疾病患者；或是在急诊非医疗单位，比如在大规模灾难现场根据情况识别出这类患者的ICP升高。在ICU当中ONSD的变化趋势监测则是另一个需求，因此，包括正确识别显像的解剖结构、标准化操作、高质量图像获取和存储以及测量的精准都是TCD技术的正常要求，而非附加细节。以ICU诊疗单元为基础的ONSD测量可以认为是急诊医师粗测颅内压力的高分辨模式。

眼眶内的脑脊液（CSF）空间（例如视神经的硬脑膜与软脑膜之间的空隙）与颅内的脑脊液空间相通相邻。许多研究人员发现在动物和尸体模型甚至在临床观察研究中的ONSD和ICP有强烈的正相关关系，而后者主要是在头颅外伤或脑血管意外病例。已发表的研究证实了其联系，也发现了ONSD的"临界值"，可以在较高的置信区间里提示ICP处于致病水平。这些提到的"临界值"或者"阈值"在不同的试验中范围在5.0～5.9mm。Dubourg等在纳入了6项研究有231例患者的荟萃分析当中，发现ONSD对于监测颅内高压有较高的诊断准确性，并且按时ONSD监测技术可以帮助患者分流或决定是否进行有创检查。

尽管对数据进行了详尽地数据分析，而且这6个高质量临床试验结果高度一致，但荟萃分析结果只适用于纳入试验的患者人群，且并没有充分考量成像和测量技术之间相关性不高，对于视神经鞘边界判断的准确性较弱的问题。ONSD除了缺乏标准化操作和质量控制之外，通识性弱点在于没有正常人群的数据，而由于不同的年龄、性别、种族、人体因素，以及诊疗病史，甚至职业背景等可能对个体的基线值（病前状态）产生较大的影响，ONSD数据的解读可能需要另外一种新的解读方式。由于存在这些原因，一方面，我们强烈推荐在临床决策时非常谨慎地使用迄今为止发表的阈值，另一方面努力获取带有清晰分辨蛛网膜腔边界的超声图像。默认平面是通过上眼睑的近横轴（斜横轴）方向获取，眼球向前-向下凝视状态。当患者向上（头侧）凝视状态时，可以使用下眼睑。侧横轴平面可以在前两个平面不成功时作为备选的方案。一张高质量的末端视神经眼球后极成像应该重复几次（＞2次）。

文献并没有描述ONSD测量的质量标准，可以接受质量的ONSD测量图像在图11-1-

1E 中有所显示。我们建议的高质量图像应包括以下特征：ONSD 测量应该不应该穿过晶状体（即使图像里并没有显示到晶状体边缘），如图 11-1-1 中除了 E 图外，其他都是不可以接受的 ONSD 图像。应该保证神经固有膜与蛛网膜（CSF 腔）界限在超声下可见（形成对比）；未获得球后神经与蛛网膜分辨清晰的图像也是不能接受的。

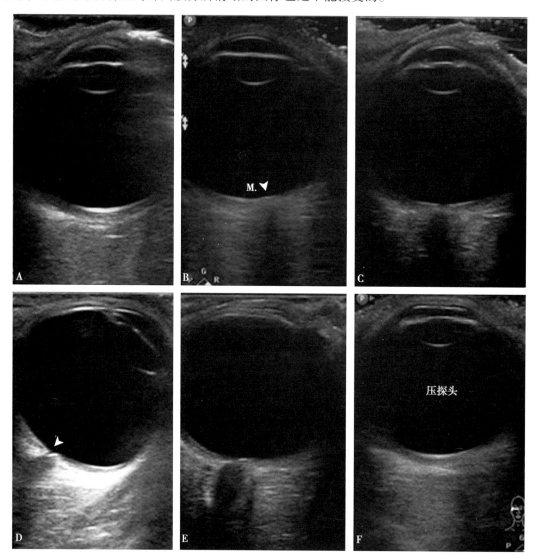

图 11-1-1　眼球超声的标准图像

眼球超声的标准图像。图 A. 前后视野（AP）将眼球沿着巩膜轴心向黄斑方向矢状分离开，注意眼睫毛会带来其他而影响视野的前（偏右）的部分图像；图 B. 视盘区域（箭头）和黄斑区域（M）的前后轴向视图；图 C 和图 A 类似，但是图像平面向内侧偏移并使其通过是视神经头部分。虽然可以看到视神经了，但图像还不能够用于视神经鞘宽度的测量；图 D. 前后视野的外侧方法清晰地显示赤道区域图像，注意视盘的乳头部；图 E. 上眼前的斜轴图像，可以跨过前部。这是 ONSD 测量的最理想图像；图 F. 与图 A 同样的平面，此时探头施加了过大的压力，注意看到延展的角膜

对于真实的 ONSD 测量，应该可以清晰地可见蛛网膜外边界。这样清晰、重点突出的图像对测量硬脑膜鞘内径会充满信心。

视神经的理想图像能够显示其穿透进入眼球中，即"黑色碰黑色"区域（视神经接触到玻璃体，并不介入到较厚的巩膜后回声增强层）。

较好的显像可带来提供额外信息的机会，比如神经迂曲性、蛛网膜腔的低回声、由于 CSF 含有的细胞导致后者不规则外观。通常这些会在慢性 ICP 升高（病前）患者中看到视盘凸进眼球，以及眼球后部增宽，而在 ICU 中可能会被误认为是急性病变。

正确标准化的测量。由于视神经鞘最具延展性部分是在离玻璃体视网膜截面 3～4mm 处，因此在此水平面垂直于视神经轴向进行测量是最佳方法。极端情况下，若凝视角度过大，此时由于视神经轴与眼球后壁角度成锐角时就难以获得此图像。因此应尽可能重复测量，且一般可能校正凝视的角度。

强烈推荐测量双侧 ONSD 数值，且每侧至少测量 2 次。这是质量控制的重要步骤。

对于 ONSD 趋势的监测，前序测量的图像应保存好并且在后续测量中应用类似的视图平面和测量方法。而床旁应尽可能保留原先的图像（可以存在仪器或者打印出图像）作为参考。轴向测量的 ONSD 不应该与矢状位图像相对比。

如果测量正确，ONSD 数值将准确反映眼球后特定位置的视神经鞘解剖宽度。一次高质量的测量和相应技术可以有助于某些患者的 ICP 变化趋势评估，虽然某种程度上迄今的证据并不那么让人信服。一定程度上可以归结于 ONSD 在某些位点上会达到平台值，而进一步延展范围较小或者由于技术因素而难以测量出来，因为早先临床研究中 ONSD 测量并没有使用较为精细的方法学，而且没有参照严格的图像质量标准。因此随着 ONSD 测量准确性提高，其对于趋势判断会越发有意义。至少是在快速上升的 ICP 患者当中，前后的 ICP 变化较大较明显的情况下非常有用。单次 ONSD 测量结果的解读仍需慎之又慎，而研究文献中的"临界值"可以作为需要对上升的 ICP 足够警醒的"危急值"。临床医师需时刻谨记任何 ICU 患者在此次患病之前就有可能 ONSD 增宽了。而当可以获得其人群分布数据，而质量标准改善后，ONSD 测量将会在临床中获得更高的阳性预测和更好的阴性预测能力，这样对于趋势监测指标来说也会更为细化，这样就有机会成为替代有创测量方式作为重症患者神经重症监测的有力工具。

四、瞳孔对光反射评估

正常的瞳孔对光反射的评估通常可以根据 PERRLA 流程进行描述〔瞳孔是否等大（P）、等圆（E）、对光反射（RR）以及瞳孔调节（LA）〕。这一精细反射的评估是常规神经系统查体的重要组成部分。颅脑损伤患者的瞳孔直径和限制性能力对预后的评估意义不言而喻，而且被美国神经外科协会指南推荐用此方法评估这类患者。以前的文献描述过不同种瞳孔直径测量方法，大多数都需要特殊硬件并需要能够直视瞳孔。通过超声方法对瞳孔大小的测量和反应性进行测量，成为一种新式手段，尤其是在不能直视瞳孔或者要求对瞳孔反射进行精细测量时。

这一方法最先由美国空间计划项目进行开发，而并未以临床应用进行标准化，而目前只有两项成功的 ICU 外伤患者案例分析报告发表。对于瞳孔对光反射，共识是双眼关闭时通过眼睑进行对侧眼球超声透视来观察。超声在观察瞳孔对光反射时可以使用最高频率

［如（12～15）MHz］的线性探头，跟之前描述一样扫描平面成冠状主视图。这一方法与ONSD测量结合用于评估潜在的严重颅内病情。当眼球运动不受控制时，这一方法会受到限制。在严重额面部外伤的病例当中，极端情况下抢救应尽可能避免对眼球和其他组织的附加损伤。

<h2 style="text-align:center">五、安全方面</h2>

诊断性超声技术有优秀的安全性记录。但早前研究发现，当组织暴露在高强度超声波，如果高于诊断用超声仪器上限水平相当长时间的话会产生破坏性作用。而眼球里的精细结构，尤其是在外伤过程中由于不稳定体位、不经意地移动患者或者患者不自主运动的情况等机械压力导致损伤。而探头消毒使用的清洁用消毒剂，或者非标准的接触性耦合剂或润滑剂会造成化学性结膜炎。而探头消毒不彻底也可能将致病微生物带入结膜囊。因此需要制定下列安全须知和规范。

根据 ALARA 原则，即合理最小伤害原则，包括①控制仪器的输出能量（根据"眼科"要求进行预设在较低的声纳输出频率。TI 即热指数≤1.0 而 MI 指数≤2.3，不同模式切换时监测 TI 和 MI 的值，在增加输出前使用二象限增益、TGC（时间增益控制）和其他控制指标；②控制敏感器官的暴露时间（尽可能减少冗余数据的截取、尽量减少"停滞时间"即没有注视的情况下进行扫描，操作完成后进行测量）；③控制扫描技术（达到凝视控制水平，尽量减少移动，消除杂念；使用具有人体工程学的位置和方法；根据预先计划视野执行操作，控制整个操作的总时间；将次要视野/目标延迟到操作最后；使用足够量的耦合剂）。

观察化学与生物学安全性，包括①使用带眼球接触安全数据并能保证安全的耦合剂。②使用70%异丙醇或乙醇消毒剂对探头进行消毒，并在涂耦合剂之前在空气充分待干。还可以使用0.25%的苯扎氯铵溶剂，但是残余消毒剂必须在使用前擦干，并使用少量耦合剂进行擦拭。不允许使用其他的消毒剂。③强调皮肤的卫生状况。④强调了操作者手卫生以及必须使用手套。

机械性安全是指：①操作者必须在操作开始之前保持稳定和舒适的体位；②不应赶时间，操作扫描的时间必须充分而足够；③无关人员必须操作保持一定距离；④需具有较强的探头操作技能，包括手部锚固、正确应用受试者眶周区域的突起、正确使用双手来控制好探头的位置并保证扫描的全部时间内不对探头施加压力；⑤对探头施加零压力，是一项提高成像质量的方式。对床上患者都应强调以上这些机械性安全方法，即使是那些最小可能性存在眼球破裂的患者。

（陈　焕）

<h2 style="text-align:center">第二节　重症超声与颅脑灌注评估</h2>

<h3 style="text-align:center">一、颅脑灌注的定义</h3>

颅内压（intracranial pressure，ICP）是指颅腔内容物对颅腔壁上所产生的压力，由于存在于蛛网膜下隙和脑池内的脑脊液介于颅腔壁和脑组织之间，并与脑室和脊髓腔内蛛网

膜下隙相通，所以脑脊液的静水压就可代表颅内压，通常以侧卧位时脑脊液压力为代表。在正常生理情况下，颅内三大内容物（脑组织、供应脑的动脉和脑脊液）中，脑组织的体积比较恒定，因此，颅内压在正常范围内的调节就成为脑血流量和脑脊液之间的平衡，其中一个体积增加，需要另一个体积缩小来协调。正常人的颅腔和颅内容物保持着动态的压力平衡，当脑脊液压力 > 1.77kPa（180mmH$_2$O）时，这种稳态平衡遭到破坏，称为颅内压增高（increased intracranial pressure）。颅内压增高的原因很多，颅腔变小和（或）颅内容物体积增加均可导致颅内压增高，常见原因：脑水肿（外伤、脑炎、脑缺血缺氧等）、颅内占位病变（出血和肿瘤等）和脑脊液的吸收障碍或分泌增加引起脑积水。颅内压增高常常不是单一因素引起，如外伤后脑出血既有占位引起的容积增加，又有脑水肿。颅内压增高时的症状：持续性头痛伴呕吐，急性颅内压增高时头痛剧烈伴喷射样呕吐、视盘水肿、展神经麻痹，局灶神经系统体征加重，严重时可引起脑疝和意识障碍。

脑灌注压（cerebral perfusion pressure，CPP）是脑灌注的压力，近似于外周平均动脉压（mean systemic arterial pressure，MAP 或 mean arterial blood pressure，MABP）与平均颅内压之差，即 CPP≈MAP－ICP。外周平均动脉压等于舒张压加 1/3 脉压。

所以，外周动脉压或颅内压变化均影响脑灌注压的变化。当外周动脉压降低或颅内压增高时，灌注压降低。为了保持脑血流量恒定，脑小动脉（阻力血管）扩张，使血管阻力减少，脑血流量仍维持正常；反之当外周动脉压升高或颅内压降低时，脑的小动脉收缩，使血管阻力加大，脑血流量仍保持不变，说明正常情况下脑血流量存在自动调节功能。当颅内压超过外周动脉舒张压，灌注压 < 4 ~ 5.3kPa（30 ~ 40mmHg），动脉内二氧化碳分压超出了 4 ~ 6.67kPa（30 ~ 50mmHg）时，机体固有脑血管自动调节反应丧失，导致脑血流量（cerebral blood flow，CBF）降低。脑血流量与脑灌注压成正比，与脑血管阻力成反比。Ferris 在 1941 年和 Kety 在 1948 年最早定量研究了颅内压增高时的脑灌注压发现，轻度颅内压增高时，由于脑血管对颅内压增高有自动调节功能（脑血管阻力减小、动脉压增加），使脑灌注压保持在一个稳定状态，并有一过性脑血流增加。当颅内压增高超过 350 ~ 450mmH$_2$O 时，脑血流的自动调节功能丧失，脑血流量开始下降。当脑灌注压等于零时，脑血流停止，出现脑死亡。之前检测颅内压力的方法通常不是有创就是不易重复或操作起来复杂，Aaslid 将 TCD 应用于临床后使无创性颅内压监测成为可能。

二、颅脑灌注的监测方法

颅脑灌注的监测，通常情况下可以通过一些侵入性检查，如选择性颅脑血管造影及增强 CT 扫描、MR 特异性扫描等技术进行。而近年来超声技术，凭借其无创、可重复、适时等特点，在重症患者神经系统累及或神经重症患者监测当中发挥越来越重要的作用。本章以经颅多普勒超声技术为例，简要介绍此项技术在监测颅脑灌注相关的应用。

基于 TCD 基本原则和解读方式，目前已有许多临床应用的疾病价值。包括监测 SAH 患者的血管痉挛情况、评估镰状细胞疾病、血管狭窄/堵塞、分支血流的鉴定、动静脉畸形的血流动力学、检测颈动脉海绵窦瘘和椎基底动脉供血不足，脑循环停止的鉴定、微血栓监测、利用气泡试验鉴定肺动静脉畸形，以及运用呼吸阻断或二氧化碳负荷试验的技术确定是否存在血管张力储备。我们将重点放在急性缺血性脑卒中评估和脑血流自主调节方面。

1. 缺血性脑梗死的评估　TCD 可以用于急性缺血性脑梗死患者，通过对血管通畅程度、梗阻情况、微血栓形成或者侧支血流形态的存在进行实时评估来指导治疗。基于 TCD 波形态的分级策略，我们构建了脑缺血溶栓血流分级（TIBI）评分，作为一项对梗死进程或溶栓过程中狭窄和梗阻血管的特性进行准确、实时评估的系统，已证实这一评估系统可以提供梗死严重度准确评估，并能够预测血管再通可能及随后的临床发展过程。急性缺血性梗死情况下的侧支血流的存在或消失，同样可以辅助临床医师确定治疗方向；在确定血管梗阻或狭窄的部位和程度之外，TCD 还可以确定侧支血流是否存在以及流动方向。微血栓信号的存在可以辅助鉴定缺血性脑梗死的血栓来源，而可以完善疾病的整体治疗，就如"明显症状性颈动脉狭窄中使用氯吡格雷和阿司匹林以减少血栓形成"（CARESS）试验描述的内容一样，当症状性颈动脉狭窄超过 50% 患者，TCD 显像观察到：联合氯吡格雷和阿司匹林比单用阿司匹林对于减少无症状血栓形成方面明显更为有效。

2. 颅内血流自调节机制　颅内血流压力自调节机制是指一项血管稳态机制，可以保证在较广的灌注压力区间内维持稳定的颅脑血流。可以认为这种血管压力的适应性主要是一种颅脑前循环床内在的保护性机制，而在许多急性颅脑损伤过程中出现紊乱，而且与继发神经系统损伤有关。在临床实践过程中，通常运用 TCD 技术对自调节机制进行动态和静态监测。静态自调节的测量需要人为阻断动脉血压/脑灌注压，通常使用的方法包括快速充血反应试验（THRT）、股袖带放气试验以及使用血管活性药物。我们并不能对测量方法刺激的潜在干预性充分把控，而血管活性药物还会对颅脑代谢产生额外影响（尤其是对于大脑损伤患者，血脑屏障可能已被破坏），从而导致颅脑代谢水平和血压反应性同时发生变化。动态自调节监测则是指对脑血流或其他指标和 CPP 的自发波动的关系进行实时连续的评估。

1996 年，Czosnyka 等报道了一种连续评估自调节储备的新方法。这组研究人员评估了从 20 秒到 3 分钟这一时间区间中 CPP 的自发缓慢改变，MCA 的 FV 相应变化，计算平均血流速度（FVm）和 CPP（Mx）之间及收缩期血流速度（FVsys）和 CPP（Sx）之间的相关系数，并确定其在颅脑损伤预后评估方面的潜在优势和作用。许多研究支持在自调节状态与严重颅脑损伤的预后有较强的关联。近期，Cambridge 研究组证实 FV（平均收缩期峰值和舒张末期）的不同指标在评估自调节方面作用差异。使用收缩期血流速度的指标与临床结局和预后的关系最为密切，而平均血流速度相关指标的作用次之。同样我们还在蛛网膜下隙出血（SAH）患者当中得到类似结论，血压自调节功能紊乱通常与延迟颅脑缺血的发生有关。最后，Budohoski 等发现在 SAH 最初的 5 天里出现自调节功能紊乱的患者，若进行 TCD 或近红外光谱监测方法进行评估，前者会与缺血性脑卒中的发生明显相关，而后者与超声下血管痉挛关系不大。

3. 脑死亡　经颅多普勒彩色超声技术在神经重症监护和治疗方面的作用已在前面的章节进行了较为详细的叙述。而在脑死亡过程中的作用，却一直被国内的研究和医疗机构所忽略。因为我国还没有正式颁布脑死亡诊疗规范和相关法律条款，并未将此诊断纳入医疗机构可以诊断的多项疾病名录当中。尽管存在各种不同的文化和宗教特性，西方社会文明当中死亡是与呼吸和心脏停搏联系起来的。而随着第二次世界大战后医疗科技的进步和重症医疗技术如机械通气，以及重要器官移植成功率的升高，在死亡诊断方面，我们面临着各种各样关于伦理、法律和医疗的两难处境情况。

1968 年，哈佛医学院特别委员会对脑死亡概念进行了严格的规定，由于脑死亡是一项严格的临床诊断，定义为所有大脑半球、小脑以及脑干神经功能不可逆终止。本章将不会对脑死亡诊断进行深入分析，但是读者可以参考 2009 年颁布的美国总统生物伦理委员会发表的白皮书，书中对脑死亡诊断的争议进行了描述，并引入了标准概念"全脑衰竭"。脑死亡诊断的争议及其在创痛心肺复苏标准过程中是否进行脏器移植时使用，也被称为"可控性心源性死亡后器官捐赠"，使得脑死亡诊断流程的确诊实验研究得到长足发展。如果当临床检查的某些特定方面不是很确定的时候则强烈推荐，很难得到某些特定的国家法律的认可。严重颅脑损伤的患者可以使用苯巴比妥类药物进行治疗，而却由于存在有多种代谢因素、温控措施以及呼吸辅助装置以及其他干扰因素的存在会影响脑死亡的严格诊断。通常确诊试验在儿童和婴儿较为常用，因为这些病例的脑死亡诊断会受到影响。而确诊实验通常可分为脑循环骤停（CCA，如血管造影）和可以证实生物电活动消失的技术（如脑电图等）。

CCA 是导致脑死亡一系列破坏性病理生理学过程的一个方面。值得注意的是，CCA 出现后几分钟内大脑神经元会出现不可逆损伤，而全脑功能在 30 分钟内会出现严重损伤。但是一些情况下即使没有 CCA 也会发生脑死亡，因此相反的在这些严重到进展为脑死亡患者，其特定的病理生理学特征不同。而颅内压升高为病理生理学特征的情况，可能由于 ICP 升高到超过平均动脉压（MAP）而引起大脑"填塞"，而导致 CCA。而另一个模式下 ICP 增量没有超过 MAP 的情况，但可能导致大脑在细胞水平发生病理学改变，而导致严重水肿和器官坏死。

CCA 早期监测可能会或较多出现假阴性的结果，因此较多人推荐应用神经元功能和存活度的监测，但一般颅脑损伤变得不可逆的时候，最终会出现 CCA。监测 CCA 需要对严重颅脑损伤而可能出现脑死亡的患者在起病之初和后续情况进行随访。而研发出的其他辅助监测 CCA 的方式，如大脑血管造影、静脉数字减影血管造影、静脉核素血管造影、单光子发射计算机断层扫描、颅内血管超声、臂-视网膜循环时间、眼动脉血压、流变脑造影、氙增强 CT 扫描，磁共振显像造影、CT 血管和灌注造影以及经颅多普勒超声。而对于监测 CCA 金标准监测方法是侵入性透视下血管造影；而目前随着 CT 血管造影（多层 CT，可以将颅内血管进行三维重构）技术的发现，后者已成为发展最为迅速的临床检测手段。技术革新正对于诊断 CCA 有效性的提高起到举足轻重的作用。但是对于侵入性和 CT 血管造影而言，其可移动性不佳，而大量使用含碘造影剂是这两项技术的不利因素。而可能会出现脑死亡的血管造影特征可以包括：头颅入口部位颅内血管的灌注缺失（例如，枕骨大孔平面的后循环血管，以及在前循环颈内动脉的岩部）和缺少实质期和静脉期的微小动脉浑浊表现。

经颅彩色多普勒超声（TCCD）被广泛用于 CCA 诊断，因为研究证实这项技术与侵入性血管造影存在高度一致性。与血管造影相对比，TCCD 对于脑死亡确诊的敏感性和特异性分别达到 88% 和 100%。TCCD 依赖于操作者技术水平，因此其应用受到许多技术性因素影响（如有 20% 病例的声窗无法获得），但由于其无创伤、可移动、无须造影剂和相对便宜的特征而越来越受到青睐。美国神经病学会临床治疗和技术评估小组委员会确定 TCCD 对于监测 CCA 方面具有高度特异性和敏感度，而世界神经病学联合会神经超声研究协作组更强调颅外和颅内 TCCD 能够检测 CCA 而因此对于 BD 诊断流程协议可作为可选手段。TCCD 监测的推荐参数将在之后的章节进行详细描述。

　　一般情况下，患者置于仰卧位，同时保证动脉收缩压 > 90mmHg，心率 > 60 次/分，而且脉氧仪提示氧饱和度 > 95%。技术参数方面使用（1.5 ~ 5）MHz 相控阵距探头，色彩和扫描速度调整到脚底水平，样本容量在 6 ~ 10mm（多普勒模式），最大增益和较小的样本大小（彩色多普勒模式），因此避免出现在多普勒模式中进行较大的角度调整。

　　TCCD 的特征性 CCA 信号表现是：震荡波、收缩期尖峰，以及在之前 TCCD 的血流信号部位没有再发现血流信号（图 11-2-1）。

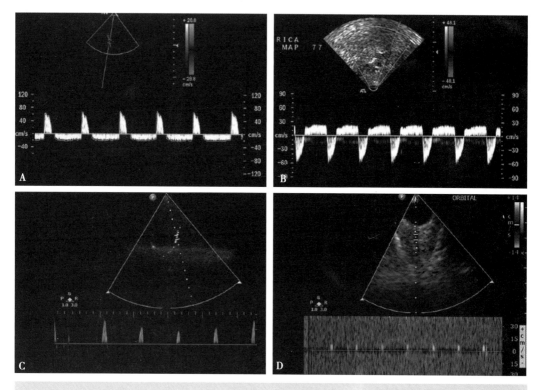

图 11-2-1　TCD

图 A 和图 B. 一名严重颅脑创伤患者诊断脑死亡前的 TCD 图像，分别提示右侧大脑中动脉（RMCA）和右颈内动脉（RICA）的震荡波；图 C 和图 D 分别是另一名脑死亡患者的左大脑中动脉和大脑前动脉的收缩期尖峰

　　而当颅脑损伤患者 ICP 逐渐升高时，TCCD 舒张期和平均血流速度会出现同步下降，导致多普勒截取搏动指数的递增。因此小口径颅内血管的层流被中断，这一现象可以被 TCCD 记录下来，并应用彩色 M 型超声技术进行分析。当颅脑损伤进一步恶化而自调节功能失效后，颅内血流会受到更多的影响，TCCD 舒张末速率趋近于零，ICP 可以达到动脉舒张压水平；但此时在收缩期仍可以形成前向血流。而当 ICP 趋于或超过前向收缩压力的时候，会出现较为明显的逆向血流，此现象称为明显的震荡波或者双向血流。即使经过抢救性颅脑减压术，严重外伤性颅脑损伤患者的震荡波可能会持续出现。

　　震荡波血流在彩色模式下可能呈现暂时的颅内和颅外的大脑循环均"闪烁"的表现。而这一现象的进展在 TCCD 上可能出现收缩期尖峰或出现血流的缺失。而由于无法取得合适的声窗而导致无法检测到血流信号，可以通过使用经眼眶和其他方式来解决，但这些技术手段还未被业界广泛认同。TCCD信号用于评估，通常需要对伴随临床表现和实验室检查相结合，而至少在30分钟内进行再次评估显得非常有必要。为了确定诊断，建议对颅外血管如颈总动脉、颈内动脉和椎动脉的双侧扫描。

在鉴定CCA过程中，应用TCCD的指南推荐如下：

1. TCCD的典型CCA表现，建议每隔30分钟对颅内和颅外的动脉TCCD信号都进行双侧扫描和监测。

2. CCA特征性信号是在Willis环的任何动脉段的出现收缩期尖峰或震荡波，以及在颅外血管部分，如颈总动脉、颈内动脉和椎动脉的部分出现同样的波形表现。

3. 基底动脉的经颅多普勒超声血管信号缺失并不是一项可靠的表现，因为由于传输特性的原因，这一现象可以出现。而颅内血流信号的消失合并典型的颅外血流信号可以认为是CCA的典型表现。

4. 由于脑室引流或者颅骨大开口可能会对ICP数值的上升表现不明显。但实际上，有脑室引流或者颅骨大开口患者可能已经出现CCA，因为大脑"填塞"的进展趋势可能较为缓慢，而大部分后续检查缺乏CCA特异性的TCCD信号特征表现。

因此，30分钟间隔的检查设计并不能对某些特殊个案的CCA进行明确诊断，因此有必要进行更长时间的TCCD连续监测。因此，对于已稳定的血流动力学、代谢状态和呼吸功能稳定患者，进行TCCD检测可以提高这项技术发现的可信度。尽管存在较多的局限性，TCCD仍是一项对于CCA诊断方面与侵入性血管造影同样高级别并具有高度一致性的技术手段，而对于脑死亡诊断流程规则的制定可以起到较为重要的作用，是诊断脑死亡的可选技术项目。

（陈　焕）

第三节　重症超声与颅脑创伤诊断和治疗

在ICU中颅脑创伤患者病情变化迅速，能够早期发现病情变化，并采取针对性治疗手段介入，可能导致患者完全不同的结局与预后。超声具有无创、床旁、可重复操作等特点，能对患者进行动态监测，从而在第一时间获取重要的评估数据，为重症患者的诊断与治疗提供及时、准确的指导，因此重症与超声相结合这一概念正逐步被ICU医生接受，并运用于临床。重症超声的特点在于以独特的整合可视的结构评估与功能监测评估为一体，定性与定量相结合，无创与动态评估相呼应，紧密参与临床病情的观察，并与其他监测工具合理整合，实现在重症患者床旁指导临床问题的快速诊断与治疗。而随着重症超声流程化的形成，重症超声在ICU中得到更进一步普及。针对ICU常见的不同疾病，选择不同的流程方案，从而能够快速并较为全面地发现临床问题，有利于病情早期控制处理。目前有许多流程化方案已发展成熟，如休克循环评估的快速超声休克评估流程（RUSH）、腹腔出血评估的目标导向的超声创伤评估（FAST）、休克原因评估的肺部超声指导的休克评估（FALLS）流程，以及ICU系统性全身超声流程（ICU—SOUND）等。重症超声已广泛应用于ICU患者治疗过程中，为临床医师提供实时、动态的重要检测与评估数据，如血流动力学参数、呼吸功能检测等。在ICU中，颅脑创伤（traumatic brain injury，TBI）患者占据一定比例，随着超声技术的不断发展，重症超声在颅脑损伤患者诊疗过程中的作用也日益明显，本文将对近年来重症超声在颅脑外伤诊疗过程中的相关运用进行介绍。

一、颅脑超声与颅脑创伤评估

（一）颅脑超声评估颅内解剖形态异常

对于颅脑创伤患者，影像学检查无疑是必不可少的，而 CT 是其中最重要的检查方法，也是反映颅内改变的金标准。但是 CT 受到环境的诸多限制，经颅超声成像技术（transcranial sonography，TCS）的出现为我们实时监测颅内情况变化、及早发现颅内异常形态学改变提供了可能。那么 TCS 究竟能否如同 CT 一样，准确地评估颅内结构的异常与改变？在1993 年，Becker 和 Boghdan 第一次阐述了经颅 B 超能够精确地探察到包括颅内血肿、中线移位及脑室扩张等异常颅脑异常情况。其后也有多篇报道得到了相似的结论。Anselmo 及其同事则首次对比了颅脑创伤后已接受去颅骨瓣减压手术的患者 CT 与 TCS 之间的相关性。他们证实了在评估颅内血肿形成范围、测量中线移位及侧脑室扩张程度、明确脑室内导管（如侧脑室引流导管、颅内压监测导管等）位置方面，TCS 与 CT 之间有着高度的相关性，TCS 能提供与 CT 相似的测量数据。所以我们可以认为经颅超声成像是一项能够准确评估颅内情况的诊疗技术，特别是对于已行去颅骨瓣手术的患者，床旁 TCS 的使用可以减少进行 CT 检查的次数，更有利于对颅内情况进行动态监测。

（二）视神经鞘直径与颅内压评估

颅内压（ICP）是指颅内容物对颅腔壁所产生的压力。正常生理情况下各组成部分的体积可在一定限度内相互代偿，以维持颅内压的稳定。包括颅脑外伤在内的许多中枢神经系统疾病会打破这种代偿平衡，导致颅内压力升高，从而影响大脑血液灌注，引起大脑缺血、缺氧，诱发脑疝。对于颅脑损伤患者，颅内压的升高是诱发大脑二次损伤的重要原因，同时也是不良预后因素之一，而如果能够实现颅内压升高的早期诊断与治疗，能够改善患者预后。

颅内压监测可分为无创和有创两类，无创主要包括经颅多普勒（TCD）、视觉诱发电位法、眼膜曲率测定、影像学检查等，CT 等头部影像学检查虽可以用来诊断颅内压水平，但是它需要转运患者至 CT 室才能完成检查，不仅耗费了治疗时间，在转运途中增加了危重患者的风险，而且 CT 无法实现对颅内压实时监测；有创方法包括腰椎穿刺监测、颅内压监测仪检测等，颅骨钻孔穿刺脑室测定脑脊液压被视为颅内压监测的金标准，但是这种有创的监测方法很大程度受限于神经外科医师经验水平以及包括凝血功能异常、血小板减少等禁忌证的存在，而且测压导管放置后同样将带来多种并发症，如脑组织堵塞管孔、仪器故障等导致无法记录颅内压，置管时可能损伤脑组织引起局部出血、水肿导致测量误差，置管导致逆行性颅内感染等。目前有许多文献指出，颅内压力的增高将导致视神经鞘直径（ONSD）的增加，而随着超声在 ICU 中的普及，通过 B 超对视神经鞘直径进行监测从而间接反映颅内压的方法，这无疑为我们提供了 ICP 监测的新视角。

视神经是中枢神经系统的一部分，眶内段视神经外由视神经鞘包裹，视神经鞘是硬脑膜的延续，视神经及鞘膜之间的间隙与蛛网膜下隙交通，脑脊液在其间自由流动。当颅内压增高时，脑脊液将积聚于视神经鞘内，使鞘内压力增加，从而导致了视神经鞘直径的扩张，这一现象在颅内压急剧变化后几分钟内便会出现。在 Geeraerts 等的研究中，将 37 例接受了 ICP 监护仪检测的神经外科重症患者同步动态监测 OSND，以此明确超声获得的 ONSD 值与颅内压之间的关系。这篇研究证实了 ONSD 与颅内压之间有着强烈的相互关联，同时 ICP 的变化与 ONSD 的变化也同样相关联。研究还指出 ONSD 能够精确预测颅内高压的最佳 Cut-off 值为 5.86mm（敏感度为 95%，特异性为 79%），而当 ONSD < 5.8mm 时，患者出现颅内高压情况的可能性很小。Dubourg 等通过将以往对于 ONSD 与 ICP 之间研究进行 Meta 分析后发现利用 ONDS 监测 ICP 升高的灵敏度为 90%，特异度为 85%。与有创 ICP 监测仪相比，ONSD 超声有着无创、床旁、操作简便等优点，它能在第一时间提醒临床医生颅内高压的出现，为临床诊治争取时间。然而需要引起我们注意的是，使用超声测量 ONSD 来判断重症神经损伤患者颅内压的监测方法并不能取代有创 ICP 监测技术，实际上有大约 10% 的颅内压显著升高的患者其 ONSD 会出现假阴性结果，而且这项技术与操作者的熟练程度及临床经验密切相关，初学者很有可能得到不准确的结果，进而影响我们临床诊疗。

（三）经颅多普勒超声在重度颅脑损伤中的应用

颅脑创伤患者影响其神经功能恢复的因素除了初始受伤严重程度外，还与脑继发性损害的发生相关。这种大脑的二次损伤多由于急性颅脑损伤后大脑血液供应及氧供改变，导致脑组织缺血缺氧而引起的，所以维持足够的脑血流（cerebral blood flow，CBF），是 TBI 患者住院过程中预防及治疗脑继发性损伤的核心。这无疑又给我们提出了新的问题，如何能够在 TBI 患者治疗过程中实时的监测 CBF 的变化，从而在病情变化的第一时间做出正确的判断及处理？常规的 CT 灌注成像、MRI 灌注成像无法满足我们床旁、动态、实时的要求，而其他指南推荐的监测脑血流动力学的方法，如颈静脉血氧饱和度（jugular venous oxygen saturation，$SvjO_2$）、脑组织氧分压（brain tissue oxygen pressure，$PbtO_2$）测定等，也只能间接反映颅内氧和代谢情况。经颅多普勒超声的出现，为我们在 ICU 病房内动态地监测颅脑创伤患者脑血流动力学变化提供了可能。在 19 世纪中期，奥地利物理学家 Christian Andreas Doppler 发现了当声波以一特定频率冲击一个移动的物体时，它将会以另一不同频率的声波反射回来，这一现象被称为多普勒效应。由于血管内的血液是流动的物体，所以超声波振源与相对运动的血液间就产生了多普勒效应。反射波频率增加或减少的量，是与血液流运速度成正比，从而就可根据超声波的频移量，测定血液的流速。根据这一原理 Aaslid 等在 1982 年将经颅多普勒超声引入临床，开启了脑血液循环监测的新纪元。

1. TCD 与颅内压评估　TCD 可以方便快捷地无创性监测脑血流的早期变化，为临床间接评估颅内压提供了依据。在血管直径无明显变化的情况下，TCD 检测的脑血流速度快慢基本反映了血流量，PI 代表了脑血管阻力，灌注压为全身平均动脉压减去颅内压。脑血流量与灌注压成正比，与脑血管阻力成反比。当脑血管自身调节功能正常时，如果颅内压升高导致脑灌注压降低，则脑血管通过自身调节，小动脉扩张，脑血管阻力降低来保障脑血流量供应相对稳定不变，此时血流动力学变化表现为舒张压下降较收缩压更明显，脉压增大，对应 TCD 参数则反映为代表脉压变化的搏动指数 [PI，PI =（Vs - Vd）/Vm] 和阻力指数 [RI，RI =（Vs - Vd）/Vs] 增大；当颅内压继续增高，使脑血管自动调节功能受损，脑血管失去扩张能力时，脑血管阻力随颅内压增加而增加，脑血流减少，脑循环减慢，脑血流速度减慢，对应 TCD 参数表现为收缩期流速（Vs）、舒张期流速（Vd）、平均流速（Vm）均降低，同时颅脑远端小血管及毛细血管、小静脉受压，管腔狭窄，阻力增大导致 Vd 降低更明显，直至消失，TCD 参数表现为 PI、RI 进行性增高。

颅内压增高对脑血流速度的影响以大脑中动脉（middle cerebral artery，MCA）最明显，大脑前动脉次之，大脑后动脉不明显。MCA 是颈内动脉的直接延续，是供应大脑半球的最粗大动脉，其供应大脑半球 80% 的血流量，并且其走行位置恒定，变异较少，具有相对坚韧的血管壁，即使在灌注压明显变化的情况下管径几乎不改变，能够较好地排除血管直径变化引起的脑流量变化，是理想的颅内压监测血管。但对于幕下病变，有研究显示基底动脉（basilar artery，BA）TCD 参数与 ICP 的相关性比 MCA 的 TCD 与 ICP 的相关性要密切，因此在用 TCD 进行 ICP 监测时，应根据病变部位选择相应的供血动脉进行监测，靠近幕上的病变选择 MCA 进行监测，靠近幕下的病变应选择 BA 进行监测。

由此可见 TCD 评估颅内压力主要通过大脑中动脉和基底动脉的频谱和波形形态变化进行的。以大脑中动脉血流频谱为例，正常 TCD 频谱形态近似三角形，上升波陡直，降支斜平。收缩期内两个峰，S1 峰高尖，时限较短，S2 峰略圆钝，时限延长；S1 峰高于 S2 峰。S2 峰之后有一个明显切迹，切迹后的峰为舒张峰 D 峰。当脑血管自动调节功能正常，早期颅内压开始升高时，MCA 舒张期血流速度开始下降，S2 峰相对 S1 峰升高，表现为"阻力血流图形"，大脑中动脉 PI 值增高；当脑血管自动调节功能减退，灌注压可能在 40～70mmHg 时，舒张期血流速度明显减少，搏动性显著增加，收缩期与舒张期的重波切迹更加明显，频谱的收缩峰变尖锐，出现"双尖塔状波"；当颅内压进一步升高，达到舒张压水平时，舒张期血流消失，仅遗留一个尖锐的收缩峰，TCD 表现为"收缩峰图形"，大脑中动脉平均血流速度下降，PI 继续升高；当脑血管自动调节功能完全丧失，脑灌注压 <40mmHg，颅内压力介于收缩压与舒张压之间时，TCD 频谱上舒张期血流再次出现，但方向逆转，表现为"振荡波"，vm 明显下降，PI 不成比例增高，脑循环几近停止，当颅内压升高到收缩压水平时，仅表现微弱收缩峰的钉子波，甚至为零，脑血流停止。振荡波、钉子波，血流信号消失为脑死亡的特征 TCD 波形。

Schmidt 等应用 TCD 检测脑血流速度，由血流速度、动脉压力和颅内压计算 TCD 特征参数和权函数，采用系统分析方法，进行多元回归推导出模拟 ICP 的数学公式，得到实时的 ICP 模拟曲线。通过此方法得到的模拟 ICP 和实际测量 ICP 之差为 4±1.8mmHg，并且在 ICP 模拟曲线上甚至可以鉴别出脉搏和呼吸对波形的影响。在其后进一步的研究中，调查利用了动脉压力和血流速度来无创评估 ICU 的精确性和临床应用数学公式，发现在重度颅脑损伤患者，通过比较不同波形的模拟 ICP 和实际 ICP，其相关性非常高，相关系数 $r = 0.98$（$P < 0.01$），证实 TCD 模拟 ICP 计算是无创监测与评估 ICP 的可靠方法。在重症颅脑损伤的治疗过程中，早期发现颅内压增高，并积极干预处理，对于预后有着重要作用，而 TCD 可能是床旁无创监测评估颅内压的重要手段之一（图 11-3-1）。

2. TCD 与脑灌注评估对于重度 TBI 患者，指南推荐保持平均动脉压在 70mmHg 左右，以维持适当的脑灌注压（cerebral perfusion pressure，CPP）。但是每个患者之间都具有个体性差异，一部分患者可能会受益于更高的平均动脉压，而一部分患者则需要降低 MAP 水平，来减轻脑组织水肿。CPP 是动脉压与脑循环下游压力（effective downstream pressure，EDP）的差值，颅内压代表脑组织压力，通常被认为是脑循环下游压力。直接测量颅内压通常并不容易实现，但是 CPP 在颅脑损伤早期的波动性却很大，TCD 的使用能让临床医师

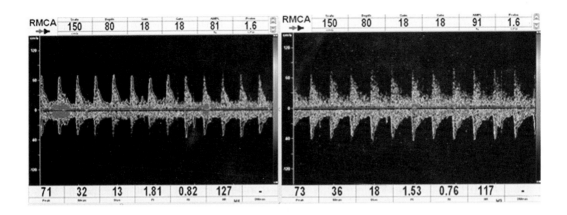

图 11-3-1　颅脑外伤患者 TCD 结果

重度颅脑外伤，额颞顶叶血肿患者，行开颅探查血肿清除，颅内压探头置入术，术后入 ICU，术后 3 天颅内压监测示 ICP 28mmHg，TCD 检测（眼窗，72 岁男性，颞窗条件不佳）提示大脑中动脉 PI 明显增高，予以加强镇静治疗，并甘露醇 125ml 静滴后复查 TCD 显示大脑中动脉 PI 指数下降，颅内压监测显示 ICP 20mmHg

早期发现脑血流异常，更准确地把握患者病情变化，从而指导治疗，以减少脑继发性损伤的发生。

Schmidt 等利用 ABP、平均和舒张期血流速度（FVm、FVd）的时间平均值，计算脑灌注压 CPPe = ABP × FVd/FVm + 14，实际 CPP（CPPm）与 CPPe 之差，绝对值 < 10mmHg 的占 82%，绝对值 < 13mmHg 的占 90%，提供了 TCD 无创评估 CPP 的方法。Czosnyka 等通过连续测量 MABP 和 TCD 检测 Vm 和 Vd 来估算 CPP，得出 CPPe 和 CPPm 之间的相关系数 $r = 0.73$（$P < 0.001$），在 71% 的检查中估计误差 < 10mmHg，84% 的检查中，估计误差 < 15mmHg，阳性预测效果高达 94%。但有研究发现，在中度颅内压增高患者中，CPPe 与 CPPm 逐渐失去相关性。Edouard 等在 20 例双侧弥漫性脑损伤患者患者研究了 CPP 评估简化模型，他们比较了传统 CPP 测量（平均动脉压与颅内压的差值）和估算 CPP（CPPe）的相关性。CPPe 根据血流速度和动脉压的公式计算 {CPPe = [Vmean/（Vmean − Vdiast）] × （APmean − APdiast）}。20 例患者分为 ICP 平稳组和 ICP 急性增高组，ICP 平稳组定义为 ICP 变化波动 < 20%，在实验进行的 24 小时期间内去甲肾上腺素剂量无改变，不需要额外的容量治疗或甘露醇治疗。ICP 急性增高组，常规评价脑血管 CO_2 反应性，通过降低 20% 潮气量，保持呼吸频率不变来增加 $PaCO_2$，当呼吸末二氧化碳达到平台或者 ICP 增高导致 CPPm < 40mmHg 终止。发现在 ICP 平稳组中，CPPe 与 CPPm 间显著相关，回归系数为 0.76，截距为 10.9；在 ICP 急性增高组，呼吸末二氧化碳分压每增加 1mmHg，ICP 增高 1.9mmHg，CPPe 与 CPPm 间相关性仍然存在，回归系数 0.55，截距 32.6。但二者的不一致性会随着误差和变异的增加而增加，且 CPPe 的精确性依赖 ICP 增加的水平，随着 ICP 的增加，CPPe 的精确性将逐渐降低。TCD 对于颅内压不稳定患者的灌注压评估有待于进一步研究。

3. TCD 与脑血管痉挛监测评估与治疗　Weber 等发现 40% 颅脑创伤的患者存在脑血管痉挛，而颅脑创伤后如果发生脑血管痉挛，提示预后不良。因此，早期发现脑血管痉挛，进行干预治疗是对颅脑损伤患者治疗的重要环节。TCD 在颅脑损伤患者脑血管痉挛的诊断中占有重要地位。前循环多以大脑中动脉（M1 段-主干、深度 50～65mm）为准，平均血流速度 >120～140cm/s 时可以诊断血管痉挛，且血管造影可以观察到血管内径相对减小；应用血管痉挛指数（Lindegaard，LDGI 指数），即颅内大脑中动脉平均血流速度与同侧颅外段颈内动脉平均血流速比值判断脑血管痉挛是有效方法，通常认为当 Lindegaard 指数 >3 时，发生了血管痉挛。发生脑血管痉挛的颅脑损伤患者几乎均合并蛛网膜下隙出血，血管痉挛一般发生在前循环，也可以累及后循环。有研究显示创伤性蛛网膜下隙出血患者后循环基底动脉痉挛的发生率明显高于自发性蛛网膜下隙出血患者（59.7% 对40.3%，$P=0.041$）。后循环动脉的探测主要集中在椎基底动脉，轻度血管痉挛时基底动脉平均血流速 >60cm/s，重度血管痉挛基底动脉平均血流速 >85cm/s。在一项早期进行的TCD 与脑血管造影相比诊断基底动脉和椎动脉血管痉挛的特异性研究中，发现当椎动脉流速 >80cm/s，基底动脉流速 >95cm/s 时，其诊断特异性达到 100%。Soustiel 等进一步尝试了应用颅内基底动脉流速与颅外椎动脉流速的比值，类似于大脑中动脉血管痉挛指数，来鉴别血管痉挛与脑充血，发现当比值 <2 时可排除基底动脉痉挛，特异性 95%，而所有脑血管造影证实的血管痉挛患者比值均 >2，敏感性 100%。多项研究证实轻度基底动脉血管痉挛与神经系统功能缺失密切相关，而重度基底动脉痉挛则可导致长期的植物生存状态。由此可见，临床上可通过 TCD 对颅脑损伤患者进行动态监测，尽早发现脑血管痉挛，并可监测治疗后血管痉挛的改善情况。

4. TCD 与脑血流自动调节能力和脑血管反应性评估 经颅多普勒超声能帮助评估 TBI 患者脑血流自动调节能力和脑血管反应性，两者都被认为与患者的预后相关。Nelson 在兔的颅高压实验中观察到，脑血流速度最初随着脑灌注压下降而升高，但达到一个临界点时，血流速度随脑灌注压下降而下降。这表明对于脑血流量，存在一个自动调节机制（CA），若血流速度与脑灌注压失去相关性，则表示此机制遭到了破坏。

脑血管系统随灌注压改变而收缩或舒张，保持脑血流量稳定不变的能力称为脑血管自动调节能力，脑自动调节功能可以解释部分脑氧供和氧耗的紧密关系。在正常情况下，当平均动脉压在 60～160mmHg 波动时，脑血流量恒定保持在 50～60ml/（min·100g），每分钟从 700～800ml 血液摄取 50ml 氧。在范围之外时，流速随压力成比例改变，潜在导致低灌注或高灌注。大脑中动脉血流速度随血压波动和二氧化碳改变而改变的能力常常被用于检测脑血管自动调节功能。

评价流速随二氧化碳分压改变而改变的自身调节又称为二氧化碳反应性。在二氧化碳分压在 20～60mmHg 时，脑血流量大概随着每 1mmHg 二氧化碳分压改变有 3% 的变化。但是在进行 CO_2 反应性评估前需确认低血压被纠正，通气不足会导致血管扩张，从而增加脑血流量和流速，过度通气则导致血管收缩和流速下降。

对于平均动脉压改变反应的脑自动调节功能评价可以应用静态和动态两种手段。静态手段是在休息状态下测量大脑中动脉血流速度，然后增加血压 20～30mmHg 后再测量，通过平均动脉压（MAP）每 1% 改变导致脑血管阻力改变的百分比（MAP/FV）计算自动调节指数。如果动脉血压下降或升高，脑血流速度随之发生明显变化或者自动调节指数 <0.4 提示血管自身调节功能受损。静态方法的主要缺点是需要药物干预血压变化，而药物可能本身会改变血管反应性，并产生潜在不良反应。随后无创非药物性的动态方法得到发

展，最经典的就是 Aaslid 的股部血压袖带气囊技术，将股血压袖带充气到高于收缩压并维持 2 分钟，然后迅速放气，从而诱导血压迅速下降，正常情况下，TCD 检测的大脑中动脉血流速度同时也下降，但脑血流速度一般先于动脉血压恢复到原始水平。如果 MCA 血流速度随着动脉血压升高后再恢复，说明脑自动调节功能受损。Tiecks 进一步简化了检测过程，采用 Valsalva 动作诱导一个相对标准的短暂的血压下降，如果脑血流速度先于动脉血压恢复到原始水平，说明脑血管自动调节功能完整。并且还可以通过比较脑血流恢复早期过程中脑血流速度和动脉血压变化百分率的差异，计算自动调节斜坡指数（autoregulatory slope index，ASI），正常值为（22 ± 14）%，ASI 下降说明脑血管自动调节功能受损。Giller 等描述通过短时压迫同侧颈总动脉的充血实验，观察大脑中动脉血流速度改变来判断脑血管自动调节功能。CPP 的突然下降诱发 MCA 远处血管床血管扩张，导致压迫解除后血流速度瞬间增加。如果脑血管自动调节功能丧失，MCA 脑血流速度仅回到基础水平，没有瞬时增高。颅脑损伤患者发生脑血管自动调节功能受损非常普遍，而脑血管自动调节功能受损与损伤的严重程度和不良预后相关，了解脑血管自动调节功能状态有助于个体化治疗方案的制订。但是上述方法都只是单次评价脑血管自动调节功能，重症患者的病情变化和治疗过程变幻无穷，要求监测的动态和连续性。

Schmidt 等用 nICP 代替 ICP，并计算 CPP 和脑血流速度之间的关系系数，即 Mx 系数来评估脑血管自动调节功能状态，得出 Mx 与无创性评估值 nMx 指数具有高度相关性（$r = 0.9$，$P < 0.001$），Mx 指数可以反映 CA 情况。如 Mx 为零或者负数，则显示 CA 良好；如为正值，则显示 CA 失代偿。这个模式可以动态、连续地对 CA 进行无创评估。Matte 等用弹性腔模型研究了大脑中动脉血流速度与指端测得的 ABP 之间的关系。该模型包括 CA 和脉动作用，且为非稳定状态下的模型，具有一定独创性，为模拟 CA 机制提供了一种思路。但该模型过于简单，不能将影响 ICP 相关因素全盘考虑。近期研究发现，脑血流动力学中存在非线性因素，Aaslid 等利用脑血流量微小变化下脑灌注压与脑血流速度近似线性相关，并用其线性回归系数的变化代替脑灌注压来测定 CA 的反应，结果显示，大部分脑损伤患者（ICP ≤ 25mmHg）存在 CA 受损，出现 CA 的不对称反应，并且发现正常对照组中亦存在轻微的 CA 不对称性反应，进一步证明了 CA 机制中非线性因素的存在，提示以往线性评估 CA 功能状态具有一定局限性。如何应用 TCD 对颅脑创伤患者进行脑血管自动调节功能的精确评估是未来研究的重点内容。

5. TCD 协助筛查颈部血管损伤的患者　在颅脑创伤患者中，1% ~ 3% 患者合并有颈部血管损伤，其症状容易被其他部位的损伤所掩盖，而导致约22%的患者漏诊而延误治疗。颈动脉内膜损伤后可引起血栓形成、血管栓塞，导致患者休克等严重并发症。目前对颈部血管损伤主要筛查手段是 CT 血管成像以及血管造影术，但是这两种有创的操作都无法在第一时间内用来排查所有患者。并且均有可能导致相应的并发症，如造影剂过敏、肾功能损害等，而且危重患者在行检查的转运途中卒中风险极大。在床旁使用 TCD 来评估两侧颈动脉血液流速及脉动指数，能帮助我们对颈部血管损伤进行初步筛查，特别是那些起病时无明显临床表现的患者。Bouzat 等研究指出，当患者两侧大脑中动脉的血液流速显著不同（> 25%），身体同侧脉动指数（pulsatility index，PI）减低（< 0.8）时，发生血管损伤的可能性大，针对这些患者可进一步行 CT 血管成像或造影以明确诊断。

6. TCD 早期筛查高风险的颅脑创伤患者　轻中度颅脑创伤的患者（GCS 评分在 9 ~

15，并且 CT 平扫未发现明显的颅内病灶）中，一部分患者在伤后 1 周内有可能突发二次神经功能恶化（secondary neurological deterioration，SND），即出现了以下 1 项或多项症状：①较入院时 GCS 评分减少 >1 分。②患者神志恶化，需要进行机械通气、镇静、脱水、神经外科手术治疗等。③机械通气患者颅内压逐步升高至 >20mmHg，颅内压升高时间超过 10 分钟。导致 SND 发生的原因考虑与颅内水肿、颅内或硬膜下血肿、蛛网膜下隙出血、癫痫、外伤后脑积水有关。Bouzat 等研究表明由 TCD 测得的舒张期脑血液流速（diastolic cerebral blood flow velocity，FVd）与脉动指数（PI）这两项指标与患者发生 SND 风险大小相关，并指出入院时 FVd < 25cm/s 和（或）PI ≥ 1.25 的患者，发生 SND 的可能性更大。TCD 可用于早期筛查高风险患者，实现早期治疗，从而有利于改善 TBI 预后。

二、重症超声在颅脑创伤患者的流程化管理

　　颅脑创伤患者的管理在关注瞳孔大小和对光反射、神经系统评分、神志状态、中线结构、血肿情况、颅内压、脑灌注压力及脑血管反应性等中枢神经系统情况外，全身其他器官的管理也至关重要。例如循环管理中患者的容量状态、目标血压水平是否合适，呼吸管理中患者的氧合状态，二氧化碳水平等都对颅脑损伤的治疗和预后至关重要。重症超声可以通过从头到脚的目标导向性监测指导颅脑损伤患者的整体管理，及早发现异常环节，制订出最佳治疗方案。中国重症超声研究组制定了颅脑损伤患者的重症超声流程，涵盖了对颅脑、循环、呼吸的综合评估，流程方案：①视神经鞘平面和瞳孔平面评估颅内压力和瞳孔大小及对光反射。②去骨瓣减压患者经去骨瓣处检测颅内解剖结构。③剑突下四腔切面和剑突下评估下腔静脉的宽度和随呼吸的变化情况。④心尖四腔切面。⑤胸骨旁长轴和短轴切面。⑥肺部超声包括：上蓝点：上手的第三四掌指关节处；下蓝点：下手的掌心；膈肌线：下手小指的横线；PLAPS 点（posterolateral alveolar and/or pleural syndrome）：下蓝点垂直向后与同侧腋后线相交的点。⑦后蓝点：肩胛下线和脊柱围成的区域。⑧经颅多普勒检测双侧大脑中动脉频谱，评估收缩期流速、舒张期流速、平均流速、搏动指数、阻力指数。

　　颅脑损伤患者的重症超声流程方案实施的具体目的，即主要评估重点包括：①发现颅内血肿，中线结构移位的变化情况；②评估颅内压力和眼睑水肿情况下瞳孔大小和反射；③定性评估心脏收缩功能；④定性评估容量状态和液体反应性；⑤观测双侧胸腔及肺脏，了解各部位有无气胸，胸腔积液，肺水增多，肺实变与不张；⑥评估脑血管自动调节功能，是否存在脑血管痉挛；⑦把超声信息整合与临床相联系，发现异常环节。

典型病例一：

　　患者，周××，男性，39 岁。因摔伤后意识障碍 1 天入院。既往体健，否认"高血压""糖尿病"等病史。体格检查：T 36.7℃，P 80 次/分，R 20 次/分，BP 110/70mmHg，发育正常，营养中等，急性病容，查体不合作，自动体位。心肺腹部脊柱四肢检查（-）。专科情况：神志嗜睡，呼之能应，回答问题正确，GCS 评分 = E3V4M5 = 12 分。眼睑肿胀明显，双侧瞳孔等大等圆，直径约 3mm，对光反射灵敏。外耳、鼻未见血脓性分泌物，嗅觉、味觉检查不配合，嘴角无歪斜，颈抗阴性，四肢肌力肌张力正常，病理征（-）。颅脑 CT：①矢状缝颅缝骨折，额骨右侧骨折；②双侧额颞叶多发性脑挫裂伤；③双侧额、颞部、右顶部硬膜下血肿；④寰枢椎体未见明显异常，必要时追踪复查；⑤左侧鼻骨骨折。

颅内血肿较小，谈话后家属选择保守治疗，转入 ICU 监护治疗。监护过程中，动态进行颅脑创伤的超声评估流程，发现患者脑血管自动调节功能受损，没有脑血管痉挛，视神经鞘直径明显增宽，瞳孔大小和对光反射正常，心脏功能基本正常，具有容量反应性，肺部 A 线为主，无气胸、肺实变、肺水肿（图 11-3-2）。治疗上予以充分镇静，低温降低脑代谢率，密切观察颅内血肿情况，保证循环和氧合稳定避免继发性脑损伤为治疗原则。但是患者在治疗 3 天后，患者视神经鞘直径仍增宽明显，说明颅内压控制不理想，腰穿压力为 420mmH$_2$O，复查 CT 支持监测结果，保守治疗无效，遂行开颅探查加去骨瓣减压术。重症超声的颅脑创伤流程为颅脑创伤患者的治疗期间提供了连续和动态的监测，尤其在充分的镇静镇痛和低温治疗下提供了神经系统监测的可能性，并为全身循环呼吸的管理方案以及手术指征提供决策依据，并减少了患者外出转运 CT 检查的次数。

典型病例二：

患者，李××，男性，47 岁，因"高处坠落致头部外伤、意识障碍 17 天"入院。既往体健，否认高血压、冠心病、糖尿病。专科情况：神志昏迷，GCS 评分 =7 分，右颞顶部可见一长约 5cm×2cm 大小的伤口，未拆线，已结痂，左侧额颞部可见一约 20cm 长瘢痕，左侧额颞去骨瓣处皮瓣压力高，可扪及肿胀。双侧瞳孔等大等圆，直径约 2mm，对光反射灵敏，余脑神经检查不配合；颈部抵抗阴性，感觉肌力检查不配合，四肢肌张力正常，生理反射存在，病理反射未引出。颅脑 CT 示左侧额颞顶枕部硬膜外（下）出血，左侧颞叶脑挫裂伤，蛛网膜下隙出血，右侧颞顶枕骨多发骨折。肺部 CT 提示双肺肺挫伤。患者经过治疗后病情逐渐好转，神志昏睡，GCS 评分 12 分，可自行咳嗽咳痰，拔除气管切开导管，转入普通病房。转入普通病房后 14 天患者突然出现呼吸窘迫、意识障碍、呼之不应，双侧瞳孔不等大，转入 ICU。入 ICU 时神志模糊，呼吸窘迫，予气管插管，呼吸机辅助呼吸。查体：T 36.8℃，P 101 次/分，R 30 次/分，BP 90/40mmHg，SPO$_2$ 92%。双侧瞳孔不等大，左侧 3mm，右侧 1.5mm，对光反射迟钝，双肺呼吸音低。入室血气分析示 pH 7.33，PaCO$_2$ 68mmHg，PaO$_2$ 78mmHg，Na$^+$ 140mmol/L，K$^+$ 4.6mmol/L，BS 8.2mmol/L，Lac 1.4mmol/L，Hb 12.9g/L，BE 3.7。为快速明确患者病情变化原因，行床旁重症超声颅脑损伤流程，经去骨瓣处检查见颅内和脑室内血肿与前次 CT 无明显变化，额叶血肿较前有吸收，未见新发血肿，排除颅脑病情变化导致呼吸困难；视神经鞘直径增宽，提示颅内压增高；大脑中动脉、大脑前动脉、大脑后动脉流速正常，排除脑血管痉挛；双肺上蓝点、下蓝点 A 线，仅见少许微小胸膜实变，未见胸腔积液，双侧 PLAPS 点见 B3 线，右侧稍明显，考虑原有肺挫伤所致，排除肺部本身因素导致呼吸困难；心脏收缩功能正常，下腔静脉绝对直径增宽，随呼吸无明显变异，排除心源性因素导致呼吸困难（图 11-3-3）。回顾治疗情况，发现患者神志改善后，伴有精神症状，躁动明显，治疗中应用大剂量喹硫平改善精神症状，控制不理想情况下，今日予多次应用地西泮肌注和静脉输注镇静，综合病史资料和超声检查分析患者呼吸困难考虑为镇静后抑制患者自主通气，导致二氧化碳潴留和低氧所致，而二氧化碳潴留和低氧又进一步导致颅内压增高神志改变。根据分析结果，予以患者呼吸治疗，改善低氧和高二氧化碳血症后，患者神志恢复，复查头部和肺部 CT 支持诊断正确。

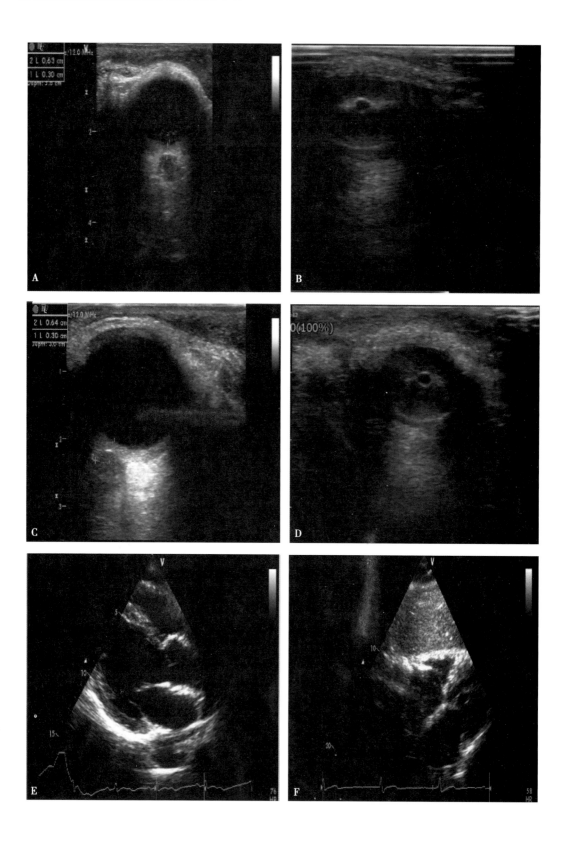

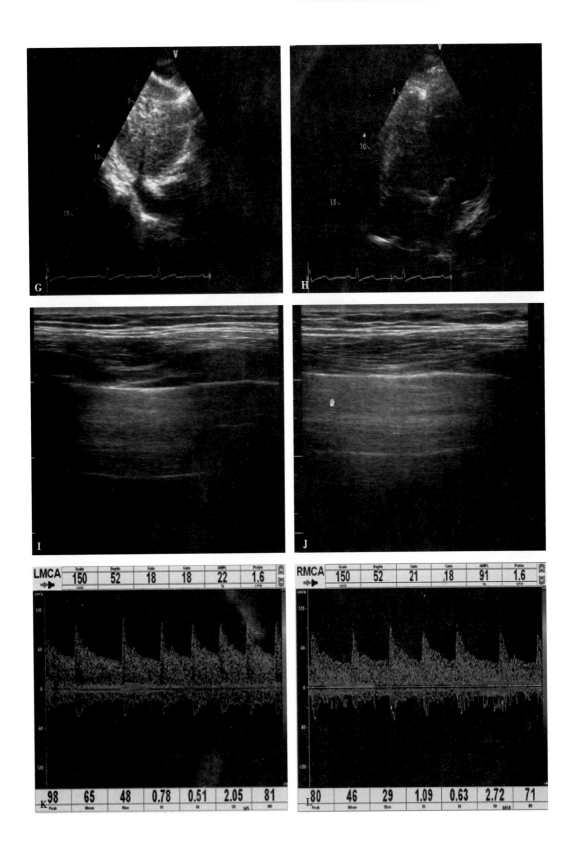

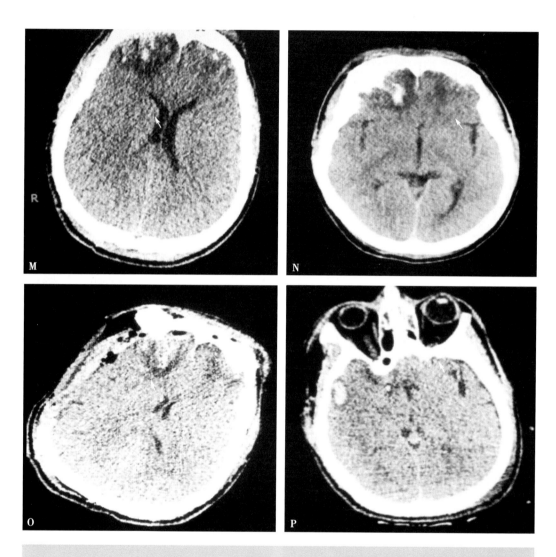

图11-3-2　重症超声颅脑创伤流程检查见：
图 A、图 B. 视神经右侧 0.63cm；图 C、图 D. 左侧 0.64cm，瞳孔对光反射和大小正常；图 E、图 F. EF 64%；图 G. 下腔静脉绝对直径 16mm，随呼吸变异度 40%；图 I、图 J. 双肺 A 线；图 K、图 L. 双侧大脑中动脉流速正常，PI 正常，压迫同侧颈动脉解除压迫后 MCA 流速无增高；图 M、图 N. 入 ICU 前头部 CT；图 O、图 P. 镇静镇痛低温脱水等治疗后 3 天头部 CT，见颅内水肿明显加重

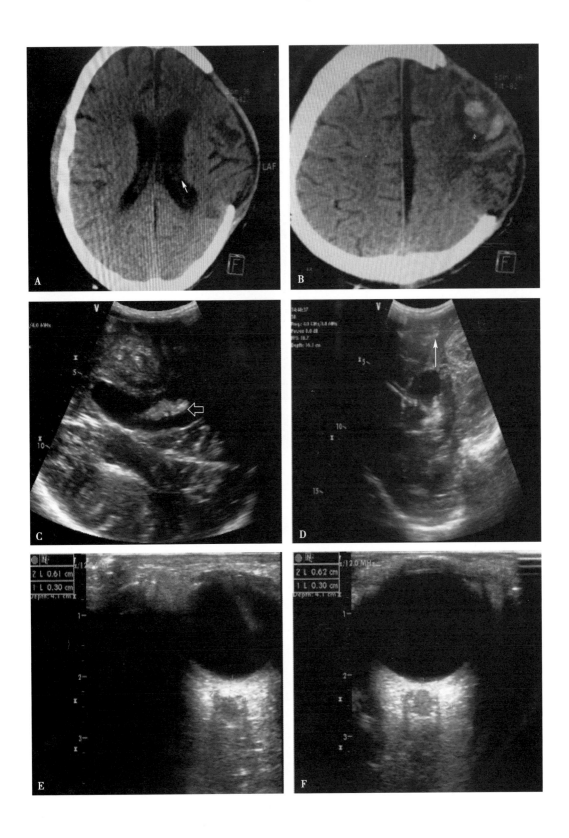

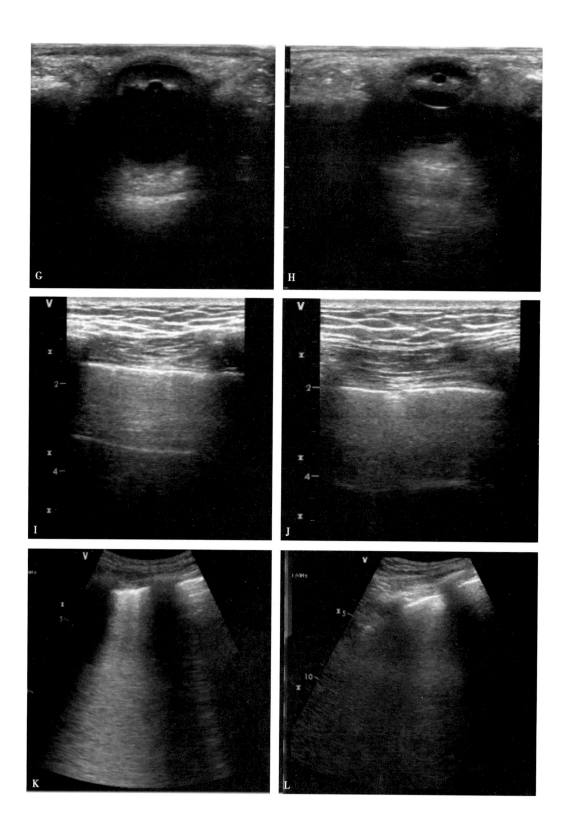

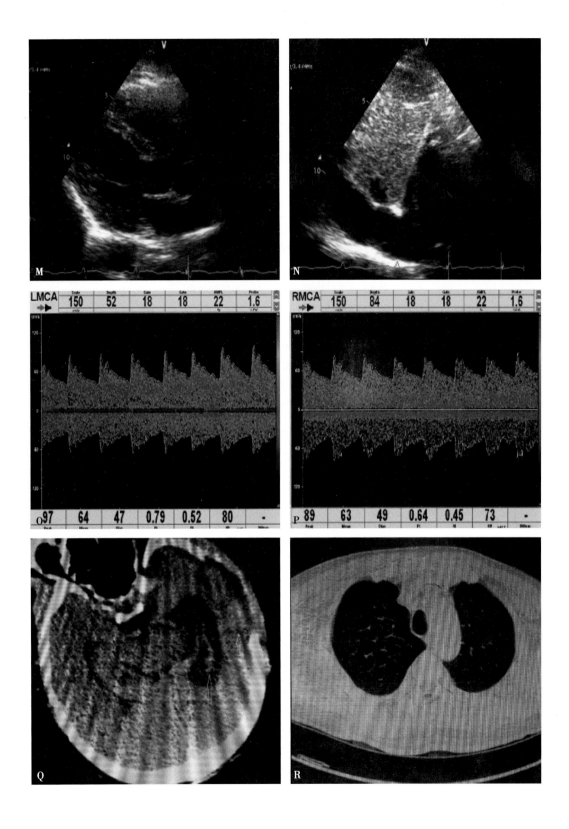

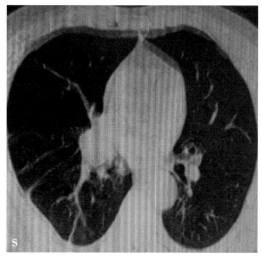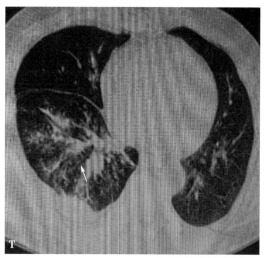

图 11-3-3 重症超声颅脑创伤流程检查

见：经去骨瓣减压处检查见额叶和脑室内小血肿

图 A～图 D. 与前次 CT 相比无明显变化，额叶血肿较前有吸收，未见新发血肿；图 E～图 H. 视神经鞘直径右侧 0.61cm、左侧 0.62cm；图 I～图 L. 双肺上蓝点、下蓝点 A 线，仅见少许微小胸膜实变，未见胸腔积液，双侧 PLAPS 点见少量 B3 线，右侧稍明显双肺 A 线；图 M. EF 60%；图 N. 下腔静脉绝对直径 25mm，随呼吸变异度 15%；图 O、图 P. 双侧大脑中动脉流速正常，PI 正常；图 Q～图 T. 后期复查前头部 CT 与肺部 CT 支持超声检查所见

综上所述，重症超声具有无创、操作相对简易、快速、动态监测等特点，使其在对颅脑损伤患者的监护与治疗中有着重要的地位，不仅仅是对颅脑病变的评估，还包括了全身情况如休克、呼吸困难等原因的诊断和管理，相信随着重症超声在颅脑损伤患者中应用的完善将会为颅脑损伤患者的重症监护治疗带来更细致、更全面、更精确的治疗。

（张丽娜）

第四节　重症超声与脑血管性疾病诊断和治疗

非创伤性颅脑疾病如脑梗死、脑出血、蛛网膜下隙出血、颅内动脉瘤、脓毒症相关性脑病、感染性脑病、代谢性脑病等是 ICU 常见的疾病，临床中对于此类疾病的诊断、脑功能评价和治疗中的动态监测至关重要，也常常是临床难点。近年来随着重症医学和重症超声的发展，通过重症超声诊断和动态监测评价非创伤性颅脑疾病逐渐受到关注和重视。通过超声测量大脑中线和视神经鞘直径评估颅内压力的相关内容在前述章节已有详细阐述，本章将主要介绍经颅多普勒超声（TCD）在非创伤性颅脑疾病中的诊断与治疗应用。

TCD 技术由挪威物理学家鲁恩·艾斯里德于 1982 年创立，是一种无创性检测颅内血流动力学改变和诊断脑血管疾病的新方法，具有无创、操作简便、快速、实用性强、重复性好以及无辐射等多种优点。TCD 诊断仪于 1987 年开始在我国大型医院应用，逐渐成为现代医学影像技术的组成部分以及研究脑血流生理学和病理生理状态下血流动力学变化的重要技术手段。TCD 技术的适应证包括颅内脑动脉狭窄和闭塞、颅内动静脉畸形、脑血管痉挛、血管性头痛、颅内动脉瘤、椎基底动脉供血不足、颅内压增高、脑血管栓子监测、危重患者术中和术后脑血流动力学监测以及脑死亡等多种疾病。对于 ICU 中的非创伤性颅脑疾病，主要集中在早期发现脑血管的病理状态，疾病诊断和病情严重程度及预后评估，治疗监测几方面。

一、重症超声检测脑血管病理状态

（一）重症超声监测脑血管痉挛

单纯的脑血管痉挛是指脑动脉在一段时间内的异常收缩状态，属于功能性疾病，是由于各种因素引起的脑血管功能障碍，脑血管没有实质性损坏或病变，及时发现和治疗预后较好。在 ICU 重症患者中，多种病理状态均可导致脑血管痉挛，如脑出血、低氧、炎症等，进而影响脑组织灌注。脑血管痉挛尤其在蛛网膜下隙出血中很常见，一般出现在出血后 17 天左右。由于许多重症患者存在交流障碍、神志异常，甚至昏迷，脑血管痉挛导致的脑功能异常常不能被及时发现和处理，导致脑功能出现不可逆改变。因此，脑血管痉挛的早期诊断在 ICU 中至关重要。脑血管痉挛常用的诊断方法包括 CT、DSA 和 TCD 等。其中 TCD 是监测脑血管痉挛的一种较好的方法，操作简便、无创，特别是可以在 1 天内多次监测，动态观察脑血流动力学变化，对脑血管痉挛的诊断及预后判断均具有重要价值。其基本原理为通过血流速度的变化估计管腔狭窄的程度，最重要的检测部位为双侧颅内血流，也可监测颅外段颈内动脉的血流状况。平均大脑中动脉血流速度（FVm）与血管的狭窄程度直接相关。

1. TCD 操作方法及程序

（1）动态观察双侧半球动脉和颅外段颈内动脉血流速度变化，TCD 检测 1 ~ 2 次/日，视患者病情采用连续或间断血流速度检测或监测。

（2）动态观察血管搏动指数及 MCA 与颅外段 ICA 血流速比值的变化。

（3）动态观察脑血流多普勒频谱波峰形态的变化。

2. 脑血管痉挛的 TCD 诊断标准

（1）前循环多以大脑中动脉（M1 段-主干、深度 50 ~65mm）为准，平均血流速度 >120 ~ 140cm/s 时可以诊断血管痉挛，且血管造影可以观察到血管内径相对减小（图 11-4-1）。

（2）后循环动脉的探测主要集中在椎基底动脉，血管痉挛的诊断速度低限分别是平均血流速 80cm/s 和 95cm/s。

（3）在没有全脑充血的情况下，每天大脑中动脉平均血流速度增加 25 ~ 50cm/s 可视为异常。

（4）血管痉挛指数（L indegaard，LDG I 指数），即颅内大脑中动脉平均血流速度与同侧颅外段颈内动脉平均血流速比值，正常人为 1.1 ~ 2.3，平均 1.7。L indegaard 指数常用来作为辅助参考指标来判断血流速度增快是血管痉挛还是全脑充血。当 L indegaard 指数 >3 时，常认为发生了血管痉挛，L indegaard 指数 3 ~6 轻中度血管痉挛，L indegaard 指数 >6 时重度血管痉挛，而 <3 则认为是全脑充血状态血流动力学改变可能性大。

3. TCD 检测脑血管痉挛的注意事项

（1）检查脑动脉痉挛主要针对蛛网膜下隙出血、颅脑外伤或开颅手术的患者；观察动态血流速度变化是判断血管痉挛的重要方法，即如怀疑存在脑血管痉挛，在整个治疗期间

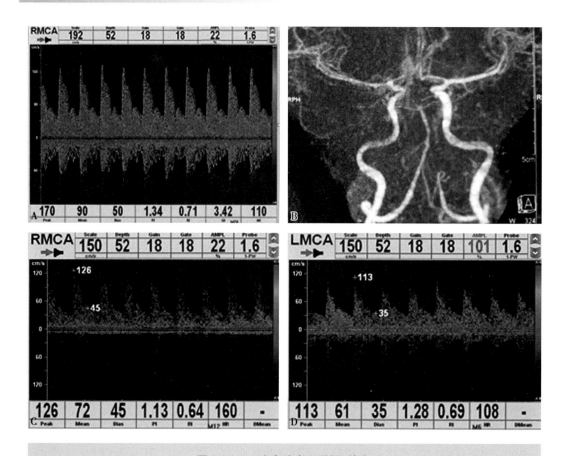

图 11-4-1　患者脑出血 TCD 检查

3 天

图 A. 大脑中动脉血流速度明显增高，阻力指数增高；图 B. 头部 CTA 证实双侧大脑中动脉直径变细，脑血管痉挛

7 天

图 C、图 D. 大脑中动脉血流速度较前下降，阻力指数降低，提示血管痉挛改善

应持续动态检测 TCD。

（2）血管搏动指数升高、血流速度下降，提示颅内压增高，脑灌注压减低，并非血管痉挛的缓解，相反提示病情加重。

（二）重症超声检测脑血流微栓子

1990 年 Spencer 等在颈内动脉剥脱术中发现在血流中通过的血小板或血栓碎片等固体颗粒能被 TCD 检测到，表现为短暂出现在血流频谱中单方向的高强度信号——微栓子信号（MES）。2008 年，《经颅多普勒超声操作规范及诊断标准指南》制定了脑血流微栓子监测的 TCD 操作方法及程序，并指出了脑血流微栓子监测的适应证：①潜在心脏源性栓塞的疾病，如心房颤动、瓣膜性心脏病、房间隔缺损和卵圆孔未闭等；②动脉-动脉栓塞源性疾病，如颈内动脉狭窄、颈内动脉夹层动脉瘤、颈动脉内膜切除、颅内大血管狭窄；③血管检查或介入治疗的患者，脑血管造影和血管内成形术等。研究显示，体外循环心血管手术和选择性经皮冠状动脉腔内成形术中均可见大量 MES。TCD 监测大脑主要动脉血流发现 MES 对于缺血性脑血管疾病的早期判断和指导治疗具有重要的临床意义。急性缺血性脑卒中患者 MES 阳性率与再发脑卒中有关，明确栓子来源并给予预防性治疗，有助于减少卒中的发病率。一项关于动脉源性 MES 监测研究的 Meta 分析显示，MES 发生率在颈动脉狭窄患者中为 43%，在无症状性颈动脉狭窄患者中发生率为 10%。无论有无症状，MES 的存在均可增加颈动脉狭窄发生脑卒中的风险。MES 发生率在症状性颅内动脉狭窄患者中为 25%，无症状性颅内动脉狭窄患者的发生频率为 0%。MES 可作为颅内外动脉粥样硬化患者危险分层的重要参考标准。

1. TCD 检测脑血流微栓子操作方法及程序

（1）确定监测血管，虽然从原则上来说任何一条颅内外动脉都可以作为被检血管，但通常用来监测微栓子的血管是颅内大动脉，尤其是大脑中动脉，选取哪一条颅内血管作为监测血管与所要检查的目的和栓子源的位置有关。

（2）仪器选择及固定：选择具有微栓子监护软件的 TCD 仪器；监护探头种类可根据不同情况选用单通道、单深度监护探头及探头架或双通道、多深度探头及探头架；选择好后，将装有探头的监护头架安置在眉弓上和枕骨下方，并固定；应用探头探测血流信号，分别探测双侧大脑中动脉（或其他需监测的血管），待血流信号清晰稳定后固定头架及探头。

（3）参数设置：采用小取样容积（5～10mm），取消包络线，调整增益至血流背景信号刚能看清楚，调整血流标尺比例至血流频谱能完整显示在屏幕中，加快屏幕扫描速度，确定快速傅立叶转换时间窗覆盖率 >60%，设定自动检测的分贝阈值（如 5dB）或可信限。

（4）微栓子记录方式：由于微栓子自动监测技术尚未完全成熟，在监测过程中采用自动＋手动方式；启动自动监护软件后，如果听到或看到可疑的未被自动监测系统识别为微栓子信号的事件，通过手动记录；有症状患者记录 30 分钟，无症状的 30～60 分钟。

（5）确认微栓子：脱机状态下回放记录到的全部可疑信号，逐个鉴别。

2. TCD 检测微栓子信号标准

（1）微栓子信号呈短时程，一般时间小于 300 毫秒，信号强度≥背景 3dB，单方向出现在频谱中，伴有尖锐的鸟鸣音，应用双深度探头监测时在双深度之间有时间差，应用 M 超模式则微栓子信号会留下一道斜行的高强度轨迹，咀嚼或探头摩擦也可以造成短暂的高强度信号，即伪差。伪差信号呈双向，出现在基线上下方，声频较低，用双深度探头监测时在双深度之间没有时间差（图 11-4-2，见文末彩图）。

（2）当监测动脉如大脑中动脉是微栓子的起源时，需要观察在记录到微栓子时是否同时有血流速度或形态的变化。

3. TCD 检测微栓子信号注意事项　因为微栓子最后的确定标准是操作者而不是机器，因此初次进行微栓子监测的操作者最好经过培训，学会识别微栓子信号与伪像；每次监测时间不能太短也不宜太长。

（三）重症超声检测脑血管反应性

脑血管反应性是指在生理或病理刺激下，脑血管通过小动脉和毛细血管的代偿性扩张或收缩，维持脑血流正常稳定的能力，是评价脑储备功能的重要指标。TCD 以其无创、操作简便、实时、可重复性的优势，成为目前临床中应用最为广泛的检测脑血管反应性的手段。目前常用的检测方法包括：屏气试验、二氧化碳吸入法以及乙酰唑胺法。这些方法的机制均为脑血管在高碳酸血症时发生反应性扩张，总称为经颅多普勒-二氧化碳（TCD-CO_2）试验，已广泛应用于临床研究，评价不同生理病理状态下的脑血管反应性。持续性高血压可导致脑血管重塑和内皮细胞功能紊乱，降低脑血管反应性。研究显示，脑血管反应性受损标志着高血压患者脑血管损害进展，症状性颈动脉重度狭窄患者的脑血管反应性较无症状性颈动脉狭窄患者差，而且脑血管反应性耗竭是致残性卒中的唯一独立危险因素。在重症患者中，脑血管反应性的检测有助于对患者脑储备功能的评价，并进一步指导临床早期治疗。

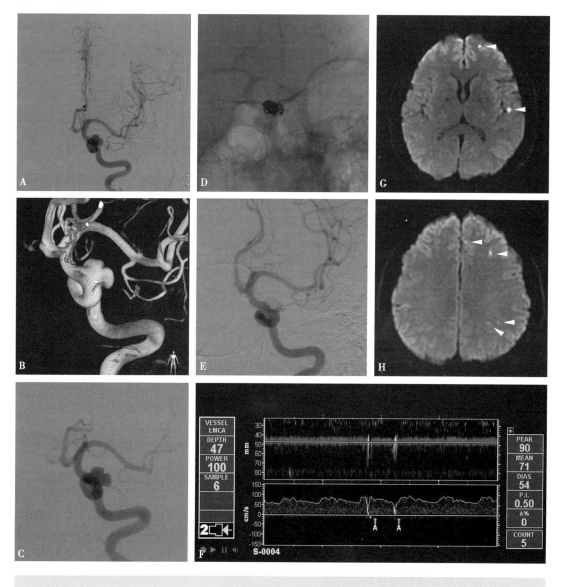

图 11-4-2　TCD 在大脑中动脉监测到微栓子信号

二、重症超声与非创伤性颅脑疾病的诊断和治疗

(一)重症超声与急性脑血管疾病的诊断和治疗

急性脑血管疾病是 ICU 常见的急危重症,是由于脑部或支配脑的颈动脉疾病引起的脑局灶性血液循环障碍,导致急性或亚急性脑损害症状,与肿瘤、心血管疾病为人类目前三大死亡原因之一。其临床特点是脑功能受损症状与受损血管的血液供应分布有密切关系,又分为缺血性脑卒中和出血性脑卒中。

1. TCD 在缺血性脑卒中的应用 急性缺血性脑卒中以往主要是通过临床症状及体征、头部 CT 及 MRI、脑血管造影等进行诊断。头部 CT 及 MRI 在缺血性脑卒中的诊断中具有重要意义,但其诊断常受脑梗死后时间影响,在急性期即发病 24~48 小时内,由于脑实质的变化尚不明显,常难以发现特异性影像改变。脑血管造影虽能明确脑梗死的病变部位,但有创、风险大、技术和设备要求较高,其临床应用常受到限制。而 TCD 具有无创、床旁、实时、安全可靠、操作简便等特点,可直接反映脑血管的血流动力学状况,在临床中可以早期筛查异常情况,发现问题,至少明确进一步检查方向,利于早期诊断和治疗(图 11-4-3)。TCD 在急性缺血性脑卒中的诊断与治疗中具有一定的临床优势,具体的临床应用如下所述。

(1)TCD 评价缺血性脑卒中患者血管病变情况:①供血动脉血流信号消失,反映该动脉完全或近乎闭塞;②供血动脉血流速度降低,双侧流速不对称,多反映该动脉部分闭塞;③供血动脉血流速度增高,多反映该动脉狭窄;④供血动脉血流速度正常,多反映该动脉远侧分支闭塞对主干血流动力学影响较小。

(2)TCD 对缺血性脑卒中预后的评估:侧支循环血流一般在缺血性脑卒中急性期发作后数小时到数天内可检测到,尤其是在恢复期内能检测到良好的侧支循环血流的经颅多普勒频谱图像。多数患者还能检测到脑动脉硬化的经颅多普勒频谱图像,如收缩峰圆钝、S2 峰大于 S1 峰,S1 峰与 S2 峰融合,PI、RI 及 S/D 指标增高,舒张末期血流速度降低。当患侧 MCA 无血流信号或 MCA 的 SVP 持续 < 40cm/s 时,提示病情加重或预后不良。

(3)TCD 动态监测和指导缺血性脑卒中患者溶栓治疗:2000 年 Alexandrov 等首先报道 TCD 辅助临床急性脑梗患者超急性期溶栓治疗的研究,提示了 TCD 在急性脑梗治疗中的意义。Eggers 等将 37 例大脑中动脉闭塞的患者分为处理组(rt-PA + 1.8MHz 的 TCD 照射 1 小时)和对照组(单独 rt-PA 处理),入选条件为发病 3 小时内,且经 TCD 确诊为大脑中动脉闭塞。结果显示处理组的再通率显著高于对照组(57.9% 对 22.2%,P = 0.045),90 天后处理组有 8 例巴氏评分≥95 分,而对照组病例巴氏评分均 <95 分,第 1 天及第 2 天的 NIHSS 评分处理组平均为对照组的两倍。Alexandrov 等进行的 CLOTBUST 试验中经 TCD 靶向监测给予 t-PA 处理的患者 2 小时的再通率为 83%,而单独接受 t-PA 处理的患者 2 小时的再通率为 50%(P <0.001)。以上研究显示,TCD 辅助溶栓治疗有助于改善急性脑梗患者的血管再通率。其机制可能通过超声的空化效应、机械效应、热效应和直接溶栓作用。但也有研究显示,低频超声(<2MHz)可能存在破坏血脑屏障、增加症状性颅内出血的风险。Rubiera 等总结了体外、动物实验及 CLOBUST 临床研究结果,认为在有或无溶栓药的情况下,TCD 都能增加血栓的内在纤溶活性,低频超声会增加症状性颅内出血的风险。Daffertshofer 等针对低频超声辅助 t-PA 溶栓在临床应用中的安全性进行了

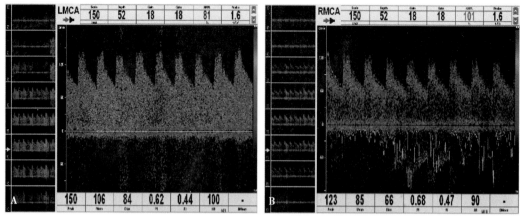

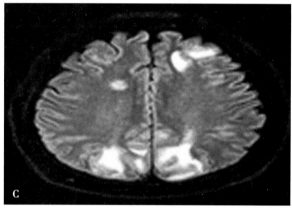

图 11-4-3　病例分析

24 岁女性，妊娠 37 周，晕厥 4 小时入院，既往体健，否认高血压，糖尿病病史。神志淡漠，间断伴有躁动，血压 187/105mmHg，脉搏 98 次/分，呼吸 20 次/分，四肢活动可，肌力正常，双下肢水肿明显，尿蛋白阳性，拟诊妊娠高血压，产前子痫，产科完善术前准备后行剖腹取胎手术，术后转入 ICU 床旁 TCD 检查

图 A、图 B. 双侧 ACA 血流速度增快，双侧 PCA 血流速度正常，声频正常，搏动指数正常，形态改变，收缩峰 S2 > S1。提示左侧大脑中动脉狭窄可能，考虑颅内病变非单一妊高症，产前子痫，脑水肿完全解释；图 C. 颅脑磁共振检查，见双侧额叶、顶、颞、枕叶及左侧基底节区可见散在多发片状长 T1 长 T2 信号灶，大部分呈对称性，脑室未见明显扩张，中线结构无偏移，提示可逆性后部脑白质病变可能

TRUMBI 试验，选取发病 6 小时以内经颅 MRI 确诊动脉闭塞及排除颅内出血的急性脑梗患者，处理组给予低频超声（300kHz）联合 t-PA 治疗，而对照组单独给予 t-PA 处理，结果显示在 t-PA 溶栓治疗中，联合应用低频超声导致颅内出血的风险显著增加（$P < 0.01$）。Matthias-Reinhard 等选取具有脑部小血管病变的患者，给予经颅超声（300kHz，700mW/cm^2）照射 30~60 分钟，应用 PET 或 MRI 脑灌注成像检查脑血流动力学变化，该研究只进行了 4 例就因有病例发生蛛网膜下隙出血而终止，受试病例经 PET 图像未发现脑血管有更好的灌注，超声监测到的参数未见明显改善，同样表明低频超声存在损害血脑屏障的潜

在可能性。2010 年一项 Meta 分析显示，经颅多普勒超声（频率≥2MHz）定向监测下 t-PA 溶栓相比单独 t-PA 溶栓治疗可增加病变血管的完全再通率（$P=0.0001$）及改善 3 个月后的神经功能恢复（$P=0.01$），尽管低频超声联合 t-PA 溶栓相比单独 t-PA 溶栓治疗显著增加症状性颅内出血（$P<0.001$），但高频超声（频率≥2MHz）并未增加症状性颅内出血（$P=0.67$），说明了采用高频超声辅助溶栓治疗的安全性。

2. TCD 在出血性脑卒中的应用 出血性脑卒中急性期在 TCD 中可检测到一侧受累血管收缩期血流速度及平均血流速度明显增高，血流速度增高在发病后数小时开始，24~72 小时内达到高峰。部分在健侧或同侧未受累血管的频谱图像上可出现脑动脉硬化的经颅多普勒频谱图像，搏动指数增高。Marti-Fabregas 等研究显示，急性幕上非创伤性脑出血患者 TCD 检测出血对侧搏动指数增高是急性期死亡的独立预测因子，双侧大脑中动脉血流搏动指数均增加，可导致神经功能恶化，而脑出血 12 小时内 TCD 的上述参数与 CT 所显示的血肿体积、中线移位以及脑室内出血显著相关。另一方面，脑出血急性期可通过 TCD 检测 CO_2 血管收缩反应以了解血管自动调节能力，在一定程度上也可以判断患者预后。

（二）功能性经颅多普勒超声（fTCD）诊断重症患者认知功能障碍

在进行不同认知活动时，较大的脑血管管径并不发生显著改变，因此通过血流速度的改变可以反映大脑代谢情况。TCD 可以持续监测双侧脑动脉流速，通过与基线血流速度比较，认知活动过程中颅内大血管脑血流速度（CBFV）的变化可反映由于脑的激活导致的脑代谢情况的改变。功能性经颅多普勒超声（fTCD）检测技术基于上述原理，通过分析比较双侧半球事件相关血流速度的改变，可以对高级认知功能的偏侧优势进行评估，包括语言优势半球或空间感知优势半球。fTCD 作为一种新的高级神经功能检查方法，还被应用于脑的基本功能、某些疾病发病机制及临床预后等研究，在重症患者认知功能障碍评估中具有潜在价值。

（三）TCD 与脓毒症相关性脑病的诊断

脓毒症相关性脑病（sepsis associated encephalopathy，SAE）是脓毒症的常见并发症，是指缺乏中枢感染的临床或者实验室证据，由全身炎症反应（SIRS）引起的弥漫性脑功能障碍，主要表现为谵妄、认知功能损伤、学习记忆能力减弱等。有研究认为大脑微循环的改变是导致脓毒症相关性脑病的重要机制之一。脓毒症引起的血流动力学不稳定，大量细胞因子如 IFN-γ、TNF-α 和白细胞介素等释放，这些因子作用内皮细胞一氧化氮合成酶（eNOS）引起 NO 产量的改变，可能引起大脑微循环的改变。同时，由于内皮功能紊乱、内皮细胞活化都将促进凝血导致微血栓和微梗死形成，最终导致缺血性和出血性损伤。脓毒症相关性脑病患者可能出现脑血流减慢，而血管阻力增加，因此早期通过 TCD 监测脑血流和脑灌注改变可能可以早期诊断脑病发生，进行干预治疗。Pierrakos 等研究发现，TCD 可以用于检测脓毒症患者脑灌注的改变。研究对 40 例脓毒症患者第 1、3 天进行 TCD 监测，通过大脑中动脉血流速度计算脉搏指数（PI）和脑血流指数（CBFi）。同时采用 CAM-ICU 评分对患者的意识状态进行每日测量。第 1 天的 PI 值与 CAM-ICU 阳性独立相关，最初 PI 升高的患者在第 3 天出现 PI 下降，第 1 天 PI 高的患者第 3 天大脑中动脉的平均血流速度和 CBFi 降低。研究认为通过 TCD 检测到的大脑灌注异常可以用于解释脓毒症脑病患者的症状，并早期发现脓毒症相关性脑病。

（四）TCD 与病毒性脑炎的诊断和病情评估

病毒性脑炎脑血流改变以颈内动脉系统为主，感染早期出现脑血管痉挛，1 周内血管痉挛最明显，严重者可持续 3 周。血管痉挛多见于 MCA 和 ACA，椎基底动脉系统较少发生。MULLER 等发现，MCA、ACA 流速一般在发病第 1~3 天增快，MCA-PI 在第 5 天增高，1 周内所有颅内血管血流速度都增高。文芳等也发现病毒性脑炎患者双侧 ACA-Vs、－Vm、－Vd，ACA-PI 均明显增高，昏迷患者阳性率（73.9%，26%，91%）高于无昏迷患者（73%，19%，63%）。急性期颅内动脉血流速度大部分明显增快，Vm 更为明显，说明急性期存在较为广泛的血管痉挛，而患者意识障碍越明显，血流速度变化的程度越重。陈为兵等报道，急性期 MCA-Vm 与临床病情程度有关，流速越快，病情越重。大脑中动脉平均流速及大脑前动脉搏动指数均与格拉斯哥评分呈负相关，双侧大脑中动脉搏动指数与格拉斯结局成负相关，MCA-PI 增高幅度越大，预后越差，说明 TCD 检测，可判断病毒性脑炎严重程度，其结果与病毒性脑炎短期预后有显著相关性。TCD 能反映病毒性脑炎患者颅内血流动力学的动态变化，是其他检查手段难以达到的，可作为病脑的辅助诊断手段，给临床的治疗提供一定的佐证。

（五）TCD 动态监测非创伤性颅脑疾病患者颅内压改变

非创伤性颅脑疾病治疗过程中，除了需要常规监测心率、呼吸、脉搏、血压等生命体征外，颅内压也是一个不可忽视的监测指标。脑血流量与颅内压的关系十分密切，脑血流灌注会随着颅内压的升高而降低，甚至出现停止灌注。颅高压及脑水肿是颅脑疾病的重要死因，早期发现颅内高压并及时治疗是抢救成功的关键。常规腰穿虽然能够直接测定颅内压，结果也比较可靠，但不适合进行连续的动态观测，而且颅高压的患者行腰穿有发生脑疝的可能。同时手术患者进行有创或微创颅内压监测，可能增加颅内感染的风险，同时有较高的技术和监护要求，费用昂贵，使其应用受限。TCD 是一种无创监测手段，能早期发现脑血流的变化和脑灌注的改变，动态监测脑血流动力学的变化。虽然 TCD 不能直接检测流经脑血管的血流量，但能测量脑血流速度的变化，只要患者脑血管直径变化不明显，就能够通过脑血流速度推算出脑灌注压力。由于大脑中动脉是大脑最主要的供血动脉，因此监测对象常选择大脑中动脉。PI、RI、Vm、Vd、Vs 等是检测大脑血流频谱形态的常用参数。研究显示，当患者颅内压升高时，Vd 在早期即明显下降，伴随 Vs 升高，阻力血流图形成，而只有在有阻力血流时治疗颅内高压才能敏感、有效，是颅内高压的可逆指标。PI 随着颅内压的升高而显著升高，当 PI >1.5 时，患者预后显著不良（图 11-4-4）。颅内压 >6kPa 的患者的 Vs、Vm、Vd 明显低于颅内压 <6kPa 的患者，PI、RI 明显高于颅内压 <6kPa 的患者，提示 TCD 监测脑血管血流量及 PI、RI 等数值能够初步判断颅内压的变化，具有重要的临床意义。

1. TCD 评价颅内压力操作方法及程序

（1）采用持续性或间断性双侧半球脑动脉和椎-基底动脉血流动力学检测。

（2）持续监测脑血流变化，通常采用双侧大脑中动脉为监测血管，连续观察各项血流动力学指数的变化。

2. TCD 诊断颅内压增高的标准

（1）随颅内压增加，脑动脉血流速度逐渐减低；初期以舒张末期血流速下降明显，平均血流速相对减低；晚期收缩期血流速也下降，舒张期血流速度接近基线水平。

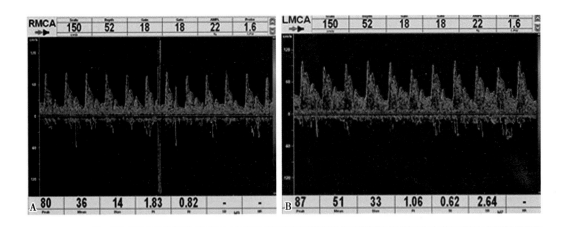

图 11-4-4 病例分析

重度颅脑损伤患者 1 天，TCD 见双侧大脑中动脉血流收缩期速度正常，舒张期血流速度降低，左侧 MCA 的 PI 指数明显增高，后行开颅探测血肿清除和颅内压探头置入术监测提示颅高压（32～40mmHg）

（2）随颅内压增高 PI 值呈进行性增加。PI 值越高，颅内压增高越明显。

（3）颅内压增高时，TCD 血流频谱呈现高阻力型改变，收缩峰呈高尖状，S1 与 S2 峰融合；D 峰的特征表现为初期升高，晚期消失。

3. TCD 评估颅内压时的注意事项

（1）动态观察脑血流动力学变化是判断颅内压增高的关键。

（2）应结合患者的临床症状和体征，区分非颅内压升高出现的高阻力型 TCD 血流频谱。

（3）注意平均动脉压下降产生的相对颅内压增高的血流动力学变化。

三、颅脑多普勒与脑死亡的诊断

脑死亡是指包括大脑、小脑和脑干在内的全脑死亡，脑功能永久性不可逆地完全丧失。脑死亡的检查以往多采用脑血管造影、放射性核素扫描、脑电图等，脑电图平直线被认为是金标准之一，但其准确性仅为 94%。诱发电位中听觉诱发电位对听觉障碍和岩部骨折者很不敏感，体感诱发电位 P14（枕骨大孔上缘脑组织发放的电位）消失为准确性为 100%。四根脑动脉造影证实无血流灌注是诊断脑死亡的金标准，但为有创检查，价格昂贵且不易操作。TCD 是一种无创检测手段，操作简便、重复性好，可以对患者进行连续、长期的动态观察，更重要的是它可以提供 MRI、DSA、PET 等影像技术所不能提供的血流动力学信息。随着 TCD 技术的发展，美国神经病学会已接受 TCD 作为确定脑死亡的可靠手段，且研究显示，TCD 诊断脑死亡的敏感性接近 100%，而特异性也达 91.2%～100%。TCD 尤其适用于已知使用镇静药物患者的诊断，减少脑死亡的误判。在诊断中应注意重复检查，并在非低温状态下记录 30 分钟以上，以免出现假阳性或假阴性结果。我国 2004 年颁布的脑死亡诊断标准中也已经将 TCD 列为脑循环停止试验的辅助诊断方法。2013 年《中华神经科杂志》发表了国家卫生和计划生育委员会脑损伤质控评价中心在 10 年来脑死亡判定临床实践与研究的基础上制定的《脑死亡判定标准与技术规范（成人质控版）》，其中关于颅脑多普勒对于脑死亡确认实验给予了肯定并列出了具体的技术要求和诊断标准。

1. TCD判断脑死亡检测方法和程序 选用2.0 MHz探头，设定适宜的输出功率，取样容积一般为10~15mm；根据频谱显示的清晰度调整增益强度；调整速度标尺，使频谱以适当大小完整显示在屏幕上；调整基线使上下频谱完整显示在屏幕上；调整信噪比，清晰显示频谱，尽量减少噪声；屏幕扫描速度每屏6~8秒；设定多普勒频率为低滤波状态（≤50Hz）。检查部位可根据患者不同情况和检测血管选择颞窗、枕窗或眼窗。

2. 结果判定

（1）判定血流速度：前循环以双侧MCA为主要判定血管；后循环以基底动脉为主要判定血管。动态观察收缩期血流速逐渐下降，舒张期血流信号消失、逆转、消失的动态变化，收缩期血流信号随呼吸节律（人工呼吸机节律）呈现高低不同改变的特征。

（2）判定血流频谱：①振荡波（reverberating flow）：在1个心动周期内出现收缩期正向和舒张期反向血流信号，但反向的舒张期血流频谱形态变化很大，可以是整个舒张期均反向，或舒张早期晚期反向而舒张中期正向等，这种多变与颅内压在外周舒张压与收缩压之间波动有关。②收缩早期尖小收缩波（smallsystolic peaks in early systole）：又称"钉子波"，表现为收缩早期非常小的单向性正向针尖样血流信号，持续时间<200毫秒，流速<50cm/s，整个舒张期无任何血流信号；"钉子波"见于各种原因所致的脑死亡患者，在急性颅内压增高患者有时继振荡血流之后出现，因此也被认为是脑死亡的较晚期改变。③血流信号消失。

（3）脑死亡血流指数（DFI）：当血流频谱出现"振荡型"变时，负向血流速度与正向血流速度比值与1的差即为DFI（DFI = 1 − R/F），R为负向血流速度，F为正向血流速度，DFI<0.8可以判定脑死亡血流改变。

（4）判定次数：间隔30分钟，检测2次。2次检测颅内前循环和后循环均为上述任一血流频谱（图11-4-5），符合TCD脑死亡判定标准。

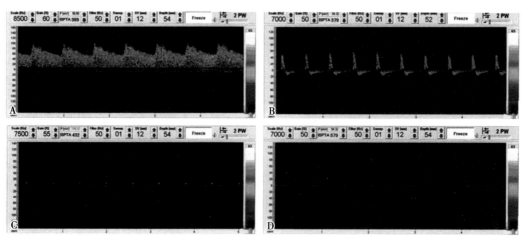

图11-4-5 颅多普勒超声

图A. 血流信号正常；图B. 振荡波，符合TCD脑死亡判定标准；图C. 收缩早期尖小收缩波，符合TCD脑死亡判定标准；图D. 血流信号消失，符合TCD脑死亡判定标准

3. TCD 判断脑死亡时注意事项　颞窗透声不良时，可选择眼窗检测对侧 MCA 和同侧颈内动脉虹吸部；首次经颞窗检测不到血流信号时，必须排除因颞窗穿透性不佳或操作技术造成的假象，此时 TCD 结果仅供参考，判定脑死亡应以其他确认试验为依据。某些因素，如脑室引流、开颅减压术可能影响结果判定，此时 TCD 结果仅供参考，判定脑死亡应以其他确认试验为依据；外周动脉收缩压 <90mmHg 时，应提高血压后再行检测。

综上所述，TCD 作为无创检测颅内动脉血流动力学状态的可靠方法，已经成为非创伤性颅脑疾病诊断、监护与科研的重要手段，为疾病的诊断和研究开辟了新的途径。在 ICU 中推广和普及重症超声技术，将为临床工作提供更多有价值的指标，为诊断和治疗提供科学依据。

（张丽娜）

第十二章

重症超声与重症肾脏

第一节 重症超声与急性肾损伤诊断和评估

急性肾损伤（acute kidney injury，AKI）是 ICU 患者常见的一种器官功能障碍，发病率可达 50% 以上，且可显著增加死亡风险。及时诊断 AKI、判断导致 AKI 的病因并对其预后进行评估，有助于 ICU 医生尽早制订合理的治疗策略，降低医疗花费，减轻国家、社会和家庭的医疗负担。虽然血流动力学不稳定不是导致 AKI 的唯一原因，但是全身或肾脏血流动力学不稳定常常导致 AKI 却是不争的事实；另外，在部分伴有或不伴有 AKI 的休克患者复苏中可以以肾脏灌注为治疗导向。可见监测肾脏灌注既是 AKI 治疗的需要，也是休克治疗的需要。近年来重症超声应临床所需，以其便携、无创、可重复等优点被广泛应用于诊断和指导重症患者的治疗，AKI 也是其中一个被逐步关注的重要临床与科研领域。重症超声主要在三个 AKI 相关层面发挥作用：①通过心肺超声指导包括肾脏在内的全身血流动力学调控；②协助判断 AKI 的原因及判断预后；③通过肾脏超声监测指导肾脏灌注的维护。其中第一点在本书相关章节已有详细阐述，本节不做重点介绍。本节将详细讨论重症肾脏超声在 AKI 诊疗中的价值。

一、心肺超声与全身血流动力学

肾脏是全身血流动力学的一个重要"用户"；全身血流动力学的稳定是维持肾脏充足的灌注的基础。充分的肾脏灌注既需要足够的血流量，又需要充足的灌注压。在正常机体，肾血流量是具有自身调节功能的，即在一定范围内（血压在 $80 \sim 180mmHg$），无论血压如何波动，肾脏都能通过自我调节功能使肾血流量维持相对稳定，使到达肾小管的溶质量相对不变，以控制其再吸收和排泌。当血压超出这个范围时，如在 $<80mmHg$ 或 $>180mmHg$ 时，肾血流量的自身调节便不能维持，肾血流量将随血压的变化而变化。在肝硬化、感染、全身炎症反应综合征和心衰等病理情况下，上述机制可以发生改变，肾血流量也将随之发生变化，肾脏对心输出量和灌注压的需求也可能发生改变。

心肺超声（包括下腔静脉的超声）可全面评价心功能、容量状态和容量反应性，从而指导血流动力学的调控，避免容量过多或过少。目前一些成熟的超声流程更加方便、快速的解决临床问题。心肺超声可以在全身血流动力学调控的层面上对 AKI 的诊疗提供有力的帮助。

二、重症肾脏超声方法及意义

重症肾脏超声单纯从技术本身来讲与普通超声无异，但重症医学工作者将其和重症患者的监测与治疗结合起来，并实现了从诊断到监测、从静态向动态的转变，使同一台超声机、相同的检查方法发挥了不同的重要作用。重症肾脏超声利用的超声技术除了二维超声测量肾脏的大小、形态观察血肿或积液的变化，以及膀胱内的液体等，更重要就是与血流灌注相关的技术：彩色多普勒、脉冲多普勒、能量多普勒（power Doppler ultrasound，PDU）和超声造影（contrast-enhanced ultrasound，CEUS）等。通过彩色多普勒或能量多普勒可显示肾脏内血管，一般选取叶间动脉后可再采用脉冲多普勒技术得到其血流频谱，经过手工或自动描记可获得该血管的收缩期最高速率、舒张期最低速率和加速时间等，通过公式即可计算出肾脏阻力指数（renal resistive index，RRI），RRI =（收缩期最高速率 − 舒张期最低速率)/收缩期最高速率。在血管顺应性正常的情况下，血管阻力与 RRI 成线性关系。RRI 反映的是单根血管的灌注，为反映整个肾脏的情况，有学者使用 PDU 获得肾脏的整体灌注图像，再采用半定量评分评价肾脏的循环。应用较多的半定量评分标准为 0 ~ 3分四级法：0 分为检查不到肾脏血管；1 分为肾门可见少许血管；2 分为大部分肾实质内可见叶间血管；3 分为整个肾脏可见肾血管显像至弓状动脉水平。该评分方法可对了解肾脏的灌注并判断其预后有一定的帮助。由于多普勒超声不能检测到低速的血流，在检查肾脏灌注时受到一定的限制。CEUS 则是经静脉注射微气泡超声对比剂，然后再实现不同病理状况下肾脏整体和局部血流的实时定量监测。CEUS 对判断疾病的严重程度、时程、肾脏灌注随时间的改变以及灌注异常的肾脏内血流再分布有一定的帮助；还有可能利用CEUS 建立 AKI 治疗的目标或作为肾脏灌注是否充足的标记物；CEUS 或许也能用于评估ICU 患者血流动力学调控的效果。新近发展的超声动态评估组织灌注（dynamic sonographic tissue perfusion measurement，DTPM）技术也开始有重症肾脏领域的学者涉足。DTPM 技术即通过 PixelFlux 软件实现超声研究血流灌注从半定量到定量的转变，具有原始数据的实时采集、重复性好、操作简便、无创性评价及可脱机分析等优点，其依托灌注参数及灌注分布曲线为载体，充分展示了心动周期中血流动力学特征，使盼望已久的用常规超声设备定量组织灌注成为可能，而且研究者还可根据需要任意选定 ROI 及 sub-ROI，为以后制订个体化治疗方案提供可行的依据。与超声造影相比，DTPM 技术观察时间不受限制、不需要特殊设备、能精确定量且没有超声造影剂的安全性等问题。

三、重症超声辅助判断 AKI 病因和判断预后

根据传统的 AKI 病因分类：肾前性、肾性和肾后性 AKI。全身和肾脏血流动力学状态紊乱导致的 AKI 属于肾前性 AKI。重症超声不仅能判断是否存在全身或肾脏血流动力学紊乱，还能对紊乱的程度做出定量或半定量的诊断，以及动态监测血流动力学的变化并指导血流动力学的调控，因此对诊断甚至是指导治疗肾前性 AKI 有很高的临床价值。关于重症超声与肾脏灌注监测的问题将在下文重点讨论。肾性 AKI 包括缺血或内、外源性毒性物质导致的急性肾小管坏死、肝肾综合征、急性肾小球肾炎或间质性肾炎、恶性高血压等。大

小正常的肾脏常常是新出现的 AKI，而缩小的肾脏可能存在慢性肾脏病变。超声对于上述弥漫性肾性 AKI 的判断缺乏特异性，但对于慢性 AKI 基础上的 AKI，有助于发现肾脏占位、多囊肾、慢性肾脏疾病导致的肾萎缩等基础肾脏病变和肝硬化等相关病变。泌尿系梗阻导致肾积水乃至肾后性 AKI 约占所有 AKI 的 5%，如果存在肾结石等基础疾病，泌尿系梗阻的发生率则更高。泌尿系梗阻极易发生肾后性 AKI，并且及时解除梗阻 AKI 也很容易恢复。因此为避免肾后性 AKI 的发生或加重，及时诊断泌尿系梗阻十分重要；而超声可及时简便的诊断泌尿系梗阻，敏感性接近 95%。超声因其优势，成为多家英美医院诊疗 AKI 流程中必经一步，和排除泌尿系梗阻第一影像学检查选择，并被写进了英、美的 AKI 和放射学指南。

肾脏集合系统分离是泌尿系梗阻最重要的特征，表现为肾盂、肾盏扩张。根据肾皮质变薄的程度，肾盂积水可分成轻、中、重三级。轻度（一级）肾积水指的是集合系统轻微扩张；中度肾积水（二级）指肾盏圆钝，肾乳头消失，皮质轻微变薄；重度肾积水指肾盂、肾盏显著扩张伴随皮质变薄。但是，重症患者中常见集合系统的扩张程度与梗阻的严重程度不相关。急性严重的梗阻可能早期肾脏超声看不到显著的肾积水；持续使用利尿剂、感染、反流等也可见肾积水，但没有泌尿系梗阻。RRI 对除外梗阻有一定的帮助，存在梗阻时 RI 往往 >0.70。采用超声多普勒检测输尿管喷尿情况是判断梗阻的另一个办法。如果单侧输尿管"喷尿征"消失常常意味着泌尿系梗阻。但双侧输尿管"喷尿征"消失有可能是无尿，而不能确定是梗阻。联合使用 RI 和输尿管"喷尿征"可提高超声诊断泌尿系梗阻的准确性。超声可明确大部分梗阻的原因，如结石、腹膜后占位、妊娠期子宫等。泌尿系结石是泌尿系梗阻最常见的原因，但是输尿管结石有时不易被超声发现。

缩小的肾脏提示长期慢性肾脏疾病，高且持续的 RRI 提示造成 AKI 的病因长时间得不到去除，均提示预后不良。

四、肾脏血流动力学评估

虽然全身的血流动力学稳定是肾脏血流动力学稳定的基础，但是全身的血流动力学状态还不能代表肾脏局部血流动力学状态。感染性休克时，心输出量可能高于"正常值"，但有可能仍然不能满足肾脏的需要；另外即使在正常血压下，如果存在引起入球小动脉和出球小动脉对上述调节机制反应变差，也可导致肾小球滤过率下降，引起急性肾损伤。

肾脏既可以是血流动力学不稳定的受害者，其实也可能是造成血流动力学不稳定的"始作俑者"。首先肾脏与水、电解质的平衡调节密切相关，当出现急性或慢性肾损伤时，患者可能有水钠潴留、全身水肿、心脏液体过负荷等表现，即为Ⅲ型和Ⅳ型心肾综合征即"急性肾心综合征""慢性肾心综合征"。其次，肾脏还会对全身的血管张力产生影响。肾素-血管紧张素-醛固酮系统与自主神经系统之间存在着正反馈，他们的异常，将直接导致心血管系统的异常；当出现肾损伤时，酸性代谢产物的堆积将影响血管对儿茶酚胺的反应性；局部产生的炎性介质也会进入循环，导致血管通透性增加，出现毛细血管渗漏综合征，血管内的液体向组织间转移，有效循环血量减少。再次，肾脏还是分泌促红细胞生成素等激素的内分泌器官，当促红细胞生成素分泌不足时，血红蛋白合成不足，会直接对氧输送产生影响。可见肾脏对维持血流动力学稳定具有重要的作用。

随着血流动力学理念的不断更新，血流动力学支持的目标也在不断变化，与肾脏相关参数逐渐成为血流动力学连续与动态监测的项目之一。从组织器官灌注导向的血流动力学支持层面上讲，肾脏灌注状况的监测不仅仅是诊治 AKI 的需要，更是血流动力学监测中重要的一部分。为实现对休克时微循环的监测，诸多学者专注于"正交偏振广谱成像（OPS）"和"旁流暗场成像（SDF）等观察舌下微循环的变化评估休克的程度和对治疗的反应。事实上，针对肾脏微循环的监测技术也在不断进步，在这方面，重症超声的作用不断被开发和利用。

　　超声评估肾脏血流动力学虽然尚无成熟、统一的方案，但是国内外多个学者做了大量的探讨工作，有望探索出无创监测肾脏灌注的实用方案。重症肾脏超声不仅有利于肾脏血流动力学的监测，同时可将肾脏作为全身血流动力学监测的窗口，辅助调控全身血流动力学。下面将详述重症肾脏超声中相关指标的临床价值。

　　1. 肾脏阻力指数应用的现状与未来在 AKI 领域重症超声中研究最早最多的就是 RRI。较早的研究多集中在 RRI 对 AKI 的诊断和预测方面，其中部分研究证实其在肾移植、脓毒症等患者的 AKI 方面具有一定的预测价值。Darmon 在一家 24 张床的内科 ICU 观察了 51 例患者，35 例发生了 AKI，其中 22 例 AKI 超过 3 天（定义为持续性 AKI），非 AKI 组、短暂 AKI 和持续 AKI 组的 RRI 中位数分别为 AKI 0.71（0.66~0.77）、0.71（0.62~0.77）、0.82（0.80~0.89），$P = 0.0001$，并发现 RRI 比尿量能更好地诊断 AKI，从而得出 RRI 可预测可逆性 AKI 的结论。Bossard 等则针对另外一类 AKI 的常见人群——心脏外科术后患者 RRI 进行了研究，探讨是否可以像脓毒症患者一样使用 RRI 早期预警 AKI 的发生。该研究共纳入了 65 例 60 岁以上的老年患者，全部经历了心肺转流术且没有心律失常，血流动力学稳定，但都有动脉炎、糖尿病或肌酐清除率下降等一项以上的 AKI 危险因素，术后立即测量 RRI；结果显示：发生 AKI 患者 RRI 显著高于没发生 AKI 的患者（0.79 对 0.68），不需要透析的 AKI 患者与需要透析的患者之间也存在差异，RRI 分别为 0.77 和 0.84，术后即刻 RRI > 0.74 可预测延时的 AKI，具有高度敏感性和特异性（0.85 和 0.94）。Schnell 等还将 RRI 结合胱抑素 C 等 AKI 生物标记物预测 AKI 的发生，发现 RRI 的预测价值优于胱抑素 C。

　　近来的一些研究开始关注 RRI 如何指导肾脏灌注的调控。Dewitter 等对 96 例脓毒症患者进行研究，发现未合并 AKI 患者的 RRI 中位数（0.72）较暂时性 AKI（0.75）和持续性 AKI（0.77）患者低。只是在未合并 AKI 的患者中 RRI 与平均动脉压（mean arterial pressure，MAP）有弱相关，在使用去甲肾上腺素的患者中 RRI 差异无统计学意义，且与去甲肾上腺素的剂量无关。该研究提示不能只根据 RRI 确定理想的 MAP。

　　Schnell 等为了判断 RRI 对容量负荷实验的反应，观察了 3 个 ICU 的 35 例做容量负荷试验的患者，其中 17 例有容量反应性。RRI 不论是在容量有反应组和无反应组，扩容前后均未观察到显著变化；在无 AKI、暂时性 AKI 和持续性 AKI 三个亚组，也没有发现扩容后的每搏量变化与 RRI 有相关性。张宏民等也对感染性休克患者早期复苏时全身血流动力学的变化对 RRI 的影响进行了研究，发现 RRI 与 CO、MAP、CVP 无明显相关性，不宜作为判断感染性休克早期患者肾脏灌注的指标。

　　由于 RRI 的影响因素较多，对其正确解读需要对各种相关因素进行周密的分析；另外，RRI 的测量对患者的体位、呼吸动度、血管走向及测量者的技术要求较高，测量误差较大。在最近的一篇文献中，Schnell 与 Darmon 针对 RRI 应用的现状与前景进行了综述，结论是：RRI 可作为重症患者 AKI 危险因素的预测工具，有助于区分暂时性与持久性 AKI，但是如在临床上非选择性患者群中应用该项技术尚缺乏强度充足的研究；另外仍需要评估可能影响 RRI 数值各项因素的作用。

2. 超声造影与 AKI 在肾脏肿瘤和移植方面的研究已经在十几年前屡见报道，但是与 ICU 重症患者或 AKI 相关的研究仍不够充分。Schneider 等对 10 例健康受试者进行超声造影并测量基线时、注射低剂量 [1ng/（kg·min）] 和高剂量血管紧张素Ⅱ [3ng/（kg·min）] 时以及口服卡托普利 1 小时后的灌注指数，同步采用对氨基马尿酸清除法测量有效的肾血浆流量，发现对应四个时间点的"灌注指数"中位数分别为 188.6、100.4（−47%；$P <$ 0.02）、66.1（−65%；$P < 0.01$）和 254.7（+35%；$P > 0.2$）；而对应的有效肾血浆流量分别为 672.1ml/min、572.3（−15%，$P < 0.05$）、427.2（−36%，$P < 0.001$）ml/min 和 697.1（+14%，$P < 0.02$）ml/min；"灌注指数"与有效肾血浆流量的变化相互平行；从而认为 CEUS 可检测血管紧张素Ⅱ和卡托普利导致的肾皮质微循环的变化。Imamura 等为观察非甾体类抗炎药对健康人肾脏血流动力学的影响，给 10 例健康受试者服用不同的非甾体类抗炎药，服药前后每天做两次 CEUS，实时记录图像，计算感兴趣区的信号密度并通过软件描记时间-密度曲线，发现服用双氯芬酸钠后平均峰密度显著下降 [（26.0 × 10^{-4} ± 17.4 × 10^{-4}）AU 对（19.2 × 10^{-4} ± 12.0 × 10^{-4}）AU；$P = 0.022$]，但服用依托度酸前后没有显著变化。Dong 等采用丙三醇注射法制作新西兰兔急性肾衰模型，然后在不同时段采用 CEUS 对肾皮质进行实时定量评估，并与血肌酐和尿素及彩色多普勒图像进行比较，发现达峰时间和曲线下面积（AUC）在丙三醇注射前为（5.86 ± 2.57）秒与（124.4 ± 46.7）dB·s，注射后 6 小时为（7.66 ± 2.05）秒与（288.1 ± 64.9）dB·s，前后有显著差异，$P < 0.05$；曲线升支斜率和降支斜率由（3.00 ± 1.22）dB/s 和（0.19 ± 0.15）1/s 降至（2.80 ± 1.45）dB/s 和（0.09 ± 0.02）1/s（$P < 0.05$）；24 小时后只有 AUC 显著升高。可见在该肾衰竭模型中早期 6 小时，CEUS 定量指标可预测肾皮质血流动力学改变。

从这些研究中我们可以看出 CEUS 可以用于监测肾皮质的血流动力学改变，我们进一步希望通过 CEUS 的监测结果实现对肾血流动力学的调控；但是我们知道不同种类的休克和不同原因导致的 AKI，其肾脏血流动力学的状况可能有很大不同。目前相关的临床研究还比较少，未来的研究或许能告诉我们 CEUS 监测下的调控目标和根据 CEUS 监测进行调控是否能改变休克和 AKI 患者的预后。

3. 能量多普勒超声与肾脏灌注 PDU 采用斑点跟踪技术利用血流中红细胞的密度、散射强度或能量分布，也即利用单位面积下红细胞通过的数量级信号振幅大小进行成像，可理解为以红细胞作为造影剂的超声技术；相对彩色多普勒（CDFI）对探头扫描的角度要求较小，对血流的敏感性高，不会发生混杂，能显示极低速度的血流，因此能更好地显示肾脏的血流；较 RRI 对测量技术的要求相对低一些；而相对于 CEUS 而言省却了注射造影剂的一系列问题，如不需要造影剂和特殊的软件。Bude 等首次报道了 PDU 对肾皮质血流灌注的显像能力，此后，有众多学者使用 PDU 探讨各种肾脏疾病对肾脏血流的影响，但用于 AKI 的临床研究仍然较少。陈秀凯等应用能量多普勒超声监测 40 例 AKI 患者的肾脏血流，并采用 4 级半定量法进行评分，按照 PDU 评分结果对患者进行分组，发现 3 分组的 ICU 病死率和 28 天病死率均低于 2 分组和 1 分组；3 分组中 AKI 分期 3 期人数少于 2 分组和 1 分组（分别为 1、4、9 例）$[\chi^2 = 16.103$，自由度（df）$= 4$，$P = 0.003]$，且持久性 AKI 人数少于 2 分组和 1 分组（分别为 3、9、10 例），差异有统计学意义（$P < 0.05$）；肾脏能量多普勒超声评分（< 3 分）与死亡和行长期持续肾脏替代治疗（> 3 天）结局密切相关（$P < 0.05$），该研究认为 PDU 可用于 AKI 患者的肾脏血流动力学监测，并可根据 PDU 评分评估 AKI 的严重程度和预后。半定量法的 PDU 监测虽然没有 CEUS 的定量方法精确，但是检测简单迅速，其临床实用性需更多的临床研究给予支持。

4. 超声动态评估肾脏灌注技术 2004 年德国学者 Scholbach 首次提出 DTPM 技术，并应用于肾功能的评估。近年来其应用已扩展至其他领域，但是有关 ICU 重症患者相关的研究鲜见报道。DTPM 技术初期临床应用证实其可敏感、真实地反映血流动力学变化，有望成为揭示器官组织血流灌注与其功能及疾病发生发展相互影响的重要手段，为临床决策提供新的血流动力学指标。但其也存在一定的局限性：对血流显像的图像质量要求较高，因此彩色超声仪器及功能需达到一定要求；标准化图像采集，即彩色多普勒频率及彩色增益需保持在一定合理的范围内，其为进行比较的先决条件；需离线分析、ROI 的大小和形状应根据需要选取。这些不足可能会一定程度上限制其在不便改变体位和需实时、动态监测的 ICU 重症患者中的应用。

总之，重症超声技术是超声技术与重症医学理念的完美结合，以肾脏为目标和以治疗 AKI 为目的的心肺血管超声和肾脏超声分别从全身和局部两个层面实现对重症 AKI 患者的监测；不仅有助于及时判断 AKI 的病因，更对维持理想的肾脏灌注提供了有效的依据。当然，血流动力学与 AKI 领域的深入发展对肾脏灌注的精确监测提出了更高的要求，重症医学工作者尚需通过不懈努力不断推动重症超声技术的前进；方便的超声技术监测肾脏灌注将越来越成熟。重症肾脏超声结合心肺超声将对 AKI 的诊断和评估乃至治疗提供更加可靠和及时的帮助。

（陈秀凯）

第二节　肾脏超声与循环复苏

循环衰竭是重症患者常出现的一类病症，及时有效复苏并稳定血流动力学，以及防止器官低灌注性损伤成为此类患者治疗的关键环节，肾脏的高血流灌注以及多重调节机制使其在循环容量调节方面发挥着重要作用，这也决定了其是最易受损的重要器官。循环复苏过程中采取有效手段对肾脏血流进行有效监测及评估，不但有助于循环状态评估及治疗策略调整，且对于 AKI 早期诊断和肾功能保护具有重要的临床意义。超声作为一种简便、实时、无创、无辐射、可重复的影像学检查，更适于评价危重患者的肾血流灌注，技术的进步与发展也使得灌注评估逐渐从定性走向定量。

一、隐匿性容量丢失的预测与评估

隐匿性容量丢失早期，由于机体代偿机制调节，往往血流动力学尚平稳，常规协助判断容量丢失的下腔静脉直径或塌陷指数、乳酸和碱缺失、动脉血压、血红蛋白或血细胞比容、心率及 CVP 等参数对于血流动力学尚稳定患者，其对容量状态判断均不敏感。隐匿性容量丢失早期，机体神经内分泌代偿机制使得有效容量重新分布至重要器官，从而整体上表现为血流动力学的稳定及重要器官血流充足，肾脏的高灌注及多重调节机制决定了其在有效容量调节方面极其快速和有效，表现为肾小动脉收缩、血管阻力增加及肾皮质血流减少并伴有肾有效滤过降低。血管阻力增加对舒张期血流速度的影响明显高于对收缩期血流的影响，从而导致肾 RI 升高。在对多发伤患者隐匿性容量丢失的筛查研究中发现，对于血流动力学尚稳定的患者，RI＞0.7 常提示存在隐匿性容量丢失，且往往会进展为低容量性休克，其敏感性和特异性分别为 90% 和 87%。随着容量复苏治疗的进行，持续高肾RI 往往提示持续的隐匿性器官低灌注，多器官功能障碍发生率及死亡率均明显升高。

二、循环复苏过程中容量状态及肾灌注协助评估与指导治疗

循环复苏的最终目的是恢复组织器官的有效灌注，恢复氧输送，容量状态、心脏功能及外周血管阻力的综合评估始终贯穿整个治疗过程。肾脏作为机体容量调节的重要器官，其在循环复苏中灌注的改变往往可间接反映其他重要脏器的灌注，因此在循环复苏过程中连续动态评估肾血流显得尤为重要。尿量作为临床最常用的循环复苏监测指标，因为简便、易获得常常被推荐作为间接反映肾脏灌注的临床参数，但其不但受血流灌注的影响，还受到神经内分泌激素、血浆渗透压、肾脏功能或器质损害程度等因素的影响，常常需要结合其他指标综合判断来协助容量状态评估及肾脏灌注。临床上肾脏超声也用于协助评估机体容量状态及复苏效果，最常用到的是 CDFI 及肾 RI，一般认为 RI 可反映肾血管阻力状态，高 RI 常提示高肾血管阻力。基于此理论，一直以来 RI 作为定量指标广泛用于病理生理、药物等因素对肾灌注影响的评估，但到目前为止用于指导容量复苏且将其作为复苏目标的研究仍然很少，脓毒症患者液体治疗时，随着心输出量、平均动脉压、心率等循环参数的改善，肾 RI 改变却不明显，提示我们在评估 RI 临床意义时需综合考虑各种影响肾RI 改变的因素。来自协和医院的临床研究也表明感染性休克循环复苏治疗过程中，RI 变化与心输出量、平均动脉压及中心静脉压变化之间无相关性，其不宜作为感染性休克早期肾脏灌注的协助判断指标。

CEUS 可实时观察并定量分析肾脏血流灌注特征，是非常理想及应用前景的床边肾血流评估技术。截至目前其还是主要用于占位病变血流特征的定性研究，仍然较少用于危重患者作为床边肾血流监测技术，随着超声技术的快速进展，已有将其广泛用于临床的可能。CEUS 对于肾血流改变具有很高的灵敏性，肾血流改变 10%～20% 即可被灵敏检测，CEUS 所测肾血流量与以对氨基马尿酸所测肾血流之间具有很高的一致和相关性。对 AKI 高发的心脏外科手术患者的肾灌注进行 CEUS 定量评估，术后 24 小时较术前肾灌注下降约 20%，结果很直观地提示灌注下降是此类患者发生 AKI 的主要因素之一。

平均动脉压维持于 60～100mmHg 时，肾脏通过出球动脉对血压变化的快速肌源性自身调节及慢速球管反馈机制维持肾血流及肾小球滤过率的稳定。病理状态下这种调节机制可能受到损害，假如合并存在低血压可导致肾血流或肾小球滤过率明显下降。同样，对于慢性高血压患者，自身调节曲线右移，常常需要高灌注压维持充足的肾血流量和肾小球有效滤过。基于此理论，对于有慢性高血压或肾损害高危患者往往期望通过维持较高平均动脉压以保证肾灌注，但对于不同的患者可能需要的目标肾灌注压不同，所以到目前为止仍无统一推荐的目标血压。对于脓毒性休克患者，通过滴定去甲肾上腺素使目标血压从 60～65mmHg 提高到 80～85mmHg，CEUS 肾灌注显像所监测到的肾脏灌注指数却未发现明显增

加，且灌注指数改变的不均质性非常大，这提示对于不同患者可能需要采取个体化目标血压治疗策略，这也是目前大家普遍接受的观点。

三、肾损害程度及预后评估

肾脏低灌注在急性肾损害中发挥重要的作用，而肾功能的各种评价指标往往具有滞后性，且受诸多因素的影响，不同程度肾灌注降低表现为不同程度肾实质的低灌注，从而在CDFI上会有不同的肾灌注改变及肾 RI。临床上到目前为止尚缺乏客观指标准确地早期鉴别肾损害是功能性损害还是实质性损害，研究表明肾 RI 的高低及对治疗的反应性可较灵敏地早期协助判断肾功能损害状态，器质性肾损害较功能性肾损害具有更高的 RI 水平，一项临床研究发现91%急性肾小管坏死患者的肾 RI≥0.75，而仅有20%肾前性氮质血症患者肾 RI 高于此水平。也有研究表明持续高肾 RI（>0.9）往往提示急性肾小管坏死，少尿状态下肾 RI 随循环复苏逐渐下降往往提示肾前性肾损害，多是短时的功能性改变，随治疗而恢复，但应同时考虑肾功能的临床及生化参数总体评估，从而提高诊断的准确性。

对于临床发生肾衰竭的患者，除了相应的器官支持治疗外，临床上急需相应指标协助判断肾功能损害的可逆性，研究表明肾 RI 可作为肾功能是否可逆的独立预后评价指标，持续 RI>0.85 往往提示肾功能部分恢复或不恢复，其特异性和敏感性分别为85%和92%。对于血流动力学不稳定的患者，常规肾 RI 监测有助于早期识别肾损害发生的高危人群，协助判断肾损害程度及预后。

虽然 CDEI 或 3D-CDEI 具有诸多优点且可提供多种肾血流的评估参数，到目前为止，临床上 CDEI 主要用于慢性肾病及肾功能损害的灌注评估，少用于循环复苏及急性肾损害时灌注显像。临床研究中发现肾小球滤过率与 3D-CDEI 所监测到的各种血流指标之间具有密切相关性，即便是肾小球滤过率正常的肾功能损害患者的 VI、FI 及 VFI 均明显降低，显示 CDEI 在早期判断肾损害方面具有更高的灵敏性。来自北京朝阳医院的研究表明肾脏CDEI 评分与急性肾功能损害分级密切相关，CDEI 可用于评估肾损害的程度及预后。

CEUS 可做到真正意义上的微循环显像，在评估肾脏皮质血流中具有无可比拟的优势。目前主要用于慢性肾疾病灌注特征的研究，较少用于急性肾损害灌注及预后判断。动物研究中发现 CEUS 定量分析技术能准确显示急性肾小管坏死性肾衰竭早期的血流动力学变化，较常规血肌酐和血尿素氮检查更为敏感，对急性肾小管坏死性肾衰竭的早期诊断具有一定的应用价值。对于发生急性肾衰竭的患者，临床上除积极肾脏替代及全身支持治疗外，针对受损肾脏缺乏切实有效的治疗措施，客观准确肾损害程度及损伤部位对于判断其预后具有重要的临床意义。肾 RI 在判断 AKI 预后方面有一定的价值，但其尚难以准确提供肾损害特性的相关信息，虽然到目前为止 CEUS 在 AKI 预后判断中的应用研究很少，但其优异的微循环成像特性可以提供肾内血流，特别是可以延伸至微循环的灌注信息，可成为我们床边观察 AKI 肾灌注特征的有力工具。另外 CEUS 灌注显像受诸多因素的影响，譬如组织深度、肾周围组织的回声特性、呼吸伪像、超声设备的参数设置，肾及肾周水潴留状态，增强剂的注入剂量及方式，灌注显像定量的数学模型等，这使得研究之间缺乏统一的标准可进行定量比较，限制了其临床的进一步广泛应用。

（李梅玲　武　钧）

第三节　重症超声与连续性肾脏替代治疗管理

连续性肾脏替代治疗（continuous renal replacement thearapy，CRRT）是重症患者救治过程中经常会用到的重症救治技术之一。虽然 CRRT 具有血流动力学稳定、不易发生透析失衡综合征等优点，但若管理不当，仍会发生循环波动、出凝血并发症增加，甚至影响肾脏和患者预后等不良情况。重症超声的出现，将对 CRRT 的管理起到重要的指导作用，主要包括 CRRT 血管通路建立、CRRT 容量管理及 CRRT 开始与终止时机三个方面。

一、重症超声与血管通路

（一）重症超声在 CRRT 血管通路建立中的重要意义

超声引导穿刺是临床穿刺过程中经常会用到的一种操作方法，目的是提高穿刺的准确率和成功率。中心静脉穿刺置管术是重症医学科常用的救治技术，早先由于 ICU 不常规配备超声设备，中心静脉穿刺置管术常常为盲视操作，只有在困难置管时才考虑超声引导穿刺置管。随着超声的普及应用，越来越多的 ICU 配备了超声设备，但并非每个 ICU 都将超声引导中心静脉穿刺置管作为常规。CRRT 的血管通路建立具有起特殊性：一是 CRRT 的血管通路导管较一般的中心静脉导管粗，穿刺置管过程中可能对血管导致更大的损伤；二是血管通路建立后，一般要马上进行 CRRT 的抗凝操作，明显增加穿刺部位出血和血肿的风险。穿刺部位血肿具有很大的危害：一方面，局部血肿会引起压迫症状如神经受压、皮肤坏死，严重颈部血肿还会引起呼吸困难，甚至生命危险；另一方面，CRRT 的抗凝将被迫减量或中止，管路和滤器凝血的机会明显增加。

超声引导血管穿刺技术可以确定目标血管的尺寸、位置，明确异常的解剖结构，减少穿刺失败率和相关的并发症，尤其是抗凝继发出血的并发症，从而减少患者的痛苦和焦虑，并节约成本。研究表明，与传统中心静脉穿刺相比，超声引导血管穿刺可明显提高首次穿刺的成功率、减少动脉损伤和血肿生成的风险，并缩短中心静脉穿刺置管的时间。因此，我们建议将超声引导穿刺置管作为 CRRT 血管通路建立的常规，以提高穿刺的准确性，减少血管的副损伤，从而减少随后抗凝引起穿刺部位血肿的风险。

（二）超声引导建立 CRRT 血管通路

超声引导应用于中心静脉置管主要有 2 个方面：一是进针前评估，二是进针过程实时引导。超声用于进针前评估，主要表现在可以清晰观察静脉走行、直径、宽度、深度、血流情况，有无解剖变异及其周围组织器官解剖位置；还可测量穿刺点至静脉的距离。超声实时引导下可清晰显示穿刺针的走行，直观地看到穿刺针刺入静脉内。避免并发症的发生，提高穿刺的一次成功率。

超声引导血管穿刺方法简述：

1. 超声下如何区分动静脉静脉在二维超声下呈黑色，管壁相对较薄，无波动，多普勒频谱血流信号连续、低速、随呼吸变化，按压探头时可被压缩，甚至完全塌陷。动脉虽然也是黑色，但有波动，管壁厚，在多普勒频谱上有脉冲式血流信号，有明显峰值。按压探头时不会被压缩。

2. 平面内技术和平面外技术超声引导血管穿刺技术，分为平面内技术和平面外技术。

所谓平面内技术，是指针与探头在同一平面内，穿刺过程中可全程观察到针的穿刺路径，也就是我们通常所说的纵切面。所谓平面外技术，是指针的方向与探头垂直，看到的图像是我们通常所说的横截面，针尖不能很好地显影。超声引导下行血管穿刺时，平面内与平面外两种技术均可采用。采用平面外技术时，皮肤到血管的穿刺距离较小，穿刺路径与血管长轴方向平行。采用平面内技术时，经正中偏外侧入进行穿刺，在置管时推荐将超声探头斜放，在此平面内进针置入导管。

3. 操作注意事项穿刺时需保持头低位20°，使静脉充盈。由于穿刺针和超声探头的压迫，静脉容易塌陷，给穿刺带来困难。超声探头应轻轻接触皮肤。若进针已超过静脉深度还未抽吸到血液，即缓慢地边吸边退，直至回抽到血液。

此外，在穿刺过程中，还要注意无菌技术。由于超声探头不可以消毒，我们可以将它置入一个无菌手套或鞘内，其中有超声凝胶并且确保没有气泡；然后将无菌的凝胶或碘伏涂在皮肤上，无菌的探头再置于其上。要注意的是在操作过程中，裸露的导线不要接触无菌区。

二、重症超声与 CRRT 容量管理

（一）容量管理在重症患者 CRRT 中的重要性

液体复苏是临床上治疗休克及改善组织灌注最常用的手段。容量不足会导致低灌注，加重肾脏损伤或增加死亡率，因此，当患者存在容量不足时应积极地进行液体复苏。但临床上也经常遇到的这样的问题：如果复苏至心输出量增高，平均动脉压满意的高血流动力状态，肾脏却持续恶化，还应该如何复苏？有些医生倾向于继续给予液体，直至肾功能指标好转，如尿量增多。但这种做法的风险在于，如果患者的尿量始终不见增多，则会发生明显的液体过负荷。而越来越多的研究表明：容量过负荷也同样会加重 AKI 的程度甚至影响预后。

容量过负荷会引起组织水肿，水肿阻碍了氧和代谢产物的弥散，破坏了组织结构，妨碍了毛细血管和淋巴的回流，干扰了细胞之间的相互作用，从而可能引起器官功能障碍，如心肌水肿可能引起心室射血功能下降，肺水肿引起呼吸困难，脑水肿引起脑疝，组织水肿会影响切口愈合、胃肠道功能障碍等。

容量过负荷为什么会加重 AKI 呢？首先，容量过负荷会引起腹腔脏器水肿，导致腹腔高压的发生，腹腔高压会引起肾静脉回流障碍，从而导致肾小囊压力增高和肾血流减少，引起或加重已经存在的 AKI。其次，即使不发生腹腔高压，液体过负荷引起的静脉压力增高和肾脏间质水肿也会导致肾脏纤维囊内压力增高，从而降低肾血流和肾小球滤过率。肾小管压力增加也会影响肾脏功能的恢复。若液体过负荷持续存在，则会导致 AKI 持续加重，甚至最终难以恢复，并使患者死亡率增加。

容量过负荷的不良后果提示：液体正平衡或负平衡并不是水多一点或少一点的问题，而是会影响患者的肾脏功能和预后。重症 AKI 患者无论容量不足还是容量过多都会导致 AKI 加重，甚至影响预后，因此，这样的患者在行 CRRT 时，应该加强对液体的管理，避免医源性容量不足或液体过负荷的发生。

（二）重症患者 CRRT 时容量管理的难度

要做好重症患者 CRRT 的液体管理不是件容易的事，重症患者的容量调节区间非常

窄，容量不足或容量过多均会带来不良后果；稍微负平衡一些，休克就可能加重；稍微正平衡一些，就可能加重肺水肿。而 CRRT 治疗的危重患者已经丧失了液体自身调节的能力，患者的容量状态完全依赖于医生对血滤机的调整。若脱水目标设置不恰当，或没有根据患者的容量状态进行参数调节，很容易出现容量不足或容量过多。这就需要临床医生对接受 CRRT 治疗的患者选用恰当的血流动力学监测手段，实施动态、准确的容量监测，并及时根据监测结果滴定式调节 CRRT 脱水速率，避免容量不足或容量过多等情况的发生，从而保证 CRRT 的顺利进行。

应该注意的是，重症患者接受 CRRT 时进行容量评估存在一定困难。首先，目前尚缺乏判断容量的金指标，无论压力指标还是容量指标都不能完全准确地评价患者的容量是否达到最优。其次，CRRT 本身会使一些血流动力学指标的测量受到影响，从而影响对容量的准确评估；如 PiCCO、肺动脉导管等利用温度稀释法的血流动力学监测手段、中心静脉压的测量等，其准确性均可能会受到 CRRT 的干扰。第三，重症医学常用的对组织灌注进行评价的指标，如乳酸和碱剩余等，会完全受到 CRRT 的干扰，无法准确判断组织灌注是否合适。因此，休克患者行 CRRT 时容量的准确评估是比较困难的，应该对患者的生命体征、临床状况（有无水肿或肺水肿）、血流动力学指标以及之前几天的液体平衡情况进行综合评估，以准确地设定液体平衡目标。

（三）重症超声与前负荷评价

超声评价前负荷可分为静态指标和动态指标。

1. 静态指标 超声静态前负荷指标包括左室舒张末期面积（LVEDA）和左室舒张末期容积（LVEDV）。经心室短轴测得的左室舒张末期面积常被用来代表左室舒张末期容积。左室舒张末期面积/容积减少常提示严重低血容量，可作为在极端容量状态下指导液体治疗的一个前负荷指标。当超声影像出现左心舒张末期面积明显减小或乳头肌"Kiss"征时，提示患者可能存在严重容量不足。在呼吸和循环稳定的情况下，左室舒张末期面积指数（LVEDAI）与补液量呈正相关。但是除容量外，LVEDV 也受到后负荷及心室顺应性影响，其正常值变异很大（80 ~ 130ml，或 55 ~ 65ml/m^2）；如果存在病理性增生或扩张，差别就更大了。对于重症患者来说，LVEDA/LVEDV 还会受到机械通气（影响心室顺应性）和血管活性药物及镇静药物（影响心脏后负荷）的影响。因此，LVEDA/LVEDV 不能作为预测重症患者容量反应性的独立指标，需要与其他前负荷指标联合使用。

2. 动态指标 动态指标包括左室流出道（LVOT）血流速变异、腔静脉测量及被动抬腿试验（PLR）时的超声测量。

（1）左室流出道或主动脉血流速变异 同每搏量变异（SVV）一样，超声测得的左室流出道或主动脉血流随呼吸变化引起的流速时间积分（VTI）也可以预测容量反应性。左室流出道血流速变异 >12% 或主动脉血流 VTI >10% 提示患者容量不足。但这些心肺相互作用的容量指标的局限性在于它们依赖于机械通气，而且要求充分镇静，没有呼吸抵抗；也不适用于心律失常患者。SVV 增加既可发生于容量不足的患者，也可发生于右室后负荷增加引起的右心衰竭（补液有害）；超声检查有助于判断是容量不足还是右心衰竭。

（2）腔静脉测量 上腔静脉（SVC）是胸腔内血管，正压机械通气引起的胸腔内压增高可引起 SVC 塌陷。补液可以逆转这种塌陷并提高心输出量。可以用塌陷指数来评价塌陷的程度和容量反应性。SVC 塌陷指数 = （呼气时最大直径 - 吸气时最小直径）/呼气时最大直径。SVC 塌陷指数 >36% 提示存在容量反应性。

下腔静脉（IVC）位于腹腔内，对于机械通气患者，呼气相其直径最小，吸气相直径变大。IVC 的膨胀指数可以用来评价容量反应性。IVC 膨胀指数（dIVC）=（吸气时最大直径 – 呼气时最小直径)/呼气时最小直径。IVC 膨胀指数 >18% 提示容量不足。腔静脉测量判断容量反应性也存在局限性：如上腔静脉测量需要 TEE；下腔静脉膨胀指数虽然可以TTE 完成，但可能受到腹内压增高的影响；并且这些指标在有心律失常及自主呼吸的患者身上并不准确。

（3）被动抬腿试验（PLR）时的超声测量　PLR 是一种可逆的补液试验，最好用可控床将患者从 45 度半卧位转成上身平卧、下肢抬高 45 度的体位。PLR 时用超声或其他方法监测心输出量，如果升高提示有容量反应性。研究表明，PLR 时用超声监测主动脉血流速的变化或每搏量的变化，比脉压更加可靠。

（四）重症超声与 CRRT 容量管理

如前所述，重症患者 CRRT 的容量管理存在困难。我们应采用恰当的容量评价指标，以保证 CRRT 容量目标制定的准确性。中心静脉压（CVP）是评价前负荷的一项简易指标，其动态变化基本能够反映血容量的相对变化，因此它也是目前 CRRT 容量管理中的一个常用的和主要的指标。但在一些病理情况下，如三尖瓣反流等，CVP 不能准确反映容量变化。这时我们就需要借助其他的前负荷指标，重症超声就是很好的一个工具。由于超声具有无创、可视、可重复操作等特点，可以实时、动态地对患者的前负荷做出评价，在CRRT 患者的容量管理中可发挥重要作用。与其他前负荷评价方法相比，超声评价前负荷的准确性很少受到 CRRT 的影响，具有一定的优势。

若患者出现容量不足表现，如 LVEDA 明显缩小、下腔静脉膨胀指数明显增加，CRRT不应设为负平衡，而应补液治疗。相反，如果超声影像出现下腔静脉增宽，不随呼吸出现明显的变化，则提示容量充足或容量过负荷，CRRT 应设为负平衡。

由于 CRRT 需要连续评价容量，需要对前负荷指标动态进行监测。目前可以使用连续的中心静脉压力监测与间断超声测量相结合的方式对 CRRT 患者的容量进行准确、及时的评估和反馈，以利于 CRRT 容量目标的制定与调整。最新的 TEE 技术改进，研制出小型的一次性经食管超声探头，使得将来的连续动态超声监测成为可能，超声在 CRRT 的容量管理中将发挥更加重要的作用。

三、重症超声与 CRRT 时机评估

（一）重症肾脏超声

由于超声便携、无创、可重复等优点，近年来被广泛应用于重症患者的诊断和治疗，主要集中在全身血流动力的监测与治疗；在急性肾损伤的诊治过程中，重症超声也发挥着越来越重要的作用。超声可以很容易区分患者少尿是急性原因还是慢性原因，并除外梗阻性因素。如急性肾损伤的超声影像常表现为肾脏增大、肾皮质回声增强和肾皮质厚度增加；而慢性肾病常表现为肾脏缩小、肾皮质回声明显增强及肾皮质厚度缩小。重症肾脏超声除了用超声技术测量肾脏的大小、观察水肿、血肿和梗阻的情况，更重要的就是与肾脏血流灌注相关的技术，如肾阻力指数（RRI）、肾血流评分和超声造影（CEUS）等。

1. 肾阻力指数（RRI）　在 AKI 领域重症超声中研究最早最多的就是 RRI。RRI 是一

项基于超声多普勒血流速测定的反映肾内主要分支血管（段动脉、叶间动脉、弓动脉）阻力的指标。RRI 的计算公式：RRI =（收缩末期血流速 – 舒张末期血流速）/收缩末期血流速。正常参考值为 0.58 ~ 0.64。超声多普勒测定的 RRI 能在床旁快捷、及时获取，可能对重症患者的肾脏灌注评估、AKI 的早期诊断、转归预测和治疗指导具有重要价值。

AKI 患者的肾功能转归各不相同，轻度肾脏损伤因素作用可引起功能性肾损伤，当损伤因素移除后肾功能可很快恢复（暂时性肾损伤），重度肾脏损伤因素可导致肾脏结构性损害，如急性肾小管坏死，肾功能往往不能短期或完全恢复（持续性肾损伤）。然而目前常用的血、尿生化指标尚难以准确分辨暂时性或持续性 AKI。Dewitter 等对 96 例脓毒症患者进行研究，发现无 AKI 患者的 RRI 中位数（0.72）较一过性 AKI（0.75）和持久性 AKI（0.77）患者低。随着 AKI 患者肾功能的恢复，RRI 值可逐步降至基础水平，且 RRI 改变早于肌酐水平的变化。越来越多的研究表明 RRI 能很好地预测急性肾损伤的发生及预后。因此，RRI 可作为重症患者 AKI 危险因素和预后的预测工具，有助于区分一过性与持久性 AKI，并用于确定治疗性干预后肾脏灌注的改变。但是 RRI 在临床上常受到以下因素的影响：年龄、肾血管的顺应性、患者的血压、心率及氧合等。而且如在临床上非选择性的患者群中应用该项技术尚需要进一步的研究证据。作为反映肾动脉阻力的指标，RRI 虽不是对肾脏血流的直接测量，同时受一些因素的影响，其测定结果仍具有重要的参考价值。

2. 肾血流评分 采用彩色多普勒或能量多普勒（PDU）对肾脏血流进行评分。采用 0 ~ 3 分 4 级法行半定量评分：0 分为检查不到肾脏血管；1 分为肾门可见少许血管；2 分为大部分肾实质内可见叶间血管；3 分为整个肾脏可见肾血管显像至弓状动脉水平。PDU 可理解为以红细胞作为造影剂的超声技术，采用斑点跟踪技术利用血流中红细胞的密度、散射强度或能量分布，也即利用单位面积下红细胞通过的数量级信号振幅大小进行成像，相对彩色多普勒（CDFI）对探头扫描的角度要求较小，对血流的敏感性高，不会发生混杂，能显示极低速度的血流，因此能更好地显示肾脏的血流；较 RRI 对测量技术的要求相对低一些。陈秀凯等应用能量多普勒超声监测 AKI 患者的肾脏血流，发现 PDU 可用于AKI 患者的肾脏血流动力学监测，并可根据 PDU 评分评估 AKI 的严重程度和预后。

还有一种细化的肾血流评分，即在原来的 3 分 4 级基础上，增加了 1.5 分和 2.5 分两个肾血流评分级别，1.5 分为肾门血流较丰富，可达段间动脉，而尚未达叶间动脉；2.5 分为叶间动脉血流丰富，只有少量弓状动脉见血流，并非整个肾脏都可见到血流。张宏民等采用细化的肾血流评分对感染性休克早期患者的肾脏灌注进行研究，发现细化的肾血流评分能够比 RRI 更好地反映肾脏灌注。

3. 超声造影技术（CEUS） CEUS 是近年来发展起来的一种评价微循环及组织灌注的新技术。在通过外周静脉（肘静脉）注入微泡造影剂后，微气泡的存在改变了超声波与组织之间的吸收、反射、折射和散射等作用，使微泡造影剂所在部位回声信号增强。通过时间强度曲线、曲线下面积、平均通过时间等来反映肾脏血流灌注的变化，间接反映肾脏功能变化。动物研究表明，CEUS 测得的肾血流与肾动脉流量仪所测得的肾血流有很好的相关性。与彩色多普勒所测得的 RRI 与肾血流评分相比，CEUS 能够全面、准确地监测肾脏的血流动力学变化，且具有更高的敏感性和特异性。因此，CEUS 是一项很有前景的技术，将使肾血流导向的 AKI 治疗更加往前迈进一步。微泡造影剂总的来说是安全的，无肾毒性，对重症患者也有良好的耐受性，但也有报道说该造影剂在超声作用下产生的声孔效应可能损伤毛细血管。由于需要特殊造影剂和特殊的软件，目前 CEUS 在临床尚很少应用。

（二）重症超声与 CRRT 时机评估

1. CRRT 的时机选择存在困难 一直以来，AKI 的肾脏替代时机就存在争论。对于 AKI 患者，过早上 CRRT 会造成过度治疗，并可能带来相关的并发症；而过晚上 CRRT 则可能会影响患者肾脏的预后，甚至会引起死亡率增加。多个观察性研究显示早期肾脏替代治疗可降低 AKI 患者的病死率，但是并没有经过大型的随机对照的临床试验确定的早期肾脏替代治疗的指征；各个研究中对早期肾脏替代治疗的定义也千差万别：有以肌酐、尿素或血钾等指标作为早晚的区分的，也有以收入 ICU 的时间作为标准的，或以达到 AKI3 期是否超过 24 小时作为分组标准。但是，尚没有一个研究能够找到和采用能够很好反映肾脏损伤严重程度和肾损伤恢复时间的指标来决定肾脏替代时机。

KDIGO 指南推荐，当 AKI 患者出现威胁生命的水、电解质与酸碱平衡紊乱时，应立即开始肾脏替代治疗；如无急诊肾脏替代治疗指征，应视临床状况而定，考虑的因素包括：有无通过肾脏替代治疗能缓解的临床状况存在以及实验室检查结果的变化趋势，而不是根据单一的血清肌酐值决定肾脏替代治疗的时机；可以在 AKI 2 期给予肾脏替代治疗。指南的这个推荐在实际临床工作中落实起来仍然存在困难，由于临床医师对指南理解的不同，实际上仍然会经常出现 CRRT 干预过早或过晚的状况。因此，除了尿量和肌酐之外，我们迫切需要寻找新的能够很好反映肾脏损伤严重程度和肾损伤恢复时间的指标，根据其变化，结合传统的尿量和肌酐指标，共同来决定肾脏替代治疗开始与终止的时机。重症超声在这方面给我们带来了新的希望。

2. 重症超声有助于 CRRT 时机的判断

（1）重症超声与 CRRT 开始时机：重症肾脏超声的出现，可以使我们对肾脏功能，特别是肾脏灌注增加了动态、更加直观和深入的监测和评估。结合传统的尿量、肌酐等指标，有助于临床医师对 CRRT 的开始时机做出更加准确的判断。给每例 AKI 患者常规行重症肾脏超声检查，首先有助于判断是慢性肾功能不全急性加重，还是单纯急性肾损伤，这在 CRRT 时机的决策上会有很大的帮助；同时也有助于我们除外急性或慢性肾后性梗阻导致的肾衰竭，如果是梗阻原因，则首先考虑解除泌尿系梗阻，可能根本不需要做 CRRT。如果肾脏灌注很好，说明肾脏损伤可能并不重，虽然少尿、肌酐水平升高，仍可先尝试利尿治疗。如果肾脏灌注差，首先除外全身血流动力学不稳定，特别是低血压和前负荷心输出量不足所带来的影响；先采用重症超声等血流动力学监测手段对全身血流动力学作出滴定式调整。如果在全身血流动力学稳定，前负荷充足的情况下，肾脏灌注仍差，说明肾损伤严重，短期难以恢复，再多的利尿剂也不会有效，需要立即行 CRRT。

（2）重症超声与 CRRT 终止时机：经过肾脏替代治疗的支持，相当多 AKI 患者的肾功能得到恢复，接下来就涉及何时停肾脏替代治疗的问题。终止 CRRT 的时机也很重要，停得过早，肾脏功能尚未恢复，患者病情可能会再次加重；停得过晚，则为治疗过度，并可能导致血行感染等并发症增加。KDIGO 指南认为，当患者肾功能已经得到足够恢复时，应停止肾脏替代治疗。在肾脏功能部分恢复的情况下，可采用改变治疗模式（如持续性变为间歇性）或减少治疗剂量（如增加治疗间隔、减少治疗时间）来逐渐实现。但此类临床研究较少，指南给出的建议也过于笼统。在 CRRT 过程中评估患者的肾功能较为困难，一般只能通过肾脏替代治疗间期的尿量、肌酐等指标评估其肾功能。重症肾脏超声也有助于我们对肾脏功能的恢复做出动态、准确的评估。在 CRRT 过程中可以每日行肾脏超声检查，如果超声提示肾脏灌注很快好转，伴随尿量好转，则可以考虑停止 CRRT；如果在全身血流动力学稳定，前负荷充足的情况下，肾脏灌注始终很差，说明肾损伤严重，短期难以恢复，则需要继续行肾脏替代治疗。

（杨荣利）

参考文献

1. Bagshaw SM, George C, Bellomo R. Early acute kidney injury and sepsis：a multicentre evaluation. Crit Care，2008，12：R47.

2. Abuelo JG. Normotensive ischemic acute renal failure. N Engl J Med，2007，357：797-805.

3. Bougle A, Duranteau J. Pathophysiology of sepsis-induced acute kidney injury：the role of global renal blood flow and renal vascular resistance. Contrib Nephrol，2011，174：89-97.

4. 陈秀凯，李素玮，刘大为，等. 中心静脉压在感染性休克所致急性肾损伤中的作用. 中华医学杂志，2011，91：1323-1327.

5. Platt JF. Duplex Doppler evaluation of native kidney dysfunction：obstructive and nonobstructive disease. AJR Am J Roentgenol，1992，158：1035-1042.

6. Barozzi L, Valentino M, Santoro A, et al. Renal ultrasonography in critically ill patients. Crit Care Med，2007，35：S198-205.

7. Clevert DA, D'Anastasi M, Jung EM. Contrast-enhanced ultrasound and microcirculation：Efficiency through dynamics - current developments. Clin HemorheolMicrocirc，2013，53：171-186.

8. Cokkinos DD, Antypa E, Kalogeropoulos I, et al. Contrast-enhanced ultrasound performed under urgent conditions. Indications, review of the technique, clinical examples and limitations. Insights Into Imaging，2012，33（1）：60-67.

9. Ma F, Cang Y, Zhao B, et al. Contrast-enhanced ultrasound with SonoVue could accurately assess the renal microvascular perfusion in diabetic kidney damage. Nephrol Dial Transplant，2012，27：2891-1898.

10. Chu Y, Liu H, Xing P, et al. The morphology and haemodynamics of the rabbit renal artery：evaluation by conventional and contrast-enhanced ultrasonography. Lab Anim，2011，45：204-208.

11. Schneider A, Johnson L, Goodwin M, et al. Bench-to-bedside review：contrast enhanced ultrasonography--a promising technique to assess renal perfusion in the ICU. Crit Care，2011，15：157.

12. Meola M, Petrucci I. ［Ultrasound and color Doppler in nephrology. Acute kidney injury］. G Ital Nefrol，2012，29：599-615.

13. Kellum JA, Lameire N. Diagnosis, evaluation, and management of acute kidney injury：a KDIGO summary（Part 1）. Crit Care，2013，17：204.

14. Le DM, Bougle A, Deruddre S, et al. Renal Doppler ultrasound：a new tool to assess renal perfusion in critical illness. Shock，2012，37：360-365.

15. Darmon M, Schortgen F, Vargas F, et al. Diagnostic accuracy of Doppler renal resistive index for reversibility of acute kidney injury in critically ill patients. Intensive Care Med，2011，37：68-76.

16. Bossard G, Bourgoin P, Corbeau JJ, et al. Early detection of postoperative acute kidney injury by Doppler renal resistive index in cardiac surgery with cardiopulmonary bypass. Br J Anaesth，2011，107：891-898.

17. Schnell D, Deruddre S, Harrois A, et al. Renal resistive index better predicts the occurrence of acute kidney injury thanCystatin C. Shock，2012，38：592-597.

18. Dewitte A，Coquin J，Meyssignac B，et al. Doppler resistive index to reflect regulation of renal vascular tone during sepsis and acute kidney injury. Crit Care，2012，16：R165.

19. Schnell D，Darmon M. Renal Doppler to assess renal perfusion in the critically ill：a reappraisal. Intensive Care Med，2012，38：1751-1760.

20. Schnell D，Camous L，Guyomarc'h S，et al. Renal perfusion assessment by renal Doppler during fluid challenge in sepsis. Crit Care Med，2013，41：1214-1220.

21. McArthur C，Baxter GM. Current and potential renal applications of contrast-enhanced ultrasound. Clin Radiol，2012，67：909-922.

22. Fernandez CP，Ripolles T，Martinez MJ，et al. Diagnosis of acute cortical necrosis in renal transplantation by contrast-enhanced ultrasound：a preliminary experience. Ultraschall Med，2013，34（4）：340-344.

23. Schneider AG，Hofmann L，Wuerzner G，et al. Renal perfusion evaluation with contrast-enhanced ultrasonography. Nephrol Dial Transplant，2012，27：674-681.

24. Imamura H，Hata J，Iida A，et al. Evaluating the effects of diclofenac sodium and etodolac on renal hemodynamics with contrast-enhanced ultrasonography：a pilot study. Eur J Clin Pharmacol，2013，69（2）：161-165.

25. Dong Y，Wang WP，Cao JY，et al. Quantitative evaluation of acute renal failure in rabbits with contrast-enhanced ultrasound. Chin Med J（Engl），2012，125：652-656.

26. Shajari A，Nafisi-Moghadam R，Malek M，et al. Renal power Doppler ultrasonographic evaluation of children with acute pyelonephritis. Acta Med Iran，2011，49：659-662.

27. Dietrich CF，Ignee A，Hocke M，et al. Pitfalls and artefacts using contrast enhanced ultrasound. Z Gastroenterol，2011，49：350-356.

28. Bude RO，Rubin JM，Adler RS. Power versus conventional color Doppler sonography：comparison in the depiction of normal intrarenal vasculature. Radiology，1994，192：777-7780.

29. 陈秀凯，黄立锋，王小亭，等. 能量多普勒超声对急性肾损伤的评估价值. 中华医学杂志，2012，92：3354-3357.

30. Scholbach T，Dimos I，Scholbach J. A new method of color Doppler perfusion measurement via dynamic sonographic signal quantification in renal parenchyma. Nephron Physiol，2004，96：99-104.

31. Rosenbaum C，Wach S，Kunath F，et al. Dynamic tissue perfusion measurement：A new tool for characterizing renal perfusion in renal cell carcinoma patients. Urol Int，2012，90：87-94.

32. Levitov A，Mayo PH，Slonim AD. Critical care ultrasonography. New York City：McGraw-Hill Companies，Inc.，2009.

33. Lumb P，Karakitsos D. Critical care ultrasound. Philadelphia：Saunders，2014.

34. 周永昌，郭万学. 超声医学. 第5版. 北京：科学技术出版社，2006.

35. Rabindranath KS，Kumar E，Shail R，Vaux EC. Ultrasound use for the placement of haemodialysis catheters. Cochrane Database Syst Rev，2011，9：CD005279.

36. 陈秀凯，李素玮，刘大为等. 中心静脉压在感染性休克致急性肾损伤中的作用. 中华医学杂志，2011，19：1323-1327.

37. Heung M，Wolfgram DF，Kommareddi M，et al. Fluid overload at initiation of renal replacement therapy is associated with lack of renal recovery in patients with acute kidney injury. Nephrol Dial Transplant. 2012，27：956-961.

38. Vaara ST，Korhonen AM，Kaukonen KM，et al. The FINNAKI study group. Fluid overload is associated with an increased risk for 90-day mortality in critically ill patients with renal replacement therapy：data from the prospective FINNAKI study. Crit Care，2012，16：R197.

39. Herrier T, Tischer A, Meyer A, et al. The intrinsic renal compartment syndrome: new perspectives in kidney transplantation. Transplantation, 2010, 89: 40-46.

40. 刘大为, 杨荣利, 陈秀凯, 王小亭. 重症血液净化: 从理念到实践. 中华医学杂志, 2012, 92: 3169-3171.

41. Geisen M, Spray D, Nicholas FS. Echocardiography-based hemodynamic management in the cardiac surgical intensive care unit. J CardiothoracVascAnesth, 2014, 28: 733-744.

42. Dewitte A, Coquin J, Meyssignac B, et al. Doppler resistive index to reflect regulation of renal vascular tone during sepsis and acute kidney injury. Crit Care, 2012, 16: R165.

43. Schnell D, Deruddre S, Harrois A, et al. Renal Resistive Index Better Predicts the Occurrence of Acute Kidney Injury Than Cystatin C. Shock, 2012, 38: 592-597.

44. Barozzi L, Valentino M, Santoro A, et al. Renal ultrasonography in critically ill patients. Crit Care Med, 2007, 35: S198-205.

45. 陈秀凯, 黄立锋, 王小亭, 等. 能量多普勒超声对急性肾损伤的评估价值. 中华医学杂志, 2012, 92: 3354-3357.

46. 张宏民, 刘大为, 王小亭等. 感染性休克患者肾血流评分与肾血管阻力指数的关系. 中华医学杂志, 2014, 94: 2102-2105.

47. Schneider A, Johnson L, Goodwin M, Schelleman A, Bellomo R. Bench-to-bedside review: contrast enhanced ultrasonography--a promising technique to assess renal perfusion in the ICU. Crit Care, 2011, 15: 157.

48. Leite TT, Macedo E, Pereira SM, et al. Timing of renal replacement therapy initiation by AKIN classification system. Crit Care, 2013, 17: R62.

49. Kidney Disease: Improving Global Outcomes (KDIGO) Acute Kidney Injury Work Group. KDIGO clinical practice guidelines for acute kidney injury. Kidney Int, 2012, 2: 1-138.

第十三章

重症超声与重症感染

第一节　重症超声与肺部感染诊断和治疗

近20年来，肺部超声的发展越来越快，其在评估肺部疾病方面的作用已经得到广泛的认可。其中，应用超声评估肺部的感染性病变是最受关注的问题之一。使用超声评估肺部感染不仅在重症医学科以及急诊得到了广泛应用，这项技术目前已经应用于普通病房甚至院前评估。评估肺部感染的超声方案很多，从最复杂的科研检查方案到快速的筛查方案，用途各不相同。而对于重症肺部超声而言，迅速、准确、便于操作的方案更容易为大家所接受。多项研究显示，在肺部感染的诊断方面，肺部超声明显优于床旁胸片，有时甚至可以与CT相媲美。本节将就超声在肺部感染中的应用进行讨论。

一、肺部感染的分类

1. 传统意义上，肺部感染可以按照解剖、病因或患病环境加以分类。

2. 根据累及的部位，肺部感染可以分为大叶性肺炎、小叶性肺炎和间质性肺炎。大叶性肺炎主要表现为肺实质的炎症，通常造成部分肺段或整个肺段、肺叶发生炎症改变，通常不累及支气管；小叶性肺炎的病原体经支气管侵袭，引起细支气管，终末细支气管及肺泡的炎症，常沿肺纹理分布，无实变征象；而间质性肺炎主要以肺间质受累为主，累及支气管壁以及支气管周围，有肺泡壁增生及间质水肿，通常以弥漫性病变为主，累及全肺。

3. 根据病因来分，肺部感染亦可分为细菌性肺炎、非典型病原体所导致的肺炎、病毒性肺炎以及肺部真菌病。

4. 根据患病环境来分，肺部感染可分为社区获得性肺炎和院内获得性肺炎两种。社区获得性肺炎是指在医院外出现的感染性肺实质炎症，包括具有明确潜伏期的病原体感染而在入院后平均潜伏期内发病的肺炎。而院内获得性肺炎是指患者入院时不存在，未处于潜伏期，而于入院48小时后在医院内发生的肺炎。而重症医学科内常见的呼吸机相关性肺炎就是院内获得性肺炎的一种。在ICU病房中，临床医师需要主要面对的还是院内获得性肺炎。尽管病原学的获取对于肺部感染的治疗，尤其是抗生素的合理应用至关重要，然而，对于重症患者而言，肺部感染的部位、感染性质的判断，对于其呼吸治疗的选择及调整却有着十分重要的影响。

二、肺部超声的应用

在肺部感染的诊断方面，虽然体格检查、病史采集以及听诊发现特殊的呼吸音很重要，但影像学在肺部感染诊断方面的作用越来越大。对于一个发热、咳嗽、呼吸困难、低氧血症的患者，胸片已经成为了常规检查，然而胸片的准确性相对较低，而且往往受限于不能在床旁即时获得，重症超声的出现有效地解决了这个问题，其既可以在床旁即时获得图像，又可以较为准确地诊断肺部感染。诸多研究已经表明，肺部超声可以准确及时地诊断和除外肺部感染，无论是在重症医学病房还是在急诊科，肺部超声的作用均优于胸片。

肺部超声的操作并不复杂，通过一定的培训即可掌握。尽管文献表明，肺部超声可以用任何探头进行操作（高频探头，如线形探头或微型凸面探头；低频探头，如凸面探头或者阵相探头）。但是不同的频率范围适用于不同的检查目的：高频探头（9～12Hz）观察胸膜的解剖以及胸膜滑动征效果最佳；低频探头 [（2.5～5）MHz] 更适合观察深部结构，如 B 线以及实变/胸腔积液。微凸探头，由于其面积小（适合观察肋间隙），频率范围广（5～11Hz）而被认为是理想的探头。做一次正确的肺部超声检查需要首先对机器设置进行调整：关闭谐波成像功能（否则会减少伪像）；去除多点聚焦功能，将焦点设定在胸膜线水平，将深度设为胸膜线以下6～7cm（为了能够完整的观察 B 线）；将图像的储存时长设定延长，使其包含整个呼吸周期。

BLUE 方案是目前应用最广、最为大家所接受的肺部超声检查方案。其用上蓝点、下蓝点、膈肌点和 PLAPS 点四个位点来确定肺部检查的位置（图13-1-1）。具体的位置需要借助"蓝手"来确定，"蓝手"指的是相当于患者手的大小。将双手（除了双手拇指）置于患者的前胸（图13-1-1），使位于上方的手的小指贴紧锁骨下缘，指尖位于胸骨中线，则下方手的小指则代表肺的下前缘，即为膈肌线。上蓝点位于上方的手掌环指与中指的根部，而下蓝点位于下方手掌的掌心。膈肌线与腋中线的交点被称为膈肌点；而将下蓝点水平向后延伸，其与腋后线的交点即为 PLAPS 点，其主要用来监测大多数肺泡或者胸膜病变。当 BLUE 方案的某个检查位点无法检查（敷料或有皮下气肿）时，可以将探头放置于其边缘。上蓝点和下蓝点可以迅速诊断肺间质综合征，PLAPS 点可以迅速诊断大量胸腔积液以及90%的急性肺实变，膈肌线除了可以明确是否存在肺不张，膈肌麻痹以外，也可以诊断大量胸腔积液及肺实变。

近年来，为了更好地对肺间质综合征进行描述，出现了多种肺的超声检查方案，指南推荐采用八分区法进行检查。八分区法指的是用体表标志将单侧肺分为四个区域，两侧肺相加则组成八个区域（图13-1-2）。首先以胸骨旁线、腋前线以及腋后线为体表标志将单侧肺划分为两个区域，然后每个区域再等分为两部分，从而形成四个胸部检查区域。另外，在对肺间质综合征做更精确的定量分析时，可采用28分区法以检查每个肋间的肺部征象，通过将每个图像中的 B 线数目相加来进行半定量的分析。

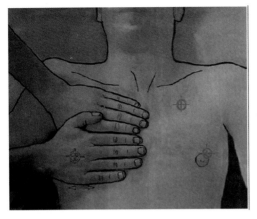

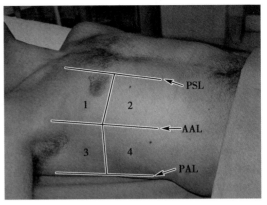

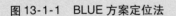
图 13-1-1　BLUE 方案定位法

图 13-1-2　八分区定位法

三、肺部感染的超声征象及其含义

肺部超声诊断肺部感染的关键征象在于发现存在部分相对低通气、肺水相对增加的肺组织，通常表现为肺实变。一旦肺实变累及胸膜，肺部超声就可观察到。尽管有一些非常早期的肺炎可能较为局限，并不累及胸膜，但文献表明绝大多数肺炎（98%）均累及胸膜。

感染种类不同，其肺部超声的表现也各不相同。局灶性病变通常表现为肺实变，在肺部超声上主要表现为"组织样征"或者"碎片征"；而弥漫性病变通常表现为肺间质综合征。

1. 肺实变　肺实变从超声影像学的意义上，是一种"水"过多所导致的病变。超声本身对于肺部液体含量的变化非常敏感。尽管超声无法观察到单个充满液体的肺泡，但是通常无数的肺泡是同时被液体充满的。这些充满液体的肺泡，在宏观上呈现出一种有别于肺间质组织的征象。

当肺实变累及胸壁时，超声波即能够穿透实变。声波被每一个小叶间隔反射，形成弥漫性"组织样征"。肺泡实变主要表现为以下两种特征性的征象：组织样征和碎片征。

（1）组织样征：实变的肺会呈现出一种组织样高回声征象，具有规则的小梁，易让人联想起肝脏。但需要说明的是，这是一种病态的肝脏，里面含有气体，因为可能会有少量气泡的存在。这里所说的组织样征指的是具有组织样的形态，呼吸时保持固定的体积，因此不会形成任何的正弦征。

（2）碎片征：主要见于与通气的肺相邻的实变的肺，形态通常不规则，边缘呈碎片样，因此称为碎片征。这些碎片征相连的边界通常位于图像下边缘，称为碎片线。

碎片征和组织样征对于发现与诊断肺实变有着重要的意义，以 CT 作为金标准进行比较，肺部超声诊断肺实变的敏感性达 90%，特异性可达 98%。如果操作者检查得更加广泛而仔细，敏感性还可以进一步提高。

（3）支气管充气征：在实变肺中有时会有一些高回声的斑片影，量的大小与支气管充气的情况相关。支气管充气征也可以分为动态支气管充气征和静态支气管充气征。当存在细支气管中的气体在吸气相时会向肺的表面运动，使其产生动态运动的征象，因此，动态支气管充气征的存在可以将肺实变与吸收性肺不张区别开来。肺不张时，很少会出现动态支气管充气征，而由感染导致的肺实变中，60%以上可以观察到。当支气管充气征中没有气体运动的征象时，则称为静态支气管充气征。这种征象的出现表明有气泡陷闭在实变肺中，无法进入整体的气体回路，通常见于吸收性肺不张。

（4）肺脓肿：当肺实变的量较大时，可能会发现坏死的区域或者肺脓肿。主要表现为一个低回声的、边缘清晰的规则图像，气体在其外周形成一个强回声的屏障。有时，在PLAPS点或者更加靠后的部位可能会看到气-液平面。

（5）肺实变的位置：研究表明，90%的肺感染病例均可以在PLAPS点发现肺实变，因此在临床实际操作中，操作者可以根据实际情况或者选择进行广泛的更加细致地全面筛查，或者就可以接受90%的敏感度，主要在PLAPS点进行检查。肺实变的位置有着重要的临床意义。机械通气患者上机几天后出现的重力依赖区域的肺实变非常常见，而如果呼吸困难的患者出现了上肺的实变，了解其来源则有着重要的临床意义；而如果出现了大面积的肺实变，通常意味着患者存在肺不张或大叶性肺炎。

2. 肺间质综合征　尽管在一些慢性病的患者中（如间质性肺炎）会出现一些慢性间质综合征的表现，重症患者肺部超声间质综合征的表现常意味着病程为急性，源自肺水肿。静水压升高性肺水肿通常与容量过负荷和心功能衰竭有关，而通透性相关的肺水肿通常是由ARDS以及相关的感染性疾病引起的。由于静水压升高型肺水肿主要沿着小叶间隔分布，且主要以漏出液为主，对胸膜的滑动不会产生影响，因此通常表现为滑动良好的典型B线征象。而感染引起的肺水通常会受重力的影响，分布以重力依赖区更为明显，并且肺水通常以渗出液为主，渗出液会对胸膜的运动产生影响，在肺部超声上表现为胸膜滑动征减弱或者消失。另外，静水压升高型的间质综合征通常是对称分布的，而感染引起病变可以有局灶性间质综合征的表现，即使是弥漫分布，也常常会伴有不同程度的肺实变。因此，即使均表现为肺间质综合征，通过观察胸膜滑动征，B线的分布，以及是否合并肺实变等征象，而诊断肺部感染。

3. 不同原因的肺部感染的超声影像学特征　不同的肺部感染具有典型的影像学特征，葡萄球菌性肺炎通常会出现大面积实变并伴有动态支气管充气征，胸膜滑动征消失等，通常不伴有胸腔积液。卡氏肺囊虫性肺炎主要以弥漫性肺间质浸润为主，常表现为双肺弥漫对称性的B线，且随着病情的进展出现肺实变的表现。在临床实际应用中，了解每一种肺部感染的典型的发病机制，从而寻找其特征性的超声征象，有助于肺部感染病原学的初步评估。

四、肺部超声评估肺部感染的流程化管理

肺部超声每次仅能获得某个点或者某个区域的影像，需要在进行整体检查后然后将所有的图像信息进行整合才能得出结论，因此，制定流程使得肺部超声的解读能够有统一的标准显得非常重要。BLUE方案就是目前比较完善的肺部超声的流程化检查方案，通过对肺部超声图像的解读，制定出不同的征象，而不同的征象与具体的临床病变有着密切的相关性。

根据对肺部超声图像的分析，形成了一条完善的征象体系，其中共包括七种征象：

1. A 征象双肺前壁主要 A 线为主，并伴有胸膜滑动征。

2. A' 征象代表出现 A 征象，但是胸膜滑动征消失。

3. B 征象代表双肺前壁以 B 线为主，伴有胸膜滑动征。

4. B' 征象代表出现 B 征象，但胸膜滑动征消失。

5. A/B 征象代表一侧肺的前壁主要以 A 线为主，另一侧以 B 线为主。

6. C 征象代表前壁有肺泡的实变。

7. 正常征象全肺表现为 A 线，无后壁或侧壁的肺泡间质综合征。

不同征象对应不同的肺部病变，如 B 征象常见于肺水肿，A 征象 + 下肢静脉血栓常见于肺栓塞，正常征象常见于 COPD 或哮喘（如果存在基础病），A' 征象 + 肺点见于气胸，而 B' 征象，A/B 征象，C 征象以及 A 征象 + PLAPS 均为肺部感染的表现。

研究显示，在 83 例肺部感染患者中，有 74 例存在以上四种征象中的一种，35 例出现 A 线 + PLAPS，12 例出现 A/B 征象，18 例出现 C 征象，9 例出现 B' 征象。每一种征象的频率均不是很高，但将四种征象进行整合，其诊断肺部感染的敏感性可达 89%，特异性可达 94%。

五、肺部超声评估肺部感染的治疗作用

由于肺部超声可以可靠地评估肺通气情况，因此其也被用于评估肺部感染治疗的效果。Bouhemad 等选取了 30 例明确诊断呼吸机相关肺炎的患者，通过观察患者肺部通气的改善来评估抗生素治疗 1 周后的反应，主要比较了肺部超声与 CT、胸片的区别。其中，肺部超声选取了 12 个检查区域，通过肺部再通气评分来判断肺部通气的改善。研究显示，当肺部超声再通气评分 >5 分与 CT 下再通气体积大于 400ml 相关，代表抗生素治疗有效；而当肺部超声再通气评分 < – 10 分时，与 CT 下失通气体积 >400ml 相关，代表抗生素治疗无效。肺部超声与肺部 CT 有显著相关性，远远优于床旁胸片。通过床旁超声来监测肺部的再通气情况，有助于评估肺部感染抗生素治疗的效果，而优于床旁超声具有无创，便捷，迅速的特点，其更可以早期地监测到肺部的通气改变，从而更有效的指导抗生素的选择与调整。

（丁 欣 王小亭）

第二节 超声与其他部位感染

重症感染是重症领域的一个重要方面，导致重症感染的原因很多，包括肺部、心脏、中枢神经系统、腹腔、皮肤等部位的感染。本节主要介绍除肺部之外的其他部位的感染，如何通过超声早期识别进而尽早处理，为重症感染诊断及进一步治疗提供帮助。

首先要了解容易导致全身感染的疾病：①严重腹腔感染：合并脓毒症和脓毒症休克的腹腔感染，常见于消化道的穿孔、外伤导致的肠管破裂、肠管吻合术后的破裂导致的继发性腹膜炎。肝脓肿、脾脓肿、腹腔脓肿等。②严重泌尿系感染：主要是肾盂肾炎。③皮肤与软组织感染、手术相关的切口感染：感染的皮肤和软组织出现红、肿、热、痛及局部功能障碍。④感染性心内膜炎。⑤鼻窦炎。

围绕着上述疾病阐述超声在上述疾病的诊断作用：

一、腹腔感染

1. 消化道穿孔　消化道穿孔主要是通过物理检查＋立位腹平片（膈下游离气体）做诊断，其实消化道穿孔是在超声下有所表现的。肠道是有气体的，穿孔后气体就会从穿孔的部位逸出进入腹腔，气体的特点是轻、容易移动，如果患者直立位气体很容易积聚在膈下，这就是我们常说的膈下游离气体，而超声也可以检测到膈下游离气体。

超声检测膈下游离气体：肠道穿孔后，有气体自穿孔处逸出，气体的特性是轻，容易向上移位，所以我们要患者立位或是半坐位使得气体积聚在膈下，随着呼吸的动作，膈下气体也会出现像肺部检查的征象（图 13-2-1），因为超声波遇到气体衰减非常严重，通常情况右侧膈肌较左侧膈肌略高，出现气体更容易积聚在右侧膈肌下，所以观察膈下游离气体通常选择右侧。另一个原因是脾脏较肝脏体积小超声检查时容易受到胃、肠道的影响，导致左侧膈肌观察不清晰，上述原因我们通常选择右侧膈肌为观测点，通过肝脏很容易看到膈肌，如果透过肝脏看不到膈肌而且出现强回声就考虑患者膈下出现气体，结合病史可以做出诊断。不容忽视的问题是如果穿孔逸出的气体太少不足以到膈下，仅在腹腔肠间隙之间，超声诊断就会出现困难，同时如果穿孔的气体太多也会给诊断造成困难。

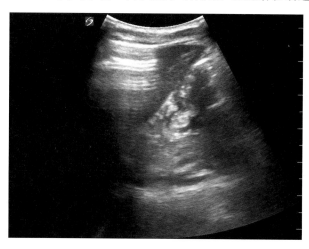

图 13-2-1　超声观测到的膈下气体征象

2. 化脓性肝脓肿　化脓性肝脓肿通常是肠道或是胆管的细菌进入肝脏所致，诊断化脓性肝脓肿依赖于病史、查体、影像学检查。重症患者应用最多的是超声诊断，超声诊断肝脓肿敏感性及特异性均非常高，但是超声很难鉴别细菌性还是阿米巴肝脓肿。

对于肝脓肿的超声诊断应选择腹部探头，患者体位取平卧位，要求的技术条件不高，需要提醒的是检查肝脏要全面，避免漏诊。

以下我们以阿米巴肝脓肿为例介绍肝脓肿。阿米巴肝脓肿通常是单发的也可以是多发的脓肿，通常发生的部位是肝右叶，肝脏的被膜下接近膈肌并且靠近后外侧。也可以位于肝脏的其他部位。脓肿的大小变异很大，可以是几个厘米也可以占据几乎整个右侧肝脏。

（1）脓肿的早期阶段：在脓肿的早期阶段，细胞开始死亡，但是细胞完全溶解或是液化不完全，这样脓腔还没有完全变成液体，此阶段称为实性脓肿阶段。超声表现上病变不严重，与其他的脓肿不易区分，脓肿边界显示不清，与正常肝组织比较表现为低回声，因为此阶段脓肿没有完全液化此时做超声与正常肝组织不易区分（图 13-2-2）。此阶段需要与脂肪肝和肝肿瘤鉴别。

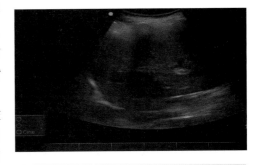

图 13-2-2　肝脓肿的早期阶段

（2）新形成的阿米巴肝脓肿：一个新发脓肿内有一个中心液化区，超声表现为一个低回声区域，周围回声增强，脓腔可以表现为圆形、卵圆形、分支状。通常情况下脓腔壁不厚，而且脓肿壁和周围组织分界不明显，但是有时脓肿壁增厚且粗糙，有时界限也不十分清楚（图 13-2-3）。这个阶段的脓肿需要和肝囊肿、囊肿出血、胆囊异位、肝棘球蚴病等相鉴别。

（3）脓肿形成：急性脓肿和脓肿形成一段时间的区别，后者有多层纤维组织包裹脓腔，超声表现为由几个毫米到 1.5cm 厚壁，脓腔表现形式是多种多样的，脓肿腔的内容物出现组织液化变为超声波易透过的。

（4）脓肿愈合阶段：脓肿腔的液体消失，表现为油腻的外观。超声表现为厚壁等回声（图 13-2-4）。此阶段需要和肝肿瘤、肝血管瘤、肉芽肿相鉴别。

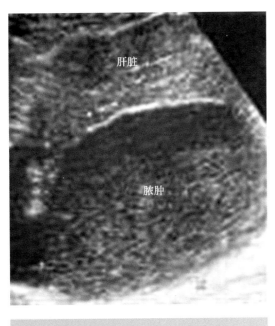

图 13-2-3　新生成的阿米巴脓肿

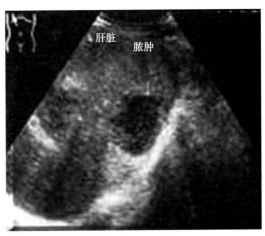

图 13-2-4　脓肿的愈合阶段

3. 脾脓肿　脾脓肿是一种非常少见的疾病，多发生于感染性心内膜炎或其他感染灶的播散。研究表明在感染性心内膜炎患者中有 4.8% 发生了脾脓肿。临床表现：多表现为新发的或是周期性的左上腹部疼痛不伴有脾大。有些患者缺乏上述症状，表现为左侧胸腔积液或感染性栓子导致的脾梗死。

超声诊断脾脓肿：脾脏本身可以表现为肿大回声增强、增密。脓肿初期表现为低回声或是中等回声，与脾本身分界不清；病情继续进展表现为液性或实性的混合回声；病情再发展表现为壁厚的无回声区，内缘不规则，脓肿有点状的回声。

4. 胆囊炎　急性胆囊炎的诊断临床症状、体征、实验室检查很重要，然而对于重症患者，上述诊断方法有时难以实现，重症患者经常是应用镇静、镇痛及应用呼吸机的患者，患者缺乏必要的主诉，而且日常查体也不一定有阳性发现。这就会造成很高的漏诊率，经常是出现无法用原发病解释的休克（感染性休克）时筛查感染灶才发现，同时，重症患者和普通患者的主要区别是普通患者胆囊炎多合并结石，重症患者经常不合并结石而发生炎症，这样的情况占胆囊炎总发病率的 10% 左右，然而这部分患者有很高的死亡率。因此，临床上对于不明原因的休克尤其 ICU 时间较长的患者应用超声筛查胆囊是非常必要的。

我们首先需要了解胆囊、胆管、肝脏超声测量的正常值。①胆囊：壁厚小于等于 2mm（禁食或扩张的胆囊），进食后胆囊萎缩，胆囊壁会增厚些。②胆囊的最大径线是 5cm × 10cm。③肝总管：在肝动脉水平测量，对于小于 60 岁的人群，胆总管直径 <7mm；大于 60 岁的人群，胆总管内径 <10mm。胆总管：40 岁之前平均 4mm，以后每增加 10 岁增加 1mm，对于胆囊切除的患者胆总管可以扩张，但内径小于 10mm。④肝脏：肝脏锁在右侧中线的最长径应小于 16mm。

临床上对于有胆囊结石的患者出现右上腹部疼痛同时合并发热我们可以考虑患者有可能是胆囊炎但不足以做出诊断，还应包括如下超声征象：①胆囊壁增厚（>4～5mm）或是水肿（双边征）；②超声下的"墨菲征"等同于常规触诊方法，应用超声探头触诊。这种方法比常规的方法要准确，因为通过超声可以直接观察到胆囊。

多个研究表明超声诊断急性胆囊炎的敏感性（88%）和特异性（80%）。

二、肾盂肾炎

超声表现：肾脏形态多显饱满，肾脏体积正常或增大，增大以前后径增大明显，患肾实质回声减低或无明显变化；肾盂壁增厚，表现为双线征（两条强回声带中夹着较窄的低回声带）、低回声带（两条强回声带夹着较宽的低回声带）或是三线征（表现为三条强回声带夹着两条低回声带）；患侧输尿管上段轻度扩张，上端管壁多增厚，下端输尿管管壁增厚直径大于健侧。肾盂内也可出现液性暗区。产生上述征象的原因与肾盂组织学结构密切相关，上述的强回声光带为肾盂黏膜表面与肾盂腔内液体所形成的界面反射，中间窄或宽的低回声带为黏膜、肌层回声构成，外侧的强回声光带为外膜回声构成。三线征中间的强回声光带可能为肾盂黏膜层与肌层之间存在的少量结缔组织反射组成，当肾盂腔呈一强回声光带，为前后两侧肾盂黏膜表面紧贴所形成的界面反射。

三、皮肤感染

皮肤感染在临床上是不难发现，基本表现：红、肿、热、痛、功能障碍。但对于重症患者有时缺乏必要的主诉，所以主要是通过视诊、触诊发现，但是对于皮肤之下的感染情况有时发现困难，但是超声检查很容易看到皮肤下的情况，是严重的水肿还是有积液或是积脓。我们知道必要的引流对于感染是非常重要的，超声能够为我们提供引流的依据，对于感染的控制是很重要的一步（图 13-2-5）。

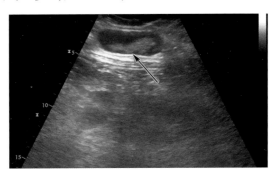

图 13-2-5　皮肤感染
图中箭头所指的部位是皮肤感染，有积液

手术切口部位感染：通常感染位于手术部位的周围，但也可以延伸到深部组织中。美国疾病控制中心（CDC）的定义：手术操作（切口、器官、空腔）相关的部位 30 天内的感染，以及有植入物的手术一年内植入物周围的感染。这对于重症患者而也是非常重要的一部分，能够早期发现、早期处理是很重要的。超声可以早期识别感染伤口下是否有积液及积脓，为早期切开提供客观证据。

四、感染性心内膜炎

1. 感染性心内膜炎（IE）的诊断主要依赖于一组临床症状而不是只是依赖单一的化验结果，有时诊断心内膜炎是很容易，只要是患者具有心内膜炎的临床特征。

①反复血培养阳性同时合并心内膜受损。②有心内膜受损的证据。

2. 通用的感染性心内膜炎的 Duke 标准

病理学标准：

微生物学：显示培养和组织学有生长的微生物，生长的微生物可以在栓塞或是心内膜脓肿中发现。或病理损伤：新生物或是心内膜脓肿形成，组织学明确的活动性心内膜炎。

主要标准：

导致感染性心内膜炎的血培养的结果是①草绿色链球菌；②链球菌属（包括不同菌株的毗邻颗粒链菌和毗邻贫养菌）；③HACEK 组细菌：是由 5 个英文单词的字头组成，H 代表嗜血杆菌属（Haemophilus），A 代表放线杆菌属（Actinobacillus），C 代表心杆菌属（Cardiobacterium），E 代表艾肯菌属（Eikenella），K 代表金杆菌属（Kingella）；④金黄色葡萄球菌；⑤社区获得肠球菌属。

（1）血培养阳性：两次不同的血培养均为感染性心内膜炎（社区获得性肠球菌而无原发病灶）；或非上述细菌但与感染性心内膜炎一致的微生物持续性血培养阳性（持续性阳性定义为相隔 >12 小时的 2 次或 2 次以上血培养阳性；或首末次血培养相隔时间 >1 小

时的 3 次血培养全部阳性、4 次全部阳性)。

（2）单次血培养阳性为贝氏柯克斯体或 I 期 IgG 效价 >1∶800。

（3）超声心动图发现感染性心内膜炎的阳性表现：①赘生物；②心脏脓肿；③新发生的人工瓣膜裂开；④新发生的瓣膜反流。

次要标准：

（1）易患因素、基础心脏病或静脉吸毒成瘾。

（2）体温 >38℃ 的发热。

（3）血管损害征象：大动脉栓塞、脓毒栓塞性肺梗死、霉菌性动脉瘤、颅内出血、结膜出血、Janeway 损伤等。

（4）免疫异常征象：肾小球肾炎、Osler 结节、Roth 出血点及类风湿因子。

（5）微生物学证据：血培养阳性但未能达到主要标准要求；或与感染性心内膜炎一致的活动性细菌感染的血清学证据。

确定诊断：2 条主要标准或 1 条主要标准 +3 条次要标准或 5 条次要标准。

可能诊断：1 条主要标准 +1 条次要标准；或 3 条次要标准。

3. 超声在感染性心内膜炎诊断方面能够提供形态学的帮助，主要有以下几个方面：①对于临床上怀疑感染性心内膜炎的患者（血培养阳性但是找不到明确的感染灶或是血培养阴性但是临床高度怀疑）；②对于患有先天性心脏病的患者发现心脏瓣膜或是其他部位有新生物；③发现心脏瓣膜出现反流及脓肿情况；④反复评价心脏的情况（存在致病性微生物、严重的血流动力学紊乱、反复出现或持续发热、菌血症、病情恶化）；⑤对于临床上中度或高度怀疑感染性心内膜炎的患者需要行 TTE 检查，对于临床低度怀疑感染性心内膜炎的患者考虑行 TTE 和 TEE 检查，或者二选一检查。

4. TEE 在感染性心内膜炎中的作用与 TTE 相比较，TEE 分辨率高，对感染性心内膜炎诊断敏感性高，尤其是适用于评价瓣膜赘生物、人工瓣膜的心内膜炎、瓣膜脓肿、栓子是否脱落的风险性。

对于发现赘生物方面 TEE 比 TTE 诊断率高。心脏人工瓣膜尤其是二尖瓣和主动脉瓣感染性心内膜炎，因为声影使得部分患者在 TTE 下显示不清楚，TEE 清晰度要明显优于 TTE。同时，人工瓣膜患者容易患感染性心内膜炎。关于三尖瓣和肺动脉瓣人工瓣膜的感染性心内膜炎 TEE 在其中的作用报道很少，但是可以认为与 TEE 在主动脉和二尖瓣的作用相似（图 13-2-6）。

对于患者固有的瓣膜（非置换瓣膜）TEE 的阴性预计值是 100%，对于人工瓣膜可能会漏诊，所以对于瓣膜置换的患者临床症状尤其重要。

关于瓣膜脓肿的诊断：TTE 比 TEE 诊断率高。

推荐：

对于怀疑感染性心内膜炎的患者首选 TTE 检查作为第一选择，在如下情况可以考虑应用 TEE 检查。①TTE 检查困难（肥胖、胸廓畸形、机械通气）的患者；②人工瓣膜尤其是主动脉瓣和二尖瓣，TTE 检查由于声影导致检查困难；③瓣膜有问题尤其是之前出现过感染性心内膜炎；④金黄色葡萄球菌感染的心内膜炎；⑤常见细菌引起的心内膜炎如草绿色链球菌的感染。

对于 TTE 检查发现瓣膜功能和形态正常的患者发生感染性心内膜炎的可能性比较小，

TEE 检查的必要性不强，除非有如下情况：①高度怀疑感染性心内膜炎（多次血培养阳性同时符合多个 Duke 的次要标准）；②技术上限制应用 TTE。

有些患者 TTE 确诊了感染性心内膜炎，需要进一步行 TEE 检查：包括瓣膜术后出现瓣膜反流的以及出现瓣周脓肿的以下几个危险因素：EKG 出现以前没有的传导延迟、应用抗生素患者仍发热、主动脉瓣的心内膜炎。

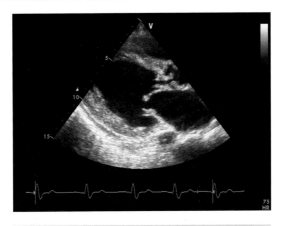

图 13-2-6　感染性心内膜炎
图中示经胸超声提示：
二尖瓣及主动脉瓣有赘生物

五、鼻　窦　炎

医源性鼻窦炎对于 ICU 患者非常常见，是呼吸机相关性肺炎和 sepsis 的因素。并且是不明原因发热的独立危险因素和复合因素。主要因素：ICU 患者长期带经鼻气管插管、胃管；正压通气、中心静脉压增高、仰卧位、斜卧位造成鼻腔淤血、鼻旁组织阻塞，鼻窦本身防御能力减弱，机体防御功能降低，营养不良等。发生鼻窦炎诊断主要靠 CT 诊断，一方面是临床怀疑后做检查发现；另一个方面是由于其他原因行头颅检查偶尔发现。这样的结果是延误治疗。本节提出鼻窦炎的原因是目前重症超声在发现鼻窦炎尤其是上颌窦炎上能够提供帮助，下面阐述超声下的鼻窦炎的征象。

1. 鼻窦解剖鼻窦是鼻腔周围多个含气的骨质腔。它们隐蔽在鼻腔旁边，上颌窦位于鼻腔两旁、眼眶上面的上颌骨内；额窦在额骨内；筛窦位于鼻腔上部的两侧，由筛管内许多含气小腔组成；蝶窦在鼻腔后方的蝶骨内。

2. 超声检查不同于 CT，超声遇到空气和骨组织超声衰减非常严重。简单讲超声透不过空气和骨组织，因为鼻窦的骨组织相对薄，同时正常情况下大部分是由气体组成，超声下的发现基本都是伪像。超声并不是所有的鼻窦都能检查，主要是上颌窦，鼻窦征表现为可以观察到三层壁状结构，两个侧壁，一个后壁，它们位于一个层面；也可以只看到一个壁在一个层面，这种情况称为不完全鼻窦征。其实这种征象非常容易理解，正常情况下如果鼻窦正常，在超声下表现为 A 线，这主要是鼻窦含大量气体，超声遇到气体衰减非常严重，同时在骨骼的层面反复形成反射，表现为伪像（A 线），所以正常情况下，超声下看不到鼻窦；但是如果出现鼻窦炎，情况就不同了，鼻窦中就会出现液体积聚，同时鼻窦的引流也不通畅，超声通过骨骼后还可以继续产生超声波反射。如果鼻窦被液体完全填充，超声下就表现为完全鼻窦征；但是对于鼻窦中没有填充满液体的鼻窦说明还有部分气体，有液体的部分可以看到壁层结构，但是有气体的部分受到影响超声无法继续渗透，导致伪像产生，这样壁层结构也就无法看得见了，也称为不完全鼻窦征（图 13-2-7）。

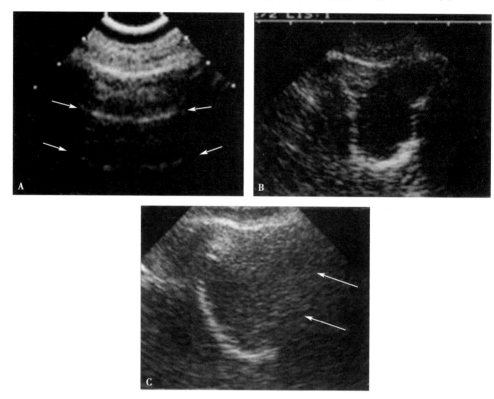

图 13-2-7　鼻窦征
A. 正常鼻窦；B. 完全性鼻窦征；C. 不完全鼻窦征

　　鼻窦炎如果通过超声检查能够发现，必须有液体接触到鼻窦前壁，如果接触不到或有气体相隔鼻窦炎就不容易发现。重症患者大多数是仰卧位，该体位对于鼻窦的检查是非常不利的。因为在这种体位下必须鼻窦中完全充满液体，我们才能够发现鼻窦炎，所以这种情况容易产生鼻窦炎的漏诊。如果通过变换体位使得鼻窦中的液体能够接触到鼻窦前壁，就可以提高阳性率，如患者检查时在平卧位的基础上是头颅保持中立位。研究表明：上颌窦炎超声检查的敏感性 66%，特异性 100%。但是超声不能区分脓液、血液，还是液体。

　　小结：重症患者感染是患者收入 ICU 的主要病因，尤其是感染性休克，寻找感染灶是治疗中非常重要的一步，只有明确了感染病灶，才能明确病因，才能做进一步的处理。超声在明确感染方面起到一定的作用—实时、无创、低花费。同时超声在腹腔、心脏、皮肤、手术相关部位感染方面起到了一定作用。结合病史、体格检查、超声的早期发现为临床提供了客观的帮助。

（张　青）

第十四章

重症超声与重症营养

第一节　重症超声与胃肠功能评估

　　众所周知，胃肠道不单消化和吸收体液和营养素，也可通过上皮屏障和黏膜免疫系统预防肠道微生物的入侵。胃肠功能包括运动功能、消化吸收功能、屏障功能、内分泌和免疫功能。胃肠道是多器官功能障碍综合征（MODS）的枢纽器官，其特殊的生理环境参与全身炎症反应综合征（SIRS）和 MODS 的病理生理过程。休克、创伤后组织缺血缺氧，导致氧自由基和炎症介质的释放，胃肠道黏膜是最敏感、最先受累的部位。正常情况下肠黏膜有三道屏障：肠黏膜上皮细胞、细胞间紧密连接与基底膜构成第一道机械屏障；肠道常驻菌与宿主的微空间结构形成的相互依赖、相互作用的微生态系统构成第二道屏障；肠相关淋巴组织及其免疫活性产物构成第三道屏障。胃肠道黏膜结构和功能发生显著改变，并导致肠道屏障功能受到破坏，从而引发肠道通透性增加，使原先寄生于肠道内的微生物及其毒素穿越过受损的肠道黏膜屏障，大量侵入到在正常情况下是无菌状态的肠道以外的组织如黏膜组织、肠壁、肠系膜淋巴结、门静脉及其他远隔脏器或系统。菌群失调、细菌移位和内毒素血症发生，加重了重症的发展过程，促进 SIRS 和 MODS 的发生。肠麻痹时肠腔积气，胃肠道内压力增加，进一步加重胃肠道黏膜的缺血缺氧，腹腔压力的增高导致腹内高压（intra-abdominal hypertension，IAH）或腹腔间室综合征（abdominal compartment syndrome，ACS）的发生，使膈肌抬高，从而影响呼吸和循环功能，并可导致颅内压的变化，引起脑缺血，腹腔压力的增高使肾脏灌注减少，导致肾功能障碍，以上各种改变同时也影响胃肠功能，形成恶性循环。灌注、分泌、运动和肠道-微生物群相互作用是胃肠道功能的必要条件。胃肠道蠕动对于胃肠道消化功能和保护功能的维持是至关重要的。

　　重症患者急性期和恢复期的特点是高分解代谢状态，充足的营养是满足危重患者代谢需求的一个重要因素。重症患者给予营养支持以抗衡代谢反应所致蛋白质分解和能量消耗。肠内营养可使肠黏膜细胞从肠腔内获得各种营养素。肠内营养还可维持上皮细胞间紧密连接和刺激血液流向胃肠道。肠内营养促进肠道相关淋巴组织产生分泌型免疫球蛋白，分泌型免疫球蛋白是胃肠道和黏膜表面主要的免疫球蛋白，可以防止细菌黏附到黏膜细胞，还可以防止肠抗原的摄取和内毒素、微生物结合到微绒毛。分泌型免疫球蛋白可溶解细菌，阻碍细菌复制和细菌结合到上皮细胞受体。分泌型免疫球蛋白分泌的增加有助于促进肠黏膜免疫。改善消化道运动障碍是肠内营养至关重要的一环。消化道运动障碍后肠内营养难以实施，需肠外营养支持，既增加了感染的机会，也增加了患者的经济负担。认识和预防 ICU 患者的消化道动力障碍并尽可能快地干预，防止与这种疾病相关的不良后果是非常重要的。

重症患者消化道动力障碍是常见的。2008 年全球 18 个国家 179 家 ICU 机械通气患者（$n = 2956$）营养支持状况调查显示，58.5% 重症患者存在胃肠功能障碍，其中主要原因是胃排空障碍。胃肠道运动受两方面的调节：一是神经系统，应激后交感神经兴奋、儿茶酚胺分泌增多、应激性高血糖对下丘脑饱感中枢的刺激；二是体液因素即胃肠激素的调节，胃肠激素分泌紊乱等均导致胃肠功能紊乱。重症患者较正常人相比胃肠动力抑制性激素多肽 YY（peptide YY，PYY）、胆囊收缩素（cholecystokinin，CCK）和 β 内啡肽等水平升高，而兴奋性激素如胃动素（motilin）、促生长素（ghrelin）、促胃液素（gastrin）等水平低下。常见的影响因素包括：①手术操作特别是腹部手术引起的无菌性炎症、胃肠吻合导致的肌肉连续性暂时中断；②缺血再灌注；③创伤以及术后疼痛引起交感神经兴奋影响胃肠动力，但镇痛也同样会影响胃肠动力，特别是阿片类镇痛药，通过中枢及外周 μ 受体作用于胃肠道，影响胃肠动力的恢复；④麻醉以及镇静等亦可以引起胃肠动力障碍；⑤体温异常、水电解质酸碱平衡紊乱特别是低钾血症；⑥感染导致内毒素血症；⑦高血糖，不论是应激性高血糖还是糖尿病引起的高血糖都是导致危重患者胃肠动力低下的原因；⑧内分泌紊乱，除上述因素外，危重患者都存在不同程度的胃肠激素水平紊乱。任建安等将胃肠功能障碍分为三型：一型为功能性小肠长度绝对减少型，如短肠综合征；二型为小肠实质广泛损伤型，如放射性肠损伤、炎性肠病和各种原因导致的肠外瘘、肠梗阻等；三型为肠黏膜屏障功能损害为主，可同时伴有肠道消化吸收功能障碍，如严重创伤、出血和休克导致的肠功能障碍。研究发现失血性休克、严重烧伤时胃、小肠、结肠动力明显改变，失血性休克后胃窦慢波频率下降 40%，小肠下降 25%。李兆申等研究发现应激后胃的无规则运动增多、加强，胃的各部分不能协调收缩，胃对食物的排空发生障碍。重症患者胃肠动力低下的原因很多，往往都是多方面因素共同作用的结果。一项研究 NIND 等表明，未处理的 ICU 患者中 60% 由于非常低的或不存在下食管括约肌压力造成胃食管反流，胃食管反流可导致食管炎，可能会增加患者误吸和 VAP 的发生率。大约 50% 的机械通气患者（使用对乙酰氨基酚吸收法）和 80% 的颅内高压脑外伤后患者（使用放射性核素成像技术）胃排空延迟。小肠运动障碍的发生率一直难以描述，由于小肠器官的长度、位置和弯曲难以直接评估。比较 ICU 机械通气患者和健康对照之间的小肠压力变化。结果表明，胃肠动力在机械通气患者受损严重。胃肠道运动功能障碍是危重病患者营养不良的主要影响。研究表明，患者住进 ICU 的 40% 可有中至重度营养不良。营养不良与发病率和死亡率的增加有关。ICU 患者鼻饲营养输送不耐受是消化道动力障碍的后果。高达 25% 重症患者未达到预期喂养量，实际喂养量占预期喂养量比例与危重患者预后相关，比例越高预后越好。另外，胃肠运动减弱、胃肠道 pH 值的变化，以及肠内喂养均导致口服生物利用度减少，影响药物的肠内传递。

综上所述，胃肠功能已成为判断重症患者预后的一个重要条件。消化道运动障碍可导致营养摄取不足，增加感染的风险，并可能会增加重症监护病房（ICU）的死亡率。因此，测定重症患者的胃肠动力及肠功能状态具有重要的临床意义。

一、常用胃肠道运动评价工具

危重症胃肠道运动功能障碍的早期识别进而快速启动治疗是至关重要的。不幸的是，没有普遍接受的标准化胃肠道运动评价工具。缺乏针对胃肠功能障碍的客观检测指标。腹内压监测已经广泛应用于 ICU，虽然其具有一定的临床价值，但是受影响因素较多，并不能特异的反映胃肠功能。下面就临床上常用胃肠道运动评价工具及其原理进行介绍。

1. 胃残余量测定　胃残余量测定是评价胃排空功能最常用的工具，胃残余量监测的意义在于有研究认为它可预测反流与误吸，以及患者对肠道喂养的耐受程度。但对于测量的胃残余量能否可靠的预测及评价肠内营养的耐受情况仍存在争议。胃残余量测定法是通过胃管向受检者胃内注入 750ml 生理盐水，3 分钟后抽出胃内残余液体量，超过 300ml 表示胃排空延迟，对于重症患者由于此方法胃充盈量太大，患者常难以忍受。对正在实施肠内营养的患者，一般常于肠内营养实施后 2 小时开始测定，每 2~4 小时测定一次，肠内营养速度 25~125ml/h 时，允许的胃残余量在 150~400ml。关于 GRV 判断标准报道不一，150~500ml，多数学者采用的标准为 150~200ml。我国《危重病营养支持指导意见 2006》指出：实施肠内营养的危重患者放置胃管者胃底或胃体的允许潴留量应 <200ml，而胃肠造口管的允许潴留量应 <100ml。胃残余量测定是一项无创的、简单易行的检测方法，主要用于经胃喂养的重症患者，它不仅应用于成人，还可以用于新生儿的胃肠动力监测。但是胃残余量测定的频次、停止喂养的标准、抽吸物是否丢弃等目前尚没有统一标准。胃残余量无法预先判断能够供给重症患者营养量的多少，而且胃残余量测定受胃管直径及尖端位置、患者体位、胃和唾液分泌等因素的影响较大。仅仅根据胃残余量测定指导肠内营养通常会造成喂养不足。

2. 核素显像　核素显像是评估胃排空的金标准。将放射性核素标记的药物，混匀于标准试餐内，口服后经 γ 照相机在检查区域进行连续照相，根据胃内食物放射性核素的量来评价胃肠动力。常用 ^{99m}Tc-硫化锝胶体（^{99m}Tc-SC）、^{111}In-DTPA 标记固体或液体的试验餐中，以餐后即刻扫描为起始计数，以后在规定的时间点采集图像，最后经过计算机自动计算经过放射性衰变校正和前后位校正后的胃排空曲线，根据排空曲线得出所需要的观察指标。核素法是一种无创的符合生理的检查方法，可以比较客观的描述胃肠运动功能障碍的严重程度，由于目前所用的放射性核素的化学性质稳定，且不易被胃肠道吸收，在胃内的运动过程与食物的运动过程完全一致，它不仅可以测定胃底、胃窦和全胃的排空，还能观察胃内食物的分布。由于其在小肠和结肠运动方面过程比较繁琐，对病理状态的小肠和结肠功能测定方法还不成熟，所以应用较少。核素显像优点在于无创、可重复性好、患者易接受。核素显像法的缺点是具有放射性、不适合妊娠妇女和儿童、需要使用专用设备、设备较昂贵、患者体位、胃和唾液分泌的影响、需要一套专门人员、费时、缺乏标准化的操作规范、不能床旁进行等。目前不适用于重症患者临床监测。

3. X 线检查　包括钡餐法和不透 X 线标志物检测法，不透 X 线标志物胃肠传输功能检查是由 Hinton 等于 1969 年提出来的，其原理是按照一定的时间间隔吞服一定数量的不透 X 线的标志物，于特定的时间摄片。根据标志物在腹部平片上存留的数目和部位应用微积分的原理计算出胃肠传输时间。由于平片上不容易区分小肠和结肠，目前临床上较多用于结肠传输时间的测定。胃排空检查时，受试者口服一种或一种以上的不透 X 线的标志物后定期摄片，通过胃排出标志物的量来估算胃排空的速度，一般用硫酸钡做成长 10mm，直径 1mm 的钡条，受试者将 20 个钡条分 4~5 次与试餐同服，由于直到餐后 2 小时才开始有标志物排出，此项检查已经简化为试餐后一段时间（如餐后 5 小时）拍一张腹部平片，因而比较容易完成，拍片前受试者需口服 20%~40% 的硫酸钡溶液 10~20ml，并在检查床上缓慢转体两周，使钡液均匀地涂在胃壁上，以便确定胃的轮廓，准确计算胃内标志物的量，由于钡条是不消化的标志物，因而从某种程度上讲，钡条排空也能反映消化间期的功能。由于此方法简单，仪器要求不高，所以容易普遍开展，但由于标志物不符合生理，从而影响检查结果，还容易受胃形态、试餐的组成以及拍片时间的影响，所以此方法有待进一步完善。在胃肠传输时间的测定时，需口服三种不同直径的标志物三天（每天服一种型号），于吞服后 72 小时拍摄腹部平片，如果全部标志物均未排出，于吞服标志物后 144 小时摄取延时腹平片。此方法主要适用于功能性消化不良的患者，不适用于重症患者临床监测。

4. 磁共振（MRI）成像　MRI 在胃肠动力检测时主要用来评定胃的排空，受试者摄入含有钆络合物（Gd-DOTA，能改变质子自旋的弛豫加强成像效果，为 MRI 检查时的造影剂）的试验餐后，立即行胃 MRI 扫描，得到胃的断层切面，以后每隔 15 分钟扫描一次，根据每次扫描得到的胃部层面的面积得到胃的立体图像，计算出胃内容物的体积，根据时间-体积曲线计算胃排空功能，MRI 优点是既能测定液体排空，也能测定固体食物的排空，而且没有放射性，但由于 MRI 设备昂贵，检测成本高，耗费时间长，因此，目前仅用于特殊的科研研究，不适用于重症患者临床监测。

5. 测压法　消化道压力测定是通过压力传感器将消化道内压力变化的机械信号转变为电信号，经过多导生理记录仪记录下来的一种技术。由于测压技术只对因关闭性收缩引起的压力变化敏感，因此胃压力测定只能反映远端胃的压力变化，随着测压技术的发展，目前测压导管已能够到达多个部位进行测定，记录的时间也在延长。目前临床上常用的测压方法有两种：液体灌注导管体外传感器法和腔内微型压力传感器法。测压导管主要有灌注式、袖套式和固态式导管。目前多用低顺应性的灌注导管系统和腔内微型传感导管系统组成的测压设备，用微量泵向导管内以恒定的速度注水，导管末端侧孔逸水时克服的阻力即为胃肠腔内压力。测压法可以测量食管、胃、小肠、结肠和直肠等的压力。受检者禁食 4~6 小时，坐位，经鼻插管，需在 X 线透视下定位，或经口内镜引导下插管，将测压导管放到正确位置后受试者休息 30 分钟后即可开始测压。多导式灌注法一般需记录 5 小时，包括 3 小时空腹和 2 小时餐后，便携式固态导管一般记录 24 小时。根据记录波形测定受试者的胃肠运动情况。测压法的优点是既可以提供消化间期又可以监测消化期的动力信息，便携式记录还可以观察消化道症状和异常胃肠运动的关系，缺点是插管的不适感以及导管容易移位，动力指数并不能反映胃肠的协调收缩。除有插管禁忌的患者外，测压法适用于几乎所有人群，包括重症患者。

6. 胃电图检查　胃电图检查是一种将胃的肌电信号转变为电信号的记录的技术，可以通过体表电极、黏膜电极和浆膜电极进行记录。临床上有双导和多导胃电图仪，胃电图的检查主要用于以下情况：①功能性胃肠病，指一类具有消化道症状而不能用器质性病变或生化指标异常来解释的疾病；②不能缓解的恶心和呕吐；③怀疑有胃动力紊乱；④观察药物或手术后胃的肌电活动。胃电图对器质性疾病诊断无明确意义。目前胃电图检查时间尚未统一，一般根据试验目的而定，根据胃电功率指数、胃电节律百分比、主频不稳定系数和主功率不稳定系数来反映胃电活动。由于胃电记录法抗干扰能力不强，其检测的胃电活动并不能准确反映胃电的节律变化，但由于体表胃电图是一种非侵入性、无痛苦、重复性强、无禁忌证的检查方法，为胃肠动力检查提供了便利条件，同时其可以帮助确定其他动力检查方法无法记录到的现象，所以其应用前景非常广阔。胃电图的检查可应用于各种人群的胃动力检查，尤其适用于年老体弱、小儿、胃出血、休克以及重症患者等不能耐受其他检查者。

7. 胶囊内镜检查　胶囊内镜是集图像处理、信息通讯、光电工程、生物医学等多学科技术为一体的典型的微机电系统高科技产品。2000年由Iddan等科学家经20年的研究发明的，是消化系统无创性诊断的一种革命性创新。2001年引入我国，2004年国产OMOM胶囊内镜研制成功，目前国内外应用的多为以色列Given公司的产品，其质量好但价格昂贵。胶囊内镜主要由智能胶囊、图像记录仪和影像工作站（计算机和图像分析软件）三个部分组成，其工作原理是：患者像服药一样用水将智能胶囊吞下后，它即随着胃肠肌肉的运动节奏沿着胃→十二指肠→空肠与回肠→结肠→直肠的方向运行，同时对经过的腔段连续摄像，并以数字信号传输图像给患者体外携带的图像记录仪进行存储记录，工作时间达6~8小时，在智能胶囊吞服8~72小时后就会随粪便排出体外，医生通过影像工作站分析图像记录仪所记录的图像就可以了解患者整个消化道运动情况以及解剖图像，从而对病情做出诊断。由于胶囊内镜比较昂贵，目前只用于对无消化道梗阻患者的小肠动力和疾病的检查，尤其适用于合并心脑肾多脏器疾病，难以承受肠系膜血管造影、小肠钡灌肠等有创检查的患者。缺点：①肠梗阻、肠瘘、肠穿孔、肠憩室、胃肠道手术后，胶囊内镜可因无法通过整个肠道而停留在梗阻部位；②电池寿命短（6~8小时）；③无法控制胶囊在小肠中运行速度及方向，定位不确切，无法进行活检；④检查费用高。

8. 对乙酰氨基酚吸收试验　对乙酰氨基酚吸收试验是一种衡量胃排空的间接方法。对乙酰氨基酚在胃内不吸收而在十二指肠快速吸收。血浆出现对乙酰氨基酚的时间主要取决于胃排空时间。对乙酰氨基酚的早期血浆浓度峰值与来自小肠的药物吸收增加有关。分别在给药之前，给药后15、30、60和120分钟收集血样。以从0~120分钟对乙酰氨基酚血药浓度曲线下的面积反映胃排空时间。由于对乙酰氨基酚在首过代谢、分布和消除等药代动力学存在个体差异，影响血药浓度，较易出现误差。各项研究报道其与胃排空的相关性不一。Cohen等发现在接受连续肠内营养重症患者对乙酰氨基酚吸收试验和胃残余量之间的相关性较差。对乙酰氨基酚吸收试验禁忌包括对乙酰氨基酚过敏\严重肝功能不全和严重肾功能损害。

9. 呼气试验　呼气试验是对胃排空间接测量方法。患者服用^{13}C标记物混合后的试验餐，试验餐在通过胃肠道时，^{13}C标记物在十二指肠中被迅速分解，并在肝脏中氧化成$^{13}CO_2$。利用气体反射性核素比值质谱仪或红外线能谱仪等设备检测呼出气中底物的最终代谢产物$^{13}CO_2$的变化曲线，计算出胃排空时间。呼气试验受十二指肠、肝功能、肺功能是否正常影响较大。重症患者相关性尚待进一步研究。

10. 折光测定法　折光测定法可用于评估肠内营养耐受性。测定胃残余量时，将抽取的胃内容物进行折光测定。光束通过溶液偏离或折光程度来得出溶液中的物质成分，进而判定抽取的胃内容物的肠内营养制剂比例，评估肠内营养耐受性。连续测定抽取的胃内容物折光指数可提示肠内营养制剂被排空的程度。优点在于简单、廉价、可区分消化液和肠内营养制剂。缺点是尚无统一操作的标准化流程，没有与金标准核素显像法的相关性研究。重症患者相关性尚待进一步研究。

11. 生物电阻抗法　生物电阻抗技术是一种利用组织与器官的电特性及其变化规律提取与人体生理、病理状况相联系的生物医学信息的检测技术。依据胃组织的电特性及其在消化过程中的变化规律，可采用生物阻抗技术提取与胃动力学状况相对应的生理、病理信息，无创、连续地检测胃的运动状况，完整获取胃的收缩、蠕动、传导及排空过程信息，实现胃动力功能的检测与评价。一对电极分别放在腹部和背部胃对应区，对电极施加高频低振幅交流电，确定基础阻抗，然后给予低导电性液体餐。胃膨胀使阻抗迅速增加，随胃排空阻抗随之下降，进而推算胃排空时间。具有无创、廉价、方便和功能信息丰富等特点，但费时，尚无重症患者相关研究。

理想的胃肠动力检查应符合以下标准：非侵入性、无放射性、准确性、可重复性、容易操作、低成本以及可以床旁实施等。

二、超声评价胃肠道运动功能

Bateman 于 1977 年首次报道用超声观察充满液体的胃，实时超声观察胃的运动功能逐渐用于临床，其中以检查胃内液体、液固混合物的排空较为常用，迄今为止已有三种不同方法：

1. 全胃体积法　Bateman（1982 年）与 Holt（1986 年）以相似的方法通过全胃体积的累加计算胃液体食物的排空，每个截面按椭圆形或圆形面积计算，间隔 1cm 为一截面，每次探测时间间距为 5~15 分钟，当体积较进餐后减少到一半时为其半排空时间，但由于此方法过程繁琐，计算记录设备要求较高，且胃底受气体干扰明显，故应用受到很大限制，实用意义不大。

2. 胃窦体积法　1985 年 Bolondi 根据全胃体积法加以改进，单纯以胃窦的体积或面积变化测量胃混合食物的排空，检查过程测取四个切面，沿胃长轴扫查，测得胃角切迹距幽门之距离定为 h，沿胃短轴在胃窦部探测，相当于胃角切迹处为第一切面，得长径 a 和前后径 b。幽门处为第三切面，得长径 e，前后径 f；两者之间即 h/2 处为第二切面测得长径 c，前后径 d 值。假设胃窦每一切面为椭圆，其径线沿胃窦长轴呈线性改变，演算出公式：V = 0.065 × h（2ab + 2ef + 4cd + ad + bc + de + cf）可得胃窦体积，进餐后体积逐渐恢复到空腹状态时视为排空状态。此法较全胃体积法简单实用，且与 γ-闪烁照相法比较无差异，但是过程仍较复杂，需要专业人员才能进行测定。

3. 胃窦单切面法　1989 年 Marzio 等首先应用胃窦单切面面积检测液体胃排空，与放射性核素法比较有很好的一致性。由于胃窦距离体表较近，位置相对固定，检测过程中影响因素相比全胃体积法小，此方法克服了全胃体积法和胃窦体积法过程繁琐，设备及人员要求高等缺点，以肠系膜上静脉、腹主动脉以及肝左叶作为胃窦切面标志，在中上腹作胃窦切面，胃窦面积可直接描记得出或使用双直径法（分别测量胃窦前后径和头尾径，胃窦面积 = π × 前后径 × 头尾径/4）计算得出（图 14-1-1）。

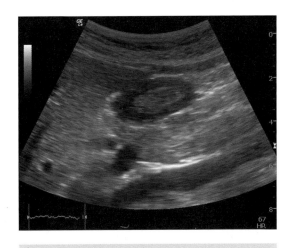

图 14-1-1 胃窦单切面法

　　具体操作如下：患者半卧位，将凸振探头放置剑突下，标志点朝向头部，B 超探测以肠系膜上静脉、腹主动脉以及肝左叶作为胃窦切面标志，得椭圆形胃窦横切面。先测定空腹时胃窦面积大小，然后给患者胃腔注入温水 300ml。连续记录充盈后 6 分钟胃窦收缩次数，以每 2 分钟胃窦收缩次数记为胃窦收缩频率（antral contraction frequency，ACF），然后连续测量 3 次胃窦最大舒张（$S_{舒张}$）和收缩（$S_{收缩}$）时面积，计算胃窦面积变化（ΔS），ΔS 与其最大舒张面积之比 $\Delta S/S_{舒张}$ 代表胃窦收缩幅度（antral contraction amplitude，ACA），ACF 与 ACA 的乘积即为胃窦运动指数（motility index，MI）（即：$ACA = \Delta S/S$ 舒张；$MI = ACF \times ACA$）。充盈后即刻测定胃窦最大舒张面积，以后每隔 5 分钟重复测定，直至胃窦舒张面积恢复至充盈之前即胃排空时间（gastric emptying time，GET）。胃排空率（％）表示如下：（充盈后即刻胃窦最大舒张面积 – 15 分钟时胃窦最大舒张面积）×100／充盈后即刻胃窦最大舒张面积（图 14-1-2）。

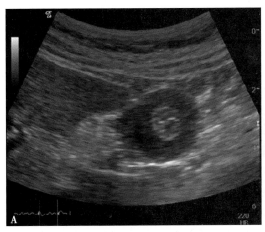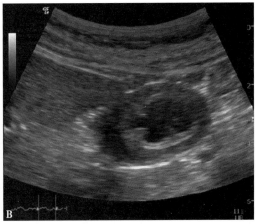

图 14-1-2 胃窦收缩和扩张
图 A. 胃窦收缩；图 B. 胃窦扩张

有研究表明，重症患者胃排空功能与健康受试者相比普遍动力低下，ACF、MI 与健康受试者相比都有显著降低，GET 明显延长。重症患者 MI 与其 APACHE Ⅱ 有很好的相关性，表明重症患者的 MI 与疾病的严重程度有关。ACF、MI 与重症患者肠内营养的速度、肠内营养总量、肠内营养占总营养量的百分比呈明显正相关，GET 与重症患者肠内营养的速度、肠内营养总量、EN 肠内营养占总营养量的百分比呈明显负相关。ACF、MI 和 GET 可以作为指导肠内营养应用量的指标参考，与胃残余量相比更加准确，其中 MI 和 GET 在重症患者能否耐受全肠内营养方面具有更好的特异性和敏感性，这对重症患者是否能够接受完全肠内营养可能会有更好的指导价值。B 超胃窦单切面法中 ACF、MI 和 GET 对重症患者胃排空功能评价均具有很好的指导意义，以 MI 和 GET 最佳，由于重症患者胃排空时间较长，所以检测时间亦相应增加，而 MI 能很好反映胃排空，且 MI 在检测过程的前 10 分钟内就可以计算出来，因此用 MI 来反映重症患者胃排空可以节省检测时间，对于 MI 在重症患者胃排空功能判断中的权重，将有待于进一步研究。

胃窦单切面法目前还常应用于评估胃内容积。Perlas 等研究健康人显示超声检测胃窦评估胃内容积成功率明显高于胃体及胃底。胃内容积≤300ml 时胃窦面积与胃内容积存在直线相关关系。胃内容积（ml）= 1199.99 + 483.09 × log 卧位胃窦面积 − 5.84 × 年龄 − 9.94 × 身高或胃内容积（ml）= − 372.54 + 282.49 × log 右侧卧位胃窦面积 − 1.68 × 体重。Bouvet 等研究显示通过胃管吸引胃内容积与胃窦单切面法测定相比较，胃窦单切面法判断胃内容积 > 0.4ml/kg 的 ROC 曲线下面积 0.84，判断胃内容积 > 0.8ml/kg 的 ROC 曲线下面积 0.90。Perlas 等进一步研究显示通过胃镜吸引胃内容积与胃窦单切面法测定相比较，胃内容积（ml）= 27.0 + 14.6 × 右侧卧位胃窦面积 − 1.28 × 年龄。半定量胃内容积：0 级，仰卧位和右侧卧位位置胃窦部完全是空的；1 级，仰卧位胃窦部是空的，但在右侧卧位可见液体，提示小容量胃内容积；2 级，两种体位胃窦均可见液体，提示大容量胃内容积。Hamada 等对重症患者进行 CT 与胃窦单切面法比较，评估胃窦单切面法可行性和准确性。结果显示胃窦单切面法组内相关系数为 0.97，可重复性较好。胃内容积与年龄、性别、BMI、是否使用机械通气、是否使用血管活性药无关。Kruisselbrink 等安排健康志愿者随机饮用五个预定量的苹果汁（0、100、200、300 或 400ml）后，分别由高年资超声医师、高年资麻醉医师、低年资麻醉医师随机顺序进行胃窦单切面法（直接描记法和双直径法）评估胃内容积。结果显示直接描记法和双直径法所得胃窦面积组间相关系数 0.96；两种方法所测面积平均误差在 0.33m^2，平均胃容积误差在 3.7ml；大多数便携式超声设备均能直接描记面积，不需要使用椭圆的面积公式计算面积的一个中间步骤，更方便日常的临床应用。不同操作者 3 次测量组内相关系数 0.96~0.99；不同胃容积时胃窦面积组间相关系数在 200ml 时最低。使用床旁超声测量胃窦面积在相同的评估者和评估者之间是高度可靠的。测量之间的平均相对差仅为 2.7%，最大相对差不大于 13%。绝对量差异 9.5ml（3~22ml）是在临床可接受的误差幅度。

无创机械通气时随着正压增加，气体进入胃内进而增加反流误吸风险。超声检测胃窦声影和彗尾征，胃窦面积增大反应气体进入胃内。Bouvet L 等早期研究显示无创正压压力支持通气时，峰压 > 15cmH$_2$O 就可见胃窦面积增大。进一步研究显示随着无创通气峰压增加，胃窦面积进行性增大；超声发现气体进入胃内敏感性远高于上腹部听诊。

彩色多普勒技术是目前唯一可以同时观察胃、幽门、十二指肠壁运动方向和腔内容物的流动的技术，除可以更准确的判断胃的蠕动周期外，多普勒频谱曲线还可以判定胃内容物流动的方向。使用彩色多普勒超声检查探讨十二指肠胃反流，探头位于幽门平面水平同时显示窦，幽门部和十二指肠球部 5 分钟。予 400ml 肉汤后打开彩色增益，调整多普勒声速与幽门平面间的夹角 <45°，彩色多普勒增益、彩标速度、彩色多普勒滤值均适宜并固定不变。十二指肠胃反流频率为 5 分钟反流的次数，十二指肠胃反流强度为幽门彩色信号反流距离（cm）。反流指数为频率乘以平均强度。彩色多普勒超声能够动态观察到幽门环的开启和关闭，同时能看到胃壁的收缩、十二指肠胃反流以及正常的胃十二指肠流向，能够对十二指肠胃反流进行定量测量，对胃十二指肠动力学进行综合和全面的评估，以及对治疗前后的对比观察。彩色多普勒技术的应用有望进一步阐明胃排空和胃运动的关系。但在重症患者相关研究尚少，需进一步研究。

超声在重症患者小肠、结肠运动功能评估方面研究尚少，需进一步探讨研究。

近年来，随着超声技术的发展，三维超声技术也已经广泛应用于胃肠动力的检测中，三维超声的应用避免了二维超声靠面积估算和胃窦形状变异带来的误差，同时避免了许多人为因素，在体外和体内测定的准确性较二维超声大大提高，因此已越来越多地应用于胃肠动力特别是胃动力的检测中。腔内超声在胃肠动力疾病领域的应用也日益增多。这些技术在重症患者相关研究尚少，需进一步研究。

总之，重症胃肠超声虽然有一定缺陷，如肥胖、腹部手术、非典型解剖、胃肠腔内的气体会影响图像的质量。但其具有无创、无放射性、可床旁操作并可动态比较、符合生理并能使用于儿童、妊娠妇女，尤其适用于重症患者等优点，随着这一技术得到不断的完善，重症超声评估胃肠功能将得到广泛推广及应用。

（何　伟）

第二节　重症超声与肠内营养治疗

由于严重疾病时机体神经内分泌紊乱及其相关的代谢改变与全身炎症反应，直接影响危重症患者的营养状况，特别是营养摄取不足与丢失增加，以及胃肠功能障碍等因素，危重症患者普遍存在不同程度的营养不良，并由此损害机体免疫与器官功能，导致感染和器官功能障碍的发生率增加，机械通气时间延长，住 ICU、住院时间延长，医疗花费增加。因此，营养支持一直是重症患者综合治疗中不可缺少的部分，是实现有效抗感染治疗与器官功能支持的基础。在调理严重应激下的代谢紊乱、改善免疫功能和器官功能、促进与提高危重患者康复质量等方面有着不可替代的作用。营养支持是危重症综合治疗的重要组成这一理念已在国际上得到广泛认同，营养供给已不仅仅提供危重疾病状态下组织细胞生长所需能量和底物，而在调控炎症反应、增强免疫功能、维护器官功能，最终影响危重病临床结局方面显示出不可替代的治疗作用。这一由"支持"到"治疗"的变化基于：①对危重疾病不同时期代谢改变特点的深入了解；②营养补充对临床预后产生的作用；③营养素对组织器官作用的深入认识。

营养治疗包括肠内营养和肠外营养两部分，肠内营养为通过口服或管饲等方式经肠道提供代谢需要的热量及营养基质，是符合生理、安全的营养治疗方式。肠内营养治疗与肠外营养相比减弱全身炎症和分解代谢反应，保持胃肠功能，降低肠通透性及高血糖发生

379

率，缩短住院时间、降低住院费用。肠内营养最有意义的是维护肠黏膜屏障功能，其机制包括：①维持肠黏膜细胞的正常结构、细胞间连接和绒毛高度，保持肠黏膜的机械屏障；②维持肠道固有菌比值的正常，保持黏膜的生物屏障；③促进肠道相关淋巴组织产生分泌型免疫球蛋白，保持肠黏膜的免疫功能；④刺激胃酸及胃蛋白酶分泌，保持肠黏膜的化学屏障；⑤刺激消化液和胃肠道激素的分泌，促进胆囊收缩素、胃肠蠕动，增加内脏血流，更符合生理过程，减少了肝、胆并发症的发生。重症患者肠内营养治疗实施中常面临较大的难度，如胃肠功能障碍的高发生率使重症患者肠内营养不耐受的概率大大增加。临床资料表明50%～60%重症患者不能耐受早期充分的肠道喂养，并进一步导致营养不良及反流、误吸与肺炎等感染性并发症发生增加。肠内营养不耐受导致营养与能量摄入不足，并由此而导致蛋白质－能量缺乏，增加营养不良与低蛋白血症发生，同时丧失其对肠黏膜屏障的维护作用，当肠内营养量低于目标喂养量的25%时，血行性感染明显增加。有研究表明累积的负能量平衡（＞－4000kcal）越高，脓毒症、急性肾衰竭的发生率越大，30天病死率高达38%。而不恰当（过早、过多使用与过度喂养）的使用肠外营养，又可加重代谢紊乱，增加并发症的发生和增加病死率，因此不合理的应用营养治疗（尤其是营养的时机与途径）不但不能实现营养改善的目的，反而可能加重代谢紊乱与导致器官功能障碍，对患者住ICU天数、并发症和病死率等重要临床结局方面将产生负面影响。早期肠内营养在改善营养状况，维护肠屏障功能，促进黏膜生长和增殖以及对局部、全身免疫系统维护方面的特殊作用已得到广泛的共识。研究证明早期（＜24～48小时）有效的肠内营养是维护肠功能的关键，并由此可降低感染性并发症发生、减少住ICU及住院时间，改善预后。

　　虽然肠内营养治疗的观念已得到广泛接受，但临床中如何实现有效的营养补充，即合理选择时机、途径、营养素（包括发挥药理治疗作用）仍然存在一定问题，更缺乏可行的管理规范与措施，缩小实际供给与目标的差距是临床中需解决和改进的问题。目前，营养治疗过程为营养风险评估→制订营养治疗计划→实施营养治疗→营养治疗效果评估→方案调整。随着ICU医师对重症超声认识的加深和广泛的应用，其在肠内营养治疗中的作用会渐渐体现。

一、重症超声在营养风险评估中的应用

　　营养风险的定义是现存的或潜在的与营养因素相关的导致患者出现不利临床局面的风险。营养风险评估的目标是患者是否存在营养不良或发生营养不良的风险。有多种技术可用于评估身体组成反映患者是否存在营养不良，包括机体总水量、机体总钾或氮、体密度的测量、全身阻抗和皮褶厚度。这些技术都依靠身体水分和无脂质量，身体总钾和瘦体组织，体密度和体脂肪率之间假定恒定和可预测的关系。大多数还依赖于水化正常状态。目前尚无重症患者营养风险评估工具，其中最常用的有营养风险筛查（nutrition risk screening，NRS2002）、主观全面营养评定法、身体成分评价法。后两种方法均包括肌肉消耗程度（上臂围）用以营养风险评估。重症患者容量复苏后往往存在异常体液潴留和组织水肿，直接测量上臂围是不准确的。此外，危重患者经常使用镇静剂，并连接到各种生命支持设备，无法进行全身计数器等其他仪器检测。迄今为止没有临床床边可用的瘦体组织相关的评估方法。人体约40%瘦体组织储存在肌肉。在一项老年创伤重症患者中的研究显

示，肌肉比例少的患者机械通气时间长，住 ICU 时间长，住院病死率明显增高（32% 对 14%），多因素回归结果显示肌肉比例与住院病死率有关，肌肉指数每增加一个单位，病死率下降 7%，住院病死率与 BMI 和清蛋白水平无关。在一项 240 例重症患者回顾性研究得出相似结果。超声是公认的监测肌肉萎缩的方法之一，是一种有效的记录肌肉质量测量工具（例如，肌层厚度），在重症监护病房可作为日常工作的一部分。可测量部位包括肱二头肌、肱三头肌、前臂、股四头肌、腓肠肌、腹直肌等。有研究表明与双能 X 线吸收测量法测定瘦体组织相关性较好。肌肉超声检测使用线性探头垂直肌肉，具体检测方法如下：

1. 肱二头肌肌层厚度　曲肘 90°，取肩峰到鹰嘴中点为探测点，掌心向上平伸前臂后测量（图 14-2-1）。

2. 前臂肌群肌层厚度　掌心向上平伸前臂，取肘正中皮肤皱纹到尺骨茎突中点为探测点测量（图 14-2-2）。

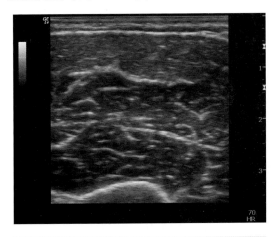

图 14-2-1　肱二头肌　　　　　　　　图 14-2-2　前臂肌群肌层

3. 股直肌肌层厚度　患者平卧腿并拢自然伸直，第一趾与中线呈 10°~15°，取同侧髂前上脊到髌骨上缘中点和中下 1/3 点为探测点测量股直肌厚度（图 14-2-3）。

4. 股直肌横截面积　患者平卧腿并拢自然伸直，第一趾与中线呈 10°~15°，取同侧髂前上棘到髌骨上缘中下 3/5 点为探测点。此处是平卧时股最高点，股直肌横截面可出现在一个单一扫查平面内进行测量；

5. 胫骨前肌厚度　患者平卧腿并拢自然伸直，第一趾与中线平行，取同侧髌骨下缘到外踝中点为探测点测量胫骨前肌厚度（图 14-2-4）。

Tillquist 等使用超声测量健康人股直肌肌肉厚度，评估者内信度 0.98，绝对值平均相差 0.033cm；评估者间信度 0.95，绝对值平均相差 0.033cm；显示出较高的可靠性。Seymour 等发现 COPD 患者股直肌横截面积明显小于健康人。Thomaes 等对老年冠心病患者的研究显示超声测量股直肌肌肉厚度与 CT 比较组内相关系数 0.92，两种技术之间的绝对差值为 0.01cm。尚无重症患者中的应用。重症患者股直肌萎缩较常见，有时不易测量。胫骨前肌相对容易测量，且与 MRI 比较，$R^2 = 0.98$ 具有较高的准确性，组内相关系数 0.99 具有较高可靠性。可能更适宜重症患者应用。

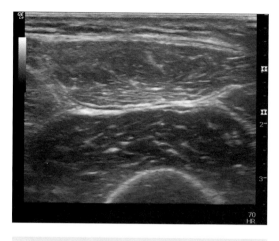

图 14-2-3 股直肌

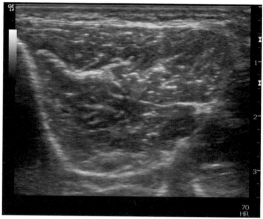

图 14-2-4 胫骨前肌

总之,重症超声对于重症患者营养风险评估有着较好的应用前景。

二、重症超声在制订营养治疗计划中的应用

如果患者存在营养不良或存在发生营养不良的风险,就需要营养治疗。营养治疗首选途径就是肠内营养。首先确定有无肠内营养禁忌证,如肠缺血、未处理的肠瘘、严重的肠梗阻、大剂量儿茶酚胺药物使用等。重症超声可辅助筛查肠内营养禁忌证。

1. **肠缺血** 常见的原因包括非阻塞性肠系膜血管闭塞、肠系膜上动脉栓塞、肠系膜上动脉血栓形成、肠系膜上静脉血栓形成。其中非阻塞性肠系膜血管闭塞多见于持续的心输出量减少和低氧状态,当内脏血管的代偿性持久收缩,通过小动脉的血流减慢、红细胞凝聚、血液淤滞、微血栓形成,造成肠梗死。非阻塞性肠系膜血管闭塞与低血容量休克、充血性心力衰竭、主动脉供血不足、感染性休克、大剂量使用缩血管药物有关。持续使用缩血管药物可延长血管收缩状态而加速肠缺血坏死。肠缺血时超声可见弥漫性肠壁改变。动脉性缺血多表现为肠蠕动消失、肠管扩张、肠壁变薄。静脉性缺血多表现为肠壁增厚呈低回声,肠腔缩窄,黏膜面呈不规则线状高回声,伴蠕动消失(图 14-2-5)。还可见腹水及肠梗阻征象;肠管血流信号消失;肠系膜血管偶可见低回声或中等回声团块;在晚期病例,空肠绒毛的顶叶可见微泡,门静脉气体,甚至肝脓肿。

2. **肠梗阻** 梗阻部位以上肠管非一过性扩张,小肠内径 >3cm,结肠内径 >5cm。肠管内积气或积液(图 14-2-6)。肠腔内充满低回声或无回声内容物,也可见到气液平。积气为形态不同的强回声团,其后方有声衰减。积液显示为管状无回声区,其内有时可见浮动的强回声光点,有积液的肠段肠管显示清楚。高位小肠梗阻肠腔内以积气为主。低位小肠梗阻肠腔内以积液为主。结肠肠腔内常为低回声内容物混有点状或片状斑点、斑块强回声(图14-2-7)。在坏死性肠梗阻时肠腔内容物浮动性消失,这一点可用于与单纯性肠梗阻相鉴别。在早期阶段,可见肠壁变薄、肠蠕动亢进并前后的往复蠕动("摇摆蠕动"),肠腔内容物可随其蠕动呈现双向滚动("洗衣机征")而后期阶段的特征是肠蠕动弛缓、肠壁水肿增厚。扩张的肠管管壁水肿,回声减低,黏膜皱襞增厚水肿。远端狭窄,肠道是空的呈黏膜层并拢的典型声像图表现("饥饿肠")。腹腔内可见不同程度的游离液体。当发生绞窄时,肠

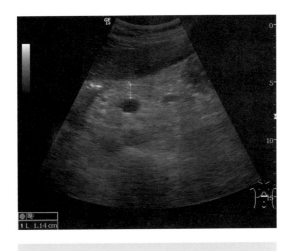

图 14-2-5　小肠肠壁增厚

蠕动迅速由强变弱，肠壁进一步水肿增厚，回声减低，可见双层或多层回声，腹腔内游离液体增多。麻痹性肠梗阻通常肠管轻、中度扩张，肠腔以积气为主，肠蠕动明显减弱或消失，肠壁无明显增厚，腹腔游离液体少。

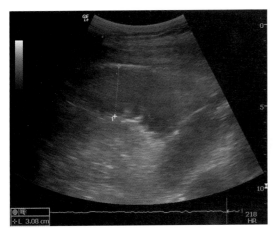

图 14-2-6　小肠扩张

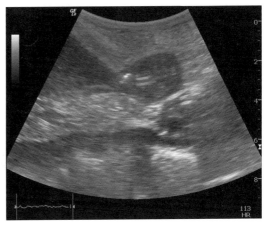

图 14-2-7　结肠扩张

　　如重症超声结合临床除外肠内营养禁忌证应尽早在 24~48 小时内开展肠内营养，即便患者未恢复肠鸣音或排气排便。如为麻痹性肠梗阻尽早在增强胃肠动力基础上尝试肠内营养。

　　选择肠内营养后需决定经胃还是经肠喂养。重症超声可辅助判断经胃喂养可能性。在肠内营养之前，可使用胃窦单切面法测量胃窦运动情况，如胃窦运动指数 <0.4，患者又存在高误吸风险（如体位受限、声带麻痹等）可考虑经肠喂养。患者体位受限（如需要长时间俯卧位），需放置螺旋鼻肠营养管时可先通过胃窦单切面法测量胃窦运动情况判断 24 小时内成功率，如胃窦收缩幅度 48.5% 时 24 小时内鼻肠管可通过幽门的敏感性 63.6%，特异性 100%，ROC 曲线下面积 0.838.

　　如选择鼻胃管喂养，重症超声可辅助制订初始肠内营养速度。在肠内营养之前，可使用胃窦单切面法测量胃窦运动情况，根据胃窦运动指数确定初始肠内营养速度。如胃窦运动指数<0.4，肠内营养初始速度20~30ml/h；胃窦运动指数0.4~0.8，肠内营养初始速度40~60ml/h；胃窦运动指数>0.8，肠内营养初始速度>70ml/h。此方法可缩短达到全肠内营养的时间，减少重症患者肠内营养不耐受的发生率，降低肺部感染的发生率。

三、重症超声在实施肠内营养治疗中的应用

在实施肠内营养治疗过程中，要进行密切的监护和护理，尽量避免和减少并发症的发生，达到营养治疗的预期目标。肠内营养常见机械性并发症、胃肠道并发症、代谢性并发症、感染性并发症。

机械性并发症包括营养管位置不当，鼻、咽及食管损伤，营养管堵塞，营养管拔除困难，造口并发症。其中营养管位置不当所造成的并发症危害是最大的。包括置管时位置不当、置管后移位。主要发生在鼻胃管、鼻十二指肠或空肠营养管插管时误将营养管置入气管、支气管内，严重者可穿破肺组织及脏胸膜，引起气胸、血胸、脓胸、支气管胸膜瘘及肺出血等恶性并发症。超声可辅助确定营养管位置，当胃肠内充有液体时，可在低回声或无回声内容物内见到胃管或肠管（图14-2-8）。有时见到胃管时，少量注入气体可见到高回声物从胃管尖端排出（图14-2-9）。

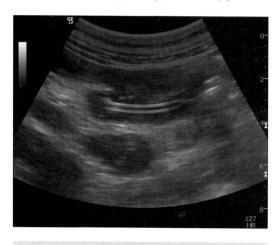

图14-2-8　胃窦营养管和空肠营养管

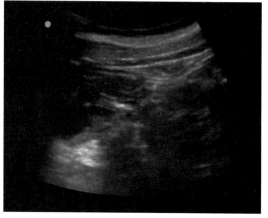

图14-2-9　胃管尖端

重症超声可辅助判断胃排空情况。肠内营养过程中最常使用胃残余量来监测胃排空，以反映肠内营养耐受情况。胃残余量测定影响因素较多，首先鼻胃管尖端位置未在胃内最低点，胃内残余物不能完全吸出，残余量测定会高估胃排空能力，增加反流误吸、肺部感染的风险，增加腹胀、急性胃扩张的风险。其次胃内容物抽出后再打回增加二次污染的机会，如不打回可造成喂养不足、消化液过度丢失等不良后果。超声可直接检测胃体、胃底是否有胃残余，判断胃残余量测定时是否抽吸完全。胃窦单切面法可直接评估胃内容积。另外通过比较平卧位跟右侧卧位胃窦面积的变化来判断重症患者肠内营养过程中胃残余量是一个较有研究需求的方法，可预防抽吸法测量胃残余量的一些不良后果。

肠内营养治疗过程中可尝试使用超声动态监测肠系膜上动脉血流量变化。Trahair等对

12 名老年人和 12 名年轻人给予生理盐水、1kcal/min 葡萄糖、2kcal/min 葡萄糖、3kcal/min 葡萄糖后，1 小时内每 15 分钟使用超声测定肠系膜上动脉血流量。发现随着摄入葡萄糖速度增加肠系膜上动脉血流量逐渐增加。老年人与年轻人无差别。但是摄入 2kcal/min 葡萄糖、3kcal/min 葡萄糖后，老年人血压下降更明显，心率代偿增加无年轻人明显。Sim 等对 11 例机械通气的重症患者和 9 例健康对照者的研究显示（两组均 >65 岁），在小肠给予葡萄糖 120ml/h（1kcal/ml），30 分钟后通过超声测定发现重症患者肠系膜上动脉血流量增加明显低于健康者（115 对 836ml/min）。而使用生理盐水时两组均未发现明显的肠系膜上动脉血流量增加。肠系膜上动脉血流量与糖吸收明显正相关。给予葡萄糖过程中，平均动脉压改变与肠系膜上动脉血流量改变不相关。进一步可研究肠内营养治疗过程中，通过肠系膜上动脉血流量占心输出量比例变化反映肠内营养可能对全身血供的影响。

四、重症超声在肠内营养治疗效果评估中的应用

营养治疗效果评估，在最初阶段应每日测定氮平衡、定期测量体重、三头肌皮褶厚度、上臂中点肌肉周径、淋巴计数等，定期测定内脏蛋白如清蛋白、前清蛋白、转铁蛋白等。长期肠内营养者，可根据患者情况测定微量元素和维生素。氮平衡由于其应用中无法准确测定氮丢失量，越来越被提出质疑。蛋白不像脂肪组织可以很好地储存能量以备不时之需。人体将近一半的蛋白储存于肌肉，是蛋白储存的关键器官。在 ICU 由于分解代谢增加和废用，往往造成肌肉萎缩。更为重要的是，肌肉释放的氨基酸被合成为急性相蛋白和其他炎性因子。如果重症患者短时间（24~48 小时），瘦体组织丢失不会对预后产生明显影响；>3 天，可造成蛋白质大量丢失；>8 天，重症创伤患者可丢失蛋白质 500g；>10 天，脓毒症患者可丢失蛋白质 1800g，严重者可丢失 2500~9000g。因此通过营养支持保证蛋白质平衡并早期开展康复训练，减少肌萎缩，对于较长时间住 ICU 的重症患者有着积极的作用。超声可动态监测肌肉厚度或面积变化，辅助评估营养治疗效果。国外近期已开展相关研究。

五、小　结

综上所述，营养治疗的趋势在于提高营养素的质，减少营养素应用过量，提高肠内营养的应用比例，提高营养治疗的效果，减少并发症和医疗费用。在营养治疗过程中，从营养风险评估、制订营养治疗计划、实施营养治疗方案、营养治疗效果评估到调整营养治疗方案。重症超声都可以起到一定辅助作用，结合临床指标及相关检查可进一步完善指导肠内营养。重症超声在肠内营养治疗中的应用还处于初始阶段，尚有大量问题有待于进一步验证完善。

（何　伟）

参考文献

1. Stupak DP, Abdelsayed GG, Soloway GN. Motility disorders of the upper gastrointestinal tract in the intensive care unit: pathophysiology and contemporary management. J Clin Gastroenterol, 2012, 46: 449-456.
2. Hang CH, Shi JX, Li JS, et al. Levels of vasoactive intestinal peptide, cholecystokinin and calcitonin gene-related peptide in plasma and jejunum of rats following traumatic brain injury and underlying significance in gastrointestinal dysfunction. World J Gastroenterol, 2004, 10: 875-880.

3. 任建安，黎介寿. 肠衰竭的认识与进展. 中国实用外科杂志，2003，23：37-38.

4. Chua AS, Keeling PW, Dinan TG. Role of cholecystokinin and central serotonergic receptors in functional dyspepsia. World J Gastroenterol, 2006, 12: 1329-1335.

5. 王少根，徐惠琴，王立基. 重及特重度烧伤早期血胃泌素、胃动素和β内啡肽的测定及其意义. 中华外科杂志，2005，43：745-747.

6. Cubillos J, Tse C, Chan VW, et al. Bedside ultrasound assessment of gastric content: an observational study. Can J Anaesth, 2012, 59: 416-423.

7. Bouvet L, Mazoit JX, Chassard D, et al. Clinical assessment of the ultrasonographic measurement of antral area for estimating preoperative gastric content and volume. Anesthesiology, 2011, 114: 1086-1092.

8. Corke C. Gastric emptying in the critically ill patient. Crit Care Resusc, 1999, 1: 39-44.

9. Perlas A, Davis L, Khan M, et al. Gastric sonography in the fasted surgical patient: a prospective descriptive study. AnesthAnalg, 2011, 113: 93-97.

10. Kruisselbrink R, Arzola C, Endersby R, et al. Intra- and Interrater Reliability of Ultrasound Assessment of Gastric Volume. Anesthesiology, 2014, 121 (1): 46-51.

11. Bouvet L, Albert ML, Augris C, et al. Real-time detection of gastric insufflation related to facemask pressure-controlled ventilation using ultrasonography of the antrum and epigastric auscultation in nonparalyzed patients: a prospective, randomized, double-blind study. Anesthesiology, 2014, 120: 326-334.

12. Hveem K, Jones KL, Chatterton BE, et al. Scintigraphic measurement of gastric emptying and ultrasonographic assessment of antral area: relation to appetite. Gut, 1996, 38: 816-821.

13. Perlas A, Chan VW, Lupu CM, et al. Ultrasound assessment of gastric content and volume. Anesthesiology, 2009, 111: 82-89.

14. Hamada SR, Garcon P, Ronot M, et al. Ultrasound assessment of gastric volume in critically ill patients. Intensive Care Med, 2014, 40 (7): 965-972.

15. Perlas A, Mitsakakis N, Liu L, et al. Validation of a mathematical model for ultrasound assessment of gastric volume by gastroscopic examination. AnesthAnalg, 2013, 116: 357-363.

16. Koenig SJ, Lakticova V, Mayo PH. Utility of ultrasonography for detection of gastric fluid during urgent endotracheal intubation. Intensive Care Med, 2011, 37: 627-631.

17. Bataille A, Rousset J, Marret E, et al. Ultrasonographic evaluation of gastric content during labour under epidural analgesia: a prospective cohort study. Br J Anaesth, 2014, 112: 703-707.

18. Schmitz A, Thomas S, Melanie F, et al. Ultrasonographic gastric antral area and gastric contents volume in children. PaediatrAnaesth, 2012, 22: 144-149.

19. Bouvet L, Chassard D. Ultrasound assessment of gastric volume: what is the best threshold. AnesthAnalg, 2013, 117: 1508-1509.

20. Spahn TW, Wessels A, Grosse-Thie W, et al. Assessment of pre-gastroscopy fasting period using ultrasonography. Dig Dis Sci, 2009, 54: 621-626.

21. Van de Putte P. Bedside gastric ultrasonography to guide anesthetic management in a nonfasted emergency patient. J Clin Anesth, 2013, 25: 165-166.

22. Bouvet L, Miquel A, Chassard D, et al. Could a single standardized ultrasonographic measurement of antral area be of interest for assessing gastric contents? A preliminary report. Eur J Anaesthesiol, 2009, 26: 1015-1019.

23. Bateman DN, Whittingham TA. Measurement of gastric emptying by real-time ultrasound. Gut, 1982, 23 (6): 524-527.

24. ManiniML, Burton DD, Meixner DD, et al. Feasibility and application of 3-dimensional ultrasound for

measurement of gastric volumes in healthy adults and adolescents. J Pediatr Gastroenterol Nutr, 2009, 48 （3）：287-293.

25. Kusunoki H, Haruma K, Hata J, et al. Efficacy of mosapride citrate in proximal gastric accommodation and gastrointestinal motility in healthy volunteers：a double-blind placebo-controlled ultrasonographic study. J Gastroenterol, 2010, 45 （12）：1228-1234.

26. Arzola C, Carvalho JC, Cubillos J, et al. Anesthesiologists' learning curves for bedside qualitative ultra-sound assessment of gastric content：a cohort study. Can J Anaesth, 2013, 60 （8）：771-779.

27. Holt S, Cervantes J, Wilkinson AA, et al. Measurement of gastric emptying rate in humans by real-time ul-trasound. Gastroenterology, 1986, 90 （4）：918-923.

28. Cappello G, Malatesta MG, Ferri A, et al. Gastric emptying of a solid-liquid meal measured with 13C oc-tanoic acid breath test and real-time ultrasonography：a comparative study. Am J Gastroenterol, 2000, 95 （11）：3097-3100.

29. Fan XP, Wang L, Zhu Q, et al. Sonographic evaluation of proximal gastric accommodation in patients with functional dyspepsia. World J Gastroenterol, 2013, 19 （29）：4774-4780.

30. Gilja OH, Lunding J, Hausken T, et al. Gastric accommodation assessed by ultrasonography. World J Gas-troenterol, 2006, 12 （18）：2825-2829.

31. Gregersen H, Hausken T, Yang J, et al. Mechanosensory properties in the human gastric antrum evaluated using B-mode ultrasonography during volume-controlled antral distension. Am J Physiol Gastrointest Liver Physiol, 2006, 290 （5）：G876-882.

32. Casaer MP, Van den Berghe G. Nutrition in the acute phase of critical illness. N Engl J Med, 2014, 370：1227-1236.

33. Fremont RD, Rice TW. How soon should we start interventional feeding in the ICU. Curr Opin Gastroen-terol, 2014, 30：178-181.

34. 许媛, 何伟, 葛庆岗, 等. 外科重症患者肠内营养相关并发症分析. 肠外与肠内营养, 2001, 8：151-154.

35. 许媛. 肠内营养在危重症患者中的合理应用. 外科理论与实践, 2008, 13：405-407.

36. 许媛. 重症患者的营养治疗. 中国医刊, 2008, 43：25-27.

37. 许媛. 营养支持在危重症患者的应用. 中国临床营养杂志, 2008, 16：199-202.

38. Tillquist M, Kutsogiannis DJ, Wischmeyer PE, et al. Bedside ultrasound is a practical and reliable meas-urement tool for assessing quadriceps muscle layer thickness. JPEN J Parenter Enteral Nutr, 2014, 38：886-890.

39. Weijs PJ. Fundamental determinants of protein requirements in the ICU. Curr Opin Clin Nutr Metab Care, 2014, 17：183-189.

40. Weijs PJ, Looijaard WG, Dekker IM, et al. Low skeletal muscle area is a risk factor for mortality in me-chanically ventilated critically ill patients. Crit Care, 2014, 18 （1）：R12.

41. Esformes JI, Narici MV, Maganaris CN. Measurement of human muscle volume using ultrasonography. Eur J Appl Physiol, 2002, 87 （1）：90-92.

42. Campbell IT, Watt T, Withers D, et al. Muscle thickness, measured with ultrasound, may be an indicator of lean tissue wasting in multiple organ failure in the presence of edema. Am J Clin Nutr, 1995, 62：533-539.

43. Grimm A, Teschner U, Porzelius C, et al. Muscle ultrasound for early assessment of critical illness neuro-myopathy in severe sepsis. Crit Care, 2013, 17 （5）：R227.

44. Gruther W, Benesch T, Zorn C, et al. Muscle wasting in intensive care patients：ultrasound observation of

the M. quadriceps femoris muscle layer. J Rehabil Med, 2008, 40: 185-189.

45. Weijs PJ, Wischmeyer PE. Optimizing energy and protein balance in the ICU. Curr Opin Clin Nutr Metab Care, 2013, 16: 194-201.

46. Thomaes T, Thomis M, Onkelinx S, et al. Reliability and validity of the ultrasound technique to measure the rectus femoris muscle diameter in older CAD-patients. BMC Med Imaging, 2012, 12: 7.

47. Moisey LL, Mourtzakis M, Cotton BA, et al. Skeletal muscle predicts ventilator-free days, ICU-free days, and mortality in elderly ICU patients. Crit Care, 2013, 17: R206.

48. Seymour JM, Ward K, Sidhu PS, et al. Ultrasound measurement of rectus femoris cross-sectional area and the relationship with quadriceps strength in COPD. Thorax, 2009, 64: 418-423.

49. Darwiche G, Bjorgell O, Thorsson O, et al. Correlation between simultaneous scintigraphic and ultrasonographic measurement of gastric emptying in patients with type 1 diabetes mellitus. J Ultrasound Med, 2003, 22: 459-466.

50. Danse EM, Kartheuser A, Paterson HM, et al. Color Doppler sonography of small bowel wall changes in 21 consecutive cases of acute mesenteric ischemia. JBR-BTR, 2009, 92: 202-206.

51. Reginelli A, Genovese E, Cappabianca S, et al. Intestinal Ischemia: US-CT findings correlations. Crit Ultrasound J, 2013, 5: S7.

52. Unal B, Bilgili MY, Yilmaz S, et al. Smoking prevents the expected postprandial increase in intestinal blood flow: a Doppler sonographic study. J Ultrasound Med, 2004, 23: 647-653.

53. Chenaitia H, Brun PM, Querellou E, et al. Ultrasound to confirm gastric tube placement in prehospital management. Resuscitation, 2012, 83: 447-451.

54. 张荣丽, 何伟, 李彤, 等. B超检测胃动力指导危重症患者肠内营养的应用. 肠外与肠内营养, 2011, 18: 341-343, 347.

55. 李彤, 宋加友, 何伟, 等. 改良B超胃窦单切面法对重症患者胃排空功能判断的价值. 外科理论与实践, 2009, 14: 619-622.

56. Perko MJ. Duplex ultrasound for assessment of superior mesenteric artery blood flow. Eur J VascEndovascSurg, 2001, 21: 106-117.

57. Trahair LG, Vanis L, Gentilcore D, et al. Effects of variations in duodenal glucose load on blood pressure, heart rate, superior mesenteric artery blood flow and plasma noradrenaline in healthy young and older subjects. Clin Sci (Lond), 2012, 122: 271-279.

58. Sim JA, Horowitz M, Summers MJ, et al. Mesenteric blood flow, glucose absorption and blood pressure responses to small intestinal glucose in critically ill patients older than 65 years. Intensive Care Med, 2013, 39: 258-266.

59. Ackland G, Grocott MP, Mythen MG. Understanding gastrointestinal perfusion in critical care: so near, and yet so far. Crit Care, 2000, 4: 269-281.

60. Vanis L, Gentilcore D, Hausken T, et al. Effects of gastric distension on blood pressure and superior mesenteric artery blood flow responses to intraduodenal glucose in healthy older subjects. Am J Physiol Regul Integr Comp Physiol, 2010, 299: R960-R967.

61. Sidery MB, Macdonald IA, Blackshaw PE. Superior mesenteric artery blood flow and gastric emptying in humans and the differential effects of high fat and high carbohydrate meals. Gut, 1994, 35: 186-190.

62. Fiore G, Brienza N, Cicala P, et al. Superior mesenteric artery blood flow modifications during off-pump coronary surgery. Ann ThoracSurg, 2006, 82: 62-67.

63. Grassi R, Romano S, D'Amario F, et al. The relevance of free fluid between intestinal loops detected by sonography in the clinical assessment of small bowel obstruction in adults. Eur J Radiol, 2004, 50: 5-14.

第十五章

重症超声在体外膜氧合中的应用

体外膜氧合（ECMO）技术提供了一种复杂的心肺支持抢救措施，越来越多地应用于常规医疗手段治疗失败的患者。ECMO 可以看作通过对体外心肺循环的改良来提供心脏和肺脏支持的一种形式，这种形式可以应用更长的时间，从数小时到数周不等。

ECMO 是体外生命支持中最常用的一种方式。ECMO 可以安装成静脉-静脉方式（VV ECMO），为单纯呼吸衰竭的患者提供充足的氧气和清除二氧化碳，当同时需要心脏和呼吸支持的时候，则可以安装成静脉-动脉方式（VA ECMO）。心脏超声在 ECMO 支持患者的整个病程中起了至关重要的作用，可以说无论在 ECMO 治疗的任何阶段，心脏超声都可以提供极为有用的信息。具体来说超声为患者的选择提供信息，引导穿刺和置管，监测运行过程，发现并发症，帮助评价患者心功能的恢复和决定 ECMO 支持的撤离。在重症患者中 ECMO 用于心肺支持越来越多，因此，临床医生需要有专业的技术来评价这些患者。要做到在 ECMO 管理过程中熟练应用心脏超声，除了掌握足够的心脏超声知识，还需要充分了解 ECMO 的技术特点，本节将着重讨论心脏超声在 ECMO 支持不同阶段的作用。

一、ECMO 前的心脏超声评估

心脏超声可以帮助除外导致患者循环不稳定的可逆病变（如心脏压塞、未明确的心脏瓣膜病和左室功能不全），以避免 ECMO 支持。也可以发现一些禁忌证，如主动脉夹层，严重主动脉瓣反流。主动脉病变，像严重的主动脉粥样硬化，可能会影响 VA ECMO 插管位置及需采取技术的选择。VA ECMO 和 VV ECMO 静脉插管在右心房的位置也显示右心房的结构异常可能会影响到插管的位置和功能。而且超声也可发现一些特殊病变，包括卵圆孔未闭、房间隔缺损、房间隔瘤、留置起搏器或除颤电极和三尖瓣病变（如三尖瓣狭窄或三尖瓣置换）。心脏超声对心功能的评估还可以帮助 ECMO 支持方式的选择，例如肺炎伴有严重脓毒症性心肌抑制的患者 VV ECMO 是否足够还是需要 VA ECMO。对由于呼吸衰竭拟行 VV ECMO 支持的患者，必须除外心脏源性的呼吸衰竭，以及机械通气是否导致严重的右心功能不全。

二、ECMO 插管和支持初期的心脏超声

心脏超声在 ECMO 插管过程可以协助插管的正确放置，包括 VA ECMO 时动脉穿刺的位置及血管直径评估，除外所选静脉血栓形成等。超声可以 ECMO 支持中的心室负荷减轻的程度、室间隔的运动状态提供实时的反馈。TTE 有时无法提供 ECMO 起始所需的空间分辨率，这时可以进行 TEE 检查。

在 VV ECMO 中，一根插管用于引血，另外一根则用于血液回输，引血管管尖的最佳位置应在下腔静脉进入右心房的近端。回输管的最佳位置应在右心房中间，远离房间隔和三尖瓣。如果引血管放置的更靠近回输管，或两个插管末端更靠近的话，会发生再循环，导致更少的氧合的血液经过肺循环和体循环。

ECMO 插管位置不当时需要再次手术或操作进行调整。这样会导致出血和感染的风险增加，延迟开始 ECMO 支持。静脉管路与动脉管路相比，更容易放置错误。异常位置包括靠近房间隔、通过未闭的卵圆孔到达左心房、放置到冠状窦、超过三尖瓣或瓣下结构。置管位置异常可能导致血管、心肌损伤或 ECMO 流量异常。

开始放置 ECMO 时，先经皮穿刺放置引导导丝，将导丝置入心脏或大血管，在通过导丝放置插管前，因为导丝和插管可能会产生很强的超声伪影，因此放置需非常小心。

对于 VA ECMO，TEE 对于引导放管非常有用。回输管通常放置在对侧股动脉，导管尖端置于髂动脉或腹主动脉。这个区域 TEE 无法看到。然而，导管放置到这个位置是不需要显示的。TEE 能够在扩张前确认经皮动脉穿刺的导丝在主动脉内，降低了再次动脉穿刺的风险。动脉回输管路可以在股动脉或腋动脉上做烟囱移植。此部位的血液流向和流速可以用血管超声测量。

虽然胸部 X 线检查经济、易得，较 TTE 相比不需要操作者经验，但其在确定管路位置方面缺乏敏感性。况且很多 ECMO 管路没有不透 X 线的尖端。因此，通过胸部 X 线来确定管路的位置可能会低估了管路的尖端位置，相反，心脏超声可以提供更好的管路的空间位置。除此之外，TTE 还可以提供关于心脏充盈、心功能和 ECMO 的并发症方面的更多的信息，这在胸部 X 线检查是不可能的。心脏超声也避免患者更多的暴露在射线中。因此，心脏超声在评估管路的正确位置方面是除胸部 X 线检查外一个很好的选择。

三、心脏超声和 ECMO 治疗反应的监测

在 ECMO 支持建立后，由于 ECMO 环路类型和置管位置的不同，患者的血流动力学发生很多改变。心脏超声可以测量左室缩短分数、主动脉峰流速、左室流出道速度 – 时间积分等反应血流动力学变化的参数。

在外周 VA ECMO 中，左室前负荷通常是降低的（因为肺动脉血流是减低的），但左室后负荷是增加的（由于血液沿着动脉回输管路回输产生的压力）。在严重的左室功能不全的患者中，尤其是伴有严重的二尖瓣反流的患者，左室可能会严重扩张，主动脉瓣无法打开。这在动脉压监测上显示为搏动消失。这可以导致降主动脉、左心室和肺静脉血流停滞、血栓形成。在这种情况下，抗凝需要增加，为了使自身左室输出量达到最大化而必须降低后负荷（通过减低 ECMO 流量和应用强心、外周血管扩张剂），以此利于主动脉瓣的开放。有时甚至需要行左心减压术或经皮球囊房间隔造口术。

在 VV ECMO 中，流经肺循环的血液含氧量明显增加，血液被 ECMO 摄取和回输到右心后，右心室前负荷无明显变化，并且左心功能正常的患者血流动力学也无明显影响。VV ECMO 增加了混合静脉的氧饱和度，这有两方面的好处，首先，它可以降低肺血管阻力，降低右心室的后负荷，其次，通过增加左心和冠状动脉的氧输送间接增强左心室功能。

右室功能可能会因为脓毒症和严重缺氧导致的肺动脉血管阻力增加受到不良影响。心脏超声能够评估应用 VV ECMO 改善患者氧合和酸碱状态后右室功能的变化。

四、心脏超声和 ECMO 并发症的发现

ECMO 支持的患者病情极其危重，因此由于潜在的疾病过程、病情的危重、应用抗凝剂、应用支持装置本身，并发症的发生率明显增加。心脏超声可以帮助发现和处理由于 ECMO 支持本身产生的特定并发症。通常在怀疑 ECMO 工作异常，尤其是产生血栓、管路移位或心脏压塞时心脏超声是首先采取的检查手段。众多 ECMO 患者 TTE 和 TEE 的研究。超声可以迅速评估管路的位置、心脏充盈情况和心功能、心脏压塞时的心腔受压和管路相关的血栓栓塞。

ECMO 支持的患者因为心脏处于部分体外循环状态，诊断心脏压塞非常困难。心腔可能处于被心包血肿明显压迫状态，但是没有明显影响到 ECMO 管路的血流，因此不一定会引起血流动力学变化。

用于 ECMO 置管的管路非常粗，因此可能使其成为产生并发症的原因，尤其是血栓或者动静脉的堵塞。例如，有报道在 ECMO 患者 TTE 发现上腔静脉血栓，因此上腔静脉的超声检查非常重要。

静脉管路内血栓形成可以减低 EMCO 流量，也可以引起肺栓塞从而使临床情况更为复杂。除此以外，ECMO 静脉管路撤除后，围绕管路的机化的血栓可能会被留在心脏中。因此，如果静脉管路在手术过程中拔除（比如在 VAD 植入过程或心脏移植过程中），推荐术中 TEE 明确下腔静脉中是否存在静脉血栓铸型。如果没有发现血栓，可能之后会引起肺栓塞，如果发现可以在手术过程中一并移除。

五、患者恢复过程和撤除 ECMO 时的心脏超声

心脏超声起到重要作用的一个环节是评估患者的恢复情况和准备 ECMO 支持的撤除。对于 VA ECMO 来说，可以用 TEE 直观地评估。是否撤除 ECMO 及撤除时机需要考虑的因素众多。心功能的恢复可以在动脉压搏动上明显表现出来。对于 VA ECMO，通常不在头72 小时内考虑撤机。尽管目前没有撤除 ECMO 的超声指标，但用于 VAD 的撤离原则可以用于 VA ECMO。患者心功能恢复的水平和撤除 ECMO 支持的可能性基于临床、血流动力学和超声等多种指标。考虑撤除 ECMO 的超声方面的指标包括：左室射血分数大于35% ~40%，左室流出道流速时间积分（VTI）>10cm，没有左室扩张，没有心脏压塞。

应用右心导管来估算心指数可能会误导 VA ECMO 的撤离，因为 ECMO 支持过程中大部分循环血流没有经过肺动脉。在撤除 VA ECMO 过程中，通常的做法是每次减少 VA EC-MO 的流量 0.5 ~1L/min，然后评估临床和血流动力学参数（包括心率、血压、动脉波形的搏动性、右桡动脉的氧饱和度和中心静脉压、肺动脉压的变化）和超声的参数（每搏

量、心室大小、心室容量和射血分数）。考虑到 ECMO 管路在低流速下容易形成血栓的风险增大，因此不将流速减到 1~2L/min 以下。VV ECMO 的撤除主要依赖氧合情况和肺顺应性的评估，主要通过降低 ECMO 循环的氧气流量和恢复常规的肺保护通气策略而非降低 ECMO 流量。因此，心脏超声不需要用于 VV ECMO 的撤离。有很多文章强调了 ECMO 撤除的方法及其发现。Konishi 等发现对于病毒性心肌炎需要 VA ECMO 支持的患者用心脏超声评估其降主动脉的血流可以帮助评估心脏的恢复情况。作者强调了两股血流的混合情况可能有助于判断心脏本身是否产生了足够的心输出量。

六、经胸心脏超声造影和 ECMO

重症监护病房通常限制了 TTE 的满意效果，超声造影可以改善图像质量，从而易于诊断和处理。然而用于 VAD 或 ECMO 支持患者的超声造影剂的作用目前尚未被证实。在这些患者中精确地评估心室功能、监测随时间的变化至关重要。除此以外，评估像心室血栓形成等 ECMO 的并发症也同样重要，这些均可以被超声造影所优化。

对于重症医学科内没有明确诊断的患者通常需要 TEE。然而，ECMO 支持的患者通常全身抗凝，可能会有多器官功能衰竭和显著的水肿、血小板减少，所有这些均增加了 TEE 的风险。这种情况下可以考虑行经胸超声造影。通常超声造影情况下，造影剂注射后图像可以维持 3~5 分钟。由于这些微滴很小（平均直径 3μm），有壳和空心构成，并且他们遇水是不稳定的。因此，通过机械臂经血管通路注射、通过较细的管腔或者通过机械泵（像 VAD 和 ECMO 泵）后都会有更多的气泡被破坏。这些遇水不稳定的微滴经过 ECMO 管路时增加了气泡的破坏，主要是在旋转泵内，在此血流压力变化、血液与涡轮接触、血液以数千转的速度被旋转推进，这些均会增加微滴的破坏。这些增加的破坏和自然的摩擦导致信号持续时间缩短，因此每次注射所带来的显像时间缩短。尽管如此，经胸超声造影的质量明显增加，据此能够获得足够的用于诊断的图像，避免了更加有创的 TEE。

七、结 论

对于需要短期呼吸和（或）心脏支持的重症患者来说，ECMO 是一种特殊的体外支持方式。ECMO 可以通过外周或中央插管进行 VA 或 VV 支持。心脏超声在管理 ECMO 患者过程中起到了极其重要的作用。超声可以在患者选择、引导插管、监测运行过程、发现并发症和帮助评估恢复情况、决定撤机方面提供信息。TEE 能为插管和开始 ECMO 支持、监测患者对治疗的反应和发现并发症方面提供影像学信息。对于无法用 TTE 诊断的患者，超声造影可以提供评估室壁运动、左室射血分数、左室血栓和左室形态学方面的诊断影像。能够实施 ECMO 支持的机构需要随时可用和有经验的心脏超声来评估这些重症患者。

（程 卫 王小亭）

第十六章

重症超声在灾害与创伤中的作用

第一节 重症超声与地震

由于地震灾害的特殊性，重症超声在地震中不同阶段和不同救治环节的应用也有不同。要探讨重症超声在地震中的使用，需先从地震灾害的自身特点和救治过程说起。

一、地震灾害的特点及救治策略

地震是世界上最严重的自然灾害之一，常造成巨大的人员伤害及经济损失。了解其特点有利于合理调配资源进行早期有效进行救治，并最大限度减小灾害造成的损失和伤害。

（1）地震灾害具有突发性、难预测、波及范围广、破坏力强的特点。这些特点导致地震发生后人员伤亡巨大，可能需要短时间内集中救治大量的危、急重伤患者，救治难度大，治疗困难。故在灾害发生后需要及时进行人员设备、治疗空间及其他资源的拓展。重症医师在从前线到后方的整个救治过程中扮演了非常重要的角色。

（2）道路损毁，交通困难，专业救援队伍常难以早期进入现场进行有效救治。现场环境复杂，医疗设备严重不足。救治人员相对复杂，技术不统一。

（3）现场环境不安全，常有余震、泥石流等出现，造成再次伤害，需要尽早将伤员转运出灾害现场，但转运难度大。

（4）大多数为严重的砸伤和挤压伤，直接砸、压、埋所致的机械损伤约占95%～98%，有时伴有大火而引发烧伤。严重多发创伤常见，常累及多个系统，挤压伤发生率高，早期处理不当加重肾衰发生率，伤后第一个6小时内进行早期液体复苏十分重要。早期处理非常重要，目的是减少器官功能损害及并发症，最大限度的挽救器官功能。

（5）伤员伤情不一，往往多数病人在地震发生后因为直接伤害而死亡，而受伤轻者可能表现为软组织擦挫伤。需要及时进行检伤分类，合理分配医疗资源，并及时发现危重患者。重症患者的救治是降低死亡率的关键。

（6）灾区临时救治中心工作量大，任务繁重，设备有限，安全不能保证，但却是早期救治重伤员的关键场所之一。

针对上述特点，地震伤害的救治策略为：

（1）灾害现场检伤分类为第一要务，可粗略把伤员分为短期内危及生命、有潜在生命危险及病情相对稳定三类。第一类病人伤员：重型颅脑损伤、脑疝、张力性气胸、心脏损伤、心脏压塞、腹腔脏器破裂活动性大出血等均可能短期内危及生命，需要及时识别并就地抢救，待生命体征相对稳定后再行转运。第二类伤员：有潜在生命危险的创伤可能导致短期内病情急剧加重，包括失血性休克、肺挫伤、多发肋骨骨折、连枷胸等，需要及时转运至最近的有救治能力的医疗中心进行紧急处理及损伤控制，再进一步转运回后方。第三类伤员：病情相对稳定的伤员需直接转运回后方医院。通过这种三级分类既能让危重伤员得到及时救治，又能合理分配医疗资源，提高救治效率。

（2）救治的场所也分三级，与检伤分类对应。一级救治场所为灾区前线，主要是对前线伤员进行筛查分类及针对危及生命的创伤的就地紧急抢救。例如，针对张力性气胸的穿刺引流、活动性出血的紧急止血、颅内高压的初步处理等，该工作在现场或现场附近医院进行。另外，如果情况允许，应该及时建立静脉通路进行早期补液，减少后继的器官功能损伤。二级救治场所为临近灾区的较大规模的中心医院（一家或几家）。现场筛检的经过紧急处理的第一类伤员及筛检出来的部分较重的第二类伤员需首先送至该级救治机构。该级机构的主要救治任务是进行早期呼吸支持与液体复苏；针对主要创伤完善必要的检查，进行损伤控制手术与初步止血、输血支持；纠正内环境紊乱；处理颅内高压等。灾区受伤规模难以估计，可能救治任务繁重，且该地离灾区较近，也面临余震危险，所以该级医疗机构还应为继续转运后送作准备，包括病情再评估，人员协调和转运设备的准备。此外，灾区中的配备齐全的方舱医院也可部分承担二级救治的任务。三级救治场所为区域中心医院，常常为省级中心医院或全国的指定大型医院。他们是地震伤员的最终救治场所，救治包括由轻到最重的各类伤员，进行再次检伤、分诊、确定性手术及康复等。重症伤员需集中在 ICU 救治，建立以 ICU 为平台的多学科协作模式。重症医师每日的工作除了救治危重伤员外，还需要定期对普通病房的伤员进行筛检，及时发现病情加重者早期干预。

二、重症超声在地震灾害的救治不同环节中的任务和内容

1. 现场救治　如前所述，现场救治有 4 大主要任务：①发现并识别可救治的频死伤员；②危及生命创伤的现场紧急处理；③生命体征暂时稳定的伤员的筛检分诊；④早期开始容量治疗保护脏器功能。不论从环境还是仪器的角度来说，重症超声都是最适合的设备。需要注意的是此时的超声检查有别于常规的超声检查，要求超声仪体积小，便于携带，充电后在无电源场所能够使用，且须易于放置，操作简单，检查方便。检诊操作时也要避免患者翻身加重神经、血管等重要脏器的损伤，伤病员常须保持原体位不动，要求检查迅速，结果准确。可以使用简单可靠的检查流程，如视神经鞘直径检查加上扩大创伤重点超声评估法（eFAST）方案。

视神经鞘检查在前面的章节已有详细描述，主要针对昏迷或怀疑重型颅内创伤的伤员进行检查，并需结合神经系统查体。若发现颅内高压及脑疝的表现，则抢先给予甘露醇脱水或针对脉搏减弱病人给予高渗盐水，及必要的应急处理措施，及时转运至最近的有检查救治能力的场所，进行手术及脑保护治疗。

eFAST 方案是在"FAST"的基础上增加了双侧前胸及左右侧胸腔的检查。双侧前胸

的检查有利于发现气胸，左右侧胸腔检查能发现血胸及较大的肺挫伤。加之FAST对腹腔活动性出血及心包填塞的检出，eFAST方案能够发现大部分需要进行紧急处理的外伤情况。该方案操作简单，经过短期培训就能完成，检查只需要2~5分钟，节省时间，经过多次实践检验，效率很高。但是虽然经过筛查，仍有可能部分患者漏诊，或者原本稳定的情况出现进展。所以eFAST方案并不只是针对首诊患者。无论患者处于哪个阶段，只要临床提示循环呼吸恶化，均需重复该方案以及时发现及处理大出血、气胸、心包填塞等危急情况。

如前所述，对于失血性休克患者，经过紧急止血后及时的容量补充也很重要。同时，对于挤压伤的病人，及时的补充容量也是减少后继肾脏损伤的重要措施。所以，对伤员进行快速的容量评估也很重要。可以选择剑突下下腔静脉长轴切面，通过对下腔静脉直径及吸气变异的情况来了解其是否存在容量缺乏。此外，从搬运的角度考虑，明确一些特殊部位的骨折也很重要，这样可以减少搬运造成的二次损伤。

2. 转运　地震病人的转运与普通创伤的转运稍有区别。首先是转运难度大，由于地震可能造成的交通破坏，导致不能及时转运或者转运途中面临更大的风险。所以，地震病人的转运要充分估计转运的难度和风险，合理选择转运方式及目的地。对于生命体征稳定，病情相对较轻的创伤病人如四肢骨折、呼吸稳定的胸部创伤、轻型颅脑损伤等，可以考虑选择客运飞机等容量大的工具集中转运，直接转运至后方医院，为二级中心留足够的医疗资源应对危重患者。对于经过紧急处理的第一类伤员，需要直接转运至二级救治中心，以便能够及时处理及进一步治疗。转运方式可选择救护车或直升机（有条件时），尽量不集中转运。对于有潜在生命危险的患者则要权衡利弊后决定，如呼吸循环状态不稳定、肝脏包膜下血肿、巨大腹膜后血肿、连枷胸、尚未完全控制的活动性出血、高位颈椎骨折等。这类患者病情变化较快，长时转运则在途中一旦出现病情变化无法开展有效救治。所以，重症超声的任务是筛查出潜在风险，提供信息帮助及时识别和发现病情变化。

转运前，需综合评估生命体征，此时重症超声对呼吸循环及重要脏器的筛查可能提供有用信息。如发现低血容量难以纠正，则需再次寻找出血部位，复查eFAST及胃部超声；发现呼吸状态差、多支肋骨骨折、肺挫伤严重等，则可能需主动建立人工气道再行转运；发现肝包膜下血肿、肾挫伤并腹膜后血肿、高危颈椎损伤等则考虑直接转运至二级救治中心等。转运过程中也需要按需重复超声检查，以提供相关信息辅助判断病人变化，如血肿扩大、容量进一步降低、肺实变加重等，此时可能需要更改原方案，尽快转运至最近的有条件的医疗场所。

3. 灾区临时救治中心救治

（1）损伤控制与初步支持：临时救治中心的主要任务是进行初步器官功能支持与损伤控制，直至救援工作接近尾声，预估不会再有大量伤员送达，且没有大的余震风险时，才转型为完成确定性手术及康复治疗。所以，对送入临时救治中心的伤员需要进行重点突出的系统检查。可以使用CCUE方案，对循环和呼吸进行管理，发现并处理存在的问题。同时，针对休克、挤压伤的患者，要进行容量反应性的评估及心脏功能的细化评估，及时补充血容量且不至于过多液体蓄积。对于肺挫伤的患者，可以进行肺水肿量化评分，在组织灌注足够的情况下限制性液体管理，通过肺水评分的变化来了解肺部情况的变化及液体管理是否合理。对于挤压伤的患者，可以进行肾脏灌注的超声检查，可以使用能量多普勒半定量评分或阻力指数等指导液体管理及血流动力学支持治疗。

（2）伤情分类与后送：伤员的伤情可能随时加重，所以在临时救治中心也要定期对伤员进行主动筛查，再次发现可能存在的病情恶化。根据伤员的病情，结合全身情况及变化趋势进行总体考虑，安排损伤控制手术，如活动性出血的缝扎止血等。一旦出血控制，及时恢复血容量，输入必要的血液制品，保证脏器灌注。此时可考虑将伤员转运送至后方医疗中心，以留出足够的医疗资源准备救治新出现的伤员。

4. 后方救治

（1）被动筛查与主动筛查：转运至后方进行集中救治的地震伤员到达医院后仍需被送至急诊分拣区，由急诊科、各专科和ICU医生进行再次筛检。此时筛检的重点突出，目的明确。把具有传染性的伤员如气性坏疽等集中隔离诊治，安排单独的手术室进行手术，组织感染专家进行会诊；多发创伤生命体征稳定的根据主要的创伤类型收入相应的外科治疗，安排时间进行确定性手术；合并内科情况者如存在心脏基础疾病、肺部基础疾病等的加重、外科无需早期处理者收入相应内科病房治疗，原发疾病控制后转至相应外科进一步治疗；存在或者潜在有生命体征不稳定、器官功能障碍或病情变化趋势者需要先收入ICU治疗。重症医师的主要职责是快速、全面的筛查出需要ICU治疗的危重或高风险的患者，此为被动筛查。筛查按照筛查标准进行，包括呼吸、循环、神志等方面的指标。进入各专科治疗的伤员随着时间和病情进展也可能再次出现病情的恶化，因此重症医师还要进行主动筛查，需要和护理部和医务部等管理人员组成重症伤员筛查小组，比照筛查标准，从震后收治患者开始，每天定时巡查各收治伤员的专科病房，主动筛查出病情加重或存在极高风险者，及时转入ICU进行救治。主动筛查的价值在于能尽早对有潜在风险的伤员进行快速有效地干预和支持治疗，最大限度地控制严重并发症，早期给予器官功能支持、阻断潜在的多器官功能障碍综合征的发生与发展。

所以重症超声参与筛查过程主要有以下几方面内容。首先，在进行被动筛检分类时，可以协助对伤情进行检查，结合其他指标判断伤员应送至哪个专科治疗。同时，在进行主动筛检时，超声对器官功能的评估可以纳入筛查标准，以提高标准的可靠性。

（2）目标导向的重症超声检查：重症伤员进入ICU继续救治。在伤员较重、受伤人数多时，ICU常需要进行资源拓展，以应对短期内的医疗资源不足。同时，在ICU内救治伤员的主要任务是支持器官功能，直至伤情明显恢复。为便于具体落实，提高超声的使用效率，最大程度发挥超声的价值，超声检查应采用目标导向的方式。根据伤员病情，结合当前主要矛盾进行检查。如目前感染病灶不明确，则进行病灶筛查，包括创面、手术部位、肺部、深静脉导管、尿管等，超声检查可提供一部分信息；目前存在休克的，可以采用FALLS方案等明确休克原因，并采用GDE方案进行休克的支持与管理；等等。此外尚有很多检查，需要结合重症超声知识及病情灵活使用重症超声，以期提供更多信息，提高治疗的质量，造福更多重症患者。

（尹万红）

第二节　重症超声与院外急救

时间就是生命，院外急救的核心就在一个"急"字上。其真正的含义并不仅仅是第一时间到达现场，而且要求尽早识别问题，开始切实有效的支持和治疗，维持生命体征，并为后继的治疗提供可靠信息。重症超声使用在院外急救中，主要内容是快速识别心脏骤停的部分可纠正的原因、帮助提高心肺复苏效率、高危症状的病因查找与潜在风险识别、多发创伤筛检及转运风险评估等。使用设备要求体积小，便携，电量充足。

一、重症超声与心肺复苏

1. 重症超声与基本生命支持　心脏骤停是院外救治最严重和紧迫的情况。基本生命支持（BLS）指心脏骤停发生后就地进行徒手心肺复苏，是心脏骤停后挽救生命的基础。其基本内容包括识别心脏骤停并呼叫急救系统、尽早开始心肺复苏、迅速使用除颤器除颤。目的是在尽可能短的时间里进行有效的人工循环和人工呼吸，为心脑提供最低限度的血流灌注和氧供。大脑对缺血缺氧的耐受时间为 4～6 分钟，这段非常短时间是抢救的"黄金时间"。心肺复苏每延迟 1 分钟死亡率可增加 7%～10%，因此对心脏骤停的判断越迅速越好。当判定心脏骤停后应立即呼救并启动急救系统，同时开始高质量的胸外按压五个循环（2 分钟），然后开放气道、口对口人工呼吸两次，继续胸外按压，同时配合以人工呼吸（30∶2）。5 个循环后触摸颈动脉搏动判断自主循环是否恢复。除颤仪到位后需要判断是否为可除颤心律，及时进行除颤。在此阶段，尽早进行复苏和保证复苏质量是关键。要求尽量减少中断，脉搏判断时间少于 10 秒。要保证复苏的效率，除了高质量的按压外，心脏骤停原因的及时发现及处理也非常重要。导致心脏骤停的原因很多，分为心源性及非心源性因素。心源性因素涉及心脏及其大血管的结构异常、心脏传导异常、冠状动脉供血和心肌病变与心肌代谢异常等，非心源性因素包括神经系统疾病、呼吸系统疾病、内环境紊乱、中毒、创伤等。原因寻找非常困难，且耗时。但最常见的病因可总结为"6H5T"，即低血容量、低氧血症、酸中毒、高钾/低钾血症、低血糖、低体温、中毒、心脏压塞、张力性气胸、冠状动脉或肺动脉栓塞、创伤。上述原因中多数可逆，一旦及时发现并予纠正就能极大的提高抢救成功率，反之则抢救效率不高。

在基础生命支持过程中，重症超声有三个主要任务：

（1）发现心脏骤停。传统方法判定心脏骤停的核心环节包括三方面：有无应答反应、有无自主呼吸、有无心跳，即大声呼吸拍打患者，观察呼吸，触摸颈动脉搏动且 10 秒内完成。如果在赶往急救现场途中已经准备好超声设备并开机，可以在另一急救人员检查患者反应及脉搏的同时选择当时最易获得的切面快速检查心脏是否跳动，若无跳动则立即开始胸外按压。要求超声检查时长不能高于脉搏检查时长，否则以脉搏检查为准。由于急救的突然性和信息的不确定性，该步骤常难以实施。

（2）识别心脏骤停的可纠正的部分核心因素，包括低血容量、心脏压塞、严重心脏收缩功能下降、肺动脉栓塞、张力性气胸等。若超声发现室壁运动，则考虑自主循环回复；若没有发现室壁运动，则为心搏停止，若此时仍有电活动，则为无脉性电活动；若有室壁运动，但没有扪及脉搏，同时有电活动存在，则考虑为假性无脉性电活动；若发现心室收缩明显增强、加快，心腔塌陷，收缩期室壁接触（kiss 征），则为严重低血容量；若右室明显扩大，则考虑肺动脉栓塞的可能；若心包腔有液性暗区，则提示心脏压塞的可能；如室壁运动幅度明显下降则考虑心泵功能障碍。在复苏过程中若获得这些信息，则对于复苏效果及进一步治疗方案选择意义巨大。为了不影响抢救，主要超声检查均在剑突下切面完成，而且需要与抢救团队密切配合。

（3）及时发现自主循环恢复。使用重症超声可以直观显示心跳或大动脉血流，可靠而快速的判断有无脉搏或自主循环恢复。可以选择剑突下切面直接观察心跳，或者使用血管探头获取颈动脉或股动脉血流频谱。后者的好处是在做准备时不需要中断胸外按压，判断时可靠而高效。

具体实施可参照"FEEL"流程：到达现场，识别心脏骤停后立即开始心外按压，或从非专业人士手中接管心外按压（时间低于 5 秒）。保证高质量的按压五个循环（2 分钟），期间有熟练超声技能的医师（急诊医师或重症医师）同时准备超声设备，开机并在探头上涂抹耦合剂，暴露并找到剑突下区域，探头轻触剑突下区域稍靠右侧，告知抢救团队："该循环结束检查脉搏时我将进行剑突下心脏超声检查"。在本轮最后一个循环中保持与腹壁成 10°左右的夹角适当加压探头深度 2cm，试图找到心脏。当本轮按压完成，一名医师开始触摸颈静脉搏动并读秒时，超声检查医师快速调整探头获取剑突下四腔心切面，5 秒内完成检查，观察室壁运动情况、有无心包积液、右室是否扩大、有无严重低血容量征象、有无心脏收缩乏力等表现。完成后随即开始后继 CPR 流程。超声检查医师将检查结果反馈给抢救团队，商讨进一步抢救方案。如果本次检查未能获得清晰图像，则在下一轮中断按压时如法再次尝试剑突下检查。在人工呼吸前准备好低频凸阵探头或高频线阵探头，不影响抢救的情况下在人工呼吸时快速判断有无胸膜滑动以排除气胸。在每轮胸外按压完成后触诊脉搏时可以按相同方法进行心脏超声检查判断自主循环是否恢复，以便尽快转运回医院进行进一步有效治疗。

2. 重症超声与进一步生命支持　基本复苏后多数患者仍处于低血压和休克状态，需要加强循环支持。此时应使用超声检查低血压原因，若是以心脏泵功能障碍为主则酌情选择多巴胺、多巴酚丁胺、肾上腺素等支持，若存在严重容量不足则需要加快液体输注。若静脉通路建立困难则可使用超声引导快速建立深静脉通路。人工气道的建立也尤为重要，为提高成功率，有经验的医师可使用实时超声监测气管插管，以尽早发现食管插管，避免延误。

需要强调的是，重症超声参与的心肺复苏是为了提供更多信息，提高抢救成功率，不能为了超声检查而打断抢救流程。特别是急救医师不具备熟练的超声技能、超声设备故障等情况，可以放弃现场超声检查。在抢救与支持过程中，重症超声也不能替代其他必要检查如血气分析、心电监测等。

二、重症超声与意识障碍

意识障碍是院前急救的常见原因。造成意识障碍的原因很多，包括神经系统原因如脑卒中、颅内高压、痫性发作等；心血管系统疾病如心脏骤停、心律失常、心脏损伤等；呼吸系统疾病如呼吸衰竭、张力性气胸、气道异物等；内环境紊乱或内分泌代谢性疾病如糖尿病酮症酸中毒、高渗性昏迷、严重低钠血症等。救治时需要结合环境、病史、查体及简单检查如血气分析来综合分析，确定初步处理方案。重症超声参与是为了获取更多的信息以帮助院前急救。首先，对于意识障碍患者需先识别是否心脏骤停，开始进行重症超声参与的心肺复苏。若心跳相对正常则需完成两方面工作：①评估气道风险及呼吸支持方式。可根据呼吸节律、频率、肢端及口唇颜色及指氧饱和度判断。使用重症超声可快速完成气道检查，筛查口咽及气管内有无分泌物堵塞，并检查膈肌及胸膜活动度等。同时可作上腹部检查胃内容物充盈情况，若胃内容物过多，提示存在反流误吸风险，应注意体位、头偏向一侧，或胃肠减压。②意识障碍原因的初筛与紧急处理。单独应用重症超声并不一定能找到意识障碍原因，但是却能发现一些危急重症进行早期处理。例如：进行双侧瞳孔检查及视神经鞘直径检查提示颅内高压的存在，则立即甘露醇降压，并考虑将患者转运至最近的有检查治疗条件的医院；作心肺初筛以排除需要立即处理的心肺紧急事件，如气胸等。

三、重症超声与胸痛

胸痛也是院外急救的重要原因。院外胸痛的鉴别可根据典型症状、心电图等完成，包括冠心病、主动脉夹层等危急情况。及时识别非常重要，既能推动早期处理，也能为转运回医院的后继处理提供宝贵的信息，减少救治流程，节省治疗时间，提高治疗效率。

对于血流动力学稳定的胸痛，常规心脏超声检查可使用 FATE 草案，重点观察心室的形态、室壁运动是否协调，有无节段运动障碍等。心绞痛或心肌梗死可表现为缺血区域室壁运动减弱，收缩期增厚幅度降低，室壁回声可能降低，其余室壁运动代偿性增强等，不同切面的节段组合能对应到特定的冠脉血管。当累及乳头肌时可能出现乳头肌运动不协调，房室瓣关闭不全，特别是二尖瓣，可出现偏心性反流。发现上述表现结合高危因素及病史，在无其他检查的情况下可以考虑给予负荷量阿司匹林并进入 ACS 救治绿色通道。需要注意的是，超声心动图正常也不能完全排除心绞痛和心肌梗死，需要动态观察，并结合其他检查。

主动脉夹层通过常规 TTE 检出相对困难，需要结合典型症状和病史。如果胸痛明显，呈撕裂样或者常规心脏超声没有发现异常，则要考虑主动脉夹层动脉瘤的可能，予镇痛、控制血压，及时转运回医院进行进一步检查。

在胸痛的院外诊治中，重症超声只是参与其中的一种工具，不能提供全面信息。鉴于院外情况紧急，检查手段匮乏，重症超声却是非常实用的工具。

四、重症超声与呼吸困难

院外呼吸困难的原因包括气道、肺、心脏等方面的原因。出诊时首先要了解呼吸困难的程度及心率、氧合、血压等生命体征。若存在生命体征不稳定，则首先考虑通畅气道并建立人工气道，包括球囊辅助呼吸或气管插管，然后进一步查找原因。气道的超声筛查非常必要，但是不能花费太多时间。针对肺部可参照 "BLUE" 草案来进行超声检查。以患者的手掌为参照确定上蓝点、下蓝点、膈肌点、PLAPS 点，通过短暂的几分钟时间完成诊断。例如在上蓝点观察是否存在胸膜滑动征，以排除气胸；在下蓝点观察是否有肺水肿表现；在 PLAPS 点了解胸腔积液及肺实变、不张情况等。"BLUE" 草案的优点是简单实用，但是可能信息不够全面，特别是合并血流动力学障碍的患者。此时可采用 "CCUE" 方案，即在 "BLUE" 草案的基础上加用心脏超声四个切面检查（FATE 草案，剑突下四腔心、胸骨旁长轴、短轴、心尖四腔心），综合判断是否存在气胸、心源性肺水肿、ARDS、肺间质病变、肺实变、肺栓塞、胸腔积液、AECOPD 等，以指导进行进一步处理决策。

五、重症超声创伤急救

重症超声参与的创伤院前急救，主要任务仍然是首先筛检造成生命体征不稳定、短期内危及生命的严重创伤，即颅内高压、气道严重损伤、张力性气胸、心脏损伤、心脏压塞、胸腹腔大出血致严重失血性休克等，然后转运至院内进行进一步详细检查。相关内容将在下一章节已有详细介绍。需要特别提出的是，在完成早期处理后，必要扩展超声检查也很重要，如骨折患者，了解骨折的程度和部位对于固定和搬运也有参考价值。

六、重症超声与转运

重症超声在危重患者院前转运方面的主要任务分三方面：

1. 转运前评估　院前急救时，急救医师结合患者的环境、病史、查体及重症超声检查对患者进行紧急处理并对病情进行分级，这是决定转运方式及转运目的地的基础。对于病情紧急，生命体征不稳定的患者应该建立人工气道，就近转运，采用可靠的转运手段。特别是颅内高压、急性冠脉综合征、主动脉夹层动脉瘤、大出血休克、大面积肺栓塞等危急情况，既要求尽快到达医疗场所，又要求机构具有相应的检查及救治手段。同时，鉴于转运途中对紧急情况处理困难，转运前应该充分评估潜在风险如气胸、活动性出血等，所以进行相应的重症超声检查尤为必要。

2. 转运途中实时监测　转运途中有心电及指氧饱和度等初级监测手段，但是不能全面反映病情变化。应该定期进行超声检查，了解心脏收缩、容量变化情况，监测胸腔、腹腔出血量有无增加及气胸有无加重等，及时与指挥中心联系。

3. 为到达院内的后继治疗提供信息，提高后继治疗目的性和效率在转运途中若病情情况允许，可以作相对全面的系统检查，更多地了解患者的病情及器官功能情况，到达医院后及时传递给接诊医师。

院前急救实际情况千差万别，不能一概而论。但是只要具备扎实的超声技术，结合重症医师的思维，一定能最大限度地发挥重症超声的作用，为患者带来更多生的希望。

（尹万红）

第三节　重症超声与创伤

超声技术因其无创、可重复、便携、实时等优点，广泛用于创伤患者的救治。但传统超声主要用于对脏器腹腔及心脏损伤的诊断及体腔内积血的发现，应用范围较小，未能充分发挥超声技术的优势。重症超声可用于从头到脚的检查，重视脏器功能评估，可用于创伤患者救治的各个环节，提高救治效率及效果。其应用主要根据创伤患者的不同阶段的主要矛盾不同，检查内容及要求有所区别。

一、重症超声用于创伤救治的应用策略

1. 现场或急诊科接诊伤员时的超声使用策略　创伤发生后重症或急诊医师到达现场或在急诊科接诊受伤患者，第一要务是对伤情进行分类，发现和处理短期危及生命的创伤，如颅内高压、气道严重损伤、张力性气胸、心脏损伤、心脏压塞、胸腹腔大出血致严重失血性休克等，即一级筛查。此类筛查要求简单高效，不延误抢救。既往主要根据患者意识、瞳孔、呼吸、脉搏等生命体征结合损伤机制、受伤部位表现和外出血情况等迅速判断。因是在受伤现场或急诊初次接诊时进行，并要求短期内完成，常无法安排进一步影像

学检查，存在一定难度。此时重症超声却能提供很大帮助。

此阶段进行重症超声检查的要求是简单快速，不过分追求图像质量及细节，也不必耗时去做系统性的超声检查，称为"重点评估"。主要内容包括：①接诊时心脏停搏患者的致停原因的重点筛查及复苏超声的使用等；②视神经鞘检查，初步判断是否存在颅内高压；③呼吸系统重点超声检查，判断是否存在气道损伤、气胸、血胸、严重肺挫伤；④心脏重点超声检查，判断是否存在心脏损伤、心脏压塞、严重血流动力学障碍等；⑤创伤重点超声检查，判断是否存在腹腔脏器损伤活动性出血。

具体检查顺序及内容应结合受伤机制、生命体征及救治当时患者的临床状态。如：①接诊时已有心脏骤停则需要迅速启动 CPR，同时快速对心脏骤停原因作重点筛查，并进行复苏超声（FEEL 方案）。②有颅脑创伤病史或表现（如头皮挫裂伤、血肿、熊猫眼等）、同时存在意识障碍或瞳孔异常者，首先迅速完成视神经鞘超声检查，若提示颅内高压可考虑首先滴注甘露醇再迅速转运至最近的有条件的医疗机构进一步进行影像学检查。③存在严重呼吸异常如三凹征、发绀、氧饱和度明显下降等，需要进行呼吸超声重点评估，包括气道初筛检查及肺超重点检查。如果发现气道损伤、断裂等，需直接在超声引导下快速建立人工气道以保持气道通畅；如果发现胸膜滑动征消失则高度怀疑气胸直接开始诊断性穿刺或胸腔闭式引流，不必耗时寻找肺点或进一步影像学检查，以免延误救治。④存在严重循环异常如心率增快或下降、脉搏减弱等，需要首先作心脏重点超声评估，了解是否存在心脏挫伤、心脏压塞、严重血流动力学异常及低血容量等。若存在心脏压塞，需及时穿刺引流减压，并联系心外科会诊。若存在低血容量，需及时建立大静脉通道，加快补液，必要时使用血管活性药物支持循环，并合血备用，同时继续超声检查寻找失血部位：首先开始 FAST 对腹腔等进行筛查以发现腹腔大出血的表现，有阳性发现时可进行诊断性穿刺或直接手术；存在胸部创伤病史时先行双侧胸腔 PLAPS 点检查，若有阳性发现可行诊断性穿刺，必要时安排手术或胸腔闭式引流；若胸腹腔均没有阳性发现，还可尝试做上腹部超声检查胃内容物，必要时胃肠减压明确性质；若存在右室扩大，还需要考虑张力性气胸的可能，需要加做肺超上蓝点检查，发现胸膜滑动征消失即可引流。

2. ICU 内救治创伤伤员的超声使用策略　伤员经过初步检查及处理后送入 ICU 进一步治疗，呼吸循环相对稳定，此阶段进行重症超声检查有两个主要任务。

第一个任务是作相对全面的超声检查，目的是：①结合病史及其他检查结果诊断患者的主要创伤及目前救治的主要矛盾。如：胸部创伤患者，既要检查心脏、心包，也要检查双肺有无气胸、肺挫伤、血胸等，还要检查肋骨骨折情况、膈肌等。如果存在心脏损伤并影响血流动力学，则心脏为首要处理重点，肺部及肋骨损伤可酌情靠后；如果存在连枷胸，则患者的呼吸支持方案的选择及撤离应作为当前重点考虑的问题，血气监测需周密。存在重型颅脑损伤的多发伤患者，则脑保护及颅脑情况的处理应作为首要任务，四肢骨折可以二期处理。②根据受伤机制及查体作针对性的扩大检查，避免漏诊。如：长骨骨折、存在受伤部位远端运动障碍还需检查附件的神经、肌肉及肌腱是否存在损伤，还要检查骨折部位的血管受伤情况及血栓形成情况；胸部创伤即使胸片阴性也要做肺超检查排除隐匿性气胸的可能。

第二个任务是作流程化的系统超声检查，目的是指导循环及呼吸支持方案。内容包括：①血流动力学不稳定的原因判断：详细检查心脏收缩功能、心包情况、容量状态。存在心包积液或右心扩大时考虑阻塞性休克，存在收缩功能下降者要考虑心源性休克的可能，容量不足表现者，考虑低血容量休克，需要补液扩容。此时还需结合血红蛋白检查，若下降明显，还应考虑存在继续活动性出血的可能，应继续安排检查寻找出血部位。需要注意的是对于存在心包积液的创伤患者，要考虑积血的可能，必要时超声引导下的穿刺明确。②流程化超声方案指导的液体管理：无活动性出血患者，足够的液体复苏对于保护肾脏及其他脏器功能是非常有意义的。但是过多的液体蓄积势必加重心肺负担及胃肠道水肿，特别是创伤早期炎症反应较重、血管通透性增加的情况下。所以，液体补充需要达到"不多不少"的状态。此时流程化的超声方案指导的液体滴定非常必要。可使用容量反应性、肺水肿量化评估等。③低氧原因的判断：在治疗过程中患者出现低氧、气促，需要寻找原因，如肺部感染、创伤性湿肺、肺栓塞、心衰、气胸的加重、气道出血等。此时也要做相对全面肺超检查。可使用"BLUE"方案或者"十二分区法"进行检查。是否存在气胸、肺实变、肺不张、ARDS表现、大量胸腔积液、肺栓塞等，以确定进一步处理及呼吸支持方案。④其他系统检查，根据临床需要进行。

二、重症超声用于创伤救治的检查方法及内容

1. 心脏停搏原因的重点筛查　心脏停搏的原因非常多，呼吸、循环、中枢系统损害，内环境紊乱、中毒等因素均有可能导致心脏停搏，不能因为寻找原因而耽误CPR的实施。但是一些可逆因素若不及时纠正，势必影响复苏效果，导致复苏失败。另一方面，部分伤员可能存在心跳，但是没有有效的射血而不能扪及脉搏，称为假性无脉性电活动。识别此类患者及时处理将大大提高抢救效果。所以对于急救现场或首次接诊患者而言，重点筛查的主要任务是发现心脏压塞、张力性气胸所致右室急剧扩张、心脏损伤所致严重收缩功能障碍甚至心脏破裂、大失血导致的严重容量不足低心排等。为不耽误抢救，所有检查均在上腹部完成，使用低频线控阵探头（心脏探头）。

（1）心脏压塞：表现为心包腔的无回声区，也可因血块的存在出现混杂回声；右室收缩期塌陷。

（2）张力性气胸：表现为平卧位上蓝点肺滑动征消失，肺点的出现及右室扩大、形态失常甚至矛盾运动等。因情况紧急，与常规气胸诊断不同，诊断张力性气胸时只需要发现上蓝点肺滑动征消失、剑突下四腔心右心扩大就可进行诊断性穿刺排气继而闭式引流。

（3）严重心脏损伤：心脏整体收缩明显下降或节段运动障碍、室壁瘤或附壁血栓形成、心壁回声异常、内膜不连续甚至破裂等。

（4）严重容量不足低心排：心室"接吻征"，剑突下四腔心表现为室间隔与游离壁在舒张期及收缩期均接触；下腔静脉纤细。

2. 视神经鞘检查　视神经是胚胎发生期间由间脑向外突出形成视器的一部分，周围包裹有硬膜、蛛网膜、软膜三层延续的脑膜。蛛网膜与硬脑膜之间的腔隙为硬脑膜下隙，与软脑膜之间的腔隙为蛛网膜下隙。两腔分别与颅内同名腔隙交通，故视神经的蛛网膜下隙同样含有脑脊液，当颅内压增高时，颅内充盈的脑脊液被挤到视神经鞘内，使包绕视神经周围的间隙持续扩张，导致视神经鞘增宽。有观察发现颅内压增高数分钟后即有视神经鞘的增宽。所以视神经鞘的直径变化能及时反映颅内压的变化。

检查方法：受检查者仰卧，头正中位闭双眼。时间允许下可用硅胶膜保护双眼。使用

高频线阵探头冠状切面检查，根据视神经的走行，探头常在眼球外上象限，方向指向鼻部，通过细微的倾斜旋转，显示眼球、眼底及视神经长轴。调整图像质量及深度，并使视神经显示最大化，观察到视神经鞘为条状低回声。在距眼底 3mm 处测量视神经鞘直径，可 3 次测量取平均值。若 >5mm 则提示存在颅内高压。

3. 呼吸系统重点超声检查

（1）气道重点超声检查：横轴显示会厌后间歇、甲状软骨层面，并扇形扫查该区域，观察舌根部。口底损伤情况、喉咽部有无血肿或分泌物堵塞、声带活动情况等；纵轴显示各气管软骨环，根据各软骨的解剖结构及周围组织的毗邻关系变化判断是否存在气道损伤甚至气管断裂等。

（2）肺部重点超声检查：肺部重点超声检查主要任务是检查出影响呼吸的严重情况，可以参照"BLUE"方案进行，以节省检查时间。检查双侧上蓝点是否存在胸膜滑动征消失，下蓝点是否存在水肿，PLAPS 点是否存在胸腔积液及肺不张，膈肌点观察膈肌活动情况，必要时经肝、脾完整显示膈肌。另外，针对胸部创伤位置也要重点检查肺挫伤情况。

4. 心脏重点超声 检查心脏重点超声检查的主要任务是检出明显影响循环的严重损伤，以定性检查为主，常不需要测量。为不耽误随时可能需要进行的 CPR，通常先选择剑突下平面。若不能显示或病情允许，可以选择胸骨旁长轴、短轴、心尖四腔心平面中较易获得的图像。迅速判断各房室大小比例有无失常、心包腔有无积液、室壁及瓣膜完整性、整体收缩功能等。

5. 创伤超声重点评估（Focused assessment with sonography for trauma，FAST）因为腹部创伤导致的脏器损伤如肝脾破裂、肠穿孔等会有出血或渗出导致的腹腔游离液体，这些液体会积聚在腹腔低垂部位。通过超声检查这些低垂部位发现游离液体积聚就能提示脏器损伤的存在。需要注意的是，FAST 并不能区分这些游离液体的性质，如血液、尿液、渗出等，所以需要结合临床指标如休克表现、受伤机制及诊断性穿刺等综合判断以决定进一步处理方案。检查内容包括四部分：右上腹、左上腹、肋下或剑突下、耻骨上。常使用低频凸阵探头，也可使用低频相控阵探头，一般要求 2~4 分钟完成。

（1）右上腹部区域：右上腹部也叫肝周切面、莫里森窝切面或右上四分之一切面。要求检查四个有可能积聚游离液体的地方：右侧胸腔、膈下间隙、肝肾隐窝（莫里森窝）及肾脏下方。检查方法：探头放置于右侧腋中线第 8-11 肋间平行于肋骨，标记点指向腋后方，以肋间隙为声窗显示肝脏，沿肋间进行纵切面扫查以检查肝右叶情况及肝前区域。然后在 11 肋下腋后线至腋中线间冠状面显示肝脏及肾脏，滑动探头检查右肾、肝肾隐窝和右结肠旁沟积液情况。最后滑动探头至肋膈角检查右侧胸腔积液情况。要注意肝脏需要检查到膈顶、肾脏需要检查到下极，以免遗漏。检查期间可要求患者"深吸气和屏气"配合，有利于更好的显示目标区域。

（2）左上腹部区域：左上腹部也叫脾脏或腹部左上四分之一切面。要求扫查四个目标区域：左侧胸腔、左膈下间隙、脾肾间隙及肾脏下端。探头置于左腋后线第 8-11 肋间平行于肋骨，标记点指向腋后方，以肋间隙为声窗显示脾脏，沿肋间进行纵切面扫查以检查肝脏情况及脾周区域。然后在 11 肋下腋后线至腋中线间冠状面显示脾脏及肾脏，滑动探头检查左肾、脾肾间隙和左结肠旁沟积液情况。最后滑动探头至肋膈角检查左侧胸腔积液情况。

（3）剑突下区域：探头置于剑突下获得剑突下四腔心切面，检查有无心包积液情况。

（4）盆腔区域：盆腔区域也叫耻骨上切面，对于男性也称膀胱后切面或直肠 – 膀胱切面，女性称子宫后切面、直肠 – 子宫切面。探头放置于耻骨联合上方约 2cm 处，沿正中线进行纵切面及横切面联合扇形扫查。检查膀胱直肠陷窝（男性）、子宫直肠陷窝（男性）、双侧髂窝区积液情况，并尽可能地扫查膀胱周围的所有组织。使用该透声窗时若膀胱充盈通常需要适当降低增益，以抵消后方增强效应。

进行 FAST 检查时阳性发现为检查区域的无回声液性暗区。FAST 阳性时需要结合临床情况进行处理，如果患者存在明显的休克表现，无明确其他部位出血的征象，则可以直接进行剖腹探查。若体征相对稳定，可以结合进一步 CT 检查或超声引导诊断性穿刺已明确是否存在活动性出血，以决定是否进一步手术。需要注意的是：FAST 阳性并不一定能反映脏器损伤，需要了解患者既往是否存在浆膜腔积液情况，如特别是有肝硬化、肾衰、心衰等基础疾病的患者。此时可能结合全身情况、病情轻重及诊断性穿刺综合考虑。另一方面，FAST 也存在局限性，如操作者经验技术、检查时间仓促等，故其阴性也不能排除脏器损伤的可能，需要密切观察，必要时重复 FAST 检查或进行其他检查如腹部 CT。实际上在进行 FAST 检查过程中，也对肝脏、肾脏、脾脏等容易损伤、破裂的实质脏器进行了检查。了解它们的损伤情况，也为临床决策提供了更多的信息。

6. 流程化的超声管理　与非创伤 ICU 患者类似，可使用 FATE 草案、FALLS 方案、GDE 方案、BLUE 方案等，前面章节已有描述。

7. 腹部重要脏器损伤的超声检查　FAST 检查中已经涉及肝脏、肾脏、脾脏的损伤评估。详见十六章第二节。

8. 骨折超声检查　超声波难以穿透骨组织，故无法得到完整的骨骼图像，但骨折检查只需要显示骨表面的皮质结构是否断裂即可达到诊断目的，并不需要显示骨骼内部结构。软组织和骨之间的声阻抗差，使二者之间形成明显的声学界面。正常的骨皮质回声强烈，超声下表现为条线状清晰的强回声，连续性完整，表面光滑。骨折的超声表现为：骨折部位骨皮质强回声带连续性中断，相邻两断端间错位（部分轻微骨折仅表现为凹陷），骨折周围软组织增厚，回声杂乱、不均，部分形成偏低回声血肿。同时存在关节损伤则可出现关节腔积液及周围软组织肿胀。骨折伴有短缩移位时，骨折端互相重叠，超声纵切面上可见近探头侧的骨折断端，后方出现声影；超声横切面上显示双骨横截面短而强的回声带，其后伴有声影。粉碎性骨折表现为断端孤立的点、斑或团状回声，常伴声影；不完全骨折表现为声束与骨折线近于垂直时见不规则线状弱回声的骨折线。进行骨折检查时首先通过受伤机制及问诊查体确定检查部位。如患者主诉疼痛处、查体见不同程度的软组织肿胀，局部压痛、皮肤表面淤斑、肢体活动受限，胸痛、呼吸受限等均是进行超声检查骨折的指征。常使用高频线阵探头，检查过程中要注意不能造成二次伤害。超声检查时先沿骨长轴顺行逐一检查，再结合横轴检查以明确骨折形态及错位程度。对于解剖形态较复杂部位，要灵活运用检查手法，尤其对局部疼痛点明显部位仔细检查，并与健侧进行对照。需要注意的是，骨折超声检查并不能替代 X 片或 CT 检查，因其并不能很好的反应骨折处对位对线情况，且对多发骨折也不能反映整体骨折情况。但是超声由于其无放射性、可重复、床旁完成的优势，可作为放射检查前筛查及排除诊断。

9. 创伤致周围神经损伤的检查

正常周围神经的超声表现：横切面为椭圆形、扁形的"筛网"样结构。神经外膜和束膜为高回声，构成"筛网"样框架，内部的神经束为低回声。纵切面神经束回声类似肌腱，呈条索状，神经外膜表现为细线样高回声，神经束膜为平行排列的细线样高回声，神经束为均匀一致的低回声。臂丛神经的声像图与其他周围神经稍有所不同，神经束膜结构不明显，整个神经干呈现均匀一致的低回声，神经外膜的细线状高回声也不如四肢周围神经明显。周围神经的神经外膜和束膜内有丰富的毛细血管，但超声下常无血流显示或仅有少许点状彩色血流信号。一般来说神经干出现明显血流信号则为异常。

检查方法：从损伤区附近相应的肌肉、血管、骨性标志等解剖学标志处的神经开始横切面连续追踪并逐渐移行至损伤区域，较易明确异常声像图与神经的解剖关系。扫查时还要注意与健侧对比以提高准确性。检查过程中要注意区分神经与肌腱。鉴别主要依靠活动度和解剖关系。在做四肢屈伸运动时肌腱一般有明显的活动度，而神经则相对固定。若不能活动则改变入射声波角度，此时肌肉、肌腱等组织的回声减低更加明显，而神经则相对变化较小。

外伤性周围神经损伤的超声分型：依据为损伤神经的外膜、束膜、神经束以及瘢痕影响的范围，具体分为：Ⅰ型：声像图基本正常型；Ⅱ型：神经肿胀、增粗，回声减低，但神经束膜和神经外膜尚连续；Ⅲ型：神经外膜完整，部分神经束瘢痕型；Ⅳ型：神经外膜完整，神经内部完全瘢痕化；Ⅴ型：神经外膜间断，部分神经束瘢痕化；Ⅵ型：神经外膜间断，整个神经瘢痕化；Ⅶ型：神经离断。

10. 四肢血管损伤的超声检查　四肢动脉损伤分为动脉部分裂伤、动脉断裂、动脉挫伤、假性动脉瘤、动静脉瘘、动脉胁迫征、动脉夹层等类型。其损伤的诊疗关键在于了解动脉是否通畅、血流是否中断、侧支循环形成情况等。超声检查时需要仔细了解动脉管壁的连续性、管腔是否通畅、管径变化及有无受压、内膜情况及有无附壁血栓形成等，并结合血流多普勒了解流速、流向、频谱等血流动力学特征，注意检查有无侧支循环形成。当直接显示受伤段有难度时，可结合远端的血管的血流情况判断。但是切忌看到远端血管有血流信号就排除血管损伤。超声显像时分为直接征象和间接征象。如，血管断裂伤的直接征象为：损伤处动脉结构消失，血管管壁回声完全中断，断端管腔可见低回声血栓形成，断端明显收缩并退入邻近组织，周围可见低回声血肿包绕。间接征象为断裂处远端动脉无血流信号或反向血流信号。不同的损伤类型超声表现不同。例如部分裂伤时，可能一侧管壁连续，活动性出血时超声造影可见造影剂回声溢出等。存在血管损伤需仔细检查侧支循环情况，侧支循环具有与正常四肢动脉不同的血流动力学特征，呈双向、低速、小慢波或低阻型动脉血流频谱。检查动脉频谱异常时应双侧对比，避免应取样角度、设备调节不当等原因造成误判。

不同的血管损伤情况及程度治疗方案不同，超声检查结果对治疗方案影响很大。在检查时不应只限于超声征象，应结合临床情况进行判断。如动脉损伤时损伤部位的肿胀、远端肢体血供障碍出现苍白、无脉搏、感觉异常等。超声造影检查有助于提高诊断准确性及更好的显示血流情况及侧支循环。必要时可结合血管造影等其他检查。重症医师因操作经验等原因并不一定能全方位准确的描述损伤情况，首要任务是发现问题，若进一步检查困难，可向超声医师寻求帮助。在治疗过程中可动态监测血流动力学变化反应治疗效果。

11. 肌肉损伤的超声检查　肌肉整体回声低于肌腱和皮下组织，其中肌束为低回声，肌束膜、肌外膜、肌间隔及薄层纤维脂肪组织均呈较强的线状或条状强回声。纵切面肌束相互平行有序排列成羽状、带状或梭形；横切面肌肉呈圆形、梭形，肌束呈低回声，肌束间可见网状、带状及点状强回声分隔。

肌肉轻微损伤时超声表现为受伤部位的肌层组织较对侧增厚，肌纤维羽状回声消失，局部可见低回声或中等回声，呈毛玻璃样改变；肌肉部分撕裂时超声表现为局部肌纤维回声不连续，断端可呈无回声裂隙，周边可见液性回声。随着损伤时间的不同，断端周围组织回声不同，开始为高回声，后为混合回声，数小时后可为低无回声。肌肉完全断裂时肌肉组织完全中断，以肌肉、肌腱连接处最为常见，超声表现为整束肌肉组织回声连续性中断，断端多不规整，远端肌束回缩呈团状，断端内可见液性回声，或条索状、点状回声。血肿形成可分为肌肉组织内血肿及肌束间血肿；前者超声表现为肌肉组织内大片状或梭形含液性回声区，边界欠清晰，其内可见细点状回声或团状中等回声；后者声像图表现为肌束间梭形、卵圆形或不规则形液性回声区，边界清晰或不清晰，其内絮状、条索状中等回声。

12. 其他部位器官损伤的超声检查创伤患者损伤部位各异，可能出现软组织挫伤、血肿、肌腱损伤、肠系膜损伤、阴茎睾丸挫伤等。重症超声可以完成从头到脚的检查，在检查过程中要结合不同组织与邻近组织的声阻抗差所呈现的超声表现、正常的解剖结构及毗邻关系、与健侧的对比及临床表现综合判断。如腹膜后血肿表现为腹膜后形态不规则或椭圆形的类囊性占位，囊腔内透声较好，无真性囊壁存在，边缘可见低回声或稍高回声附壁血栓；阴茎损伤表现为皮肤层低回声明显增厚，白膜强回声连续性中断、海绵体均质低回声区内出现无回声区等。在诊断困难时可请 B 超医师介入或安排其他检查，不可盲目误判。

（尹万红）

参考文献

1. Whole Body Ultrasonography in the Critically ILL.

2. 中国医师协会急诊医师分会，急诊超声标准操作规范. 中国急救医学，2013，33：577-591.

3. McGahan JP, Richards J, Gillen M. The focused abdominal sonography for trauma scan：pearls and pitfalls. J Ultrasound Med, 2002, 21：789-800.

4. Elmer J, Noble VE. An evidence-based approach for integrating bedside ultrasound into routine practice in the assessment of undifferentiated shock. ICU Director, 2010, 1：163-174.

5. Bates JA. Abdominal ultrasound how, why and when. Elsevier Limited, 2004.

6. 张青萍，李泉水. 现代超声显像鉴别诊断学. 江西：科学技术出版社，1999.

7. 高海港，董晓明，祝莉. 创伤超声重点评估法的应用进展. 医学综述，2013，19：2016-2019.

8. 卓忠雄，张霞，丁俊，等. 胰腺地震伤医学超声救治. 声学技术，2008，27：148-150.

9. 王天仪，王爱民，陈晓宁，等. 超声在骨折诊断中的应用研究进展. 中国医药，2012，7：255-256.

10. 于德江，江朝光，李众利，等. 超声在汶川地震骨折诊断中的应用. 中华医学超声杂志（电子版），2008，5：782-787.

11. 卫梅，朱家安. 高频超声评价创伤性周围神经损伤的进展. 中国医学影像技术，2011，27：1299-1302.

12. 王金锐，刘吉斌. 肌肉骨骼系统超声影像学. 北京：科学技术文献出版社，2007.

13. 穆维娜，申素芳，杜欣帅，等. 超声诊断小腿三头肌损伤的临床价值. 中国超声医学杂志，2014，30：835-837.

14. 心肺复苏 2011 中国专家共识组. 心肺复苏 2011 中国专家共识. 中国心血管病研究，2011，9：881-887.

15. 中国医师协会急诊医师分会，急诊超声标准操作规范. 中国急救医学，2013，33：577-591.

16. Breitkreutz R，Walcher F，Seeger FH. Focused echocardiographic evaluation in resuscitation management：concept of an advanced life support-conformedAlgorithm. Crit Care Med，2007，35：S150-S161.

17. Elmer J，Noble VE. An evidence-based approach for integrating bedside ultrasound into routine practice in the assessment of undifferentiated shock. ICU Director，2010，1：163-174.

18. 曹相原，主编. 重症医学教程. 北京：人民卫生出版社，2014.

19. 王新房，谢明星，邓又斌，等. 超声心动图学. 4 版. 北京：人民卫生出版社，2009.

20. Breitkreutz R，Walcher F，Ilper H. et al. Focused echocardiography in life support：the subcostal window what the surgeon should know for critical care applications. Eur J Trauma EmergSurg，2009，35：347-356.

21. Rudolph SS，Sørensenb MK，Svane C，et al. Effect of prehospital ultrasound on clinical outcomes of non-trauma patients—A systematic review. Resuscitation，2013，85（1）：21-30.

22. Taylor J，McLaughlin K，McRae A，et al. Use of prehospital ultrasound in North America：a survey of e-mergency medical services medical directors. BMC Emergency Medicine，2014，14：6.

23. Price S，Uddin S，Quinn T. Echocardiography in cardiac arrest. Curr OpinCrit Care，2010，16：211-215.

第十七章

超声引导技术

第一节　超声引导下血管内导管置入术

在急诊、重症及麻醉领域中，血管内穿刺及置管术是一项必不可少的技术，并且应用范围及领域在逐年扩大。几十年来，血管穿刺技术的实施均有赖于应用体表解剖标志进行穿刺前的定位，并应用放射线技术进行置管后的位置确认，如果患者存在肥胖、先天畸形、水肿、创伤、既往手术等情况，或在一些特殊的患者，如儿科患者中，单纯应用体表标志进行血管穿刺及置管将变得极为困难。20 世纪 80 年代后，以二维超声引导的血管穿刺及导管置入技术逐渐被认识到优势，并被用于不同人群、不同部位及不同血管的穿刺及置管过程中；已有多项 RCT 及 Meta 分析显示了超声引导下血管内导管置入术可以降低错误置管率及穿刺置管相关并发症；目前国际上已经形成超声引导下血管内导管置入术的共识意见。

一、设备的选择

超声引导下的血管穿刺一般可采用声音多普勒、二维超声、彩色血流多普勒，或更高级的三维超声引导。彩色血流多普勒更易于检测出血管内血栓形成，对置管本身并无任何优势；随着超声技术的进展，声音多普勒已不再被推荐用于血管穿刺；实时二维超声（real-time 2D ultrasound，RTUS）可以清楚地显示动脉、静脉及血管周围的组织，足可用于临床血管内穿刺，并由于其便携性，越来越受到临床医生的推崇。为了得到更佳的视野及更全面的信息，超声的声束最好平行于目标血管的长轴（或者说与目标血管的长轴位于同一个平面内）；提高探头的频率可以获得更好的分辨率，合适的成像深度也很重要，推荐成像深度 2cm 为较为合适，最常用的探头频率是 7.5MHz，（5~10）MHz 之间都是可以选择的；线性探头更有助于辅助血管穿刺，因为当声束与血管长轴平行时可以见到穿刺及进针的全部过程。目前也有一些应用三维超声引导血管内穿刺及置管的病例报道。

超声引导下（实时）血管穿刺及置管术较超声定位或辅助（预先扫描）的血管穿刺置管术具有更高的成功率。某些商品化的穿刺针可以固定于超声探头上，从而获得穿刺过程中的稳定性，这种方式可能更适合于经验略浅的操作者。其缺点在于费用高；探头与穿刺针的角度固定，无法在穿刺过程中根据实际情况进行调节；特定的机器需要专门配套的穿刺针等。

在整个穿刺及置管的过程中，无菌措施要贯穿始终。探头及探头的导线应以无菌外套覆盖，耦合凝胶要求采用无菌单独包装，整个穿刺置管过程可以由双人完成，也可以单人独立完成。

二、穿刺方法

如果有两个可以相互配合的操作者，可由一人持探头置于血管走行的体表进行引导，另一人同时进行穿刺置管；如为单人操作，则操作者在穿刺过程中以非优势手持探头实时引导，而以优势手持针进行操作。不论从空间的有限性还是从操作过程中的精细调节能力考虑，后者都是一种更为灵活的方式。

目标血管可以通过横轴（短轴）或纵轴（长轴）的方式显示，后者由于穿刺针位于探头声束的平面内，因而可以完整显示入针的轨迹；而前者由于穿刺针与声束不在同一个平面，则仅能显示穿刺针与平面的交叉点。当应用短轴方式引导时，皮肤上的穿刺点与探头间的距离应等于皮肤表面至目标血管间的距离；入针时，穿刺针和皮肤表面及探头均呈45°进入；超声下穿刺针呈白或灰色的圆点，有时会受到形变组织的影响，甚至受到入针过程中产生伪影的影响；当针尖进入到静脉壁之上时，产生的压力会使血管壁变形，针尖刺入血管后这种形变即消失，随之在注射器内可回抽到血液即证实针尖已位于管腔内。当应用长轴方式引导进针时，穿刺点位于探头的一端，保持针体与探头位于同一平面，进针时与皮肤呈30°，入针的全程均可于超声下监测，针管内回抽见到血液证实针尖位于血管腔内（图17-1-1）。

应用短轴的方式使操作者更易辨别血管周围的结构，比如动脉、神经、胸膜等，更适合于初学者。但由于过程中不能直视到针尖，可能会发生入针过深，当针尖超出超声监测的范围时，可能刺破血管后壁，或损伤邻近的血管神经等组织。应用长轴的方式可以监测整个进针的过程，并可以指导导丝的置入，但如果目标血管的体表存在骨性突起，则可能影响探头的放置及固定，如颈内静脉和锁骨下静脉的长轴有时难以显示；当血管的走行并非直线或目标血管管腔较细，长轴方式也不容易显示整体的血管走行及进针过程。当然，大量的操作练习可以提高此种方式引导进针的成功率。

三、穿刺部位及血管

一项 Meta 分析在1996年即证实超声引导下中心静脉导管置入术（颈内静脉及锁骨下静脉）与体表标志定位穿刺术相比，可以显著提高置管成功率、降低置管并发症，并显著减少穿刺次数。美国医疗保健研究与质量局（the Agency for Healthcare Quality and Research）及英国国家卫生和护理研究院（the National Institute for Health and Care Excellencein Great Britain）均支持将超声引导下的中心静脉导管置入术作为一项安全的操作方式。美国医学超声学会（the American Institute of Ultrasound in Medicine）联合其他14个专业组织共同发布指南，明确推荐超声用于中心静脉置管术，尤其用于颈内静脉穿刺。在美国及其他发达国家，可以进行中心静脉置管术的医生都要求掌握应用超声引导中心静脉置管的能力。

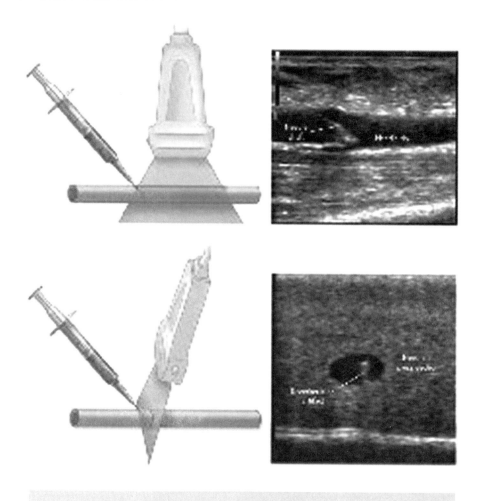

图 17-1-1 超声引导下穿刺的长轴和短轴

颈内静脉及股静脉均非常适合超声引导下的置管术。颈内静脉由于解剖变异及周围组织较多，单纯应用体表标志定位穿刺往往面临挑战。股静脉虽然往往位于股动脉内侧，但只在越靠近腹股沟韧带的位置这种走行越规律。因此，应用超声可以显示目标血管的正确位置，避免损伤周围组织，如颈动脉或股动脉。

锁骨下静脉置管由于相对固定的解剖位置及置管后较低的感染发生率而为临床医生所喜爱，但相比其他位置置管也存在一些致命的并发症，如气胸的发生率可达 1.5% ～ 3.1%，血胸的发生率在 0.4% ～0.6%。一项早期的研究中，当仅使用超声定位而非动态实时引导锁骨下静脉置管时，并未显示出优势。但一项近期应用超声实时动态引导血管穿刺的研究确实显著改善了锁骨下静脉穿刺置管的成功率，并降低了并发症。超声引导用于锁骨下静脉穿刺置管时的主要障碍就是锁骨所产生的声影，此时，可以选择穿刺更易在超声下显示，并且与锁骨下静脉会合的腋静脉；腋静脉的走行全程上可穿刺位点更多，与之并行的动脉一旦被误穿更容易压迫止血。

动脉置管往往用于动脉采血诊断、动态监测，或放置介入治疗的导管，具有非常重要的临床意义。一项近期超过 1000 例的研究显示超声引导可以提高股动脉置管的首次穿刺成功率（46%提高到83%），并减少穿刺次数（3.0次降到1.3次）、错误率（15.8%降到2.4%）及穿刺时间（148秒降到136秒）。桡动脉是临床常用的穿刺置管选择，但其管腔较细，并且休克时常难以触及该处动脉搏动，一项Meta分析显示超声引导下桡动脉置管可以显著提高首次置管成功率。另一项研究显示即使是未经过超声穿刺培训的介入心血管专家也可以使用超声引导来提高桡动脉穿刺的首次置管成功率，并降低置管时间。

经外周静脉中心静脉置管术（PICC）已有20余年的临床应用经验，通过穿刺头静脉、臂静脉、贵要静脉等肘前相对表浅固定的静脉而置入导管，减少了中心静脉置管的必要性，并降低了感染的发生率。由于这些表浅静脉仍然存在一定的变异性，而且并非全部体表可视，因此，超声引导的PICC穿刺仍然存在着一定的优势。一项以护理人员主导的超声引导下PICC研究，虽然目的是为了比较不同的超声技术在PICC中的应用，但总体的首次穿刺置管成功率均在83%以上。

超声引导暂无必要用于外周静脉穿刺的一线辅助，但当应用体表标志定位穿刺外周静脉失败时，仍有研究显示急诊科医生可应用超声引导进行困难外周静脉穿刺置管，从而获得更好的穿刺成功率，减少穿刺所需时间，增加患者对此项操作的满意程度。外周静脉置管往往由护士完成，当护士使用超声引导外周静脉置管时也可以提高困难置管的成功率。美国急诊护士学会（The Emergency Nurses Association）已将超声引导作为外周静脉困难穿刺时的首选方案。外周静脉困难置管时应用超声引导在提高成功率的同时还可以在一定程度上降低中心静脉置管的比率，从而减低相关的感染及机械并发症。超声引导的外周静脉置管往往选择深于体表标志定位时可以看到或触及的血管，此时，常规的外周静脉导管往往无法满足长度的条件，因此应酌情选择更长一些的导管。上肢的肘前静脉较深，不易显示，而偏内侧的贵要静脉或头静脉更易于显示。选择合适深度及较大直径的静脉有助于穿刺成功，浅部的静脉虽然肉眼可视或可触及，但更容易在探头下受压变形，从而影响穿刺及置管过程。最佳的穿刺静脉直径在4mm左右，深度3～15mm。而一项最新的研究显示应用短轴的方式指导外周静脉穿刺置管可以提高穿刺置管成功率。

四、不同的人群

目前关于超声定位或引导下进行血管穿刺及置管的研究多围绕成年患者进行，不同的研究均显示在成年患者中，不论动脉、外周静脉、中心静脉的穿刺置管都可以在超声引导下进行，并都可以获得穿刺成功率、减少并发症方面的优势。

对儿科患者即使进行常规静脉穿刺置管也是一项极具挑战的操作，主要因为儿童的血管管腔过细。超声引导可提高儿科患者的外周静脉困难置管的成功率，缩短置管时间，减少穿刺次数。在婴儿中，甚至<6个月的婴儿患者中，超声引导可以使隐静脉的穿刺置管成功率>95%。但一项关于接受心脏手术的婴儿及儿童的超声引导血管穿刺置管的研究中，超声引导穿刺置管并未优于体表标志穿刺置管术。另有研究表明，约有4%的婴儿颈静脉管腔过细，2%的婴儿颈静脉甚至无法在超声下显示，因此至少6%的婴儿即使在超声引导下也可能存在穿刺困难。儿科患者应用超声进行引导的血管穿刺置管方法与成年患者并无区别，但可以根据不同的血管条件选择更为适合的血管。

五、超声引导对穿刺及置管并发症的影响

中心静脉穿刺置管的机械并发症定义为对动脉直接的针刺损伤，穿刺动脉后导致的出

血性休克，局部血肿，气胸，血胸，臂丛神经、膈神经或星状神经节的损伤。不同研究报道的发生率不同，这与不同的纳入标准及不同的操作者经验有关。有研究报道，即使在有经验的重症医师（具有 200 例以上的穿刺经验）中，对成人应用以体表标志定位的中心静脉置管时，并发症发生率仍为 3.3%，而儿童中这一并发症发生率为 3.1%（股静脉）~ 34%（锁骨下静脉）；试穿 2 针以上可显著增加并发症的发生率，试穿 3 针以上则使并发症发生率增至 6 倍以上，而首次穿刺成功会减少并发症的发生。一项 Meta 分析纳入了 26 个研究、4185 次中心静脉置管术，与体表解剖标志定位技术相比，实时超声引导的血管穿刺可以使成年患者的穿刺置管失败风险明显降低（RR 0.18，95% CI0.10 ~ 0.32）；误穿动脉的发生率降低（RR 0.25，95% CI0.15 ~ 0.42）；血肿发生率降低（RR 0.30，95% CI0.19 ~ 0.46）；气胸及血胸的发生率降低（RR 值分别为 0.21 和 0.10，95% CI0.06 ~ 0.73；0.02 ~ 0.54）。然而，此 Meta 分析并未显示出上述各种并发症在儿童或婴儿中的发生率显著降低，可能与目前儿童及婴儿中应用超声引导血管内穿刺/置管相关的研究过少有关。另有一项比较 2D 超声与体表标志定位方式对 ICU 中的 900 例患者进行颈内静脉穿刺置管术的研究显示，总体成功率、误穿颈动脉比率、血肿发生率、血胸及气胸发生率均显著降低，并且超声发现约 7.6% 的患者存在目标血管内的血栓形成，从而改为对侧血管置管；超声引导的血管穿刺置管术也降低了导管相关血行感染的发生率，这可能与减少穿刺次数、减少静脉血栓形成及减少局部血肿形成有关。2001 年的美国医疗保健研究与质量局（the Agency for Healthcare Research and Quality in the United States）和 2002 年英国国家卫生和护理研究院（the National Institute for Clinical Excellence）指南均推荐：成人及婴儿的颈内静脉穿刺要应用超声进行引导，其他部位的静脉置管可以酌情使用超声引导，从而提高穿刺成功率，并降低静脉穿刺置管相关的并发症。

动脉穿刺的并发症包括出血、血肿、血管痉挛、血栓形成及周围神经的损伤，甚至出现肢体缺血导致截肢或致死，各种并发症的发生率报道也不一致。在一项前瞻性研究中，超声引导穿刺可以使缺少经验的操作者获得更高的首次置管成功率，但并不能降低穿刺需要的时间。另有研究分别证明在成人及儿童的超声引导动脉置管时，可以提高穿刺置管成功率，减少穿刺所需时间。

六、学习与培训

虽然很多研究显示超声引导血管穿刺的优势，但并不意味着随意应用超声探头指导穿刺即可获得成功，患者的状态、血管的条件、穿刺的部位及操作者的技术对成功率的影响都较大。不恰当的操作仍然存在穿刺置管的失败及发生并发症的风险。一项研究显示，当经过超声培训却并无超声引导外周静脉穿刺经验的急诊医生采用这一方式进行穿刺置管时并无法获得优势。目前并无关于超声引导外周或中心静脉穿刺置管术的学习曲线研究，但无疑这一技术通过培训可以得到迅速而有效的提高；但有专家推荐，即使经过专门培训后，仍需要进行至少 10 例以上有上级医师监督的穿刺置管操作；超声引导的外周静脉穿刺置管仍然存在一定的难度，至少需要 20 ~ 30 例的操作才能获得相对稳定的成功率。应用模具或模拟患者进行模拟教学可以获得很好的效果，可以显著提高此项操作的成功率，但具体的培训强度与能力提高间的关系仍有待研究。

七、缺陷及进展

虽然超声引导穿刺置管大大减少了应用体表标志进行穿刺置管时的并发症，但二维超声引导血管穿刺及置管术需要应用短轴或长轴的方式，穿刺前预先扫描定位或在穿刺过程中进行实时定位监测，将三维的物体转换为二维的图像进行展现，因此需要有一个清晰明确的视野；而穿刺是一个动态过程，会产生很多干扰图像，影响操作的效果。比如短轴扫描会将针的一部分误认为针尖，从而导致穿刺过深等并发症，适当地摆动探头或应用长轴方式显示或可避免上述问题；而长轴方式也有可能由于固定于探头的穿刺针与探头平面成角，导致穿刺针部分位于声束平面外，误认为针尖与血管间的距离过长，同样造成穿刺过深（overshoot）。同时，由于目标血管的管径及走行，超声不能发挥最佳的扫描效果，也会影响穿刺的准确性。目前已有应用不同形式的探头（mechanically steered array, matrix array）及三维、四维超声来实时引导血管穿刺置管，避免了二维超声存在的困境，进而减少二维超声引导下的血管穿刺置管并发症。另外，耦合凝胶在皮肤上也会出现导管或穿刺针移位，从而导致穿刺失败的风险。

八、总　　结

超声引导的血管穿刺及置管术的优势是显而易见的，这项技术在明确目标血管及周围组织的解剖条件，除外变异性及血管内血栓形成，提高置管成功率及减少穿刺时间，降低并发症方面都有不可忽视的作用。相信未来超声技术的进一步改进可以为超声引导的血管穿刺置管术提供更为优质的影像及便捷安全的操作保障。

（朱　然）

第二节　超声引导下穿刺引流术

现代科技日新月异的发展促进了医学超声成像技术迅速进步，1967年Joyner等使用A型和M型超声仪对常规穿刺失败的胸腔积液病例实现了成功定位穿刺。B型超声诊断仪器应用于临床后超声导向技术随之得到很大的改进。1972年Goldberg和Holm等分别独立研制成功带有中心孔洞的超声穿刺探头，可以在声像图上实时显示病灶和穿刺针，并将其成功应用于腹部脏器的引导穿刺，改变了传统的"盲穿"方法，显著提高了穿刺的准确性和安全性。

超声引导下穿刺引流技术属于介入性超声技术的范畴，相较于传统的"盲穿法"，具有特殊的优势：①准确、安全。现代超声设备和超声穿刺针的配合使用，可以使穿刺针精确地穿刺到直径1cm甚至更小的深部病灶内，避免了一系列并发症，使得实时超声引导成为同CT、MRI引导同样重要的一种介入性技术手段。②方便、快捷。现代便携式超声仪器可以随时在患者床旁使用，避免了转运重症患者带来的巨大风险。对于危急患者，重症医生亲自操作设备也避免了召唤医技科室人员所导致的时间延误，为成功抢救患者争取了宝贵时间。③实时、动态。超声监测可以及时发现穿刺引流过程中可能出现的并发症，比如局部血肿、气胸等，结合彩色多普勒超声技术可以准确定位穿刺针或导管尖端位置，发现导管异位。抽吸结束后可以使用超声评估残留积液量及治疗效果。④无放射性。目前认为，通常剂量的短时间的超声波照射不会对患者产生不利的影响，也不会对操作者造成放射线性危害，相较于 CT 引导具有明显的优势，尤其适用于妊娠妇女或婴幼儿。⑤经济。超声设备相较于 CT 等大型设备价格低廉，医疗单位投入低，易于普及，尤其适合农村或基层单位推广使用，同时降低了患者的医疗花费，节约社会资源。

本节内容将介绍超声引导下穿刺引流术使用的相关仪器设备及穿刺方法，并分别介绍胸、腹腔及心包腔穿刺的技术特点。

一、超声引导下穿刺引流术的相关仪器设备

（一）仪器设备

超声引导穿刺技术的关键设备是导向装置，分为两种：一种是专用的穿刺探头，另一种是可以安装在普通探头上的穿刺架（穿刺适配器）。通过导向装置可以实现引导穿刺针安全准确进入相应体腔的目的。

1. 穿刺探头　超声厂家可以提供多种形状的专用穿刺探头。穿刺探头往往在探头的中央或一侧设置穿刺针槽孔，槽孔处未安装超声晶片（图 17-2-1），超声声像图上显示一条与超声声束平行的暗带，即为穿刺针针道所在，但缺点是不能实时显示针尖位置，仅依靠针道周边组织的微动来间接判断针尖位置，缺乏足够的安全性。有的厂家在探头槽孔处加装辅助晶片，在一定程度上改善了该缺点。新开发的产品在探头上加装了调节按钮，可以单手调节图像增益、深度、冻结、C/PDI/PW/M 等，更加便于使用（图 17-2-2）。但是由于专用穿刺探头造价昂贵，目前更多使用普通超声探头加装价格低廉的穿刺架制成导向装置。

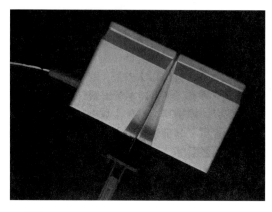

图 17-2-1　穿刺专用超声探头

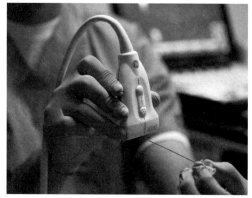

图 17-2-2　四驱按钮超声探头

心包及胸、腹腔穿刺常用的普通超声探头主要为频率较低、探测距离较深的凸阵及相控阵探头（专用的穿刺探头一般为凸阵穿刺探头）。高频线阵探头探测深度浅，多用于表浅组织如血管的徒手穿刺，不适于深部组织的引导穿刺。

（1）凸阵探头：凸阵探头的凸阵换能器能使声束呈扇形扫查，其扫查图像结合了线性扫查的近场大和扇形扫查远场大的优点，适合于胸、腹部脏器的超声引导穿刺。缺点是探头较大，凸面稳定性差，引导进针时死角较大，皮肤进针点距离目标较远。同时近场显示

欠清，不适于对表浅组织穿刺（图17-2-3）。

（2）相控阵探头：相控阵探头也是一种线阵换能器，但体积较小，技术上更精密复杂。图像质量高，显像方式呈扇形。优点：探头接触面小，可用于经肋间等窄小部位穿刺；便于加压，以缩短体表至穿刺目标的距离，提高穿刺准确性；穿刺针接近探头中心位置，穿刺时不易偏离扫描平面；穿刺针与扇形扫描声束所形成的角度大，反射信号强，显示清晰。该种探头应用范围广，是理想的心包及胸、腹部穿刺探头（图17-2-4）。

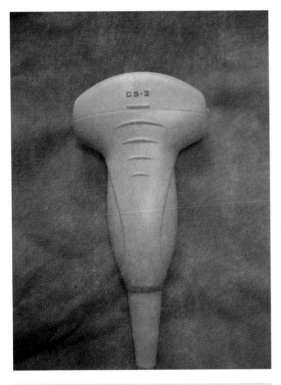

图 17-2-3　凸阵探头　　　　　　　　　　图 17-2-4　相控阵探头

　　为了更好地显示穿刺针，有的超声厂家开发出具备穿刺针显影技术（needle gain）的超声探头，这种技术除调节组织的增益外，还可以单独调节穿刺针的增益。探头上设有专门针对穿刺针针体的声束发射，可进行多个角度的调节，从而使被针体反射回的声束被探头接收到，使穿刺针针体尤其是针尖显示更加清晰（图17-2-5）。

　　2. 穿刺架　穿刺架也称穿刺适配器，多由超声厂家提供，与相应型号的超声探头配套使用，价格低廉，临床使用广泛。其主要由固定部件、导向部件和针槽三部分构成（图17-2-6）。

　　固定部件将导向部件稳固地固定在超声探头上。穿刺针槽安装在导向部件上，根据穿刺针的外径调节针槽的直径或选择不同直径的针槽。导向部件的作用是保证穿刺针沿预先设定的方向和角度进入靶目标，有固定式和可调式两种，后者可以调节不同的角度，对应的声像图上会显示出相应角度的穿刺线。

　　3. 穿刺针具　针具是指穿刺针及其附件。国产针的标号越大其外径越大，国际标号

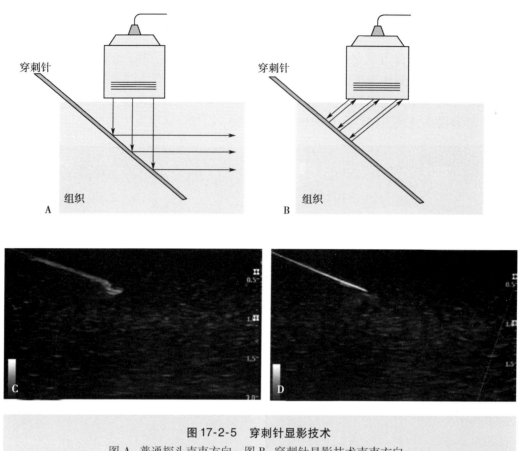

图 17-2-5　穿刺针显影技术
图 A. 普通探头声束方向；图 B. 穿刺针显影技术声束方向；
图 C. 未启用 needle gain；图 D. 启用 needle gain

则以 Gauge（G）表示，G 的数码越大，外径越小，而数码越小，外径越大，其后标明长度。如 20G17cm 表示外径 0.9mm 长 17cm。根据穿刺针外径不同，将穿刺针分为粗针（外径≥1mm，10 号，19G）和细针（外径＜1mm）。超声引导时使用的穿刺针过细则回声较弱，声像图中难以清晰显示穿刺针；如果过粗则会遮挡大部分超声束，造成组织显示不清，无法穿刺。因此应根据探头选择合适的穿刺针。有些穿刺针前段的外表面被制作得毛糙不平或涂上涂层，从而增加超声散射及回声，改善监视效果[3]。

本节中所涉及的穿刺针主要为下列两类：

（1）普通穿刺针（22～18G），这种针使用最普遍，可做多种用途。

（2）套管针：由导管和穿刺针两部分组成，可用于含液性病灶的抽吸、引流和灌注，也可用于造影。使用时，外套管连同穿刺针一起刺入含液腔，然后拔出穿刺针，推进软导管，软导管尾端接注射器或引流袋抽吸或引流体液。

4. 引流管　导管的管径一般用 French（F）表示，1F＝1/3mm。导管的种类繁多，有许多用于诊断和治疗的专用导管，选用原则是易于置入、不易折断、引流通畅、固定牢靠不易脱出、组织相容性好等，可根据具体情况因地制宜选用合适引流管。笔者科室使用 16Ga，20cm 中心静脉单腔导管穿刺套包用于胸、腹腔或心包腔穿刺引流术效果满意（图 17-2-7）。

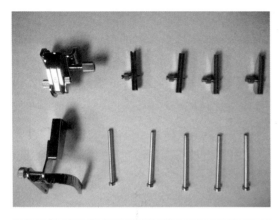

图 17-2-6　穿刺架及组件

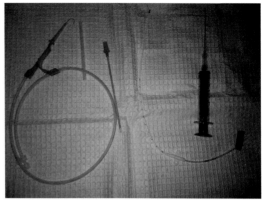

图 17-2-7　单腔导管及穿刺套包

（二）器具消毒方法

1. 穿刺架及穿刺针具等纯金属器械可使用高温灭菌、消毒液浸泡、气体熏蒸等方法进行消毒。

2. 橡胶和塑料导管主要使用浸泡或气体熏蒸进行消毒。

3. 超声探头的消毒应参考超声厂家的建议进行。上述物理或化学消毒方法对多数超声探头具有较强的损害，所以超声探头多使用包裹隔离方法，即利用消毒或灭菌后的塑料薄膜、外科手套或避孕套等包裹探头（图 17-2-8）。探头的探查面与包裹物之间应涂布耦合剂。部分厂家允许使用指定消毒液浸泡的密封探头可使用相应的消毒液进行消毒。

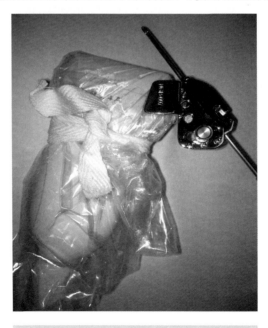

图 17-2-8　无菌塑料薄膜包裹的线阵超声探头
（加装穿刺架）

（三）穿刺练习模型

为精准地实施超声引导下穿刺引流术，需要操作者事前接受长时间严格的训练。美国急诊医师协会（ACEP）要求学习者接受至少 2 天（16 小时）的培训及 25 例次的实践操作。市售有很多穿刺练习模型，但造价昂贵。自制模型简单、经济，可重复练习。Zerth 等使用普通明胶、气球、高尔夫球和红色墨水制造了一款成本仅 20 美元的心包穿刺练习模型，其制作方法值得借鉴（图 17-2-9）。

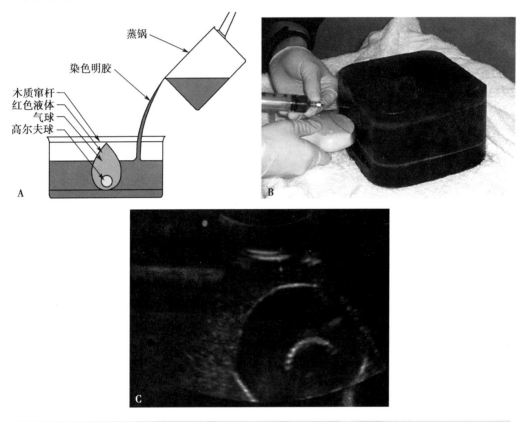

图 17-2-9　超声引导心包穿刺练习模型

图 A. 模型制作示意图；图 B. 学习者使用模型练习心包穿刺；图 C. 模型的超声影像

二、超声引导穿刺操作方法

（一）操作方法

主要有三种操作方法：间接法、导向装置引导法、徒手法。

1. 间接法　当胸、腹水较深或面积较大，穿刺相对容易时可以使用间接法。该方法是穿刺前首先使用超声探头探查后选择合适的穿刺点，设计出合适的进针角度及路线，并在体表做出标记。然后移开探头，常规消毒铺无菌单后在标记点按既定角度及路线穿刺。此方法对超声引导手法技巧要求较低，但应注意尽量缩短移开探头至开始穿刺的时间间隔，并避免在此期间患者体位变动带来的穿刺路径变化。

2. 导向装置引导法　导向装置引导法即在探头上安装导向装置，借助导向装置的精确定位，按预定的角度和路线准确穿刺。穿刺前根据探头配套穿刺架的针槽内径选择合适粗细及长度的穿刺针具，探头消毒或使用无菌薄膜包裹（探头与薄膜间涂布耦合剂），将消毒后的导向装置安装至探头上，术区消毒，皮肤表面涂抹无菌耦合剂或生理盐水，使用探头探查并确定进针点、设定穿刺角度及深度，随后进行局部麻醉及穿刺。穿刺过程中必须保证清楚显示积液部位，同时应合理设计线路，尽量缩短穿刺距离，避免穿刺损伤毗邻的重要脏器及组织结构。穿刺前应注意检查校准导向装置，保证导向的准确性，穿刺针应处于超声声束平面内并居于声束宽度中央。

3. 徒手法　徒手法是不借助穿刺架等导向装置，术者手持穿刺针在超声的实时监视及引导下进行。该方法的优点是可以灵活调整进针点、探头的位置以及进针角度，从而避开毗邻组织。当进针点远离探头时穿刺针可以与超声声束保持很大夹角，从而增加超声反射，清晰显示针道。但该方法成功的关键是必须通过手眼密切配合维持穿刺过程中穿刺针整体实时显示在声像图中，并准确判断穿刺针的位置。在没有导向装置导引的情况下要达到上述要求对操作者穿刺手法要求较高，操作者必须双手密切配合，需经过长时间严格训练方可掌握该技术。徒手操作时探头也要经过消毒或使用无菌薄膜包裹保证术区免受污染（图 17-2-10）。

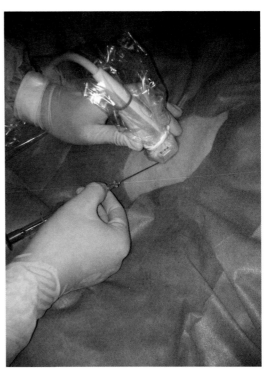

图 17-2-10　徒手法腹腔穿刺

（二）穿刺平面

超声引导下穿刺根据穿刺针长轴与超声声束平面的关系可以分为平面内穿刺（in plane，IP）与平面外穿刺（out of plane，OOP）。平面内穿刺，为最常用的穿刺平面，即穿刺针自探头一端向对侧端方向进针，保持穿刺针居于探头中央，始终位于声束平面内，针体与声束平行，使声束纵切穿刺针，声像图中可以显示穿刺针整体（图 17-2-11）。优点是直观显示穿刺针，安全性较高。缺点是该方法技术难度大，需要反复训练。平面外穿刺，即穿刺针在探头侧方进针，进针方向与声束平面呈较大夹角，声束横断穿刺针，声像图中针体仅显示为一个点。该方法要求随着穿刺深度的变化不断调整探头位置及角度，准确辨认并密切跟踪穿刺针针尖的位置。如果将针体误认为针尖则可能导致穿刺过深，在心胸腹部位将导致致命性的并发症，后果严重。因此该平面一般仅用于血管及浅表部位的穿刺，心胸腹腔等深度组织器官的穿刺应慎用（图 17-2-12）。

（三）影响超声导向准确性的因素

1. 穿刺架或引导针配置不当。

2. 呼吸造成的移动胸、腹部脏器随呼吸有不同程度的移动，可导致预先设计的穿刺

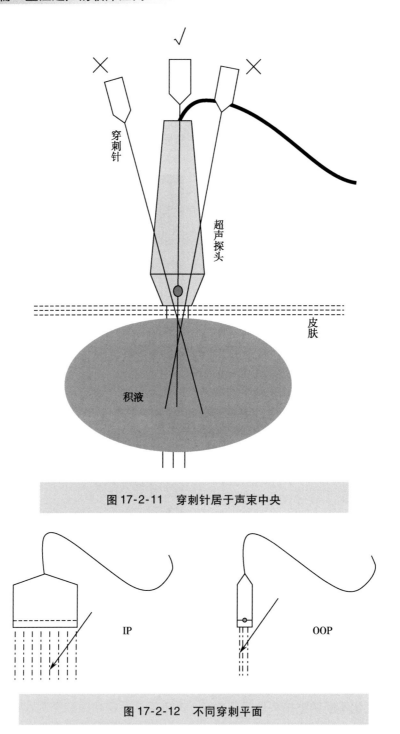

穿刺针

超声探头

皮肤

积液

图 17-2-11　穿刺针居于声束中央

IP

OOP

图 17-2-12　不同穿刺平面

针道发生偏移，因此在穿刺过程中应要求患者平稳呼吸，必要时需屏住呼吸。

3. 声束宽度（部分容积效应）荧光屏声像图所显示的组织图像，实际是厚度与声束宽度相等的一厚层组织回声的重叠图像，这就可能造成声束内同一深度的针尖与邻近组织在声像图上重叠，显示为针尖在组织内的假象，常引起超声导向的错觉。避免的方法是反复侧动探头，凭侧动的幅度判断声束与病灶的关系。

4. 穿刺针潜行　当进针路径遇到较硬组织时，一方面针体可因为避让偏离穿刺引导线；另一方面，由于针尖斜面受到的阻力产生使针尖向侧方偏移的推力，致使进针方向偏移。进针速度越快，这种推力越大。穿刺针细软，穿刺距离较大也是导致潜行的主要原因。当穿刺针发生潜行后，离开声束平面，声像图不可能监视到针尖回声，这样穿刺针不仅不能达到靶目标，还可能损伤其他脏器，导致并发症。

（四）注意事项

1. 超声设备应尽量放置于术者的对面，便于术者抬头查看显示器上的超声影像。不当的摆放位置会迫使术者采取长时间扭头或转身的体位，易于导致术者疲劳甚至扭伤，并可能由此导致术者急躁或情绪波动，导致穿刺失败，甚至导致并发症的发生。

2. 进针点的选择必须要经过对解剖和毗邻重要结构的详细观察（特别是大血管、肠管、肋骨、肝、脾、膈、肺等），避免副损伤。用手指按压皮肤观察超声图像的变化对估计进针点很有帮助。

3. 在能够避开血管、肠管、肺等重要脏器的前提下，尽量缩短穿刺距离，既可以提高准确性，也可减少副损伤，降低并发症。

4. 进针前应测量病灶深度，同时在穿刺针上做标记。皮肤消毒后，通常把探头置于标定的位置最后作一次超声检查，以确定穿刺路径正确。

5. 穿刺针显影不良时可以改变路径增加穿刺针体与超声探头的夹角以增强针体反射的声束，改善针体显像。

6. 灰阶超声对针尖显示不清时可以使用彩色多普勒超声显像。彩色多普勒可以利用针尖部位粗糙表面或针具引起组织振动产生的轻微抖动判断针尖位置。必要时可以经穿刺针向体腔内注入含气的生理盐水，通过产生的彩色信号判断针尖位置。

（五）超声引导穿刺的禁忌证和并发症

1. 禁忌证

（1）穿刺针径路存在重要器官和血管无法穿刺者。

（2）有严重出血倾向和全身情况较差不能承受穿刺手术者。

（3）严重躁动未实施镇静患者。

2. 并发症

（1）出血：出血是最容易发生的并发症，其发生率与所涉及的脏器、病灶性质，使用针具的类型和外径，操作人员的熟练程度等有关。对于凝血功能异常或血小板数量降低的患者穿刺后发生局部血肿的可能性更大。严重凝血障碍或血小板计数明显减少的患者可在输血改善凝血功能后进行穿刺。

（2）感染：引起术后感染的主要原因是介入性器械细菌污染。严格灭菌操作，术中采取措施避免感染源扩散，是预防感染的最有效途径。

（3）副损伤：由于穿刺路径毗邻肠道、肝脏、肺脏、心脏、膈、血管等组织器官，如发生穿刺针潜行，偏离预选穿刺路径时，可能造成副损伤，轻者可能不引起症状，重者引起肠道穿孔、腹腔内大量出血、心脏压塞、气胸、血肿等。因此要合理选择穿刺路径，确实避开重要脏器，特别是使用监视盲区比较大的导向装置时，要反复扫查，保证盲区内无重要脏器。

（4）穿刺针折断：注意使用穿刺针具的质量，避免使用过细的针具，避免在组织内部强行改变穿刺路径，穿刺过程中避免暴力操作。

三、超声引导下胸腔穿刺引流术

超声检查可以准确判断胸腔积液的位置、深度及范围，其发现胸腔积液的敏感性仅略低于胸部 CT。超声引导下胸腔穿刺不仅可以获取积液标本，区分积液性质，同时可以抽吸或置管引流积液，或进行胸腔冲洗，达到诊断与治疗的目的。传统胸腔穿刺术发生气胸的机会为 20% ~ 39%，使用超声引导可以大幅度减少气胸的发生。Mayo 等的研究中 232 例次机械通气患者进行超声引导下胸腔穿刺，气胸的发生率仅为 1.3%。同时，超声引导可以明显提高穿刺成功的机会。有研究指出，在传统胸腔穿刺失败的情况下，使用超声引导可取得高达 88% 的穿刺成功率。

1. 适应证　任何原因导致的胸腔积液均可使用超声进行定位，敏感性高于 X 线胸片。出于诊断、抽液减压或胸膜腔注射药物的需要可在超声引导下进行穿刺或置管引流。对于局限性、包裹性、有分隔的积液更适于超声引导下穿刺或引流。

2. 禁忌证　凝血功能异常或异常躁动的患者是相对禁忌。1985 年美国医师协会曾规定胸腔穿刺术的主要禁忌证是存在任何原因的凝血功能异常，尤其是血小板计数低于 50 × 10^9/L。O'Connor 等则提出当 INR < 2.0 或血小板计数 > 25 × 10^9/L 时进行胸腔穿刺术是安全的。而 Patel 等在对 605 例患者进行了 1076 次胸腔穿刺后提出超声引导下胸腔穿刺术只要按照操作常规避开肋间动脉，其出血并发症非常罕见，因此对凝血指标的要求可以进一步降低甚至应该取消，但需要重视的是患者的出血病史或血液病史。2012 年 Zalt 等的研究证明，服用氯吡格雷抗凝的患者可以接受超声引导下胸腔穿刺引流术，其出血并发症并无明显增加。

3. 操作方法　普通患者体位常取坐位，但重症患者因为体位受限，多数取仰卧位。同侧上肢一般朝向对侧放置于胸前，可以更好地显露同侧胸壁。也可将同侧上肢上举，以提升肩胛骨显露肋间隙。对于少量胸腔积液，可抬高床头使胸腔积液积于胸膜腔低位，增加积液深度，提高穿刺安全性；或者将患者滑动至床铺边缘，使背部悬空，便于在腋后线或背部穿刺。对于包裹性积液应根据积液位置采取合适体位。穿刺前应使用超声全面观察积液位置、与体表距离、积液深度、范围、有无分隔包裹或胸膜粘连；然后选择合适的肋间隙、进针点及穿刺路径，并在皮肤表面标记穿刺点。随后常规消毒皮肤、铺无菌手术单，再次使用消毒探头确认穿刺点及穿刺路径，并使用利多卡因在穿刺点下位肋骨上缘局部浸润麻醉至胸膜。建议使用（3.0 ~ 3.5）MHz 的凸阵探头，探头应平行于肋间隙放置以避开上、下位肋骨对声束的遮挡，同时可以更好地显示背侧积液与前方肺组织的关系。对于非包裹性积液，一般积液积于含气的肺组织背侧，为避免损伤肺组织应尽量自低垂部位进针（一般选择腋后线），并注意保持穿刺针整体进入胸壁组织以后的全程可视。针尖进入积液或脓肿腔后进行回抽，诊断性穿刺抽液量在 50 ~ 100ml，抽液减压首次不超过 600ml，以后每次不超过 1000ml。如为脓胸，每次尽量抽净。有分隔的积液尽量在超声引导下逐个穿刺抽净。大量积液或脓液可以留置导管进行引流或冲洗（图 17-2-13）。

4. 注意事项　进针点下方应尽量远离肺组织，以免误穿导致气胸。间接法穿刺时进针点应在下位肋骨的上缘，徒手法或使用穿刺架时因探头及肋间隙宽度的限制应在上下两根肋骨中间进针。必须注意周围毗邻脏器，下胸部穿刺时要避开膈肌以免进入腹腔或误伤

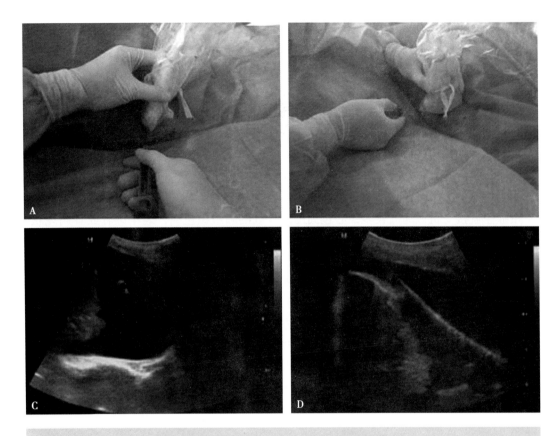

图 17-2-13 徒手法胸腔穿刺置管引流术
图 A. 探头平行于肋间隙；图 B. 平面内穿刺，穿刺针平行于声束，
居于声束中央；图 C. 穿刺针进入积液腔隙内；图 D. 置入导丝

腹腔脏器。穿刺左胸时尤其注意与心包的关系。

留置导管引流时可以使用套管针，也可以使用 Seldinger 法留置导管。置入导丝或导管时方向应指向背侧或足端低垂部位，以便于引流。抽液过程中出现液体不能吸出时应在超声监视下调整穿刺针或引流管的位置，保持引流通畅，必要时尝试注入无菌生理盐水排除穿刺针或导管堵塞。若超声显示穿刺针尖确实进入积液腔，但抽不到液体，可向腔内注入生理盐水观察扩散情况，若阻力很大说明积液黏稠，可使用 Seldinger 法留置较粗引流管引流或进行冲洗。

5. 并发症及处理　主要并发症是气胸。合理选择穿刺位置、准确地定位及引导是避免气胸的关键。穿刺后常规的前胸壁超声检查可以尽早发现气胸并及时处理。由于胸膜粘连及膈肌麻痹可以导致胸膜滑动消失，因此，胸膜滑动及彗星尾征的存在仅可排除气胸，"肺点"的出现可确诊气胸。另外，避免短时间内抽出大量胸腔积液可减少气胸的发生。Josephson T 等的研究发现，相比于每次抽出 0.8 ~ 1.2L 积液，抽出 1.8 ~ 2.2L 积液时气胸的发生率增加 3 倍，抽出 2.3L 以上积液时气胸的发生率增加 6 倍。导致这种现象的原因尚不清楚，Heidecker 认为，主要原因是大量积液时存在肺不张，大量快速抽液时脏胸膜表面压力分布不均匀产生短暂的肺-胸膜瘘，从而导致肺内气体漏入胸膜腔出现气胸，并将其称为"引流相关气胸"（drainage-related pneumothorax）。为避免引流相关气胸的发生，建议存在明显肺不张时应避免使用穿刺针抽吸积液，最好放置引流管缓慢持续引流积液。少量气胸可以自行吸收或经引流管排出，中等量以上气胸或张力性气胸需留置胸腔闭式引流装置，严重者需外科手术治疗。对于正在进行机械通气的患者，穿刺时可考虑降低呼吸机条件，可能减少气胸的发生。出血比较少见，多为局部血肿。进针时应避开肋骨下缘，防止损伤肋间血管。其他的并发症如心包、腹腔内脏损伤、感染等应通过合理选择穿刺路径及严格的无菌操作加以预防。

四、超声引导下心包穿刺引流术

重症患者接受机械通气较多，心包周围被含气的肺组织包绕，老年患者或者病理状态下心包位置变异加大，所以传统心包穿刺术"盲穿"风险较高，容易损伤肺组织导致气胸，损伤心肌或冠状动脉导致急性心脏压塞，甚至危及生命。超声检查可以准确定位心包位置，了解心包积液深度及范围，便于选择安全的穿刺点。超声引导下穿刺可以实时显示穿刺针与心包、心肌的关系，并可清楚显示剑突下的肝脏等器官，大大提高了穿刺的安全性与成功率，成为重症患者心包穿刺的首选方法。

1. 适应证 ①明确心包积液性质；②抽液减压解除急性心脏压塞；③慢性大量心包积液或心脏手术后局限性心包积液的穿刺抽吸，改善血流动力学状态，提高心排量；④结核性或化脓性心包炎进行心包内冲洗引流或注入药物治疗。

2. 禁忌证 严重出血倾向或极度衰竭，不能耐受穿刺者。少量心包积液、慢性粘连性或缩窄性心包炎应避免穿刺。

3. 操作方法 重症患者一般取仰卧位或半卧位，超声引导下心包穿刺术可在胸骨左缘心包裸区、剑突与左侧肋弓夹角处剑突下区域选取穿刺点（图17-2-14）。一般使用低频相控阵探头。首先使用超声探头在剑突下区及胸骨左缘心前区探查心脏，了解积液深度及距体表位置，选取心包积液较深、范围较广、距离胸壁或剑突下较近、且无肺及肝脏组织遮挡的区域作为穿刺点，并在皮肤表面进行标记。肝脏肿大患者（如慢性心包炎）剑突下穿刺容易伤及肝脏，可在胸骨旁穿刺，并应尽量靠近胸骨左缘，避免损伤胸膜窦。由于胸骨左缘有内乳动脉经过，因此应事先使用线阵探头在胸骨左缘找到该动脉，并在体表进行标识，避免损伤（图17-2-15）。然后进行常规消毒、铺无菌手术单，使用利多卡因自皮肤至壁层心包进行浸润麻醉。麻醉后使用经

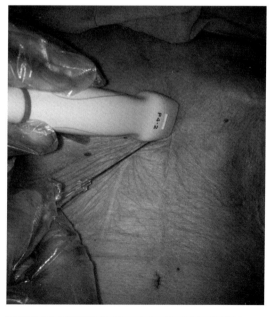

图17-2-14 剑突下徒手法心包穿刺引流术

过无菌处理的超声探头再次确认穿刺区域的安全性。穿刺针应紧贴探头进针，针尖显示不

清时可将针尖退至皮下调整进针角度，同时适当调整探头位置，以增强穿刺针回声。当穿刺针接触壁层心包时超声声像图中可以看到壁层心包向心包内呈伞状凸起，同时持针手可以感觉到阻力。继续进针后感觉到突破感，同时伞状凸起消失，看到穿刺针尖位于心包积液中。此时回抽针尾注射器或拔出穿刺针针芯，可以看到积液流出，证实针尖进入心包内。此时应停止进针并固定穿刺针。为避免损伤心肌，不建议使用硬质穿刺针进行抽液（诊断性穿刺少量抽液者除外），可将套管针塑料外鞘推入心包内或置入导丝后退出穿刺针，使用 Seldinger 法置入引流导管引流积液。为安全起见应使用不同心脏超声切面（比如心尖部四腔心切面、胸骨旁长轴或短轴切面等）再次确认导管位于心包内。导管位置确认后方可连接注射器或引流袋抽吸或引流心包内积液。

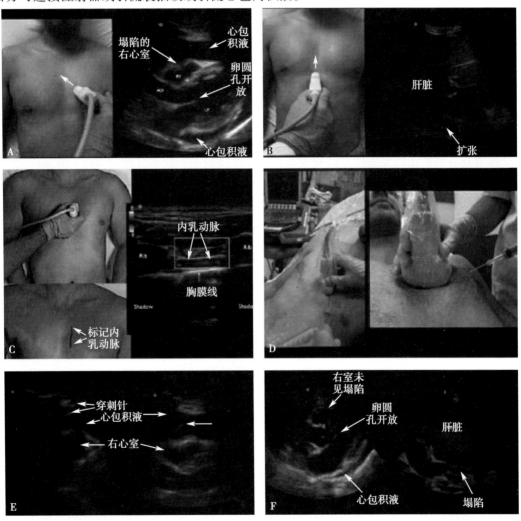

图 17-2-15　超声引导下胸骨旁心包穿刺置管引流术

图 A. 胸骨旁左室长轴扫查见心包积液、右心室舒张期塌陷；图 B. 剑突下扫查见下腔静脉充盈扩张；图 C. 胸骨左缘线阵探头扫查并标记内乳动脉；图 D. 胸骨左缘平面内穿刺；图 E. 穿刺针及导丝进入心包腔；图 F. 放出积液后复查，心包积液明显减少，右室无塌陷，下腔静脉塌陷

当心包内积液量较少或局限性心包积液进行穿刺引流时，可以使用超声仪的心电监测功能提高安全性。操作方法是将患者左脚导联线连接鱼口夹电极，后者消毒后夹于穿刺针针尾。当针尖刺破心包触及心脏外膜时心电图会有异常改变。触及心室可见室性期前收缩或 ST 段抬高；触及心房可见房性期前收缩或 PR 段抬高。出现上述心电图表现说明穿刺过深，应立即将穿刺针后退至异常心电波形消失，必要时应停止穿刺。无法使用超声仪的心电监测时也可以在穿刺针尾端连接普通心电图机的一条胸前导联电极，通过观察该导联的心电波形变化进行心电监测。

4. 注意事项　穿刺前必须做好患者生命体征及心电图监测。神清患者应向其耐心做好宣教解释工作，降低患者紧张情绪，叮嘱患者避免咳嗽或深大呼吸，术前半小时服可待因 0.03g。躁动患者应充分镇静，必要时进行静脉麻醉，但应注意尽量减少药物对循环系统不利影响。剑突下穿刺时术者一般站于患者右侧，超声机置于患者左侧；胸骨旁穿刺则相反。要做好紧急处置急性心脏压塞等严重并发症的抢救准备工作。可疑心包内感染或恶性心包积液时应避免使用心前区穿刺，以免污染胸腔。麻醉要完善，避免因疼痛出现神经源休克。穿刺过程中需密切观察患者心电图、心率、血压等指标变化，出现异常时应及时寻找原因并给予相应处理，必要时终止穿刺。心包积液量较多时引流管应在心包内保留足够长度，避免心包回缩导致引流管脱出。注意控制抽吸积液速度，避免抽液过快导致回心血量骤增及心脏扩张诱发急性左心衰或肺水肿。抽液量第一次不宜超过 100 ~ 200ml，少量心包积液可一次放净，重复抽液可逐渐增加至 300 ~ 500ml。注意保持引流系统密闭性，避免引流部分积液后心包内产生负压导致外界空气进入心包。对于化脓性心包炎可使用温生理盐水间断冲洗心包腔，必要时可向心包内注入敏感抗生素控制感染。术后患者应卧床 2 小时，密切监测生命体征变化。每日超声复查心包积液变化，注意保持引流管通畅，必要时在超声引导下调整导管位置。调整导管深度时可在彩色多普勒超声监视下经导管向心包内注入少量无菌生理盐水，根据心包内彩色信号确定导管尖端位置。引流管留置时间以不超过一周为宜。

5. 并发症及处理

（1）迷走神经性心脏骤停或心室颤动。是由于心包受刺激或心包内压力下降引起的迷走神经反射导致，与损伤无关，需立即心肺复苏及抢救。

（2）心包胸膜瘘。多发生于中等量以上心包积液患者。当心包积液量较大时，胸膜窦增宽，穿刺时容易误穿胸膜窦，导致心包与胸膜腔相通，胸膜腔负压导致心包内积液漏入胸膜腔。若心包内感染性或恶性积液漏入胸膜腔可导致胸膜腔污染或肿瘤定植。因此，除非患者肝脏显著肿大应尽量选择剑突下穿刺点，避免心前区或胸骨旁穿刺。

（3）肝脏损伤出血。主要发生于剑突下穿刺时误伤肝脏。选择剑突下穿刺时应注意避开肝脏。肝脏明显增大时应选择心前区或胸骨旁穿刺点，避免剑突下穿刺。

（4）急性心脏压塞。这是心包穿刺时的危险并发症。多由于穿刺针损伤心肌或冠状动脉导致。发生时需尽快完成置管引流，并大量输液输血抗休克，必要时立即请心脏外科医生入手术室或床旁开胸止血。

（5）气胸等其他并发症，可给予相应治疗。

五、超声引导下腹腔穿刺引流术

腹腔穿刺引流术是对存在腹水的患者，为了诊断和治疗疾病进行腹腔穿刺，抽取积液进行检验的操作过程。超声引导可提高穿刺的准确性和安全性，并实现非常规部位的穿刺引流。

1. 适应证　主要用于超声检查能够准确显示和定位的各种腹水或脓肿的诊断及治疗，尤其适用于腹部包裹性积液。

腹腔脓肿中除肠间及腹膜后小脓肿超声诊断困难外，其余部位脓肿超声均可敏感显示，利用超声可准确定位及引导穿刺。ICU 重症胰腺炎患者胰周脓肿常见于腹膜后间隙，若不及时引流死亡率极高。传统外科手术引流创伤大，难以彻底清除坏死组织，术后容易继发腹腔感染，患者消耗严重，预后很差。使用超声引导下经腰背部径路对脓肿穿刺冲洗引流临床效果满意。

2. 禁忌证　①凝血功能异常，严重出血倾向者；②积液位置较深，或无法找到安全穿刺路径时；③病变性质不清，不能除外动脉瘤或血管瘤合并感染者；④恶性肿瘤合并感染者；⑤脓肿早期尚未液化，以实性炎症包块为主者；⑥肝性脑病前兆、棘球蚴病、卵巢囊肿者，禁忌腹腔穿刺放腹水。

3. 操作方法　重症患者一般取仰卧位，为增加穿刺部位积液深度也可取半卧位或侧卧位。首先使用超声探头对腹部进行普遍检查，确定积液的范围、深度、性质、相互关系及与重要脏器如肝、脾、肠管的毗邻关系，建议结合腹部 CT 进行深入了解。随后确定穿刺点，原则是选择距离腹壁近、积液深、位置低、周围脏器少安全性最高的位置进行穿刺。疑似脓肿穿刺引流时最好选择与腹壁粘连部位进行穿刺，以减少脓液污染腹腔机会。间接法穿刺时应测量穿刺点皮肤至积液的深度，并在穿刺针上进行标记；徒手或使用穿刺架穿刺时应仔细设计进针路径，并确保穿刺针长度满足要求。随后常规消毒并铺设无菌手术巾，穿刺部位进行局部浸润麻醉，通常使用 0.5% ~ 2% 利多卡因，最大剂量不超过400mg，麻醉深度应达到腹膜，麻醉生效后开始穿刺。穿刺针尾连接注射器，当穿刺针达到预定深度（间接法）或超声图像中针尖进入积液中时回抽注射器，若无液体引出则继续进针，抽出积液后可继续抽吸。若积液量小可一次抽净，积液量较多或脓肿腔较大一次无法抽净时，可留置导管进行引流及定时冲洗。留置导管方法目前多使用 Seldinger 法，也可以使用套管针进行穿刺，留置导管后需对导管进行妥善固定，避免导管脱出。大量放腹水过程中需逐渐收紧腹带，保持腹内压稳定，避免腹压骤降内脏血管扩张导致血压下降甚至休克。放腹水结束后应继续使用腹带包扎腹部。

4. 注意事项　穿刺成功的关键是选定合适的穿刺点和穿刺路径。穿刺膈下脓肿时需注意避开肋膈角，避免刺入胸腔导致胸膜腔污染。对于多发性脓肿或有分隔的脓肿需对不同的脓肿腔分别穿刺引流，必要时留置导管进行持续引流，最好留置双腔导管使用生理盐水进行持续冲洗，但必须注意密切观察出入量变化，避免引流不畅导致感染扩散。若引流不畅可以挤压导管或旋转、提拔导管，最好在超声监视下调整导管深度。导管堵塞时可使用无菌导丝小心疏通导管，必要时在导丝引导下更换引流管。腹腔放液不宜过快过多。肝硬化患者一次放腹水不应超过 3000ml，过多放液可导致肝性脑病或电解质紊乱，但在使用自体蛋白回输设备或补充输注大量白蛋白（一般放腹水 1000ml 需补充白蛋白 6 ~ 8g）的基础上，也可以大量放液。导管留置时间一般不超过半个月。待引流液颜色清亮并接近消失，超声探查脓肿腔消失，临床症状消失、血象正常后可拔除引流管。

5. 常见并发症

（1）最多见为腹腔感染扩散。主要发生于感染灶未充分液化或局限前，或者不合适的冲洗，可使脓肿范围扩大，导致临床症状加重，细菌入血可出现寒战及高热，甚至感染性休克。血行感染可继发远隔部位的脓肿，如肝脓肿。

（2）穿刺部位出血或血肿形成也是主要的并发症之一。与胸壁解剖不同，腹壁分布有许多静脉血管，尤其当右心功能异常或门脉压力升高时腹壁静脉丛可明显充盈曲张，压力升高，误穿静脉丛可导致出血或血肿。因此穿刺前应检测患者血小板及凝血功能情况，明显异常者可输入血小板或血浆、冷沉淀等成分改善凝血状态，减少出血可能性。穿刺前仔细探查穿刺部位，区分有无重要脏器尤其是肝、脾、肾等实质器官，设计穿刺路径应避开主要血管。扩张针道尤其是留置导管引流时注意逐渐扩张，避免组织撕裂导致出血。浅表血肿出现后应采取砂袋或加压带加压包扎止血。深部血肿持续进展时应警惕失血性休克，可使用止血药物，必要时输血，也可以尝试介入栓塞止血甚至外科手术止血。

（3）误穿胸膜腔导致气胸、脓胸或肋膈窦损伤。主要发生于对肝、脾周积液或膈下脓肿进行穿刺引流时，穿刺点及进针路径过高导致误穿胸腔。

（4）其他如肠穿孔、肠瘘等。

（崔　嵩）

第三节　超声引导的空肠营养管放置术

住院患者中存在着普遍的营养不良。而这种营养不良（特别是低蛋白性营养不良）不仅增加了住院患者死亡率，并且显著增加了平均住院时间和医疗费用的支出；而早期适当的营养支持治疗，则可显著地降低上述时间与费用。——危重患者营养支持指导意见（2006）中华医学会重症医学分会。

肠内营养的关键是喂养途径，对于胃排空障碍、经胃喂养禁忌的患者可采取空肠内营养。剖腹空肠造口术，可实施肠内营养，但引起创伤、肠瘘和感染的风险相对较高；随着经皮内镜技术的提高，经胃造瘘可以插入空肠管，但常规置管到空肠困难，需应用内镜及活检钳将空肠管推送至空肠内，但退镜过程可能造成导管被带回至胃腔，并需内镜科辅助，技术要求相对较高；X线或CT引导下经鼻置入空肠营养管可解决以上问题，相对创伤较小，但患者需转运至放射科、接受较多射线的照射，患者的转运安全及射线损伤都存在问题。下面介绍一种床旁操作的空肠营养管置管方法，减少患者痛苦、减少操作费用，不需应用X线、内镜、手术的辅助：超声监测下幽门后营养管置入。

一、正常消化道超声

消化道为一空腔脏器，因受肠道气体干扰，消化道超声检查是受限的，对于胃肠道疾病的检查主要是消化道管腔的排空和充盈情况，显示管壁厚度和层次以及动态观察了解管壁蠕动情况。胃、十二指肠、空肠的超声下正常结构如下：

胃是消化道中最膨大的脏器，容量约 1.5L，其个体差异较大。入口为贲门，出口为幽门，胃可分为胃底部、胃体部、和幽门部。贲门位于第十一胸椎与第六七肋软骨之间胸骨左缘的高度。幽门位于第十二胸椎右侧，胃底部可向上突到左侧 5 肋的高度。十二指肠相当于脐的部分，位于第 1~3 腰椎水平，十二指肠上部在门静脉、胆总管、胃和十二指肠动脉的前方通过，下行部在椎体右侧沿胰头部向下，升部在肠系膜上动脉、静脉前方。空回肠由肠系膜连接于腹后壁。

经腹壁胃肠超声检查包括空腹检查和充盈检查：①空腹常规检查的内容包括整个腹部，以了解胃肠区管腔或管壁有无肿瘤的存在，判断有无腹部转移；②充盈超声检查法是通过饮食或灌注有利于超声波显像的液体充盈胃肠受检区，而实现的胃肠检查法。充盈检查法能提高胃肠病变的检出率，并可在实时超声检查下，观察管壁蠕动情况，了解胃肠充盈和排空功能，超声监测下置入空肠营养管也是基于此原理（图 17-3-1）。

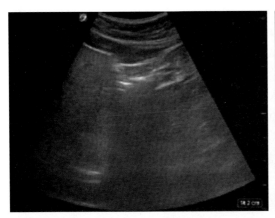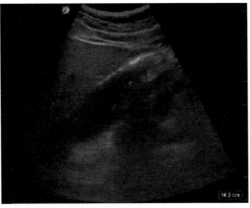

图 17-3-1　胃内含气的直接影像及胃内充盈液体后的影像

二、适应证与禁忌证

1. 适应证　有经胃喂养的禁忌，如胃瘫、误吸高风险、胰腺炎等。

2. 禁忌证　近期空肠上段以上的消化道手术，胃肠道解剖结构的改变；明确存在的上消化道憩室；食管气管瘘的患者。

三、准备物品

1. 鼻空肠营养管一根带导丝。

2. 鼻胃管一根。

3. 负压吸引器备用。

4. 20 或 50ml 注射器一支。

5. 凡士林纱布一块（润滑空肠营养管外管壁）。

6. 500ml 生理盐水一瓶。

7. 听诊器。

四、方　法

1. 放置鼻胃管，进行胃肠减压，必要时进行负压吸引，尽可能排空胃腔。胃肠道为空腔脏器，内含多少不等的气体，影响超声图像质量，胃排空后仍不能完全排出气体，尽可能调整胃管深浅，多次抽吸，达到最小量气体。

2. 空腹胃超声（胃肠减压后）观察胃腔大小、走行，胃管内气体排出后可进行胃管内注入 50~100ml 生理盐水（血钠过高患者也可用无菌注射用水代替），观察胃腔走行及胃蠕动情况。

3. 置入空肠营养管

（1）经鼻进入胃腔：将导丝完全置入空肠管内，由一侧鼻孔插入，通过咽部进入食管。

咽部是空肠管置入时要过的第一道难关，这由管子自身的特点决定。导管放置到 20cm 左右时嘱患者做吞咽动作，如意识模糊，可刺激患者咽喉壁使患者产生吞咽动作，在患者吞咽动作发生的瞬间迅速将导管置入，导管放置到 50~60cm（常规成人）后需确认导管位置，由注射器推入 10ml 左右气体，听诊胃所在的体表定位区，有无气过水声，如未听到，注意倾听确认位置，如进入口腔，可直接听到口腔内发出气体声音，如进入气道，可使导管末端放入注水弯盘中，观察有无气泡溢出，由此确认导管进入胃腔。

确认导管在胃腔内后，首先可注水观察超声下表现（图 17-3-2）。

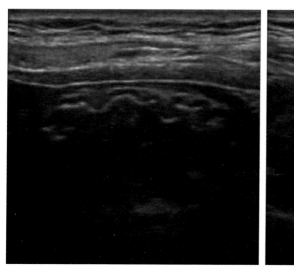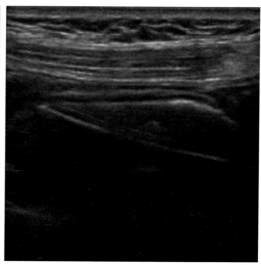

图 17-3-2　注水后的胃腔及空肠营养管在胃腔内的超声影像

（2）由胃腔通过幽门进入十二指肠：多部位查找空肠管末端位置，在超声监测下观察注水时胃内图像变化，确定空肠管末端位置。

通常情况下营养管置入 60~70cm 时末端位置在幽门口附近，此时需注意动作轻柔、缓慢，边向胃腔内注水边推进导管，每注水 10ml 左右推进导管 3~5cm 左右，推进完毕后松开导管，观察是否存在导管后退现象，不能强行按住导管，如无明显后退现象，回抽注射器，观察有无胃内容物被抽出，如无胃内容物被抽出，可再次重复此过程。在推进导管过程中，可感觉到轻微阻力，如阻力突然消失，导管在胃内盘圈可能性大，回抽胃液、打水胃肠减压管内引流液增多可协助判断，超声影像下可见胃内大于 2 根的管道影像，如可明确出现以上表现，后退导管至 50～60cm，重新置管。直到置入 90cm 以上，偶可见回抽出胆汁、肠液。

（3）进入空肠段：营养管进入十二指肠后，由于十二指肠的生理解剖特点决定超声很少能继续采集到营养管走行的图像，此时可用手法继续进行，缓慢匀速插入导管，轻微阻力，每次向前推进可推注 5～10ml 生理盐水，使局部肠腔扩张，利于导管顺利下行，当导管送入约 110cm 时营养管可达空肠内，拔出导丝，固定营养管（方法同固定胃管）。

（4）操作要点

1）放置胃肠减压管，并确认引流通畅，可协助确认空肠营养管位置，并抽出操作过程中进入胃腔内的液体

2）进入食管：由于鼻空肠营养管是末端螺旋状的，即使导丝置入后也不能充分被拉直，通过咽后壁后，导管自然弯曲向前。易进入气道或口腔，如患者吞咽动作完全消失或呃逆十分强烈，则通过困难。因此，如果患者可配合吞咽动作或刺激后有吞咽动作，导管可较顺利通过咽腔进入食管。

3）边注水边推进，注水可协助扩张局部胃肠道皱襞，促进管道按生理解剖走行进入。

4）过幽门：注意动作轻柔、缓慢。

5）拔导丝：先由空肠营养管注入 5～10ml 生理盐水，使导管与导丝之间的黏滞阻力降到最低，再拔导丝，前 25cm 拔出速度要慢，防止导管被导丝拉回到胃腔内。

4. 验证方法

（1）手感：导管过幽门后持续有轻微阻力，阻力突然消失可能为导管盘在胃腔内。

（2）超声胃内影像：反复多平面采集图像，查找胃内导管影像的数量＞2 根导管影像提示导管打折（一根为胃管、一根为空肠管）（图 17-3-3）。

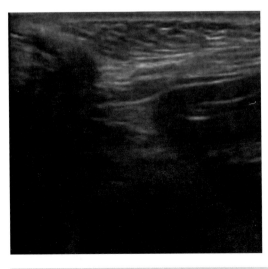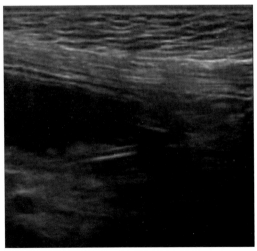

图 17-3-3　胃腔内导管无打折与打折时的超声声像图

（3）胃肠减压管、回抽空肠营养管内液体性状及 pH 值与胃液性状及 pH 值对比（图 17-3-4，见文末彩图），胃液 pH 值＜7，肠液 pH ＞7，偶可抽出胆汁。

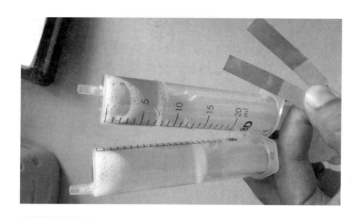

图 17-3-4　胃液及肠液颜色及 pH 值对比

（4）空肠营养管内注入美蓝，胃肠减压管内液体有无改变，如 1～2 小时内胃肠减压内液体变为蓝色，可确定肠内营养管在胃内打折，未通过幽门；如 1～2 小时后尿液颜色变蓝，胃液颜色仍无改变，可确定空肠营养管已过幽门。

（5）X 线影像学表现：金标准，如 X 线影像图像不能调整，可在导丝留置的情况下拍片，确认位置后再拔出导丝。

（张　青）

参考文献

1. Weiner MM, Geldard P, Mittnacht AJ. Ultrasound-guided vascular access：a comprehensive review. J CardiothoracVascAnesth, 2013, 27：345-360.

2. Lamperti M, Bodenham AR, Pittiruti M, et al. International evidence-based recommendations on ultrasound-guided vascular access. Intensive Care Med, 2012, 38：1105-1117.

3. Moore CL. Ultrasound first, second, and last for vascular access. J Ultrasound Med, 2014, 33：1135-1142.

4. French JL1 Raine-Fenning NJ, Hardman JG, et al. Pitfalls of ultrasound guided vascular access：the use of three/four-dimensional ultrasound. Anaesthesia, 2008, 63：806-813.

5. Randolph AG, Cook DJ, Gonzales CA, et al. Ultrasound guidance for placement of central venous catheters：a meta-analysis of the literature. Critical Care Medicine, 1996, 24：2053-2058.

6. Rothschild JM. Ultrasound guidance of central vein catheterization. In agency for healthcare research and quality. Making health care safer：a critical analysis of patient safety practices. Evidence Report/Technology Assessment July 2001；43.

7. Grebenik CR, Boyce A, Sinclair ME, Evans RD, Mason DG, Martin B. NICE guidelines for central venous catheterization in children. Is the evidence base sufficient? Br J Anaesth, 2004, 92：827-830.

8. Kumar A，Chuan A. Ultrasound guided vascular access：efficacy and safety. Best Pract Res Clin Anaesthesiol，2009，23：299-311.

9. Wu SY，Ling Q，Cao LH，et al. Real-time two-dimensional ultrasound guidance for central venous cannulation：a meta-analysis. Anesthesiology，2013，118：361-375.

10. Shiloh AL，Eisen LA. Ultrasound-guided arterial catheterization：a narrative review. Intensive Care Med，2010，36：214-221.

11. Wang D，Amesur N，Shukla G，et al. Peripherally inserted central catheter placement with the sonic flashlight：initial clinical trial by nurses. J Ultrasound Med，2009，28：651-656.

12. Egan G，Healy D，O'Neill H，et al. Ultrasound guidance for difficult peripheral venous access：systematic review and meta-analysis. Emerg Med J，2013，30：521-526.

13. Schindler E，Schears GJ，Hall SR，et al. Ultrasound for vascular access in pediatric patients. PaediatrAnaesth，2012，22：1002-1007.

14. Osranek M，Bursi F，O'leary PW，et al. Hand-carried ultrasound-guided pericardiocentesis and thoracentesis. Journal of the American Society of Echocardiograph，2003，16：480-484.

15. 刘吉斌. 现代介入性超声诊断与治疗. 北京：科学技术文献出版社，2004.

16. Phelan MP，Emerman C，Peacock WF，et al. Do echo-enhanced needles improve time to cannulate in a model of short-axis ultrasound-guided vascular access for a group of mostly inexperienced ultrasound users?. International Journal of Emergency Medicine，2009，2：167-170.

17. Feller-kopman D. Ultrasound-guided thoracentesis. Chest，2006，129：1709-1714.

18. Zerth H，Harwood R，Tomamaso L，et al. An inexpensive，easily constructed，reusable task trainer for simulating ultrasound-guided pericardiocentesis. The Journal of Emergency Medicine，2012，43：1066-1069.

19. Pirotte T. Ultrasound-guided vascular access in adults and children：beyond the internal jugular vein puncture. ACTA AnaesthesiologicaBelgica，2008，59：157-166.

20. 崔嵩，王健，康志杰，等. 超声引导下腋静脉穿刺置管术在危重患者中的应用. 临床医学工程，2013：516-518.

21. Grogan DR，Irwin RS，Channick R，et al. Complications associated with thoracentesis. A prospective，randomized study comparing three different methods. Archives of Internal Medicine，1990，150：873-877.

22. Mayo PH，Goltz HR，Tafreshi M，et al. Safety of ultrasound-guided thoracentesis in patients receiving mechanical ventilation. Chest，2004，125：1059-1062.

23. Jones PW，Moyers JP，Rogers JT，et al. Ultrasound-guided thoracentesis：is it a safer method?. Chest，2003，123：418-423.

24. Weingardt JP，Guico RR，Nemcek AA，et al. Ultrasound findings following failed，clinically directed thoracenteses. Journal of Clinical Ultrasound：JCU，1994，22：419-426.

25. O'connorSD，Taylor AJ，Willianms EC，et al. Coagulation concepts update Ajr. American Journal of Roentgenology，2009，193：1656-1664.

26. Patel MD，Joshi SD. Abnormal preprocedural international normalized ratio and platelet counts are not associated with increased bleeding complications after ultrasound-guided thoracentesis. Ajr. American Journal of Roentgenology，2011，197：W164-W168.

27. Zalt MB，Bechara RI，Parks C，et al. Effect of routine clopidogrel use on bleeding complications after ultrasound-guided thoracentesis. Journal of Bronchology& Interventional Pulmonolog，2012，19：284-287.

28. Beckh S，Bölcskei PL，Lessnau KD. Real-time chest ultrasonography：a comprehensive review for the pulmonologist. Chest，2002，122：1759-1773.

29. Josephson T，Nordenskjold CA，Larsson J，et al. Amount drained at ultrasound-guided thoracentesis and

risk of pneumothorax. ACTA Radiologica (Stockholm, Sweden：1987)，2009，50：42-47.

30. Heidecker J，Huggins JT，Sahn SA，et al. Pathophysiology of pneumothorax following ultrasound-guided thoracentesis. Chest，2006，130：1173-1184.

31. Nagdev A，Mantuani D. A novel in-plane technique for ultrasound-guided pericardiocentesis. The American Journal of Emergency Medicine，2013，31：1424. e5-1424. e9.

第十八章

重症超声的流程化管理与培训体系

第一节　重症超声的流程化管理

重症超声的流程化是近年来除了重症超声技术本身发展外的重要发展的方向之一，重症超声流程是重症超声与重症有机整合的集中表现。重症超声流程化可以帮助临床问题的快速准确判断和早期解决，重症超声流程使重症超声在重症患者管理中的全方位应用更便捷，同时流程化有助于重症超声的培训与推广，因此重症超声流程化管理成为未来重症超声发展继续推进的重要方向之一。

一、重症超声流程化的起步代表是 FAST

目标导向的超声评估创伤方案（focused assessment with sonography for trauma，FAST）是一种设计用于检测腹腔出血（HP）的非侵入性超声流程。HP 存在提示可能存在潜在的腹腔内损伤，而且可以提示需要进一步治疗干预的可能。FAST 可作为有用工具来快速管理失血性休克（HS）患者，在腹部闭合性损伤患者的失血性休克，广泛共识是 FAST 阳性结果保证能够进行早期的出血控制。

明确诊断腹部钝性伤较困难，其是腹腔内出血的一个主要原因。大量前瞻性观察研究表明，早期 FAST 检查对于诊断成人及儿童腹腔脏器损伤具有很高的特异性（0.97~1.0）及精确度（0.92~0.99），但敏感度较低（0.56~0.71）。Shackford 等在 4 年间对 241 例成人腹部钝性伤（2 例患者因穿透性腹部损伤排除在外）的前瞻性研究，评估了非超声科医生通过 FAST 诊断腹腔出血的准确性，其结论与 Richards 等在 4 年间对 3264 例成人腹部钝性伤的前瞻性研究结果相一致。Liu 等在 55 例成人腹部钝性伤患者，比较了 CT、诊断性腹腔灌洗及超声检查的准确性。发现早期 FAST 诊断腹腔出血具有很高的敏感度（0.92）、特异度（0.95）及准确度（0.93）。

FAST 方案不仅对创伤后腹腔出血诊断有帮助，而且对活动性出血的判断与早期手术干预的提示均有意义。Farahmand 等对 138 例患者回顾性研究表明，低血压患者（收缩压 <90mmHg），FAST 显示腹腔内为活动性出血，经过初期补液治疗，血流动力学仍不稳定，则可能需紧急手术治疗。一项对 400 例腹部钝性伤后低血压（收缩压低于 90mmHg）患者

前瞻性研究得出相似结论，FAST 探及腹腔内液体达到一定量是紧急手术的准确指征。另外也有不同声音研究出现，Rozycki 等对 1540 例患者（1227 例钝性伤，313 例穿透伤）的回顾性研究表明，早期 FAST 诊断创伤性低血压患者的敏感度及特异度接近 100%。其中就诊时超声检查阳性、血压正常的 50 例患者中有 24 例（48%）非手术治疗取得成功。这个结果提示 FAST 后应行腹部 MSCT 检查进一步明确诊断，而不应立即行剖腹探查术。Lindner 等回顾性研究中，得出只要患者血流动力学稳定，不管超声及临床检查结果如何，均需行 MSCT 检查。

近年来，FAST 又被广泛应用于骨盆骨折的患者。有研究回顾 5 年骨盆骨折患者。一般发现腹腔积血则紧急需要 CT 进行确认或剖腹探查术。对于需要出血控制则被定义为需要进行腹腔内大出血手术或犯罪血管介入栓塞术。共有 120 例患者入选，其中 42 例（35%）中有腹腔积血而 21 例（18%）的积血量中到大量。快速预测任意腹腔积血的敏感性、特异性、阳性、阴性预测值分别为 64%、94%、84% 和 83%，而对于一个中到大量的患者，这四个数值分别为 86%、86%、56% 和 97%。在任意失血性休克的患者的这些数值分别为 68%、93%、88% 和 78%，而中到大量的腹腔积血为 79%、83%、65% 和 91%。对于需要控制出血，所有的 FAST 对于所有患者 50% 的阳性预测值（16/32）而对于失血性休克有 71%（12/17）的阳性预测值。阴性预测值分别在所有患者是 99%（87/88）而 HS 患者为 97%（31/32）。因此认为 FAST 有卓越的诊断准确率。阳性结果（即使是在 HS 患者）并不能可靠地预测需要立即进行手术腹腔内出血控制，而阴性结果提示对于不太可能的患者先进行介入检查以排除出血。

另有研究回顾了 19940 例外伤患者，条件是从 2002—2011 年到一级外伤中心就医的年龄 >18 岁患者。数据进行回顾性的采集和记录在创伤注册表中。绘制 FAST 和腹部 CT 利用率随时间变化比率的情况。头颅 CT 作为在研究期间整体的 CT 利用率的一个替代指标。FAST 的使用增加，平均增加幅度为 2.3%，而腹部 CT 的使用以每年同样的速度减少。而将 FAST 作为唯一的影像学检查的腹部患者的比例从 2.0% 上升到 21.9%，而只接受一次腹部 CT 检查的患者从 21.7% 下降至 2.3%。因此，研究中发现在过去十年来，腹部 CT 的使用下降而 FAST 利用率不断上升。FAST 使用的增长可能会在腹部 CT 的减少起到了作用，而下降的 CT 利用率似乎有悖于整体的趋势。然而在美国重症患者有显著增加进行 CT 评价的趋势。进一步的研究评估了 FAST 的结果对进行预约腹部 CT 决策的影响，尤其是在风险极大的腹腔损伤患者。此研究强调了 FAST 作为具有前景的筛查诊断工具，可以防止不必要的辐射暴露，并在将外伤患者医疗费用显著降低并保持在低水平。

非常有趣的是，有研究应用实时、院前超声图像传输系统用于超声诊断和评估创伤（FAST）。这个无线实时超声图像传输系统包括一个超声波扫描仪与凸出的腹部换能器，以及一个连接到 3G 无线网络带视频数据传输的笔记本电脑。在模拟实验中，超声检查在模拟腹腔积血人体模型中进行。对传输的超声波短片进行随机的重新排列，并提交给医师做出是否存在腹腔积血的诊断。结果的敏感性和特异性分别为 90.0% 和 85.3%，并分别检测到异常超声检查结果的准确率为 87.7%。此项研究的意义在于对于重症患者的远程会诊或院内急会诊也可以通过网络实现实时的不同梯度的会诊，最终提高会诊的成功与准确率。

二、重症超声流程发展历史的关键点是 FATE BLUE 与 FEEL

在 FAST 之后，随着重症超声的快速发展与临床推广，众多的重症超声流程由 ICU 医生提出。目标导向超声心动图（focus assessed transthoracic echocardiography，FATE）方案诞生于 20 世纪 90 年代，由 Erik Sloth 在 2004 年发表，是重症患者循环管理推荐的目标导向超声评估理想方案之一。FATE 方案能够早期发现循环中心脏结构与功能明显异常，包括胸肺的明显异常，支持做出关键治疗干预决策。FATE 方案容易快速实施及学习掌握。在此基础上扩展快速的下腔静脉超声检查，增加和完善了容量状态和液体反应性的评估，使 FATE 方案更加完善，即为扩展的 FATE 方案（eFATE 方案）。我们在前期研究中发现应用 eFATE 方案对感染性休克进行诊断和治疗时，有助于提高感染性休克患者 24 小时液体复苏的达标率；有助于减少 6、24 小时和一周治疗液体入量，有助于发现感染性休克患者的心肌抑制及滴定处理；但随后的临床应用中，发现 eFATE 方案更加侧重于循环功能的评估，对于以呼吸困难为主要表现的重症患者诊断和治疗价值具有一定局限性。

呼吸困难与低氧血症是重症患者常见的首发表现，BLUE（bedside lung ultrasound in emergency）方案是重症患者呼吸困难管理推荐的目标导向超声评估方案，对于重症患者常见的呼吸衰竭原因可以做到 90% 以上的诊断准确率，但由于肺实变和肺不张主要集中在重力依赖区，所以将后蓝点即肩胛线区肺部超声加入 BLUE 方案，形成较为全面的附加 BLUE 方案（BLUE-plus 方案）。在我们前期研究中也证实 BLUE-plus 方案明显提高了对肺实变和肺不张的诊断率及敏感性和特异性。

在重症患者可能需要心肺复苏或已经在心肺复苏的患者，时间相关的异常情况出现在复苏前期、心肺复苏过程和复苏后治疗当中。重症超声能够早期发现心肌供血不足所致的急性全心、左或右心脏衰竭，心脏压塞和明显血容量不足。而这些诊断不能通过标准体格检查或心电图得到。此外，超声心动图可以清晰进行无脉性电活动的鉴别诊断。因此，制定了复苏管理中进行超声心动图评价流程，即 FEEL（focused echocardiographic evaluation in life support），这是在高级生命支持基础上运用经胸超声心动图结构化的流程来进行床旁指导复苏的流程。

从 2005 年开始，心肺复苏指南推荐高质量的心肺复苏时尽可能减少无血流时间而将干扰降低到最小，但同时建议对可逆病因或复杂因素进行鉴别和治疗。因此，临床医生必须经过培训才能在高级生命支持的短暂中断之内使用超声心动图。在心肺复苏时考虑进行超声心动图评价整个心肺复苏过程、效果以及帮助临床医师判断当时的特殊病理情况。由于在心肺复苏过程中鉴别和治疗可逆病因的诊断压力，有必要使用心脏超声快速流程。简单的 FEER 流程必须用经过严格培训的双眼在心肺复苏内几秒钟停顿中评估心室壁运动能力。FEER 流程可以鉴别无脉电活动和心包积液而不会导致无血流时间的明显延长，因此，建议作为标准高级心脏生命支持措施的扩展内容。

三、重症超声流程是重症超声与重症有机整合的集中表现

重症患者的特点包括病情发展迅速的同时，器官损伤具有非系统特色，有多系统多器官交叉的特点，相互影响，又各有特色，其中血流动力学改变是核心影响之一，经常扮演

着损伤网络交叉中心的角色，同时呼吸困难是涵盖多系统损伤的共同临床表现。因此，血流动力学的评估与呼吸困难的评估监测成为重症监测的核心内容，之后损伤的核心原因的评估及器官功能及器官灌注的评估也尤为重要，包括微血管及微循环的精细化评估，在此，重症超声以独特的整合可视的结构评估和功能监测评估为一体的，定性与定量相结合的，无创与动态评估相呼应的多角度渗透到重症的各个角落。而重症超声流程即是这种特性的高度体现，包括 FATE 等均是心肺超声整合的典范，乃至 ICU-SOUND 达到全身超声整合的极致。当然，不是越复杂说明整合得越理想，而是在不同的时间点重症超声的目标不同，因此，运用的重症超声流程不同，在重症发生的第一现场，重症病因的发现是第一要务，同时结合快速的抢救式处理，但当患者需要精细化调节或基础病因识别判断时，一些完整的精细化的流程更显重要。另外，重症超声独特的整合特点导致重症超声流程的重点不但在于操作层面，更在于结合重症疾病基础特点及病情变化特点进行合理快速解读。

四、重症流程化发展可以帮助临床问题的快速准确判断和早期解决

众多的重症超声流程，如心肺复苏的 FEEL 方案、休克循环评估的 RUSH（Rapid Ultrasound in SHock）方案、休克原因评估的 FALLS（Fluid Administration Limited by Lung Sonography）流程、休克诊治的 GDE（Goal-Directed Echocardiography）方案以及创伤评估的 BEAT（Bedside Echocardiographic Assessment in Trauma/critical care）、腹腔出血评估的 FAST、呼吸困难的 BLUE 方案等，均是临床问题导向的重症超声流程，可以帮助临床问题的快速准确判断和早期解决。目前各项流程的临床影响均需要设计更加严格合理的研究进一步证实。

五、重症超声流程的简易化与全面化、精细化共同发展

重症超声流程不是越复杂说明整合得越理想，而是在不同的时间点重症患者的管理目标不同，因而重症超声的目标不同，因此，运用的重症超声流程不同，在重症发生的第一现场，重症病因的发现是第一要务，同时结合快速的抢救式处理，但当患者需要精细化调节或基础病因识别判断时，一些完整的精细化的流程更显重要。

心肺整合简易超声方案（Cardiopulmonary Limited Ultrasound Examination，CLUE）理论体系源于心脏超声和肺脏超声的精华内容融合成一项简单实用、以实际应用为导向的临床重症超声简易化流程。左室收缩功能不全、左房扩张、肺水肿、CVP 的升高这些信息对于临床上重症患者心肺功能管理有重要意义；怀疑心肺功能受损时有充分的理由接受重症超声检查，信息仅仅通过超声的 4 个切面就可以迅速筛查：心脏超声中的胸骨旁长轴切面观察左心室、2 个胸前切面观察肺尖、剑突下长轴切面观察下腔静脉，即 CLUE 方案。CLUE 方案的第一步是标准心脏超声的胸骨旁长轴评估是否存在左室收缩功能障碍和左心房扩张。左心室功能障碍定义为通过快速浏览发现二尖瓣前叶在心室舒张期没有陷入左室流出道，并且接近室间隔在 1cm 以内。左房扩张定义为如果左心房前后直径比在上叠加的心耳处升主动脉直径增宽，并且贯穿整个心脏周期。CLUE 方案的第 2 步是标准心脏超声的肋下长轴切面测量邻近肝静脉汇入右房的下腔静脉的直径是否扩张（IVC+）。主要表现为下腔静脉增宽和扩张、静脉壁明显平直、下腔静脉直径随呼吸的变异度 <50%，没有被动

的"吸鼻征"。方案的最后 2 步是在患者双侧锁骨中线第二肋间的位置观察每一侧肺尖是否有胸膜线，由 2 根肋骨阴影组成的框架里是否出现"彗尾征 ULC"：也就是 ≥3 个垂直胸膜的高回声线从胸膜线处发出，并且随呼吸运动而运动。出现在任何一侧肺记录为"单侧 ULC +"，2 侧肺记录为"双侧 ULC +"。该研究一共入选 1016 例连续住院患者，住院患者组，单因素方差分析和多因素回归分析评估死亡率、CLUE 方案的阳性发现、年龄、性别之间的相关性，在整体研究序列中包括 78%（n = 792）的住院患者和 22%（n = 224）的门诊患者，CLUE 方案发现左室射血分数 ≤40% 的敏感性为 69%，特异性 91%，准确性 89%，发现左房扩张的敏感性 75%，特异性 72%，准确性 73%；相应的 CLUE 方案在住院患者中发现左室功能不全 16%，左心房扩张 53%，IVC + 为 34%，ULC + 为 28%，IVC + 和 ULC + 还可以提示预后不佳。研究充分证明 CLUE 方案对与重症患者心肺管理的准确性与有效性。

类似的，近年出现的简易快速方案还有针对急性呼吸困难的 LCI（Lung-Cardiac-Inferior vena cava integrated ultrasound）方案，研究提示应用 LCI 方案可以准确鉴别急性心衰综合征与肺源性急性呼吸困难，以及针对创伤患者循环管理的 LTTE 方案（Limited TransThoracic Echocardiogram），研究提示可以有效管理指导创伤合并低血压患者的治疗。当然，类似 FATE、BLUE 等方案均属于简易快速的类型，但其中 FATE 稍显特殊一些，临床常用的是基础 FATE 方案，实际上增加一些多普勒或 CO 测量的内容即为高级 FATE 方案，介于简易方案与精细精化或全身化超声方案之间。

尽管快速、准确的诊断和治疗对于 ICU 的患者至关重要，但全面细致评估，减少遗漏，甚至滴定化治疗需要更加详细的重症超声流程与方案。在最近的研究中，高达 36% 的入住 ICU 的非心脏病诊断的患者存在一个或多个隐匿性的心脏异常。而 ICU 患者又常合并胸部和腹部相关的疾患，及时获取 ICU 患者即时数据对于诊断治疗的准确性至关重要。应用重症超声系统检查及时准确诊断和治疗，防止重症患者恶化或死亡，拟定了"ICU sound"方案，这是一种联合临床资料的实时超声进行的快速全面评估，即进行头部到脚的超声评价。有 125 例连续收治 ICU 患者被纳入研究，研究中系统性地在床旁运用 ICU sound 方案，包括视神经、胸部、心脏、腹部和静脉系统。不同环境条件导致检查受到轻微阻碍的有 101/125 例（80.8%），中度阻碍为 20/125 例（16%）而严重的为 4/125 例（3.2%）。超声结果导致入院诊断进行修正 32/125 例（25.6%），而确证 73/125 例（58.4%），并没有有效地确认或修改 17/125 例（13.6%）而诊断错误 3/125 例（2.4%）。超声影像结果提示进一步检查 23/125 例（18.4%），导致用药改变 22/125 例（17.6%），而提示进一步侵入性操作 27/125 例（21.6%）。研究发现在没有遇到重大的环境或患者相关的限制条件下进行，能够及时发现异常，紧急地改变治疗方案或进行进一步检查，并确认或修正入院时的诊断，尤其是在感染性休克患者检测到新的超声异常数量最多。所以，作为重症患者快速全面评估的一部分，重症超声流程化方案对于提高医疗质量有巨大的潜力。

重症超声已成为 ICU 重症患者管理不可或缺的工具，从全面到全身逐渐成为重症患者管理的必需，Lichtenstein 的《Whole Body Ultrasonography in the Critically Ill》已经反复多次出版，应用全身超声理念能够提供重症患者心脏功能的实时信息，协助腹部和肺部病变的诊断，使神经科急症的早期识别成为可能。此外，它可以检测到感染部位，并使治疗性侵入操作更为方便以及更为简单。全身超声在充分受过训练的 ICU 医师手里，还可以充分体现重症超声全身全面化的优越性，因此，重症超声可以作为重症医师的"第三只眼"，但明智之举仍然要记住，重症超声肯定不会是"独眼巨人"唯一的眼睛。

众所周知，无论容量反应性的评估还是心功能的分类与管理，重症超声精细化表现尤为突出，因此重症超声流程管理的精细化发展也是重症患者滴定化管理的需求。

六、重症超声流程化的培训与推广

FAST 培训是典型，是针对钝性外伤管理的一种快速、准确和实用的床边诊断工具。它不同于更全面、全范围的超声检查，因为它仅需要回答一个具体的问题："在钝性外伤患者的腹部或心包里是否有液体？"现有许多医院已建议进行 FAST 的专门训练、资格认证而且也改善了治疗的效果。FAST 培训现已列入研究生实习计划和本科教育。FAST 培训课程可以使用，有不同的策略和模式，每个方式都有自己的优点和缺点。一项研究系统地回顾了进行 FAST 培训的不同方法、课程设计以及对医院的认证要求。研究检索了 MED-LINE/PUBMED、EMASE 和 Cochrane 数据库，并进行手动搜索选定的文献。入选了所有以英文撰写的 FAST 培训和教育的的研究型论文和摘要。对总共 52 项研究进行了非常严格的分析。该课程的理论部分历时超过中位数（范围）4 小时（1～16）（$N = 35$ 个研究），而实践部分历时超过中位数（范围）4 小时（1～32）（$N = 34$ 项研究）。参加者在课程（$N = 13$ 的研究）期间进行了 10（3～20）中位数（范围）次 FAST 检测。最常使用的模型是正常人体模型（65%），其次是腹膜透析患者（27%）。最少使用的模型是动物（4%）和尸体模型（2%）。这些模型有其自身的优点和缺点。需要 FAST 资格认证考试的中位数（范围）为 50（10～200）（$N = 19$ 的研究）。研究认为标准化的 FAST 训练非常重要，因为它改善 FAST 的临床影响。FAST 训练使用的不同的模型是可以互补的，而每个都有自己的优点和缺点。建议 FAST 课程时长至少为 2 天（16 小时）。第一天应包括 4 小时理论学习，在正常人体模特上训练 4 小时。第二天则应利用动物模型、案例场景，包括视频剪辑，或模拟器等来继续巩固学习效果。

FATE 与 FEEL 是重症超声培训的基石，目前在重症超声培训领域，FATE 与 FEEL 都是非常重要的组成部分，无论世界重症超声联盟（WINFOCUS）还是美国重症医学会组织的重症超声相关培训均把 FATE 与 FEEL 作为主要的推广培训内容，已经作为基础重症超声的必须掌握内容，并且也有相关的具体实践与时间要求。其中，应用理论和实践的手段进行 FEEL 考试的教育培训是至关重要的，而且要求对非专家型人员进行不少于为期 8 小时课程的电子化培训。FATE 培训也有相应的要求。

七、重症超声流程管理面临的困难

重症超声的临床实施难点在于，重症超声临床应用需要流程，但也会在众多流程选择时导致无所适从，所以如何临床发展流程的同时增加其依从性、操作简单而易于推广更加重要。也是未来重症超声流程本身的发展的要求。

总之，重症超声的发展因为重症医学的专业特质与重症患者的重症特点而离不开重症超声流程。重症超声流程不仅有利于重症患者的管理同时更有利于重症超声的自身发展。重症超声流程的培训是重症超声培训的重要组成部分。重症超声将在自身的发展与相关的专业化培训中快速发展。

（王小亭）

第二节 重症超声的血流动力学评估六步法

重症患者病情瞬息变化，需实时评价，包括低血压、低氧、心脏骤停、脱机困难，均包含了血流动力学全方面评估的需求，包括血流动力学改变的原因与过程管理。重症患者的特点包括病情发展迅速的同时，器官损伤具有非系统特色，有多系统多器官交叉的特点，相互影响，又各有特色，其中血流动力学改变是核心影响之一，经常扮演着损伤网络交叉中心的角色。在最近几年中，功能血流动力学得到了发展，在血流动力学评估过程中不仅仅是关注数据和有创的监测工具，而是更加重视定性和功能的评估以及对治疗效果的预测与评估。其中心肺相互关系、动态和连续的监测评估理念以及与临床治疗策略紧密结合是功能血流动力学的核心，重症超声的发展完美地适应血流动力学的新的发展。在临床工作中重症超声可以全方位评价心脏从结构到功能、从收缩到舒张功能、从左心到右心、从局部到弥漫、从整体到心肌本身；对于容量状态及容量反应性的评估也全面而准确，较多的研究提示：在机械通气患者，下腔静脉和经胸的主动脉流速呼吸变化及 PLR 引起的变化等指标均可强有力的诊断和评估容量反应性；同时还能间接评价外周血管张力、灌注靶器官脑、肾脏和左右心之间的肺进行评估。另外重症超声还可以实时评价治疗效果，无论容量状态的改变还是心脏功能的改变都可及时评估，进而动态连续的指导管理重症患者。

在临床实践中已经开始应用重症超声结合临床救治的流程的方案，尽管结果发现对于容量的判断与心功能的判断不同现有的临床治疗流程，导致容量治疗与强心治疗与现有流程不完全一致，但或许真正发现了重症超声发展的契机。另外，超声技术的飞速发展，包括组织多普勒之应力应变、三维或四维（3D、4D）、超声造影等技术对循环评估的进一步扩展和提升均有很大空间。临床中如何规范地应用重症超声进行血流动力学流程管理变得尤为重要，北京协和医院重症医学科结合多年的临床操作经验及反复实践，制定出了重症超声的血流动力学评估六步法流程管理方案。包括心脏基础状态评估、容量状态评估、右心功能评估、左心功能评估、外周血管阻力评估、终末灌注器官和左右心之间的肺部评估，能够快速和全面系统地对患者血流动力学状态进行初步判断，并且在治疗过程中监测其变化，评价治疗效果。

一、重症超声血流动力学评估流程实施方案

针对血流动力学严重紊乱，存在危及生命的波动时，首先要除外几种极端状态包括：大面积肺栓塞、心脏压塞、严重血容量不足、张力性气胸、严重左室收缩功能下降。这几种疾病状态是随时危及患者生命的，及早发现正确处理能够挽救患者生命（图18-2-1、图18-2-2）。

若患者是包括休克在内的非致命的血流动力学波动，可以快速启动重症超声引导的血流动力学评估：

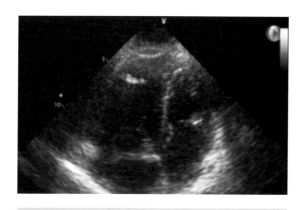

图 18-2-1 肺心病

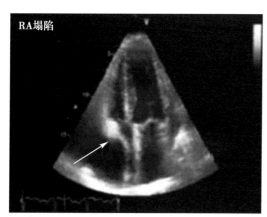
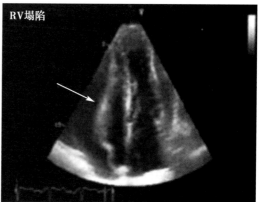

图 18-2-2 心脏压塞

（一）心脏基础状态评估

首先，利用肉眼第一步判断心脏结构有无大体异常，评价患者心脏是否存在慢性基础疾病，其中基本原则是：①心室或心房明显增大一般是慢性疾病的可能，但右心室是可以急性明显增大的；②心肌肥厚均是慢性疾病过程，而且和后负荷增加相关（图 18-2-3）。

再次观察有无其他结构异常：如大量心包积液，心室或心房血栓或占位，非常显著的瓣膜异常或急性的未知的心脏等（图 18-2-4）。

了解患者心脏的基础情况对血流动力学评估有重要作用，如急性肺心病表现对临床诊断考虑大面积肺栓塞等疾病意义较大，如为慢性肺心病表现对血流动力学的影响需要进一步评价。

（二）以腔静脉为起始的容量状态及容量反应性评估

心脏超声能够评估患者的容量状态，是传统有创血流动力学监测评估的有益补充，更有可能比之更加可信可靠。在 ICU，当超声图像欠理想时，TEE 可以提供理想图像，用于比 TTE 更准确地评估心内流量、心肺相互作用、上腔静脉的扩张变异度等。当然，一般情况下，TTE 已经可以提供足够可用的信息。心脏超声对容量状态的评估一般给予静态指标

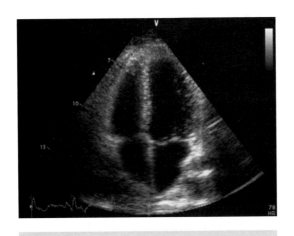

图 18-2-3　心脏基础状态的评估

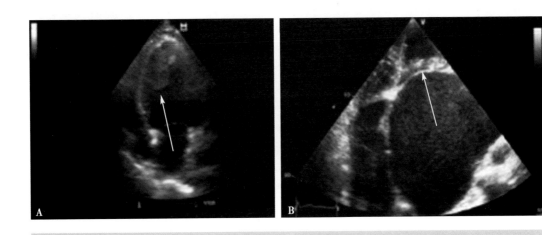

图 18-2-4　结构异常
图 A. 心室占位；图 B. 瓣膜病变

和动态指标，静态指标即单一的测量心脏内径大小和流量快慢；动态指标用来判断液体反应性，包括流量和内径大小对于动态手段的变化（自主或机械通气时呼吸负荷的变化、被动抬腿试验、容量负荷试验等）。常见应用情况和常用方法有：

1. 严重低血容量时，即预测液体反应性阳性可能非常大，超声评估的指标包括：功能增强但容积很小的左室，$LVEDA < 5.5cm^2/m^2 BSA$；在自主呼吸时下腔静脉内径小且吸气塌陷非常明显；在机械通气患者呼气末下腔静脉内径非常小，常见 $<9mm$，并且容易随呼吸变化。容量过负荷或输液限制明显时，即预测液体反应性阴性可能很大时的超声评估指标包括：在无心脏压塞时上下腔静脉有明显充盈的表现（扩张或固定）；严重右室功能不全及过负荷（右室大于左室的超声证据）；心脏超声提示有较高的左室充盈压时，如很高的 E/E' 值。类似的静态指标在评估液体反应性时，有多种影响因素，所以尤其单纯根据一个静态指标评估液体反应性时，可靠性很差，但对于评估容量明显缺乏和明显过负荷

时，却较为可靠，即尽管不敏感，但特异性很强。

2. 当患者既不是严重容量不足，也不是容量过负荷时，即液体反应性判断比较困难时，此时包括完全机械通气和自主呼吸两种不同的情况，选择的指标和方法有：

（1）完全机械通气液体反应性的评估：在完全机械通气且无心律失常的患者，选择心肺相互作用相关的动态指标可以预测容量反应性，如主动脉流速和左室每搏射血的呼吸变化率以及上腔静脉塌陷率、下腔静脉扩张指数等，并且研究证明同非超声获得的动态指标一样，均明显优于静态指标。

腔静脉变异度是指导液体反应性的动态指标，如下腔静脉呼吸扩张率和上腔静脉呼吸塌陷率。其中有研究表明在感染性休克患者下腔静脉扩张率为18%时，预测液体反应性的敏感性和特异度均在90%以上，而上腔静脉呼吸塌陷率的预测值为36%，预测液体反应性的敏感性和特异度也均在90%以上，但测量需要应用经食管超声，操作要求高，实施步骤繁琐，目前临床主要使用下腔静脉呼吸扩张率来指导（图18-2-5）。

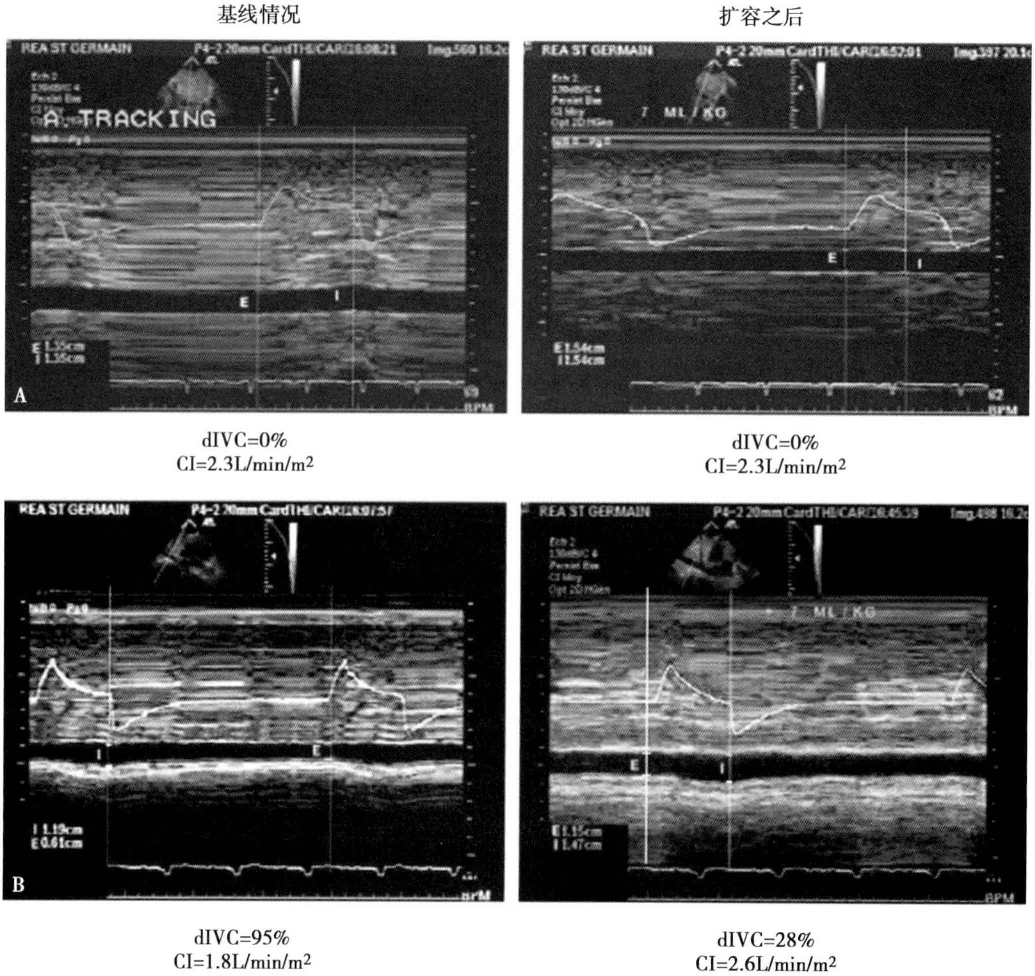

基线情况　　　　　　　　　　　　　　　　扩容之后

dIVC=0%
CI=2.3L/min/m²

dIVC=0%
CI=2.3L/min/m²

dIVC=95%
CI=1.8L/min/m²

dIVC=28%
CI=2.6L/min/m²

图18-2-5　下腔静脉呼吸扩张率

Feissel 等应用 TEE 测量主动脉瓣环的主动脉血流速的呼吸变化率，Monnet 和 Teboul 等应用食管多普勒探头直接测量降主动脉峰流速的呼吸变化率来预测液体反应性，均取得理想结果；外周的动脉血管，包括桡动脉、肱动脉和股动脉等峰流速的呼吸变化率也用来预测容量反应性，其中肱动脉峰值血流速的呼吸变化率预测液体反应性是敏感度和特异度都达到了 90% 以上，不次于 PPV 等动态指标，尤其优于一些静态指标。当然优点还在于完全无创，同时简单易学，甚至于需要培训的时间很短且不需要很多的经验（图 18-2-6）。

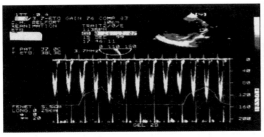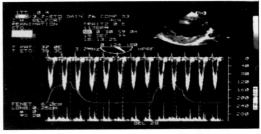

图 18-2-6　主动脉瓣流速随呼吸的变化

（2）自主呼吸或存在心律失常时液体反应性评估：当患者存在自主呼吸或心律失常时，此时不能合理应用动态指标，可选择应用 PLR 相关的超声指标，相当于内源性的容量负荷试验，300～450ml 血浆快速输入。研究表明应用超声观察 SV 的替代指标如 PLR 前后左室射血流速和流速积分变化可以来预测容量反应性，并且已经证明敏感性和特异度均优于收缩压和心率等；而在具有心内膜自动描记功能的超声诊断仪时，可以用左室每搏射血面积在 PLR 前后变化情况来预测液体反应性。

容量负荷试验：此时，选择超声测量 SV、CO 和 LVEDA 变化以及多普勒测量左室充盈压变化判断容量负荷试验。最近的研究表明，容量负荷试验前后应用外周动脉流速变化如股动脉流速变化同样可以预测反应性，应该说除需要承担液体过负荷风险外，在评估液体反应性上完全与 PLR 接近，甚至于更可靠些。更有研究以 100ml 液体在 1 分钟内快速泵入，以 TTE 测量主动脉流速的变化，快速判断容量负荷试验的结果。不但很好地预测液体反应性，同时很好地减少了液体过负荷的风险。

在评估液体反应性时，以下因素一定要认真考虑：①液体反应性的评估需要多个参数的测量；②左室、右室内径大小的变化对液体反应性的预测不可靠；③相关液体反应性指标仅仅在感染性休克和围术期患者被证明有效；④当患者存在心律失常或自主呼吸时，应用心肺相互作用的指标评估液体反应性可能不准确，此时 PLR 可能是有用的方法；⑤必须考虑自主呼吸与间歇正压通气对指标影响的不同；⑥非心脏超声获得的心肺相互作用评估液体反应性参数（如脉压呼吸变化率 PPV）的假阳性原因（尤其严重右心衰竭）可以被心脏超声简单发现。

总之，心脏超声在评估前负荷及容量反应性方面可用有效且极具前景。

（三）右心功能评估

右心在血流动力学治疗的过程中起着重要的作用，是容量回流的终点，是为左心呈递容量的动力，提供了肺血管床的灌注，需要克服肺动脉压力做功，同时右心功能必须与左心相匹配，心脏才能较好地工作。右心功能的评估往往是血流动力学评估过程中最容易忽略的部分，但临床上重症患者存在右心功能不全的比例非常高，有一些是由于左心功能不全导致的，但有一部分是不合并左心功能障碍的。正确地评估右心功能在血流动力学治疗中有着重要的作用。

心脏超声评估右心大多是定性的，定量困难的原因主要因为右室缺乏特殊的形态，不像左心室，在左室长轴时为椭圆形，短轴时为圆形。因此，在正常和疾病状态的情况下，右室形态大小与功能缺乏定量的数据。右心功能的评估分定性和定量评估。

在进行初步评估时主要应用定性评估，包括：①是否存在右心的慢性基础疾病判断指标为有无室壁增厚或右心房扩张；②是否存在室间隔的左向偏移及矛盾运动；③右心室有无明显增大，右心室：左心室比例 > 0.6 提示右心中度扩大，比例 > 1.0 提示重度扩大（图 18-2-7）。

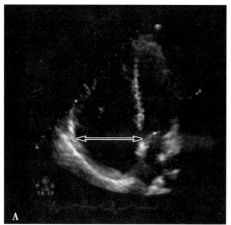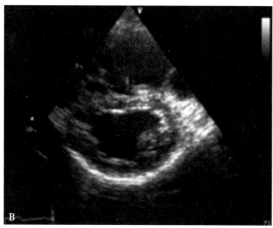

图 18-2-7　右心功能评估

在定量评估右心收缩功能方面，有以下几个简单可重复的应该整合到整个常规心脏超声评估的范畴中。包括：FAC、TAPSE（三尖瓣环收缩期运动幅度）、组织多普勒三尖瓣环心肌收缩速度和 MPI。联合应用多个指标测量右室功能，将明显可靠的鉴别正常与异常功能，临床简单方便应用的是 TAPSE，研究显示其与放射性核素法测得的右心射血分数之间有相关性。美国超声心动图协会和欧洲超声心动图协会联合推荐其正常值 ≥15mm。但其仅能反映右心室游离壁长轴方向的收缩功能，不反映室间隔及流出道的功能。在高度怀疑右室功能不全或临床行为明确影响右心功能时进行定量的右心功能评估比较重要。尤其最近 3D 超声技术的进步发展将明确有助于临床评估右室大小及功能。其他复杂技术如 IVA、应变与应变率等目前暂时没有临床推荐，仅在有经验的实验室作为特殊临床或试验研究应用的最佳储备技术。

（四）左心功能评估

左心是循环的动力核心，也是血流动力学评估的重要环节。心室收缩与舒张功能以及其随时间变化的评价在重症患者中作用巨大。由于超声心动图是以二维（2D）图像来展示三维（3D）的结构，所以在诊断或者治疗之前，每个结构至少要得到相互垂直的两个切面的图像。新出现的或者在进一步恶化的室壁运动异常可能提示急性心肌缺血或者缺血所致损伤，而像脓毒症等多种重症疾病所导致室壁运动异常并非心室局部的功能障碍，而是心室的整体功能异常，因此全心室收缩功能评估十分重要。

心室收缩功能同时依赖于前负荷和后负荷，所以必须在不同负荷状态下评估收缩功能才能确保得到真实结果。另外还要重申连续评估的重要性，不能仅仅依赖某一次评估的结果。压力-容积关系是不依赖于容量状态的左心室心肌收缩力的评估方法。

收缩功能评估主要分为定性和定量评估，定性评估是肉眼快速判断患者心功能特点，具有初级重症监护超声心动图技术的重症医师测量 EF 的能力有限。对 EF 进行视觉估计如果由熟练的超声心动图技能 ICU 医师完成可以十分准确。但有初级重症超声心动图技术的重症医师不应试图进行数字估计，而是将左室功能分为严重受损、轻度受损、正常或高动力。并应用左心室标准的 17- 节段分法进行视觉评估左室功能。美国心脏学会达成共识，将左心室分成 17 个不同的节段。沿心脏长轴左心室分为基底段、中段和心尖段。基底段和中段又各自进一步分为六个节段，尖段分为四个节段，再加上第 17 节段的心尖帽部。室壁运动评分描述如下：①正常（＞30% 心内膜运动幅度，＞50% 室壁厚度）；②轻度运动功能减退（10% ～30% 心内膜运动幅度，30% ～50% 室壁厚度）；③严重运动功能减退（＜20% 心内膜运动幅度，＜30% 室壁厚度）；④运动不能（心内膜运动幅度为零，＜10% 室壁厚度）；⑤运动障碍（收缩期反常运动）。

室壁运动评分指数是指局部室壁运动分数/数字。它是一种主观评估方法，分数之间没有真正意义的线性关系。缺乏血流灌注的心肌将表现为异常的室壁运动。只有多个切面的图像才能真正反映左心室受损情况和相应冠脉分布情况。仅仅是心内膜运动幅度的改变可能是心肌栓塞造成的，而室壁厚度改变是缺血的确切指征。

1. 根据心肌分区的不同，心肌收缩功能抑制又分为弥漫减低和节段性减低。可进行快速定性评估：

（1）弥漫性减低又分为全心弥漫和单纯左心弥漫减低，其中全心弥漫减低是重症患者临床最常见的心功能损害表现。通常表现为左右心室同时扩张，严重脓毒血症（sepsis）、心肺复苏术后（CPR）、重症心肌炎、特殊药物使用副作用（如胺碘酮、大剂量丙泊酚或右美托咪啶等）均可导致患者全心收缩弥漫减低。在急性大面积心肌梗死、高血压心肌病、瓣膜病变可以表现为单纯的左心弥漫减低、泵衰竭。

（2）节段性减低分为冠脉相关节段减低和非冠脉节段相关减低。

冠脉相应的冠脉分布为：左前降支提供心脏的前壁和前间壁前三分之二的血供；左回旋支提供左心室侧壁的血供；右冠状动脉提供室间隔后三分之一和左心室下壁的血供。如表现为冠脉相关节段的心肌运动减低，考虑缺血性心肌病（ACS、AMI）等。

非冠脉相关节段的运动减低考虑应激性心肌病、反应激性心肌病、局灶性心肌病等，为可逆的急性左室功能障碍，内科疾病、外科手术或创伤和典型的过度应激均会导致这种情况发生，典型的应激性心肌病表现心尖球形样变，占 60% ～85%，其中 25% 左右患者合并左室流出道梗阻；10% 的患者表现为基底心肌病（apex- sparing）又称反应激性心肌病；5% 的患者表现为非冠脉分布区的局灶性心肌病。

心功能增强：重症患者心功能异常增强通常也提示一些问题，如感染性休克患者的后负荷明显下降，严重血容量不足或不同的心脏刺激因素等，临床发现此种情况也应重视。

　　在进行初步定性评估后，拥有高级超声技术的重症医师也可进一步进行左室收缩功能定量评估。定量测量指标有射血分数（EF）、缩短分数（FS）、面积变化分数（FAC）、左心室功能评估的 Simpson 法、二尖瓣环收缩期运动幅度（MAPSE）、用二尖瓣反流束计算 dP/dt、心输出量测定等。临床最常用的方法是 EF，操作简单，但受切面选择和操作者的影响较大。MAPSE 临床应用简单，能在一定程度上反映左室长轴方向的收缩功能，有研究发现其与左室射血分数之间有良好的相关性，一般 MAPSE < 12mm，预测 LVEF < 50% 的截断点均有较高的特异性和敏感性。但是测量 MAPSE 有一定的主观性，测量完全准确对操作者和图像质量的要求较高。

　　心输出量测定：测定 EF 对衡量左室收缩功能很有帮助，但它不能反映 SV 和心输出量（这些数值与体表面积最为相关）。低灌注高动力的左室可以表现为 EF 正常，而 SV 和心输出量可能不足。同样，扩张而收缩功能下降的左室 EF 虽低，SV 和心输出量可能足够。测量 SV 和心输出量需要使用多普勒。其结果与肺动脉漂浮导管结果接近。因为在不同心率下血流动力学会有所不同，因此这些测量应该在同一时间点进行，当在不同时间点评估心输出量时，所有测量都要重复进行。EF 为重症医师提供左室功能的信息，而 SV 和心输出量的测量可用于衡量供氧情况。心输出量和 EF 的测量方法可随脓毒症状态的演变和对治疗干预的反应而不同。这使得系统性超声心动图检查成为可能。

　　2. 左心室的舒张功能的快速评估　　左心室的舒张功能是指在低压力情况下的充盈能力，它能防止肺静脉淤血和肺水肿，舒张功能与收缩功能同等重要。

　　左室舒张功能的快速定性评估：①存在收缩功能不全时均存在舒张功能不全；②当心室壁增厚时均会出现舒张功能障碍。

　　左室舒张功能的快速定量评估：跨二尖瓣充盈压（E/A）、肺静脉血流模式和二尖瓣环侧壁心肌速度 E/E' 等联合应用来发现和评估舒张功能障碍的程度。评价左心收缩功能和舒张功能，将心脏功能不全分类为单纯舒张功能不全（常见于心肌肥厚、高龄等）、收缩功能不全合并舒张不全（室壁一般不增厚）、舒张功能不全合并收缩不全（室壁一般明显增厚，这类患者临床预后最差）（图18-2-8）。

　　在完成上述四步之后可基本对患者的血流动力学状态初步评估，对患者的预后有一定的判断。我们在此基础上还进一步拓展了外周阻力的间接和器官灌注，心肺之间的评估，进一步完善评估体系，更加全面、整体了解血流动力学状态。

　　（五）外周阻力评估

　　心脏超声多普勒技术可以直接测量外周血管阻力，但不易方便和简单使用，因此在临床工作当中，经常根据临床的和心脏超声的检查结果进行除外诊断，患者存在低血压，但评价右心功能正常、左心功能正常、无前负荷不足表现，要考虑低外周血管阻力。在超声心动图表现为增强的左室收缩功能，左心舒张末容积基本正常，但收缩末容积明显减少（图18-2-9）。

　　（六）终末器官灌注评估

　　肾脏是休克时最容易受损或最早受损的器官之一，即急性肾损伤，在手术后患者发生率达到1%，而在重症患者达到了35%，尤其在感染性休克患者发生率在50%以上。因此发现和评估甚至预测急性肾损伤非常重要，重症肾脏超声能够床旁及时无创的监测肾脏改变，而又能够同时关注监测肾脏大循环与微循环情况，为休克循环监测支持提供了新的重

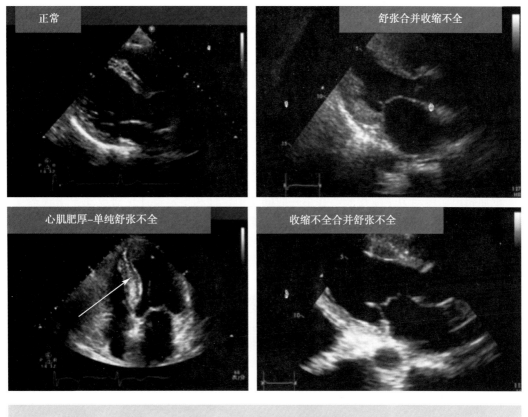

图 18-2-8 舒张功能定性评估

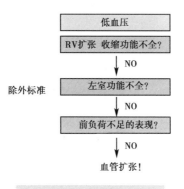

图 18-2-9 外周阻力的
除外性评估

要思路。应用超声监测多普勒技术的肾脏阻力指数（RI）近年来成为评估肾脏灌注的重要工具，在过去的研究中，RI 建议用于监测肾脏移植后功能不全、尿路梗阻等，RI 与疾病的进展明确相关，近年来在 ICU 中由于其无创、简单、可重复性强成为首选地监测 AKI 发生发展的指标，尤其有益于调整休克的血流动力学策略。另外，超声造影应用微气泡造影剂可以使血管结构显影，同时利用特殊的影像模式或软件可以监测毛细血管水平的微循环情况，即可以涵盖微血管及微循环水平，定量分析肾脏、心肌、肝脏等器官的血流情况。近年来超声造影剂稳定而安全，包括对于重症患者，但对于重症患者包括肾脏灌注在内的器官灌注监测依然停留在科研水平，期待未来成为理想的床旁全方位监测肾脏器官灌注的工具。

心肌的超声造影不仅可以观察心肌的灌注，监测心肌在重症发生发展过程中相应的变化，还有利于鉴别心肌缺血与心肌顿抑，而关于脓毒症时心肌灌注改变的超声造影研究非常具有吸引力。

经颅多普勒（TCD）检查对于监测颅内血管微血管应对全身情况改变的相关性，非常有助于滴定调节全身循环与颅内情况的匹配。

二、重症超声血流动力学评估流程管理的作用

重症超声血流动力学流程能够在第一时间快速定性和半定量评估血流动力学状态（图18-2-10），可连续监测，根据患者对治疗的效果动态调整。可以达到2个目的：①排除致命的导致休克的原因，如未发现的心脏压塞、严重瓣膜缺陷、室间隔异常、严重低血容量和心脏收缩重度抑制等；②帮助重症医师回答与血流动力学管理有关的几个关键问题。

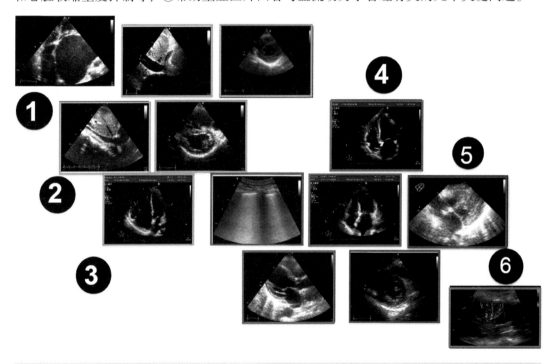

图18-2-10　休克评估的六步法

1. 患者有无基础心脏问题，本次出现的是否为新的问题？第一时间了解患者是否存在慢性基础心脏问题，避免误导治疗方向。一些长期肺动脉高压患者即使看到有明确右室高负荷表现，也不能判定休克是由于右心梗阻引起，要进一步分析其基础状态才能正确地指导治疗方向。

2. 患者能否从进一步容量复苏中获益？IVC直径小或高动力的左室，收缩末室腔消失，提示需要进一步容量复苏。如果患者应用呼吸机辅助呼吸且没有自主呼吸，显著的IVC直径呼吸变异的出现提示需要继续容量复苏，而未出现说明不需要。对有自主呼吸的

患者，拥有高级超声心动图技能的 ICU 医生可以通过进行 PLR 测量回答该问题。此外，如果机械通气患者无自主呼吸且为窦性心律，显著的 SV 呼吸变异（通过超声心动图测量）提示需要继续液体复苏，而不出现说明不需要。决定是否继续容量复苏非常重要，因为不适当的容量复苏可以导致对重症患者造成损害。

3. 患者是否需要强心药物支持？超声心动图可以帮助评价左心功能。左室收缩功能下降在血流动力学不稳定患者中常见。但这说明不一定要使用肌力药物。直接测量 SV 和心输出量对此有帮助。如果 SV 和心输出量在正常范围，没有必要使用强心支持。如果 SV 和心输出量很低以至于供氧减少，就有使用正性肌力药物的指征。如果量化 SV 和心输出量测量无法完成，重症医师可能需要依赖临床指征来决定是否使用正性肌力药物。总的来说，发现左室收缩障碍不能作为使用正性肌力药物的指征。测量 SV 和心输出量可以帮助医生作出决策，因为这是通过对患者临床状态的仔细评估而获得的信息。

4. 有无急性肺心病？急性肺心病可以是多因素的。导致血流动力学不稳定的各种诱因可对右室功能产生直接影响，但继发因素，如给伴随 ALI/ARDS 的患者上呼吸机，也可能导致急性肺心病。识别急性肺心病使重症医师能及时采取措施减少右室后负荷。

5. 有没有 PAWP 升高和肺水肿的迹象？评价肺部情况，了解心肺之间相互影响，避免治疗相关负损伤。

6. 有没有器官灌注不佳表现？拥有高级超声心动图技能的 ICU 医师可以进行肾脏血流半定量评估和肾脏阻力指数（RI）来评价肾脏灌注情况。并且随着血流动力学调整可以动态监测其变化评价肾脏灌注。

（王小亭）

第三节　肺部超声的流程管理

长久以来，肺部的常规影像学检查（如胸部 X 线，胸部 CT 等）均是显示全肺图像的检查，直接可以对获得的图像结果进行分析。而肺部超声却与此不同，肺部超声的每个操作仅能显示操作部位所对应区域的肺的表现，临床医生需要将肺部超声所获得的结果进行整合，重建整体的三维图像，才能提供临床所需要的信息。肋间隙是肺部超声检查的主要部位，但临床工作中如对每一个肋间隙进行检查，既耗时也显得繁琐。因此，制定恰当的床旁超声诊断流程，明确肺部超声的检查位点在临床上显得尤为重要。

床旁肺部超声评估方案（BLUE）是重症肺部超声最经典的流程化方案之一，已经广泛应用于呼吸衰竭病因的判断。但 BLUE 方案也有其本身的局限性，其对于肺实变，肺不张诊断的相对敏感性较低，并且其用来确定检查位置的方法并未考虑到具体疾病的影响，因此又有学者在 BLUE 方案的基础上进行了改良，形成了 BLUE-plus 以及 M-BLUE 方案，使其更加适用于重症医学科患者。本节就将对 BLUE 方案流程的形成及其目前的发展进行阐述。

一、BLUE方案

1. BLUE 方案的形成　BLUE 方案最早由 Lichtenstein 等在一个观察性研究中提出。他们对急性呼吸衰竭的患者在入院时进行肺部超声检查，并将肺部超声的诊断与常规的临床以及影像学进行对比。经过多年的准备与分析，他们在诸多的检查位点中选择了三个标准位点，对每个位点检查得出的结果用二分法（是或否）进行分析后，形成了一系列的征象，而用这些征象来描述可能的呼吸衰竭的病因。

在对每个位点进行检查时都需要明确以下问题：胸膜滑动征是否消失；前胸是否存在彗星尾征；是否存在后壁及/或侧壁肺泡和（或）胸膜综合征（PLAPS）；是否存在静脉血栓。将每个位点所得出的结论进行整合即可以形成以下症候群，其中包括：

A 征象：定义为双侧前壁为对称的 A 线，且存在胸膜滑动征。

A'征象：定义为出现 A 征象，但是胸膜滑动征消失。

B 征象：定义为双侧前壁以对称的 B 线为主，且存在胸膜滑动征。

B'征象：定义为出现 B 征象，但胸膜滑动征消失。

A/B 征象：定义为前胸的一侧为 B 线，一侧为 A 线。

C 征象：定义为前胸出现肺实变。

正常征象：定义为出现 A 征象，且没有 PLAPS。

不同的征象对应不同的疾病，比如 B 征象对应肺水肿，B'征象对应肺炎，A/B 征象对应肺炎，C 征象对应肺炎，A 征象 + PLAPS 对应肺炎，A 征象 + 静脉血栓对应肺栓塞，正常征象对应 COPD 或哮喘，气胸征象（A'征象 + 肺点）对应气胸。研究显示，BLUE 方案对以上几种最常见的呼吸衰竭诊断的正确率可达 90.5%。而在他们研究的 269 例患者中，这几种常见的呼吸衰竭的病因占了 97%，主要包括肺炎、肺水肿、COPD、哮喘、肺栓塞以及气胸。另外一些呼吸衰竭的病因由于占的比例过低，为了保证 BLUE 方案的简洁，他们未进行详细的阐述，这其中包括大量的慢性肺间质病变急性加重（1.4%），胸腔积液（1%），气道狭窄（0.3%），脂肪栓塞（0.3%）以及心包积液。

2. BLUE 方案的具体检查方法　确定标准化的肺部超声的位点，使其检查结果可重复是肺部超声流程最需要解决的问题。BLUE 方案主要应用"蓝手"（BLUE hands）来确定检查的位置。将两只手（不包括拇指）并排置于患者的前胸，上一只手的小指边缘与锁骨下缘紧贴。指尖置于胸正中线。下一只手的小指边缘代表肺的下缘（膈肌线），腕关节通常会位于腋前线，将前胸壁与侧胸壁分开。这里需要注意的是，"蓝手"指的是患者的手，操作者在检查前需要评估患者的手的大小来确定位置。

根据蓝手所确定的位置，我们可以找到四个点，分别为上蓝点，下蓝点，膈肌点与 PLAPS 点。上蓝点位于上蓝手的中指与环指之间的根部，下蓝点位于下蓝手的掌心，在成人中通常位于乳头附近。下蓝点的小指边缘代表膈肌线，将膈肌线延长，其与腋中线的交点即定义为膈肌点，它通常位于胸腔的反折处，而 PLAPS 点位于后方，将下蓝点沿水平方向延伸，其与腋后线的交点即为 PLAPS 点，PLAPS 点通常是肺泡病变或胸膜病变最常见的部位。

3. 应用 BLUE 方案的诊断树　将 BLUE 方案的具体检查位点与前面所介绍的征象相结合，即可以对急性呼吸困难的患者迅速进行病因的诊断。首先检查前胸是否存在肺滑动征，存在肺滑动征即可以除外气胸。然后寻找前胸的 B 线，B 征象代表肺水肿，B'征象、A/B 征象以及 C 征象均提示肺炎。出现 A 征象时则提示需要寻找深静脉血栓。如果存在血栓，可以考虑存在肺栓塞。如果没有血栓，则去寻找 PLAPS，存在 PLAPS 提示肺炎，而无 PLAPS 则提示 COPD 或哮喘。

4. BLUE 方案的临床应用　在传统的呼吸困难的诊断与治疗中，通常包括以下三个步骤：

第一步：医生收治患者时，在时间允许的情况下采集病史，进行体格检查。这个步骤具有决定性意义。一个伴有发热的年轻的患者与一位基础具有心脏疾病的老年患者其发热的原因通常是不同的。

第二步：做简单的实验室检查，如心电图、D二聚体以及基础的血液检查。

第三步：当所有的结果回报后，医生决定是否需要进行进一步的复杂检查，通常这个时候会决定是否需要进行CT检查或者心脏超声检查。

而当我们拥有了肺部超声，有了BLUE方案这个工具以后，在第一步与第二步之间应该加入BLUE方案，对病因进行初步的诊断。因此，传统的第三步就会显得不那么迫切。在进行了第一步之后，行肺部超声检查，首先可以在几秒钟内除外气胸和肺间质综合征。当出现B征象、A/B征象、C征象或者B'征象时，就可以提出初步的诊断。肺的其余部分可以在下一步进行详细的检查。如果出现的是A征象，则通过血管检查明确患者是否存在肺栓塞。如果患者不存在深静脉血栓（通常指的是下肢股静脉区域），则基本可以除外肺栓塞。然后我们在对PLAPS点进行检查以明确患者是否就是简单的COPD。而出现A'征象时，需要检测肺的侧面来寻找肺点。当BLUE方案检查完毕时，如果结果与第一步和第二步的结果相符，医生即可以得出诊断开始有效的治疗。

二、BLUE-plus方案

尽管BLUE方案能够对急性呼吸困难患者的病因进行迅速诊断，但是它仍存在着一些问题。首先其研究的人群主要为急诊患者，病情相对比较单一，其次检查主要以前胸为主，根据前胸的征象来做出初步判断，而显示不出膈肌点和PLAPS点的作用。重症患者的生理学特点决定了患者易出现重力依赖区的肺不张与肺实变，据报道，重症患者机械通气后肺不张的发生率为87.5%，并且合并肺实变，肺不张的患者通常会导致氧合改善不佳，机械通气明显延长。重症患者的肺不张与肺实变主要位于双肺下叶，右肺下叶背段，后外侧基底段，左肺下叶背段、后基底段为主，而在仰卧位时，此区域不易探及，使得BLUE方案诊断的敏感性和准确性相对偏低。研究显示，BLUE方案对重症患者肺实变和肺不张诊断的特异性为75%，敏感性为65.71%，因此，在BLUE方案的基础上，王小亭等提出了BLUE-plus方案，即在BLUE方案的基础上设置后蓝点，即肩胛线与脊柱区域，以了解重力依赖区的情况。

BLUE-plus方案检查位点主要包括上蓝点、下蓝点、膈肌点、PLAPS点以及后蓝点。其中，上蓝点、下蓝点、膈肌点、PLAPS点的位置与BLUE方案相同，后蓝点位于肩胛下线与脊柱间的区域（图18-3-1）。

研究发现，重症医学科存在呼吸衰竭，需要机械通气超过48小时的患者中，BLUE-诊断肺实变，肺不张的敏感性为95.71%，

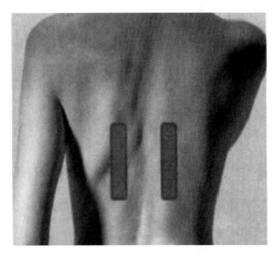

图18-3-1 BLUE-plus方案检查增加位点

特异性为87.50%，与胸部CT相比无明显差异。相对于BLUE方案，改良的BLUE方案更

易发现右肺下叶后外侧基底段，后基底段，左肺下叶背段，后基底段的肺不张和肺实变。

三、M-BLUE方案

BLUE方案各检查点位置主要是通过"蓝手"法来确定，尽管为了避免误差，已经选择了患者本人的手的大小作为参照，但是仍很难反映重症患者肺部的位置。重症患者的病变复杂，ARDS，COPD，肺不张等多种疾病均会使得肺相对于胸壁的位置发生改变，出现膈肌抬高、、膈肌下移、纵隔偏移等各种病理现象，而此时如果仍采用以"蓝手"为参照的体表定位法，很难获得准确的结果。研究显示，在重症医学科所收治的患者中，有47.5%的患者其用"蓝手"法所确定的膈肌点的位置与实际超声影像学上所确定的膈肌的位置并不相同，平均相距2.68cm，因此如果对重症医学科的患者仍采用BLUE法来明确病因，也可能会对最终诊断产生影响。

M-BLUE方案正是针对这种情况提出的对BLUE方案的改良。其与BLUE方案的最大区别是除了上蓝点以外，其他的检查位点均不再使用"蓝手"法定位，而采用超声直接明确膈肌位置的方法确定膈肌点，然后在此基础上来确定其他的位点。具体如下：

上蓝点：左手第三、四掌指关节处；膈肌点：沿腋中线位置找到膈肌的位置（膈肌可见时），或者肺与肝/脾的交接界面（膈肌不可见时）；M点：上蓝点与膈肌点之间的中点；PLAPS点：M点垂直向后与同侧腋后线之间的交点（图18-3-2）。

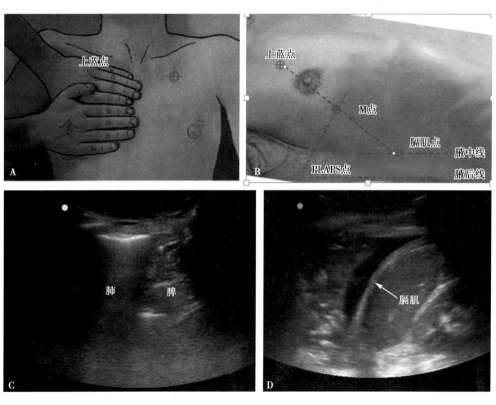

图18-3-2　改良BLUE方案检查点

对比发现，在 BLUE 方案检查过的患者中，经过 M-BLUE 方案检查后，18% 的超声征象发生改变，这种改变大多从病变较轻的征象变成病变较重的征象，在呼吸衰竭的患者中情况更为如此，几乎所有的 ARDS 和 COPD 患者的膈肌点位置发生了改变，并且膈肌点征象的改变率也明显高于无呼吸衰竭的患者，因此 M-BLUE 方案是一种更适合 ICU 患者应用的检查方案。

总之，流程化方案的发展使得床旁肺部超声能够更加贴近临床，更有利于解决临床的问题。随着对肺部超声应用的不断深入。

（丁 欣 王小亭）

第四节 重症超声急会诊流程（CCUE）

一、背 景

重症超声在 ICU 应用越来越广泛，其在重症患者中的快速诊断和治疗价值日益受到关注。呼吸困难和循环衰竭常常是重症医学医师在院内外急会诊过程中遇到的最显著的问题. 传统方式下，患者是否发生气胸、胸腔积液、肺水肿、肺栓塞、休克等，需将患者搬运至放射科做 CT 等的影像学检查，即使床旁 X 线检查，也要经历拍片、洗片、读片、签发报告等环节。针对休克方面更需要进一步有创的血流动力学监测和各种检验结果进一步评价。时间是抢救生命的重要因素，而如何能够在重症急会诊的过程中就早期识别原因，明确诊断，缩短会诊到转入 ICU 的时间间隔和针对性治疗开始时间值得临床关注。重症超声技术直观报告病情和病因，减少了数据分析的时间，增加了临床判断的准确性，拉近了医生与病因及病情判断的距离，因而被形象地比喻为"看得见的听诊器"，标志着临床治疗进入可视化时代。

1. 手持超声介绍 尤其是近年来手持式超声（Handheld ultrasound，HHUS）的临床应用因其体积小，携带方便给重症超声的会诊使用提供了更大的可能性。Mulvagh 医生等提倡，HHUS 可以作为听诊器的扩展，通过超声检查辅助临床诊断，通过超声图像所见或未见，来诊断或排除可疑的病理诊断。已经成为有用的辅助听诊仪器。

2. 流程化超声的作用 在检查过程中，流程化的超声方案可以帮助临床医生更快、更全面地发现问题，避免一些主观意识的遗漏。同时也易于培训与推广，如心肺复苏的FEEL（目标导向的心脏超声生命支持评估）方案、休克循环评估的快速超声休克评估流程（RUSH）方案、休克原因评估的肺部超声指导的休克评估（FALLS）流程、休克诊治的目标导向的超声流程（GDE）方案、腹腔出血评估的目标导向的超声创伤评估（FAST）、目标导向的经胸心脏超声评估（FATE）方案、呼吸困难的床旁肺部超声评估流程（BLUE）方案以及 ICU-sound 等。重症超声流程是多方面有机整合的集中表现。在临床实践中，重症超声与其他诊断和治疗技术相比具有不可比拟的优势，做到了快速与准确的完美结合，几乎可以同步、现场的诊断与治疗，达到指导床旁、现场问题的快速解决，可以适用于重症患者的病因判断及早期评估。

二、CCUE 方案的来源

临床实施过程中的难点在于在众多流程选择时可能无所适从，如何增加其依从性、使操作简单更加重要。呼吸困难和循环波动是院内外重症医生会诊时面临的主要问题，王小亭等 2013 年建立的 CCUE 方案，是重症医生临床急会诊的超声评估方案，他们指出急会诊中呼吸困难是最主要的表现，部分呼吸困难患者同时存在循环波动，病因相对复杂. 单纯循环波动的患者较少，病因也相对单一。因此针对重症医生在会诊中需要同时评价心脏、肺部、容量状态等多方面的指标，整合的心肺超声在会诊中能减少确定诊断时间和初始正确治疗时间、提高初步诊断准确率、有助于决定启动其他诊断（X-RAY/CT）检查转入 ICU 的时机。目标导向超声心动图（FATE）方案产生于 20 世纪 90 年代，由 Dr. Erik Sloth 于 2004 年发表，是重症患者循环管理推荐的目标导向超声评估方案之一。FATE 方案能够最佳化治疗，改善流程，支持做出关键治疗干预决策。FATE 方案容易快速实施及学习掌握，尤其可以达到循环监测及较少胸肺监测的目的。在此基础上扩展快速的下腔静脉超声检查，增加和完善了容量状态和液体反应性的评估，使 FATE 方案更加完善，即为扩展的 FATE 方案（eFATE 方案）。有研究发现应用 eFATE 方案对感染性休克进行诊断和治疗时，有助于提高感染性休克患者 24 小时液体复苏的达标率；有助于减少 6 小时、24 小时和一周治疗液体入量，有助于发现感染性休克患者的心肌抑制及滴定处理；BLUE 方案是由 2008 年发表，是呼吸困难患者重症超声的评估流程，能够早期判断患者呼吸困难的病因、指导治疗，但是临床应用过程中也发现由于肺实变和肺不张主要集中在重力依赖区，所以将后蓝点即肩胛线区肺部超声加入 BLUE 方案，从而形成较为全面的附加 BLUE 方案（BLUE-plus 方案）。在我们前期的研究中也证实 BLUE-plus 方案明显提高了对肺实变和肺不张的诊断率及敏感性和特异性。但 BULE-plus 方案却无法完成对循环功能不全的鉴别诊断。既然单纯应用 eFATE 或 BLUE-plus 方案均有一定的局限性，因此结合二者优点，修改形成的全新的 CCUE 方案。一方面，将两者紧密结合对于呼吸和循环受累的患者，尤其对在第一时间判断困难的患者，非常有利；另一方面，将 eFATE 方案中的胸肺点变成较为完整的 BLUE-plus 方案，形成操作性强且全面的新方案，临床实施和培训也较容易，具有可行性。

临床实施过程中如何选择合适的方案对呼吸和循环波动的患者进行评估，我们发现目前常用的几个方案对病因进行判断时无法完全覆盖，同时会有漏诊现象，诊断敏感性偏低. 我们将目标导向超声心动图（FATE）方案结合剑突下平面和右侧腹部腋中线水平窗口（上腹部手术导致剑突下平面操作受限的患者）快速的下腔静脉超声检查（图 18-4-1），基本能够对重症患者循环情况和管理进行初步判断和指导进一步治疗。但是主要侧重于循环功能的评估，对于以呼吸困难为主要表现的重症患者诊断和治疗价值具有一定局限性。肺部超声是一种无创、可重复的床旁检查技术，在评估气胸、肺间质综合征、肺实变、胸腔积液及肺挫伤等肺部疾病时具有较高的诊断与指导治疗价值。BLUE 方案是重症患者呼吸困难管理推荐的目标导向超声评估方案之一，作者既往研究发现改良的 BLUE 方案对肺实变的诊断敏感性明显提高。结合三者并相应得简化形成的 PCUM 方案能够更好且同时评估患者的呼吸循环功能。一方面，将 eFATE 方案中的胸肺点变成较为完整的改良 BLUE 方案，同时增加右侧腹部腋中线水平窗口快速评估下腔静脉超声检查，形成操作性强且全面的新方案，临床实施和培训也较容易，具有可行性；另一方面，将三者紧密结合对于呼吸和循环受累的患者，尤其对在第一时间判断困难的患者，非常有利。

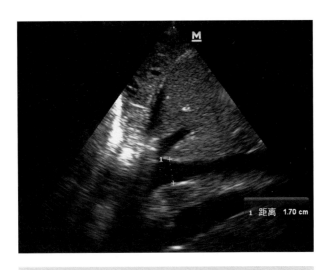

图 18-4-1 右腹部腋中线水平下腔静脉宽度

三、CCUE 的超声流程方案

即结合 eFATE 与 BLUE- plus 简化方案的 CCUE 超声方案的实施流程（图 18-4-2）。

1. 剑突下四腔切面和剑突下评估下腔静脉的宽度和随呼吸的变化情况。
2. 心尖四腔切面。
3. 胸骨旁长轴和短轴切面。
4. 肺部超声包括：①上蓝点：上手的第三四掌指关节处。②下蓝点：下手的掌中心。③膈肌线：下手小指的横线。④PLAPS 点：下蓝点垂直向后与同侧腋后线相交的点。⑤后蓝点：肩胛下线和脊柱围成的区域。应用（BLUE point）在短时间内迅速检查得到答案，主要是简单、省时、准确。分区方法：应用患者双手定位法，去掉患者的拇指，双手并拢：上蓝点（上手的第三四掌指关节处）；下蓝点：下手的掌中心，（这样定位主要是避免心脏的影响）；膈肌线：下手小指的横线大约是膈的位置；PLAPS 是 posterior and/or lateral alveolar and/or pleural syndrome 的缩写，定位是下蓝点垂直向后与同侧腋后线相交的点。这样检查有明显的优势：方便、快捷，上蓝点：检查气胸；下蓝点：检查气胸；膈肌线：分清胸腔还是腹腔、膈肌麻痹；PLAPS 点：大量的胸腔积液、肺实变。

四、CCUE 超声流程方案目的

CCUS 超声流程方案实施的具体目的：主要评估重点包括：①除外明显病理状态；②定性评估室壁厚度与腔室内径；③定性评估左心收缩功能；④定性评估容量状态（明显容量不足与容量过负荷）和定性液体反应性可能；⑤观测双侧胸腔及肺脏，了解各部位有

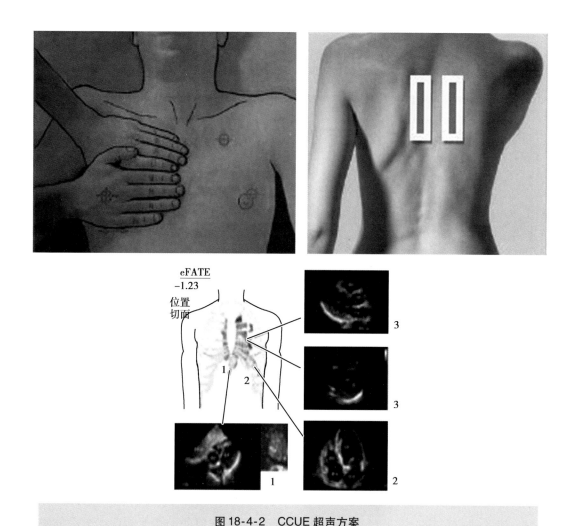

图 18-4-2　CCUE 超声方案

无气胸（P1），胸腔积液（P2），正常气化（A），距离 3mm 与 7mm 的 B 线（B3/B7）肺实变与不张（C）；⑥把超声信息与临床相联系。

　　首先除外明显的病理状态：临床重症会诊中最紧急的情况就是心脏骤停，但一些临床可处理的疾病导致的假性无脉电活动，如果能够早期发现并予以处理是可以逆转患者生命的。临床常见的假性无脉电活动包括：严重容量不足、心脏压塞、大面积肺栓塞、张力性气胸、严重左心功能不全。在实施 CCUE 方案时首先要除外是否存在这五种疾病。

　　重症急会诊常见疾病超声表现

　　1. 肺实变和肺不张超声影像表现①组织样征：肺出现类似于肝样组织结构；②碎片征：块状组织样组织位于胸膜下产生的征象；③支气管充气征（图 18-4-3）。

　　2. ARDS 超声影像表现①非匀齐的 B 线分布；②胸膜线异常征象；③前壁的胸膜下实变；④肺滑动征减弱或消失；⑤存在正常的肺实质。

　　3. 气胸超声影像表现①胸膜滑动征消失；②B 线消失；③出现肺点。

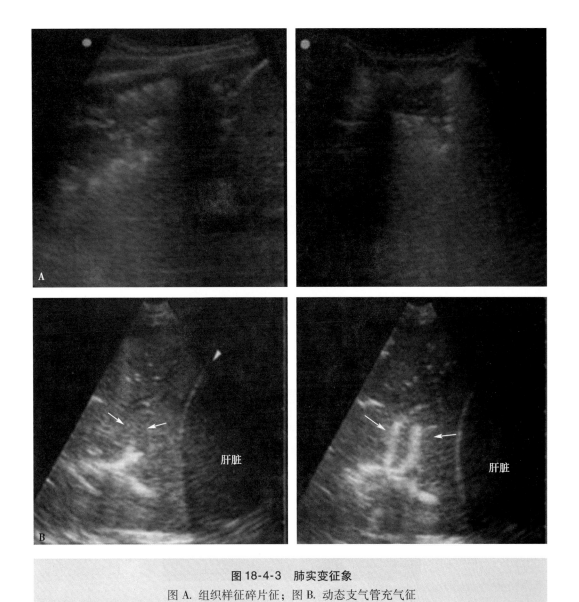

图 18-4-3　肺实变征象
图 A. 组织样征碎片征；图 B. 动态支气管充气征

4. 急性肺水肿（心源性或单纯容量负荷增加）超声影像表现①弥漫匀齐的 B 线分布；②固定增宽的下腔静脉；③伴或不伴有左心室射血分数（LVEF）明显下降；④左心舒张末期面积增加。

5. 大面积肺栓塞超声影像表现①肺部 A 线；②室间隔矛盾运动，D 字征（图 18-4-4）；③右室增大，收缩力下降；④肺动脉内可见血栓。

6. 心脏压塞超声影像表现①发现心包积液；②右心房收缩期受压，右心室舒张受压表现；③固定增宽的下腔静脉（图 18-4-5）。

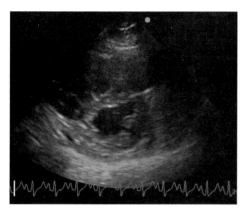

图 18-4-4　室间隔矛盾运动，D 字征

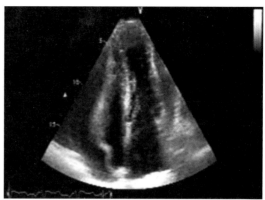

图 18-4-5　心脏压塞

7. 低血容量休克超声影像表现①左心舒张末面积明显减小；②左心收缩增强；③乳头肌 "Kiss 征"（图 18-4-6）；④纤细随呼吸变异度大的下腔静脉。

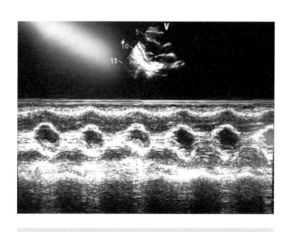

图 18-4-6　乳头肌亲吻征

8. 分布性休克超声影像表现①正常或增强的左心和右心功能；②正常或增宽的下腔静脉；③左心舒张末面积正常，收缩末期面积减小。

9. 心源性休克超声影像表现①左心弥漫收缩功能降低；②左心节段性收缩功能减低（如急性心肌梗死，应激性心肌病等）。

10. 梗阻性休克超声影像表现①急性大面积肺栓塞表现；②心脏压塞表现；③瓣膜形态上明确毁损，如二尖瓣重度狭窄，主动脉瓣重度狭窄等；④有流出道梗阻表现。

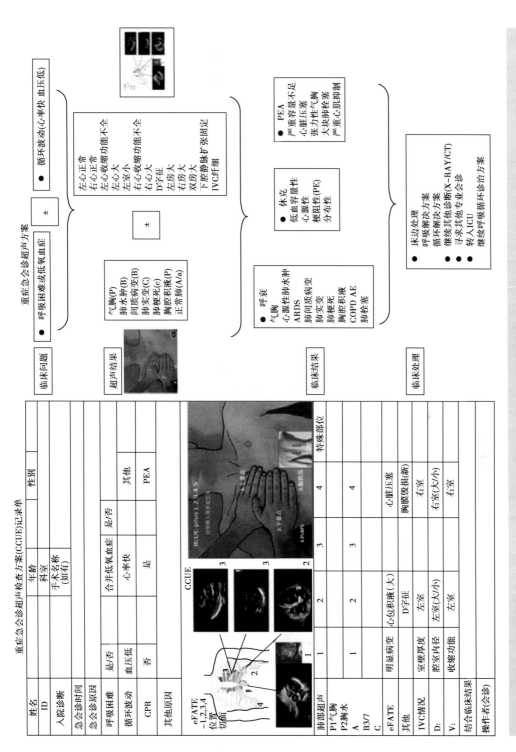

图18-4-7　CCUE超声流程分析方案

461

五、CCUE 超声流程方案实施的要点

CCUE 超声方案以定性为主要要求，首先根据临床问题，包括呼吸困难或低氧血症及循环波动进行 CCUE 相关检查，得出相关的超声结果，包括循环相关结果与胸肺相关结果；之后结合临床情况迅速得出相关临床解释，最后第一时间进行相关的临床处理。必要时根据临床问题与 CCUE 的超声结果与重症医学科重症超声的另一名会诊人员进行及时沟通，以利于得出更加正确结果。

六、CCUE 方案的优势

导致呼吸困难或血流动力学不稳定的主要病因有急性呼吸窘迫综合征、急性肺水肿、肺实变/肺炎、急性肺栓塞、分布性休克、心源性休克等．肺部超声是一种无创、可重复的床旁检查技术，能快速评估各种原因引起的通气变化。既往的研究显示，肺部超声在肺部疾病的诊断和指导治疗中具有非常高的价值。肺部超声数据和 CT 有很高的相关性，如能充分应用肺部超声技术约有一半的患者可以避免进行肺部 CT 检查。但是单纯的肺部超声-BLUE 方案是在评估急性呼吸衰竭的病因上有一定的局限性，对于部分疾病如肺实变、肺栓塞等敏感性低、波动性大，但是特异性高。对于部分疾病的诊断敏感性极高，但对于进一步的病因诊断作用有限．如肺部均为弥漫 B 线考虑肺水肿诊断，但急性肺水肿原因包括心源性（急性左心功能衰竭，心脏压塞等）、单纯容量过负荷、ARDS 肺水肿、弥漫肺间质疾病等，单纯肺部超声对具体病因的诊断正确率明显偏低。Benoit Bataille 等的研究发现整合的心肺超声比单独的肺部超声在对于心源性肺水肿和肺炎的诊断的正确率、敏感性、特异性均增高，对肺栓塞和气胸的诊断敏感性和特异性无明确区别。单独使用肺部超声去发现心源性水肿很不可靠，因为它在 33% 的肺炎样本中呈现假阳性诊断，而在 37% 心源性水肿中呈现假阴性诊断。Nazerian 等研究也发现进行多器官的联合超声检查（心、肺、下肢静脉）与进行单一器官的超声检查相比能够明显提高急性大面积肺栓塞诊断的敏感性。在循环波动患者的诊断上，之前的相关研究 Fate 方案主要用于循环管理评估和指导，较少用于对病因的初步判断，CCUE 方案在循环波动的重症患者初步病因判断时间较短，有较高的正确率，同时与 Fate 方案相比，肺部的评估更加全面，能够更好地权衡全身的治疗，如液体的管理，保护性肺开放等。

在我们既往的研究中，CCUE 方案针对因出现突发呼吸困难或循环波动需要急会诊的患者，能够在较短的时间（15 分钟左右）内进行初步诊断，有较高初步诊断正确率 93.1%，并获得了较早的初始正确治疗时间（25～30 分钟）。同时方案对导致呼吸困难或循环波动的主要病因如急性呼吸窘迫综合征，急性肺水肿，肺实变，分布性休克，心源性休克等判断均有较高的敏感性和特异性，这些对于重症患者的救治至关重要。

目前越来越多的研究证明整合的心肺联合超声在重症疾病的病因判断中的作用较单一器官超声可提高敏感性，因而具有更精确的评估作用。

七、总　结

CCUE 方案不仅有助于临床获得更多有价值的信息，同时床旁可重复操作性强、无创即时，比传统方法或单独应用肺部超声更连续追踪心肺等功能的实时改变，进行诊断与鉴别诊断，并予目标指导性治疗，及时调整治疗方案，连续评估动态调整有助提高诊断与治

疗的效率和效果。是床旁评价患者急性呼吸衰竭和循环波动的首选的、重要的安全检查手段。我们需要进一步对急性呼吸衰竭患者应用 PCUM 方案是否能进一步改善患者预后及降低死亡率，减少 ICU 住院时间，减少机械通气时间等方面的研究。

（赵　华　王小亭）

参考文献

1. Spahn DR，Bouillon B，Cerny V，et al. Management of bleeding and coagulopathy following major trauma：an updated European guideline. Crit Care，2013，17：R76.

2. Verbeek DO，Zijlstra IA，van der Leij C，et al. The Utility of FAST for Initial Abdominal Screening of Major Pelvic Fracture Patients. World J Surg，2014，38（7）：1719-1725.

3. Sheng AY，Dalziel P，Liteplo AS，et al. Focused assessment with sonography in trauma and abdominal computed tomography utilization in adult trauma patients：trends over the last decade. Emerg Med Int，2013，2013：678380.

4. Song KJ，Shin SD，Hong KJ，et al. Clinical applicability of real-time，prehospital image transmission for FAST（Focused Assessmentwith Sonography for Trauma）. J TelemedTelecare，2013，19：450-455.

5. HolmJH，FrederiksenCA，Juhl-OlsenP，et al. Perioperativeuseof focus assessed transthoracicechocardiography（FATE）. Anesth Analg，2012，115：1029-1032.

6. Zhang LN，Ai YH，Liu ZY，et al. ［Feasibility of focused transthoracic echocardiography in intensive care unit performed by intensivists］. Zhongguo Wei Zhong Bing Ji Jiu Yi Xue，2012 Dec，24（12）：739-741. Chinese

7. Wang XT，Liu DW，Zhang HM，Chai WZ，Du W，He HW，Liu Y. Impact of extended focus assessed transthoracic echocardiography protocol in septic shock patients. Zhonghua Yi XueZa Zhi，2011，91（27）：1879-1883.

8. Lichtenstein DA，Mezière GA. Relevance of lung ultrasound in the diagnosis of acute respiratory failure：the BLUE protocol. Chest，2008，134：117-125.

9. Wang XT，Liu DW，Zhang HM，et al. The value of bedside lung ultrasound in emergency-plus protocol for the assessment of lung consolidation and atelectasis in critical patients. ZhonghuaNeiKeZaZhi，2012，51（12）：948-951.

10. Breitkreutz R，Price S，Steiger HV，et al. Focused echocardiographic evaluation in life support and peri-resuscitation of emergency patients：A prospective trial. Resuscitation，2010，81：1527-1533.

11. Breitkreutz R，Walcher F，Seeger FH. Focused echocardiographic evaluation in resuscitation management：concept of an advanced life support-conformed algorithm. Crit Care Med，2007，35：S150-S161.

12. Manno E，Navarra M，Faccio L，et al. Deep impact of ultrasound in the intensive care unit：the " ICU-sound" protocol. Anesthesiology，2012，117：801-809.

13. Wang XT，Liu DW. ［A powerful equipment in critical care medicine：critical ultrasound］. Zhonghua Nei Ke Za Zhi，2013 Aug，52（8）：631-633. Chinese.

14. Perera P，Mailhot T，Riley D，et al. The RUSH exam：Rapid Ultrasound in Shock in the evaluation of the critically ill. Emerg Med Clin North Am，2010，28：29-56.

15. Lichtenstein D. Fluid administration limited by lung sonography：the place of lung ultrasound in assessment of acute circulatory failure（the FALLS-protocol）. Expert Rev Respir Med，2012，6：155-162.

16. Schmidt GA，Koenig S，Mayo PH. Shock：ultrasound to guide diagnosis and therapy. Chest，2012，142：1042-1048.

17. Kimura BJ，Yogo N，O'Connell CW，et al. Cardiopulmonary limited ultrasound examination for "quick-look" bedside application. Am J Cardiol，2011，108：586-590.

18. KajimotoK，MadeenK，NakayamaT，et al. Rapid evaluation by lung-cardiac-inferior vena cava（LCI）integrated ultrasound for differentiating heart failure from pulmonary disease as the cause of acute dyspnea in the emergency setting. Cardiovasc Ultrasound，2012，10：49.

19. Ferrada P，Vanguri P，Anand RJ，et al. A，B，C，D，echo：limited transthoracic echocardiogram is a useful tool to guide therapy for hypotension in the trauma bay--a pilot study. J Trauma Acute Care Surg，2013，74：220-223.

20. Lichtenstein DA. Whole Body Ultrasonography in the Critically ill. 2012.

21. Gerstle J，Shahul S，Mahmood F. Echocardiographically derived parameters of fluid responsiveness. Int Anesthesiol Clin，2010，48：37-44.

22. Repessé X，Bodson L，Vieillard-Baron A. Doppler echocardiography in shocked patients. Curr Opin Crit Care，2013，19：221-227.

23. Mohammad A，Hefny AF，Abu-Zidan FM. Focused assessment sonography for trauma（FAST）training：A systematic review. World J Surg，2014，38（5）：1009-1018.

24. Oren-Grinberg A，Talmor D，Brown SM. Focused critical care echocardiography. Crit Care Med，2013，41：2618-2626.

25. Beraud AS，Rizk NW，Pearl RG，et al. Focused transthoracic echocardiography during critical care medicine training：curriculum implementation and evaluation of proficiency. Crit Care Med，2013，41：e179-181.

26. 刘大为. 实用重症医学. 北京：人民卫生出版社，2010.

27. Kimura BJ，Yogo N，O'Connell CW，et al. Cardiopulmonary limited ultrasound examination for " quick-look" bedside application. Am J Cardiol，2011，108：586-590.

28. Breitkreutz R，Walcher F，Seeger FH. Focused echocardiographic evaluation in resuscitation management：concept of an advanced life support-conformed algorithm. Crit Care Med，2007，35（5 Suppl）：S150-161.

29. Perera P，Mailhot T，Riley D，et al. The RUSH exam：Rapid Ultrasound in Shock in the evaluation of the critically ill. Emerg Med Clin North Am，2010，28：29-56.

30. Lichtenstein D. Fluid administration limited by lung sonography：the place of lung ultrasound in assessment of acute circulatory failure（the FALLS-protocol）. Expert Rev Respir Med，2012，6：155-162.

31. Scalea TM，Rodriguez A，Chiu WC，et al. Focused Assessment with Sonography for Trauma（FAST）：results from an international consensus conference. J Trauma，1999，46：466-472.

32. Holm JH，Frederiksen CA，Juhl-Olsen P，et al. Perioperative use of focus assessed transthoracic echocardiography（FATE）. Anesth Analg，2012，115：1029-1032.

33. Manno E，Navarra M，Faccio L，et al. Deep impact of ultrasound in the intensive care unit：the " ICU-sound" protocol. Anesthesiology，2012，117：801-809.

34. 王小亭，刘大为，张宏民，等. 扩展的目标导向超声心动图方案对感染性休克患者的影响. 中华医学杂志，2011，91：1879-1883.

35. Barillari A，De Franco F，Colonna F. Chest ultrasound helps to diagnose pulmonary consolidations in pediatric patients. J Med Ultrasound，2011，19：27-31.

36. Alrajhi K，Woo MY，Vaillaneourt C. Test characteristics ofultrasonography for the detection of pneumothorax：a systematicreview and meta. analysis. Chest，2012，141：703-708.

37. Lichtenstein D，Lung ultrasound in the critically ill. Curr Opin Crit Care，2014，20：315-322.

38. 王小亭，刘大为，张宏民，等. 改良床旁肺部超声评估方案对重症患者肺实变和肺不张的诊断价值. 中华内科杂志，2012，51：948-951.

39. Nazerian P，Vanni S，Volpicelli G，et al Accuracy of point-of-care multiorgan ultrasonography for the diagnosis of pulmonaryembolism. Chest，2014，145：950-957.

附 录

中国重症超声专家共识

中国重症超声研究组（CCUSG）重症血流动力学治疗协作组（CHTCgroup）

随着重症超声在重症疾病诊治中的作用被日益认知与理解，已越来越被广泛的接受和应用，重症医学专业医生在实施过程中开始面临各种问题，突显了对重症超声学术发展体系建设与质量控制的需求。为此，专家组根据多年来应用和推广经验，从基本理念到实施规范，制定了本共识。

共 识 形 成

2016 年 5 月成立了由来自全国各地的 20 名重症医学专家组成的重症超声共识小组召开工作会议，讨论重症超声相关问题。经小组专家讨论认为，重症超声涉及重症医学理论的进步、概念的更新及临床实践的规范，目前有必要并有条件达成共识，以促进重症超声的系统发展和逐步推广。根据既往工作经验、会议讨论和沟通结果，专家们确定了重症超声共识应包括 5 方面内容，即重症超声基本理念与基础要求、重症超声与循环治疗、重症超声与呼吸治疗、其他系统与器官、重症超声与临床操作。

由 10 名重症医学专家组成工作组，每 2 名专家组成专题组，负责其中一个专题，完成相关文献的查找、阅读、专家意见的收集和共识条目初稿的书写。每个专题组中有 1 名专家负责把握专题内涵的学术性和临床定位，以及与其他专题的协调一致性。经过 4 轮的电子技术为基础的讨论，形成 65 条基本条目。

通过电子邮件的形式将共识基本条目发送给中国重症超声研究组（CCUSG）和重症血流动力学治疗协作组的 39 名专家。根据共识条目的理论依据、科学性、创新性、可行性及专家权重进行综合评分，同时对临床相关结果类条目，参考推荐意见分级的评估、制定及评价（Grading of Recommendations Assessment, Development and Evaluation, GRADE）系统评价方法，评估过程基本符合 GRADE 系统推荐原则。最终综合评分以 0~9 计分，确定各条目的推荐强度。其中，0~3 分为不推荐，4~6 分为弱推荐，7~9 分为推荐。此评价过程重复两轮，综合获得较为完善的共识条目和推荐程度[1]。之后，通过改良的德尔菲法，组织 15 名专家，结合最新的临床医学证据和重症医学发展前沿，分别对共识条目的相关专题进行审阅。并于 2016 年 7 月

16 日召开共识电话会议集中讨论，记录每位发言者对共识的意见和建议，所有参会专家针对每个拟共识条目进行讨论。根据会议所有专家达成共识的条目及其内容描述要求，在综合评分基础上，最终形成推荐意见 41 条[2]。随后，共识条目撰写小组根据电话会议的意见，再次查阅及增补最新文献，于 2016 年 7 月底完成共识意见初稿，2016 年 8 月初形成最终稿。

重症超声的基本理念与基础要求

1. 重症超声是在重症医学理论指导下，运用超声技术，针对重症患者，问题导向的多目标整合的动态评估过程，是确定重症治疗，尤其是血流动力学治疗方向及指导精细调整的重要手段（8.06 分）

重症医学是研究任何损伤或疾病导致机体向死亡发展过程的特点和规律性，并据此对重症患者进行治疗的学科。在重要器官系统，如循环、呼吸、肾脏和脑组织等的功能监测、评估和支持方面，重症医学表现出明确的专业特点。其中，超声具有动态、实时、可重复的特点，不仅可用于病情评估，及时发现问题，还可进行多目标整合的动态评估，与其他监测手段共同获得重要监测和评估数据，为诊断与治疗调整提供及时、准确的指导。重症的特点是患者复杂的发病机制和瞬息的多系统多器官性损害，同时对治疗有着迅速的反应。超声作为重症患者监测评估的一部分，更加方便、直观和准确。另外，随着对重症医学理念的深刻理解及对重症患者病情变化的细微观察与思考，血流动力学也迅速从休克的血流动力学监测发展成为重症的血流动力学治疗，超声针对重症治疗尤其是血流动力学治疗的指导与调整更加精细。由于重症医学的发展，赋予了超声技术新的内涵和功能，被称为重症超声。重症超声不同于传统的诊断超声，实施者和影像结果解读者均为重症医学专业医生，快速发现问题，将重症医学诊疗思路借助超声技术解释、评估及解决问题，因以使得重症超声在重症医学领域得到迅猛发展，甚至从心肺血管逐渐发展为全身超声，而重症相关操作的可实施性与安全性也因重症超声的介入而得到进一步发展。

2. 超声图像获取的标准化是准确客观评估的基础，特殊状况下非常规切面可能提供重要信息（7.77 分）

操作者依赖一直是超声检查或评估的软肋。对同一检查目标，不同操作者可能获得不同结果。尤其是心脏超声，其重要原因在于临床普遍使用的二维超声均是通过获取不同二维平面的信息来反映立体的心脏的整体情况，而切面角度的偏差均可能造成不同的二维平面信息。故需要通过一些标志性的结构来统一切面标准，以获取一致的整体信息，使结果更具有参照性，这些统一的切面即为标准化切面，在标准化切面下进行测量的结果才具有可重复性。另外，对那些主要病理生理信息不在标准切面内，或标准切面不能全面反映心脏病理改变时，非常规标准切面的检查极为重要。但应注意的是，非常规评估方法即非常规切面是建立在常规方法即常规切面的基础上。

3. 流程化方案是快速有效实施重症超声的保障（8.04 分）

规范化、流程化是重症医学治疗的重要特点，针对 ICU 常见的不同疾病，采取一系列的措施来进行诊断与鉴别诊断，从而制定目标导向性治疗方案。重症超声也同样以目标导向为基础，针对不同的临床情况已制定一系列流程化方案，帮助快速并较为全面的发现临床问题，如心肺复苏时的目标导向超声生命支持评估（FEEL）流程[3]、呼吸困难病因筛查的床旁肺部超声检查（BLUE）流程和改良 BLUE 流程[4,5]、休克的快速超声休克评估（RUSH）流程[6]、创伤腹腔出血的目标导向超声评估（focused assessment with sonography for trauma，FAST）流程[7]、休克诊治的目标导向超声（GDE）流程[8]、目标导向经胸心脏超声（TTE）评估（FATE）流程和扩展的 FATE 流程[9,10]、重症患者全身系统性筛查（ICU-SOUND）流程等[11]。重症急会诊超声流程（Critical Consultation Ultrasonic Examination，CCUE）是 2012 年始在北京协和医院院内针对因呼吸和循环问题需要转 ICU 进行急诊会诊的超声流程方案，研究发现其可以有效促进重症患者的床边处理，缩短 ICU 住院时间[12,13]。CCUE 流程在重症患者急性呼吸和循环等病情变化中具有非常高的实用性。故在重症诊疗过程中，流程化的超声方案是快速有效实施重症超声的保障。

4. 重症医学专业医生有必要接受重症超声规范化培训（7.91 分）

重症医学作为一门独立的临床医学学科，具有鲜明的专科特色，要求重症医学专业医生具备对重症患者病情做出快速准确评估、及时救治的能力。重症超声具有了不可比拟的优势，真正做到了快速与准确的完美结合，几乎是同步、现场的诊断与治疗，达到了床旁指导、现场解决临床问题的目的。多项研究显示，由重症医学专业医师主导的重症超声明显提高了重症患者的救治水平，是重症医学专业医师应具备的临床技能之一。但超声检查的准确性与操作者密切相关，经验不足可出现漏诊、误诊，对患者有潜在的风险，而目前重症医学专业医生的操作、诊断水平参差不齐，操作前需进行规范的培训[14]，从而提高操作技巧、知识水平，认识潜在风险及局限性。有研究提示，重症医学专业医师在独立实施重症超声前，需在指导下实施至少 50 例的重症超声检查[15]，培训流程应包括理论学习、临床实践、定期考核等[16]，并对操作者进行技能水平分级鉴定。基于每位学员的重症知识及操作水平不同，对学员的分级、分层，对培训内容的分级、分层十分必要。对课程的设置是通过前期调研整合了学员及讲者的需求，培训内容亦不是一成不变，而是根据重症及重症超声的相关研究及技术水平的不断进展，实时更新。由于重症患者自身情况受限，部分情况下 TTE 难以获得理想的图像，但 TTE 和经食管心脏超声（TEE）的图像是互相验证和弥补的，故重症医学专业医生有必要进行 TEE 相关培训，有选择的、目标导向的进行 TEE 检查。

重症超声与循环管理

5. 运用重症超声进行血流动力学评估时，建议优先评估下腔静脉（7.56 分）

评估容量状态及容量反应性是血流动力学评估中的重要部分[17]，而在重症超声进行血流动力学评估时，容量也是首先考虑的问题。下腔静脉作为血液流入心脏的最后一站之一，其内径和塌陷程度一直用于重症患者容量状态的评估。研究显示，低血容量患者下腔静脉内径要小于正常血容量患者[18,19]，而扩张、固定的下腔静脉通常提示患者处于容量过负荷状态。下腔静脉的测量部位包括剑突下和右侧经腹腋后线，不同部位的下腔静脉内径和变异度存在差异，无法相互替代[20]，而下腔静脉内径形变指数则可用于下腔静脉内径的综合立体评估[21]。

根据心肺相互关系，下腔静脉内径随吸气相和呼气相的变化可用来判断患者是否存在容量反应性。在控制通气的机械通气患者中，吸气相时胸腔内压增加，静脉回流受阻，使得下腔静脉扩张。研究表明，在感染性休克及蛛网膜下腔出血的患者，用超声M模式测量呼吸周期时，下腔静脉吸气扩张率程度的变化可准确预测容量反应性[22,23]，而下腔静脉吸气扩张率也适用房颤重症患者[24]。然而，在辅助通气模式的机械通气患者，下腔静脉的超声评估并不能准确的判断容量反应性[25]。

此外，当患者存在导致右心压力升高的因素时，下腔静脉也会表现为扩张、固定，此时，下腔静脉的形态可作为临床上支持或除外肺栓塞、心脏压塞及肺动脉高压等导致右心压力升高疾病的重要证据。另外还应注意一些慢性疾病导致下腔静脉明显扩张。

6. 心脏定性评估是早期、快速评价重症患者血流动力学的有效手段（8.06分）

心脏的定性评估包括判断心腔大小、室壁厚度、心脏收缩舒张功能以及下腔静脉纤细或扩张固定等多方面，此时无须复杂的测量技术，超声即能快速提供有关血流动力学的重要信息。心腔大小和室壁厚度的异常可提示患者存在慢性心脏基础疾病；心脏收缩功能的判断可提示患者是否存在心源性血流动力学异常，下腔静脉的形态及其内径随着呼吸是否会显著改变提示患者是否存在明显的容量反应性。

研究显示，利用手持超声机定性评估重症患者的左心功能，其准确性在80%以上[26]；利用定性的心脏超声评估患者的右室和下腔静脉可初步诊断肺栓塞，其准确性不亚于复杂的定量检查[27]。故心脏的定性评估是早期、快速评价重症患者血流动力学的有效手段。

7. 重症超声连续与动态的定量评估有助于重症患者的循环管理（7.82分）

不同类型的休克可以共存，相互转化，心功能的评估也需要连续与动态，因此，心脏的定量评估也很重要[17,28]。心脏超声的定量评估紧扣心输出量、收缩功能、容量状态及心脏充盈压这几个重要环节进行。

心输出量为每搏输出量与心率的乘积，每搏输出量可以通过测量左室流出道面积与左室流出道速度时间积分来获得，其数值与通过肺动脉漂浮导管所测结果接近[29]。在胸骨旁长轴或短轴分别测量左心室收缩末内径与舒张末内径，可以获得左室缩短分数，间接获得左心室射血分数，从而获得左室收缩功能的定量指标。呼气末下腔静脉内径绝对值可以提示患者的容量状态，下腔静脉内径变异度可以为患者容量反应性的判断提供有益的信息[22]。另外，定量测量心脏充盈压对明确血流动力学治疗的压力目标也有着重要意义。下腔静脉内径和塌陷度的测量是估测右房压的重要手段。肺动脉压的测量不仅可以用来评估肺栓塞及肺动脉高压的严重程度，其在急性呼吸窘迫综合征（ARDS）相关急性肺心病的作用也越来越受到重视[30]。左房压的评估在诊断心源性脱机困难方面也有着重要意义[31]。

8. 重症超声评估心脏功能时，必须高度重视右心功能的评估（8.01分）

多年以来，心脏功能的评估通常是以左心为核心，而右心作为心脏评估中的重要环节却常被忽视。右心是静脉回流的终点，所有的血液均需经过右心克服肺动脉阻力后才能递呈至左心。右心与左心共用一个室间隔，右心的容积增大或压力升高均通过室间隔传递给左心，从而影响左心射血。因此，首先评估右心功能，明确右心对左心的影响乃至对整个循环系统的影响尤为重要。

急性压力过负荷、急性容量过负荷、急性收缩功能下降及急性舒张充盈减低均会导致急性右心功能不全[32]。值得注意的是，ARDS 是导致 ICU 患者右心功能不全的重要原因。研究表明，高达 20% 的中重度 ARDS 患者合并急性右心功能不全[30]。除了肺塌陷所引起的肺动脉阻力增加外，高呼气末正压水平也会通过减少静脉回流及增加右室后负荷来影响右心功能[33]。另外感染性休克时，也从下述多个方面影响右心，其血流动力学受累特点导致肺循环阻力增加，若合并 ARDS，肺循环阻力增加更明显；经常合并心肌抑制，常见左右心同时受累；若合并急性肾损伤，易出现容量过负荷，从而进一步影响右心；故 ICU 患者心功能评估应从右心开始。

9. 评估右心功能时，应首先评价右心室的大小（7.71 分）

与左心室不同，右心室的游离壁由横行肌纤维构成，明显薄于左室，这种独特的解剖结构使得右心室对压力和容量的负荷均比较敏感，前负荷和后负荷的增加均会导致右室内压力升高，使得右室体积增加。正因如此，右心室舒张末面积（RVEDA）/左心室舒张末面积（LVEDA）比值可作为右心功能不全的指标。

通常情况下，心脏超声下的心尖四腔心切面，RVEDA/LVEDA ＜ 0.6，当 RVEDA/LVEDA ＞0.6 时，已出现了右室扩张，而当 RVEDA/LVEDA ＞1 时，即可认为右室存在重度扩张。有很多学者将 RVEDA/LVEDA 比值与室间隔的矛盾运动一起作为急性肺心病的超声诊断指标。当患者出现 RVEDA/LVEDA ＞0.6 并存在室间隔矛盾运动时，即可诊断肺心病。而当右室的压力进一步增加并超过左室压力时，在胸骨旁短轴超声即可看到 "D"字征。而在经典的心脏压塞，右心又常因被压而缩小，右侧局灶胸腔填塞或气胸时也会压迫右室，使其变小，此时下腔静脉内径是增宽的，中心静脉压是增高的。

故右室增大或缩小均是右心受累的表现，右心功能的评估从大小开始。

10. 评估左室功能时，必须评价左室舒张功能有无异常（7.68 分）

舒张功能是心脏功能中较为敏感的部分。人类在衰老的过程中，常从舒张功能退化开始，最早表现为松弛功能减低；在任何心脏病变的最早期均会出现舒张功能异常，即所有心脏疾病均会导致某种程度的舒张功能不全，而超声所发现的舒张功能不全已处于相对较晚的阶段[34]。心脏作为一个泵血器官，相对于收缩功能，舒张功能易被忽视，然而在感染性休克的心功能衰竭中，超声发现的左室舒张功能不全的比例可高达 50%[35]。而舒张性心力衰竭与收缩性心力衰竭的治疗存在很大差异，因此，首先判断患者是否存在舒张功能不全具有重要意义。

心脏超声可通过定性的方法来快速识别患者是否存在舒张功能不全，并做出初步评价：首先，存在心肌肥厚的患者通常伴有舒张功能不全；其次，心房颤动患者由于缺乏规律的心房收缩，通常也会合并舒张功能障碍；另外，当左室出现了收缩功能障碍时，其舒张功能通常也受累；上述几种情况下，左房经常是增大的。

此外，左室充盈压的评估是左室舒张功能评估的重要组成。舒张期充盈压包括左室舒张末压和平均左房压，其中左房压代表了左房舒张期的平均压力[36]。心室舒张功能障碍通常表现为松弛时间减少和顺应性下降，致使在相同的容量状态下充盈压升高，而充盈压升高与心室壁是否增厚、心室内径大小无直接相关性。如，心肌增厚引起舒张功能受累时，舒张期心腔是小的；而充血性心力衰竭时，室壁变薄，舒张末心腔容积增加；但两种情况下心室充盈压均增高。

另外，左房压可以用来评估患者舒张功能障碍程度，E/E′是常用的评估充盈压的指标。当 E/E′>15 时提示左房的充盈压升高[37]。研究表明，E/E′绝对值与肺动脉嵌顿压有一定相关性，因此，其也可以用于指导呼吸机撤机。当 E/E′<8 时，提示患者的左房压正常；当 E/E′>15 时，患者出现心源性脱机失败的可能性增加。

11. 评估左室收缩功能应明确弥漫性室壁运动障碍或节段性室壁运动障碍，若为节段性室壁运动障碍应区分应激或冠状动脉分布相关异常（7.75 分）

重症患者心功能抑制的原因多种多样，严重感染、酸中毒、心搏骤停、急性心血管事件、负性肌力药物均会对患者的收缩功能产生影响。根据受累区域的不同，将左室收缩功能障碍分为弥漫性与节段性收缩功能障碍两种类型。节段性运动障碍常见于急性冠状动脉综合征和应激性心肌病，通常情况下可以通过开通犯罪血管或去除应激因素等方式改善心脏功能；而由感染、药物、酸中毒等全身因素所致的收缩功能障碍常表现为弥漫性心功能抑制，其心脏功能的恢复常常依赖于全身因素的改善。

研究发现，虽然不同超声表现的重症患者 ICU 留治时间、机械通气时间、使用强心药物时间并无差异，但全心弥漫抑制者 28 天病死率明显高于节段抑制者[38]。因此评估患者的左室收缩功能类型对判断患者预后、指导临床工作有着重要意义，因此推荐左室收缩功能的评估从节段开始。

对左室节段运动障碍者，需判断是否与冠状动脉病变相关。在重症患者中，除了冠心病患者由于血压低、组织灌注不足等原因易出现急性冠状动脉事件以外，高热、心动过速、烦躁、过量血管活性药物使用等因素也易诱发冠状动脉痉挛引起心肌缺血坏死。而应激性心肌病在 ICU 中也并不少见。作为一种节段性收缩功能障碍，应激性心肌病的发病机制和临床表现与急性冠状动脉综合征并不相同。目前考虑应激性心肌病的发病可能与各种重症、创伤及神经或精神异常有关，可表现为心尖型、心室中段受累型、基底型以及局灶型四种类型，甚至有右室应激型[39]。由于应激性心肌病会合并左室流出道梗阻、可逆性中至重度二尖瓣反流、右心功能不全、血栓形成等并发症，早期对应激性心肌病的诊断与分类对重症患者有重要意义。尽管临床均表现为节段性运动障碍，但急性冠状动脉综合征与应激性心肌病的处理方式有着很大差异，因此当发现患者存在节段性运动障碍时需区分是否与冠状动脉相关。

12. 应关注动态左室流出道梗阻引起的血流动力学异常，重症超声评估不可或缺（7.63 分）

左室流出道梗阻首先是在肥厚型心肌病患者中发现的。左室流出道梗阻通常是由于二尖瓣前叶的收缩期前移所致，超声的主要特征为晚期加速的马刀形多普勒血流曲线。然而一些临床案例报道显示，重症患者即使不存在肥厚型心肌病，仍会出现左室流出道梗阻。近年来进一步发现，左室流出道梗阻在 ICU 患者中并不罕见。目前，左室流出道梗阻发生时常同时具备两个因素：解剖结构上的易发因素及可以促进梗阻发生的一些生理学状态，即诱发因素，经常在解剖结构易感性基础上因为一些促进因素而发生流出道梗阻；是一种动态现象，甚至有时无解剖结构的易感因素也会因为促进因素存在而发生，故称为动态左室流出道梗阻。解剖结构相关因素包括：肥厚型心肌病、高血压或主动脉狭窄患者左室肥大、前壁心肌梗死、二尖瓣置换或修复及二尖瓣瓣下结构异常、应激性心肌病、S型室间隔、急性肺心病或房颤等。促发因素包括：突然减低的前后负荷或增加的心率和收缩力，这些异常均会导致左室强烈收缩乃至明显缩小，会促发左室流出道梗阻。重症患者如严重低血容量，包括大出血与外科失血等均可能导致左室前负荷降低；疼痛、心律失常、血管活性药物和发热等导致心动过速；感染性休克导致的血管麻痹或麻醉药物导致的低血压等也均与左室流出道梗阻相关。其他方面包括具有强心作用的儿茶酚胺类药物，如多巴酚丁胺可以增加左室收缩性，导致在收缩期左室流出道狭窄，从而诱发左室流出道梗阻，甚至在使用多巴酚丁胺进行负荷心脏超声检查时，有17%~43%的患者会出现左室流出道梗阻。总之，左室流出道梗阻在ICU患者中是一种被低估的动态征象。若对左室流出道梗阻引起的低血压和低心输出量进行常规正性肌力或血管舒张剂治疗，会导致病情恶化。故当超声确认发生左室流出道梗阻时，可指导准确治疗：将增加心肌收缩性的药物停止或减量、容量复苏以减少左室流出道梗阻；另外，特别针对感染性休克患者，经过相应治疗如果临床状态仍未改善者，或需使用β受体阻滞剂。故强调，ICU休克患者心脏超声检查是评估左室流出道动态梗阻情况及指导准确治疗的必需手段[40,41,42,43,44]。

13. 评估心功能状态能更准确评价容量反应性（7.93分）

容量反应性核心在于心脏前负荷增加的过程，每搏输出量能够相应增加。其理论基础，一方面在于提高心脏前负荷导致每搏输出量增加的过程，是体循环充盈压与右房压差增加的过程；另一方面在于心输出量与前负荷间的关系通常用Starling曲线来体现。但不同的心功能状态所对应的Starling曲线有明显差异，当心脏收缩增强时，Starling曲线上移，前负荷增加后心输出量提高更明显，且平台期出现的更晚；而心脏收缩减弱时，Starling曲线下移，心输出量随着前负荷的增加其升高有限，并且很早即进入平台期。故容量反应性即是心脏的前负荷反应性。

重症超声能迅速、准确的评估患者的心功能状态，从而能早期预测容量反应性；心功能好的患者容量有反应的可能性大，且对容量耐受性强；而心功能差的患者容量有反应的可能性小，且很容易出现容量过负荷相关并发症。此时通过强心措施改善心脏功能，使患者对容量恢复反应性作为治疗的重要考虑。单纯右心功能不全时，会出现动态指标预测容量性的所谓"假阳性"。也有研究提示，左室充盈压明确升高的患者，动态指标不能良好预测容量反应性[45]，此时提示患者容量反应性的评估应建立在右心或左心功能与准确评估充盈压的基础上。另外，心脏术后患者经常会出现各种心功能异常，研究提示这些异常可能是导致术后6小时内下腔静脉变化率对容量反应性预测能力下降的原因[46]。因此，评估心功能状态能更好地评价容量反应性。

但要强调的是，不应过度依赖对心脏功能的解读而忽视容量反应性的本质，即增加心脏前负荷是否伴随每搏心输出量的增加。

14. 重症超声可快速缩小休克鉴别诊断范围，是血流动力学初始和连续评估的重要手段（8.34分）

多项研究显示，应用心脏超声可鉴别不同类型休克。将心脏超声与其他部位的超声

（如肺部超声、FAST 流程、下腔静脉评估）相结合形成的超声流程能有效地协助医师判断以及除外休克的可能原因[47,48,49]。Jones 等的研究表明，急诊低血压患者，即刻超声检查比延迟超声检查可能使错误诊断率由 50% 下降至 5%[50,51]。而另一项研究发现，心脏超声可使超过一半的 ICU 患者的治疗方案有所改变或补充[13,51,52,53]。休克或血流动力学不稳定初步评估及处理后，需观察或评估容量、心脏的动态变化，如低血容量休克输液后，下腔静脉扩张充盈的变化及心肌收缩力的变化；心源性休克强心处理后心功能的变化；故认为心脏超声是心脏血流动力学不稳定治疗后反复评估的重要手段[6,8,54]。

15. 心-肺-血管联合评估可提高肺栓塞超声诊断的准确性（7.96 分）

急性肺栓塞时，由于肺动脉阻塞，肺动脉压升高，使得右心后负荷增加。当右心后负荷压力显著升高，甚至超过左心室的压力时，心脏超声胸骨旁短轴切面可见 D 字征[55]。由于肺动脉阻塞程度不同，右心后负荷压力升高的程度也不同，当压力升高不明显时，即使存在肺栓塞，心脏超声切面也可能不会显示为 D 字征。重症超声在急性肺栓塞诊断中最主要的价值是排除诊断，当超声未发现明显的 D 字征时，表明患者无大面积能影响循环的肺栓塞，可除外由肺栓塞导致的梗阻性休克。同时，由于肺栓塞主要通过影响通气血流比来影响患者的氧合，通常患者肺部无明显的病变，肺部超声的征象主要以 A 线为主，有时会出现肺梗死所致的楔形实变，但很少伴有 B 线或大面积肺实变等征象。另外，通过下肢血管超声的筛查可以明确患者是否存在下肢深静脉血栓，从而为肺栓塞的诊断提供间接证据。

研究表明，多器官（心、肺、血管）联合超声检查可更为准确的诊断肺栓塞[56,57]；另有研究显示，心、肺、血管联合超声检查诊断肺栓塞的特异度和敏感度均明显高于单一的心脏超声、肺部超声或血管超声，明显提高可疑肺栓塞的诊断，降低 CT 肺动脉造影的检查率[58,59]。

16. 心脏压塞诊断取决于血流动力学变化，重症患者尤其要警惕局部填塞（7.73 分）

心包积液是重症患者一个较为常见的征象。需要注意的是，心包积液所产生的效应主要与其产生的速度有关，而与积液量无关。当心包腔内压力升高，甚至高于心房或者心室内的压力时，即会产生心脏压塞的表现，超声主要表现为心腔塌陷，通常见于右侧心腔。另外下腔静脉也会因为心腔压力升高而呈现扩张固定的表现。但并不是超声发现了心包积液合并心腔塌陷或下腔静脉扩张即可诊断心脏压塞，其诊断关键在于评估其对血流动力学的影响。对亚急性心包积液患者，即使超声发现心脏受压的证据，临床上也可无任何血流动力学受累表现。

另外，重症患者尤其是心脏术后患者，包裹性积液或局部血肿、血块也可引起局部的心脏压塞，此时，仅有特定的心腔会被压缩，也可能并不存在心脏压塞典型体征与临床表现，但其往往会造成严重的血流动力学受累，甚至死亡。这种局限性心脏压塞常规 TTE 很难发现，一旦怀疑可及时行 TEE 明确诊断[60]。

17. 心肺联合超声检查可快速鉴别诊断静水压升高性肺水肿和渗透性肺水肿（7.96 分）

静水压升高性肺水肿和渗透性肺水肿由于其临床症状及影像学表现差别很小，一直是临床鉴别诊断中的难题。心肺联合超声检查可快速有效的鉴别。虽然两种肺水肿在肺部超声上均表现为 B 征象，但其分布与 B 线的特征有所不同。静水压升高性肺水肿的 B 线分布比较均匀，且无胸膜线的改变，胸膜滑动中不受影响[61]；而渗透性肺水肿的 B 线分布则表现为非重力依赖区较轻，重力依赖区较重，甚至会出现肺实变等征象，另外由于渗出的液体黏性较高，胸膜滑动征通常也会减弱甚至消失。

静水压升高性肺水肿通常继发于心功能不全与容量过负荷，心脏超声可以表现为心脏收缩功能的显著下降及下腔静脉内径增宽等容量过负荷的表现；而渗透性肺水肿通常继发于重症感染等因素，其心功能往往正常甚至可能收缩增强，容量往往也无过负荷的表现。

因此，心肺联合超声检查可迅速鉴别静水压升高性肺水肿和渗透性肺水肿[62,63,64]。

18. 在机械通气过程中，重症超声是鉴别心源性脱机困难的重要手段（7.82 分）

由于心肺相互关系的存在，脱机过程会对血流动力学产生显著的影响，往往引起脱机相关的心力衰竭，从而导致脱机困难[65]。脱机时，胸腔内压下降，静脉回流增加，使得右心增大，由于左右心室共用一个室间隔，左室充盈也会受到影响。研究显示，左室舒张功能异常是脱机诱发肺水肿的一个重要原因。长久以来，肺动脉导管是评估左室充盈压的唯一手段，然而近期的研究发现，心脏超声可以通过估测左室充盈压来发现脱机相关的心源性肺水肿。研究显示，二尖瓣 E/Ea 比值与肺动脉嵌顿压有较好的相关性，可用来估测肺动脉嵌顿压[66]。在自主呼吸试验结束时，E/A > 0.95 且 E/Ea > 8.5 可准确发现脱机相关的肺动脉嵌顿压升高[67]。另有研究显示，更高的 E/Ea 比值与脱机失败显著相关[68]。由此可见，心脏超声是鉴别心源性脱机困难的重要手段[69]。

19. 右心保护是 ARDS 保护性治疗策略的组成部分，重症超声是重要的评估手段（7.96 分）

ARDS 时，微血栓、动脉重构及低氧所致的血管痉挛、酸中毒以及炎性因子等多种因素均会导致肺血管阻力增加，从而导致肺动脉压升高；而机械通气治疗又会通过增加跨肺压差来增加右心后负荷，这些因素均会导致急性肺心病，出现右心功能障碍[70,71,72]。由于左右心共用一个室间隔，右室体积和压力的增大反过来压迫左心，造成循环的进一步恶化。基于右心保护的重要性，已有专家提出以保护右心为主的 ARDS 通气策略[30]，包括限制平台压 < 27cmH$_2$O（1cmH$_2$O = 0.098 kPa）、驱动压 < 17cmH$_2$O，及 PaCO$_2$ < 60 mmHg（1mmHg = 0.133kPa）；同时根据右心室的功能来滴定呼气末正压，重度 ARDS 患者可采用俯卧位通气，降低肺动脉压，改善右室功能。由此可见，在实施保护性治疗策略的过程中，实时监测右心功能成为关键[73]。当心脏超声发现 RVEDA/LVEDA > 0.6 及室间隔矛盾运动等征象时，即可诊断急性肺心病，而通过测量三尖瓣反流速度来估算的肺动脉压可为定量评估急性肺心病的程度提供证据[34]。

20. 重症超声不能完全替代其他血流动力学评估手段（7.88 分）

重症超声可以通过评估下腔静脉内径的绝对值和变异率来了解前负荷的状态，可以通过直接测量患者心脏的收缩和舒张功能评估心肌收缩力和心输出量，可以通过明确是否存在肺动脉高压、心脏压塞等征象来除外梗阻性因素，还可以通过间接的方法评估血管张力。尽管重症超声可用于血流动力学评估的各个方面，但其并不能完全替代其他的血流动力学评估手段。初始治疗阶段，血压、中心静脉压、尿量、动脉血气分析等常规检测依然不可或缺；而滴定治疗阶段，肺动脉漂浮导管或脉搏指示持续心输出量（PiCCO）监测等连续的定量手段依然起着重要作用。重症超声评估需要与这些血流动力学的评估手段相结合，才能更好地指导血流动力学治疗。

21. 重症超声有助于快速诊断假性无脉电活动和有效评估心肺复苏时的自主循环恢复（8.08 分）

既往急诊院前抢救通常根据基础和高级生命支持来对无脉和不明原因严重休克患者进行复苏。因此急诊医师认为，对严重血流动力学不稳和急性严重呼吸困难患者在复苏过程中应用超声作为最基础的诊断手段[6]。而在怀疑大面积肺栓塞和心脏压塞时，国际相关指南也提到早期超声可对其快速诊断。FEEL 流程用于心肺复苏中，心外按压间断时间不超过 10 秒，通过快速判断心脏是否运动（运动/不运动）、心室收缩程度（正常、轻度抑制、重度抑制、无运动）、右心扩张或心包积液是否存在，同时在复苏过程中实时记录，评估临床操作是否有效[3]。FEEL 流程可以判断假性无脉电活动的 4 个可逆原因，并进行相应治疗[74]，旨在提高院前复苏的有效性。

22. 创伤目标导向超声评估流程可早期快速发现创伤或腹部术后的腹腔出血（7.91 分）

自 1996 年提出的 FAST 流程用于快速评估重症创伤患者以来[7]一直在不断的改进。FAST 流程局限于右上腹区域（肝肾间隙）、左上腹区域（脾肾间隙）、盆腔区域和心包区域。目前扩展的 FAST 流程将区域延伸至右侧胸膜区、左侧胸膜区和左右两侧上胸区域，发现胸部问题的成功率较前有所提高。对早期创伤，250ml 的腹腔积液即可被检出，FAST 流程快速、简单，适合不能挪动或不便外出行 CT 扫描的血流动力学不稳定患者[7,75,76,77,78]。

23. 心脏超声检查是急性主动脉综合征的重要评估手段（7.5 分）

急性主动脉综合征包括了多种可致命性的主动脉疾病，包括主动脉夹层撕裂、主动脉腔内血肿、穿通性主动脉溃疡、外伤性主动脉撕裂和有症状的主动脉瘤等，需要及时诊断并尽早开始干预治疗包括手术治疗。TEE 较 TTE 能提供更为直观的影像，从而对升主动脉和降主动脉病变做出更准确的诊断[79,80,81,82,83,84,85,86]。

重症超声与呼吸治疗

24. 肺部超声检查是重症超声的重要组成部分（8.26 分）

肺部超声使肺部病变床旁快速可视化，每一个征象均源于肺部的生理与病理生理学本质。随着肺内气体和液体之间的比例逐渐减少，肺部病变或逐渐由正常气化的肺组织变为轻度间质水肿、重度间质水肿乃至肺泡水肿，或从局灶至弥漫，最终发展为实变，甚至出现胸腔积液和胸腔内存在气体。肺部超声依次表现为有正常胸膜滑动征的 A 线、B 线、B 表现、弥漫肺间质综合征、实变和积液以及无胸膜滑动征的 A 线或肺点征象。由于肺部超声具有实时动态的优点，可进一步促进对肺部病理生理变化的深入理解。机械通气患者最常见的病因包括 ARDS、肺部感染、慢性阻塞性肺疾病急性加重等，其病变多种多样，尤其在治疗过程随时有可能出现变化，常规肺部超声可及时评估包括病变的变化状态，乃至气胸等发生。肺部超声检查已逐步完善并标准化，是重症超声的重要组成部分，对疾病的诊断、治疗及病情变化的判断有着重要的作用，建议接受机械通气的重症患者常规行肺部超声检查。

25. 肺部超声检查应优先评估胸膜线（8.09 分）

肺部超声征象起源于胸膜，是肺部超声检查的基础。胸膜线是软组织（富含液体）的胸壁和肺组织（富含气体）的交界，即肺-胸壁交界。胸膜线像一面镜子，将肺部的不同病变"映射"到超声探头上。除非大量皮下气肿，一般情况下均可见胸膜线。肺部超声检查时，首先精确定位胸膜线，这样可以区分是肺内病变还是胸膜腔或皮下软组织病变。最重要的是评价是否存在胸膜滑动征，除外气胸或者局部无通气的可能，需要注意的是胸膜粘连或肺实变患者，可能会存在胸膜滑动征消失。同时胸膜的厚薄和胸膜的光滑度也在一定程度上提示了一些疾病的诊断，如胸膜粘连，一般均会出现胸膜增厚的表现，如双肺是弥漫的 B 线，光滑的胸膜线提示急性病变可能性大，不光滑的胸膜线多提示慢性病变或肺间质纤维化等。

26. 重症超声有助于快速判断呼吸困难或低氧血症的病因（8.18 分）

急性呼吸衰竭床旁肺部超声诊断流程（bedside lung ultrasound in emergency，BLUE）[4] 在 3 分钟内通过对肺和深静脉血栓的快速筛查，可对 90.5% 的急性呼吸衰竭或低氧血症的病因做出快速、准确的诊断，包括静水压增高性肺水肿、慢性阻塞性肺疾病急性加重或重症支气管哮喘、肺栓塞、气胸和肺炎[87,88,89,90]。近年来多项研究发现，单纯的肺部超声-BLUE 流程在评估急性呼吸衰竭的病因上有一定的局限性。改良的 BLUE 流程和 MBLUE 流程能显著增加 ICU 患者肺实变和肺不张检测的敏感度、特异度和准确性[5,91]。有研究发现，整合的心肺超声比单独的肺部超声在对心源性肺水肿和肺炎的诊断正确率、敏感度、特异度均增高，对肺栓塞和气胸的诊断敏感度和特异度无明显差别[63]。Nazerian 等[59] 的研究也发现，进行多器官联合超声检查（心、肺、下肢静脉）与进行单一器官的超声检查比，能明显提高急性大面积肺栓塞诊断的敏感度。因此，重症超声有助于快速判断呼吸困难或低氧血症的病因。

27. 肺部超声检查用于气胸诊断时应从排除诊断入手（8.07 分）

肺部超声检查在诊断气胸的敏感度、准确性及阴性预计值远高于胸部 X 线片，与 CT 接近[92]。肺部超声诊断气胸时需认清胸膜滑动征、肺搏动征、B 线、实变和肺点等几种征象。当肺部超声发现胸膜滑动征消失，平流层征，并找到肺点时可诊断气胸。虽然存在上述征象并找到肺点诊断气胸的特异度几乎达到 100%，但大多数情况下，由于肺压缩的程度不同，且重症患者的气胸有时为局灶性气胸，确定肺点存在一定困难。因此，当临床怀疑存在气胸时，应对逐个肋间的肺组织进行检查，如发现胸膜滑动征、肺搏动征、B 线、实变、胸腔积液等征象，首先能排除检查部位存在气胸。

28. 重症超声在 ARDS 的临床诊断中占有重要地位（7.84 分）

肺部超声对肺部气化程度的评估与胸部 CT 存在很强的一致性。ARDS 肺部病变具有非匀质的特点，肺部超声对肺不同程度的渗出性病变、实变等进行定性的影像学评估可辅助 ARDS 的诊断[93,94,95]。国际肺部超声共识也提出，若存下述征象提示 ARDS 的存在：①非匀齐的 B 线分布；②胸膜线异常征象；③前壁的胸膜下实变；④存在正常的肺实质；⑤肺滑动征减弱或消失[96]。ARDS 诊断的柏林标准要求[97]，对无危险因素的可疑 ARDS 患者需行心脏超声以对肺水肿的原因进行快速鉴别诊断。因此，心肺联合超声有助于床旁实时诊断 ARDS，并能鉴别静水压增高性肺水肿、肺不张、胸腔积液、慢性心力衰竭和肺间质纤维化及其他导致氧合改变的肺部情况。

29. 重症超声有助于评估和管理俯卧位治疗（7.86 分）

ARDS 肺部病变的不均一性，是导致机械通气疗效不同的根本原因。ARDS 患者仰卧位时重力依赖区肺组织由于受到重力、腹压及胸廓运动幅度的影响不容易复张。有研究证明，俯卧位可单独或联合肺复张改善重力依赖区肺组织的膨胀程度，从而改善氧合，并可降低病死率[98,99]。对需要进行体外膜肺氧合（ECMO）的患者俯卧位也能改善患者氧合及肺顺应性。尤其是近年关于 ARDS 的管理共识中也提出，ARDS 患者存在右心功能不全的比例较高，俯卧位能降低右心室后负荷，改善患者的血流动力学状态。重症患者俯卧位时，重症超声可对肺的局灶或均一性病变进行评估，并针对性地评估重力依赖区肺（仰卧位时的 PLAPS 点与后蓝点）复张情况，通过半定量评分的方式来预测患者俯卧位的有效性，指导俯卧位的时间及频率。同时根据俯卧位前后右心室的大小、左右心室的比例、是否存在 D 字征及根据三尖瓣反流情况估测肺动脉等来评价右心室负荷的变化情况，有助于指导如何进行循环管理，如有条件行 TEE 检查明确右心功能情况，更有助于俯卧位效果的评价[100,101]。

30. 重症超声可评估肺复张潜能，并动态监测、指导肺复张操作（7.74 分）

对 ARDS 患者进行适当的肺复张并联合有效的呼气末正压可能会改善氧合及部分指标，但并不是所有患者均有效。达到生理性复张而非解剖性复张的效果需要对肺复张潜能进行评估。肺部超声可以从肺部病变的均一程度、严重程度、气道通畅程度（动态支气管气相）及是否存在检查区域的潮式肺复张综合判断肺可复张的潜能；在复张过程中，待复张的肺对不同复张手法、复张条件及复张时间的反应可以通过超声定性或半定量评分进行评估，并可综合分析复张失败的原因及寻找更佳的治疗策略[102,103,104,105]，还能及时发现肺复张可能带来的气压伤等，及时调整治疗。需注意的是肺部超声无法发现肺过度膨胀。同时 ARDS 不单纯是肺部病变，常合并严重的血流动力学紊乱。在实施肺复张时，应首先用重症超声进行容量状态、心功能的评估，同时在实施过程中如出现血流动力学波动，可进一步明确原因并调整治疗，尤其是进行右心功能的监测，保障右心保护性通气策略的顺利实施。

31. 在机械通气过程中，重症超声有助于脱机的精准实施（7.63 分）

脱机是机械通气过程中非常关键的一环。传统的脱机筛查指标并不能准确全面的预测脱机成功的可能性。重症超声通过对肺或肺外的导致上呼吸机的原发病变进行动态评估，掌握最佳的脱机时机，同时对可能导致脱机失败的原因进行评估，包括在脱机前对气道通畅程度的评价、肺部是否存在大面积实变、血管外肺水的半定量评分、患者容量状态和左室充盈压的评估[106]、双侧膈肌的运动及收缩情况[107,108,109] 等来评价患者是否具备脱机条件，及调整治疗方案，尤其是脱机失败时采用重症超声第一时间寻找原因，并制定相应的治疗措施。如脱机相关心功能不全往往是造成脱机困难的常见原因，重症超声在脱机过程中对左心室充盈压、血管外肺水半定量评分、容量状态及心功能的监测与评估有助于诊断脱机相关心功能不全，并及时调整治疗。

32. 重症超声是床旁评估膈肌功能的重要手段（7.63 分）

重症超声可评估膈肌的收缩幅度和运动幅度[107]，有助于呼吸功能不全的病因诊断，协助评价肺功能并指导临床治疗及撤机[110]。对于对称性膈肌功能改变者可行单侧（右侧）膈肌功能评估来反映整体膈肌功能；对非对称性膈肌功能改变者，双侧膈肌功能评估是必要的。鉴于正压通气对膈肌运动的影响，对机械通气患者采用收缩幅度来评价膈肌功能可能更为合理[111,112]。同时近年来 ICU 获得性肌无力越来越受到重视，可导致患者机械通气时间延长，住院时间延长，患者病死率增加等，但临床诊断相对困难。重症超声在评估 ICU 获得性肌无力的作用越来越明显，有研究证实，重症超声评估膈肌和骨骼肌的数量和质量与肌力和功能相关，是早期发现并评价治疗效果的有效手段。

其他系统与器官

33. 重症超声是"全身超声"，不局限于某一特定器官（7.85 分）

重症超声集结构评价和功能监测于一体，定性和定量评估并重，不仅包括评估呼吸、循环的心肺超声，还包括肾脏、颅脑、肌肉、胃肠、血管等；而心肺超声的联合应用不但为循环、呼吸障碍的全面评估提供了快速有力的评估手段[113]，更是临床认识、兼顾心肺交互影响的有力武器；组织器官血流灌注评估使得床旁实时、无创微循环灌注评估成为可能；全身序列超声筛查已成为床旁评估感染来源的重要手段；结合脑电活动及氧代谢监测的经颅超声在神经重症监测方面发挥着重要作用[114]。超声已成为重症患者相关操作的实时、可视化武器[115]，全方位有机整合各项超声流程，使临床评估更目标化与规范化，超声已无处不在的融合于重症疾病的方方面面。

34. 超声测量视神经鞘宽度有助于评估颅内压，与经颅多普勒超声组成脑血流动力学监测的重要内容（7.6 分）

监测颅内压是神经重症的重要内容之一，是诊断颅内压升高快速和客观的方法。视神经鞘宽度（optic nerve sheath diameter，ONSD）与颅内压升高具有一定的相关性，超声监测 ONSD 变化是判断颅高压无创、较可靠的评估方法[116,117]。虽然目前尚无 ONSD 统一的临界值标准，但一般认为眼球后壁后方 3mm 处 ONSD＞5 mm 提示颅内压可能升高，但应考虑视神经损伤及其他病变对其的影响[118,119]。经颅多普勒超声可实时监测脑血流特征，协助评估颅内压改变、脑血管痉挛，也提供脑血管自我调节功能及血管反应性的重要信息，从而指导临床治疗及协助预后判断[120]。ONSD、经颅多普勒超声与反映脑氧代谢活动的颈静脉球血氧饱和度、反映脑电及功能活动的持续性数字脑电图或脑电双频指数从不同层面提供信息，共同组成脑血流动力学监测的重要内容。

35. 重症超声有助于 AKI 的管理（7.4 分）

重症超声可快速排除 AKI 的肾后性因素，肾脏超声提供的解剖形态学特征有助于急慢性肾损害的鉴别。在评估肾前性因素方面，重症超声通过检测容量指标（如下腔静脉内径、左室舒张末期容积）和心脏功能指标[如速度时间积分（VTI）、射血分数（EF）、二尖瓣环位移指数（MAPSE）等]，对肾血流量和肾灌注压进行评估并滴定。重症超声可提供多种技术方法评估肾脏血流灌注，肾血管阻力指数是临床上应用最为广泛的肾血流灌注评估指标，鉴于其受年龄、心率、腹腔压力等因素的影响，临床解读时需综合分析和判断，其动态变化对 AKI 的预后判断具有指导意义；目前研究结果提示阻力指数越高则 AKI 的可逆性越差[121]。肾脏替代治疗时，超声可评估肾脏血流，并对流量、压力指标进行动态监测，及对治疗提供相应的目标及疗效反馈。增强超声可实时动态显示肾脏微循环，是有望用于重症患者肾灌注评估的影像学方法，但目前尚缺乏统一的定量评估方法。

36. 重症超声可帮助评价胃肠功能和辅助肠内营养支持（7.33 分）

重症时胃肠道黏膜经常是最敏感、最先受累的部位。营养支持是重症患者综合治疗中不可缺少的部分。在营养支持过程中，从营养风险评估、制定营养治疗计划、实施营养治疗方案（指导营养管置入等）、评估营养治疗效果到调整营养治疗方案，重症超声可起一定的辅助作用。但其在肠内营养治疗中的应用还处于初始阶段，尚有大量问题有待于进一步验证完善。

胃窦单切面法测量的胃窦面积与胃内容积存在良好的相关性，易于掌握，可用于评估胃残余量，同时检测胃窦运动，对重症患者胃排空功能的评价具有较好的指导意义。重症患者易出现胃排空延迟。重症超声可辅助筛查肠内营养肠道不耐受情况（如肠梗阻、肠缺血），如出现胃排空障碍。胃肠道超声测量胃残余量和胃肠道动力，可帮助了解肠内营养不耐受性，预防胃液潴留，预防吸入性肺炎，可靠、无创、易用且性价比高。

超声引导下置入鼻空肠营养管已越来越受到重视，其具有床旁、及时、快速等特点，可实时监控放置过程中，但需注意气管与食管的相对位置。一般情况，营养管的尖端呈高回声，最不容易通过胃窦和勺状软骨。超声可实时监测食管、气管和营养管位置，确定放置位置。

37. 重症超声可以床旁快速识别感染灶（7.38 分）

重症感染是重症患者收入 ICU 的主要病因，尤其是感染性休克，寻找感染灶是治疗中非常重要的一环。重症超声可快速识别肺、胸腔、泌尿系、腹部、软组织、心内膜、鼻窦等部位的感染[4,5,122,123,124,125,126,127,128,129,130]，但需结合临床症状、体征，进行连续动态观察。重症超声识别不同部位感染的敏感度和特异度不同。不同的肺部感染具有典型的超声影像学特征。对肺部感染诊断重症超声优于床旁 X 线胸片[126,130]。重症超声还可用于评估肺部感染的疗效，可辅助调整及停止抗生素治疗。血行性感染和泌尿系感染很难有超声表现，经常用于排除诊断。

38. 重症超声在 ECMO 的整体管理中不可或缺（7.87 分）

ECMO 作为一项严重心 - 肺衰竭支持手段已在重症医学领域中越来越多的使用。重症超声在 ECMO 起始、应用及撤除中均要应用。在 ECMO 的起始阶段，在评估阶段，对患者的容量、右心功能（大小、收缩、舒张、瓣膜）、左心功能（大小、收缩、舒张、瓣膜、室间隔）、基础状态（卵圆孔未闭、右房基础畸形及外周血管情况）进行初步评估；重症超声可发现已存在的机械性问题（如主动脉夹层，二尖瓣反流，主动脉瓣关闭不全，心脏压塞等）；可辅助判断 ECMO 的应用指征及不同 ECMO 类型的选择（如重度 ARDS 合并肺心病引发休克，可直接选择静 - 动脉 ECMO）；置管过程中，可使用 TTE 引导并用 TEE 确定导管位置，同时监测流量，还能实时指导导管位置调整。在 ECMO 的应用过程中，重症超声除可监测心功能外，还可监测导管异位、导管或血管血栓、静脉或动脉堵塞、左室血栓、心包积液、心脏压塞、肺栓塞等并发症的发生。重症超声可通过评估 ECMO 流量减低后心脏的耐受度，以及测量相应的心脏腔室大小、射血分数及组织多普勒测量的心肌收缩速度等来预测 ECMO 撤机成功率并指导撤机。撤机后需监测血栓形成和血管梗阻情况。综上，重症超声在 ECMO 管理过程中无处不在，坚持重症超声评估流程，为患者带来更大的益处。

重症超声与临床操作

39. 中心静脉置管时超声血管评估应成为常规（8.35 分）

中心静脉置管术是 ICU 常见的操作，一般是通过解剖定位穿刺置管，尤其是颈内静脉和股静脉穿刺是通过动脉定位再确定静脉穿刺，动脉和静脉的关系不是固定不变的，有时出现变异，而穿刺是按常规解剖位置进行，具有一定的盲目性。静态评估可以充分了解静脉和动脉的位置关系，对有解剖变异的患者尤其重要，减少不必要的置管并发症。在确定静脉位置的同时可进一步了解欲穿刺静脉是否通畅，除外中心静脉是否有血栓及确定静脉血栓的大小，避免穿刺[131]。通过静脉的静态评估，给予欲穿中心静脉标记，提高穿刺成功率[132,133]。建议需要中心静脉置管时，静态评估成为穿刺置管的常规检查。

超声动态引导的中心静脉置管术，因置管过程中可以看到穿刺针进入血管的过程，使得置管可视化，提高了成功率[134,135]。但动态引导下穿刺需要操作者训练，熟练掌握超声操作，并能将穿刺针与探头之间很好配合，才能提高成功率。目前重症医学科的超声应用和培训、穿刺用无菌套装还不十分普及，建议静态评估下发现常规操作可能困难或高危患者（严重的出凝血障碍者），由掌握超声动态引导技术者完成，以避免由于操作不熟练导致的穿刺相关并发症[136]。

40. 掌握重症超声技能有利于心脏压塞的安全有效处理（7.97 分）

心脏压塞的诊断和治疗需要考虑三方面，临床判断、超声判断及穿刺风险评估。心包积液和心脏压塞概念不同，心脏压塞主要是临床诊断，心脏压塞时心包积液量不一定很多，但后果严重，需要紧急处理。心脏压塞临床并不十分常见，对其的判断、心包穿刺的风险评估及处理应是能掌握超声技能的有丰富临床经验的高年资医生完成。

41. 超声有助于重症患者的人工气道建立（7.54 分）

超声直视下气道评估有助于识别困难气管插管或气管切开，辅助选择合适型号的气管导管[137]。超声可协助确定颈部人工气道建立的位置，评估建立人工气道的风险[138]。超声可辅助导引气管插管或气管切开，并确定气管导管的位置，避免损伤周围组织或器官，减少并发症的发生，且可快速识别气道管理中的各项并发症[139]。

（王小亭　刘大为　于凯江　管向东　马晓春　严　静　康　焰　艾宇航
胡振杰　隆　云　晁彦公　张宏民　张丽娜　尹万红　刘丽霞　武　钧
何　伟　朱　然　许强宏　丁　欣　关　键　李　莉　刘海涛　司　向
王敏佳　王艺萍　王晓猛　吕立文　陈文劲　张　青　杜　鹃　朱炜华
陈秀凯　尚秀玲　黄道政　蔡书翰　崔　嵩　张军伟　赵　醴　唐朝霞）

引自：中华内科杂志，2016，55（11）：900-912.

参考文献

［1］ GuyattG, GuttermanD, BaumannMH, etal. Grading strength of recommendations and quality of evidence in clinical guidelines: report from an american college of chest physicians taskforce. Chest, 2006, 129 (1): 174-181.

［2］ FitchK. The Rand/UCLA appropriateness method user's manual. Santa Monica: Rand, 2001.

［3］ BreitkreutzR, WalcherF, SeegerFH. Focused echocardiographic evaluation in resuscitation management: concept of an advanced life support-conformed algorithm. Crit CareMed, 2007, 35 (5Suppl): S150-161.

［4］ LichtensteinDA, MeziereGA. Relevance of lung ultrasound in the diagnosis of acute respiratory failure: the BLUE protocol. Chest, 2008, 134 (1): 117-125.

［5］ 王小亭，刘大为，张宏民，等. 改良床旁肺部超声评估方案对重症患者肺实变和肺不张的诊断价值，中华内科杂志，2012，51 (12): 948-951.

［6］ PereraP, MailhotT, RileyD, et al. The RUSH exam: Rapid Ultrasound in SHock in the evaluation of the critically ill. Emerg Med Clin North Am, 2010, 28 (1): 29-56.

［7］ ScaleaTM, RodriguezA, ChiuWC, et al. Focused Assessment with Sonography for Trauma (FAST): results from an international consensus conference. J Trauma, 1999, 46 (3): 466-472.

［8］ SchmidtGA, KoenigS, MayoPH. Shock: ultrasound to guide diagnosis andtherapy. Chest, 2012, 142 (4): 1042-1048.

［9］ 王小亭，刘大为，张宏民，等. 扩展的目标导向超声心动图方案对感染性休克患者的影响. 中华医学杂志，2011，91 (27): 1879-1883.

［10］ HolmJH, FrederiksenCA, Juhl-OlsenP, et al. Perioperative use of focus assessed transthoracic echocardiography (FATE). AnesthAnalg, 2012, 115 (5): 1029-1032.

［11］ MannoE, NavarraM, FaccioL, et al. Deep impact of ultrasound in the intensive care unit: the "ICU-sound" protocol. Anesthesiology, 2012, 117 (4): 801-809.

［12］ 王小亭，赵华，刘大为，等. 重症超声快速管理方案在 ICU 重症患者急性呼吸困难或血流动力学不稳定病因诊断中的作用. 中华内科杂志，2014，53 (10): 793-798.

［13］ WangX, LiuD, HeH, et al. Using critical care chest ultrasonic examination in emergency consultation: a pilot study. Ultrasound Med Biol, 2015, 41 (2): 401-406.

［14］ AyuelaAzcarateJM, Clau-TerreF, Vicho PereiraR, et al. Consensus document on ultrasound training in Intensive Care Medicine. Care process, use of the technique and acquisition of professional skills. Med Intensiva, 2014, 38 (1): 33-40.

［15］ Oren-GrinbergA, TalmorD, BrownSM. Focused critical care echocardiography. Crit Care Med, 2013, 41 (11): 2618-2626.

［16］ LaursenCB, NielsenK, RiishedeM, et al. A framework for implementation, education, research and clinical use of ultrasound in emergency departments by the Danish Society for Emergency Medicine. Scand J Trauma ResuscEmerg Med, 2014, 22: 25.

［17］刘大为，王小亭，张宏民，等. 重症血流动力学治疗——北京共识. 中华内科杂志，2015，54
　　　（3）：248-271，

［18］DiptiA，SoucyZ，SuranaA，et al. Role of inferior vena cava diameter in assessment of volume status：a
　　　meta-analysis. Am J Emerg Med，2012，30（8）：1414-1419.

［19］ZenginS，AlB，GencS，et al. Role of inferior vena cava and right ventricular diameter in assessment of vol-
　　　ume status：a comparative study：ultrasound and hypovolemia. Am J Emerg Med，2013，31（5）：
　　　763-767.

［20］张青，刘大为，王小亭，等. 超声观测不同部位下腔静脉内径及其变异度的研究. 中华内科杂志，
　　　2014，53（11）：880-883.

［21］张青，刘大为，王小亭，等. 超声观测不同部位下腔静脉内径形变指数的研究初探. 中华内科杂
　　　志，2015，54（6）：491-495.

［22］BarbierC，LoubieresY，SchmitC，et al. Respiratory changes in inferior vena cava diameter are helpful in
　　　predicting fluid responsiveness in ventilated septic patients. Intensive Care Med，2004，30（9）：
　　　1740-1746.

［23］FeisselM，MichardF，FallerJP，et al. The respiratory variation in inferior vena cava diameter as a guide to
　　　fluid therapy. Intensive Care Med，2004，30（9）：1834-1837.

［24］张宏民，刘大为，王小亭，等. 下腔静脉内径变异度判断房颤患者容量反应性的意义. 中华医学
　　　杂志，2015，95（19）：1453-1456.

［25］Juhl-OlsenP，FrederiksenCA，SlothE. Ultrasound assessment of inferior vena cava collapsibility is not a
　　　valid measure of preload changes during triggered positive pressure ventilation：a controlled cross-over stud-
　　　y. Ultraschall Med，2012，33（2）：152-159.

［26］MelamedR，SprenkleMD，UlstadVK，et al. Assessment of left ventricular function by intensivists using
　　　hand-held echocardiography. Chest，2009，135（6）：1416-1420.

［27］Vieillard-BaronA，CharronC，CherguiK，et al. Bedside echocardiographic evaluation of hemodynamics in
　　　sepsis：is a qualitative evaluation sufficient？ Intensive Care Med，2006，32（10）：1547-1552.

［28］VincentJL，RhodesA，PerelA，et al. Clinical review：Update on hemodynamic monitoring--a consensus
　　　of 16. Crit Care，2011，15（4）：229.

［29］EisenbergPR，JaffeAS，SchusterDP. Clinical evaluation compared to pulmonary artery catheterization in the
　　　hemodynamic assessment of critically ill patients. Crit Care Med，1984，12（7）：549-553.

［30］RepesseX，CharronC，Vieillard-BaronA. Acute corpulmonale in ARDS：rationale for protecting the right
　　　ventricle. Chest，2015，147（1）：259-265.

［31］TeboulJL，MonnetX，RichardC. Weaning failure of cardiac origin：recent advances. Crit Care，2010，
　　　14（2）：211.

［32］KrishnanS，SchmidtGA. Acute right ventricular dysfunction：real-time management with echocardiography.
　　　Chest，2015，147（3）：835-846.

［33］OrdeSR，BehfarA，StalboergerPG，et al. Effect of positive end-expiratory pressure on porcine right ventri-
　　　cle function assessed by speckle tracking echocardiography. BMC Anesthesiol，2015，15：49.

［34］ThomasG. A simplified study of trans-mitral Doppler patterns. Cardiovasc Ultrasound，2008，6：59.

［35］MicekST，McEvoyC，McKenzieM，et al. Fluid balance and cardiac function in septic shock as predictors
　　　of hospital mortality. Crit Care，2013，17（5）：246.

［36］NaguehSF，AppletonCP，GillebertTC，et al. Recommendations for the evaluation of left ventricular dias-
　　　tolic function by echocardiography. J Am SocEchocardiogr，2009，22（2）：107-133.

［37］SartiA，LoriniFL. Echocardiography for intensivists. Milan；New York：Springer，2012.

［38］ 王小亭，赵华，刘大为，等. 重症急性左心收缩功能不全患者心脏超声评价及其与预后关系的研究. 中华内科杂志，2016，55（6）：430-434.

［39］ TemplinC，GhadriJR，DiekmannJ，et al. Clinical Features and Outcomes of Takotsubo（Stress）Cardiomyopathy. N Engl J Med，2015，373（10）：929-938.

［40］ MaduEC，BrownR，GeraciSA. Dynamic left ventricular outflow tract obstruction in critically ill patients：role of transesophageal echocardiography in therapeutic decision making. Cardiology，1997，88（3）：292-295.

［41］ ChockalingamA，DorairajanS，BhallaM，et al. Unexplained hypotension：the spectrum of dynamic left ventricular outflow tract obstruction in critical care settings. Crit Care Med，2009，37（2）：729-734.

［42］ ChaJJ，ChungH，YoonYW，et al. Diverse geometric changes related to dynamic left ventricular outflow tract obstruction without overt hypertrophic cardiomyopathy. Cardiovasc Ultrasound，2014，12：23.

［43］ ChauvetJL，El-DashS，DelastreO，et al. Early dynamic left intraventricular obstruction is associated with hypovolemia and high mortality in septic shock patients. Crit Care，2015，19：262.

［44］ SlamaM，TribouilloyC，MaizelJ. Left ventricular outflow tract obstruction in ICU patients. CurrOpinCrit Care，2016，22（3）：260-266.

［45］ ShimJK，SongJW，SongY，et al. Pulse pressure variation is not a valid predictor of fluid responsiveness in patients with elevated left ventricular filling pressure. JCrit Care，2014，29（6）：987-991.

［46］ SobczykD，NyczK，AndruszkiewiczP. Bedside ultrasonographic measurement of the inferior vena cava fails to predict fluid responsiveness in the first 6 hours after cardiac surgery：a prospective case series observational study. J CardiothoracVascAnesth，2015，29（3）：663-669.

［47］ JosephMX，DisneyPJ，Da CostaR，et al. Transthoracic echocardiography to identify or exclude cardiac cause of shock. Chest，2004，126（5）：1592-1597.

［48］ JonesAE，CraddockPA，TayalVS，et al. Diagnostic accuracy of left ventricular function for identifying sepsis among emergency department patients with nontraumatic symptomatic undifferentiated hypotension. Shock，2005，24（6）：513-517.

［49］ American College of Emergency Physicians. Emergency ultrasound guidelines. Ann Emerg Med，2009，53（4）：550-570.

［50］ JensenMB，SlothE，LarsenKM，et al. Transthoracic echocardiography for cardiopulmonary monitoring in intensive care. Eur J Anaesthesiol，2004，21（9）：700-707.

［51］ JonesAE，TayalVS，SullivanDM，et al. Randomized，controlled trial of immediate versus delayed goal-directed ultrasound to identify the cause of nontraumatic hypotension in emergency department patients. Crit Care Med，2004，32（8）：1703-1708.

［52］ CantyDJ，RoyseCF. Audit of anaesthetist-performed echocardiography on perioperative management decisions for non-cardiac surgery. Br J Anaesth，2009，103（3）：352-358.

［53］ BreitkreutzR，PriceS，SteigerHV，et al. Focused echocardiographic evaluation in life support and peri-resuscitation of emergency patients：a prospective trial. Resuscitation，2010，81（11）：1527-1533.

［54］ CecconiM，De-BackerD，AntonelliM，et al. Consensus on circulatory shock and hemodynamic monitoring. Task force of the European Society of Intensive Care Medicine. Intensive Care Med，2014，40（12）：1795-1815.

［55］ MathisG，BlankW，ReissigA，et al. Thoracic ultrasound for diagnosing pulmonary embolism：a prospective multicenter study of 352 patients. Chest，2005，128（3）：1531-1538.

［56］ LaursenCB，SlothE，LambrechtsenJ，et al. Focused sonography of the heart，lungs，and deep veins identifies missed life-threatening conditions in admitted patients with acute respiratory symptoms. Chest，2013，

144（6）：1868-1875.

［57］TaylorRA, DavisJ, LiuR, et al. Point-of-care focused cardiac ultrasound for prediction of pulmonary embolism adverse outcomes. J Emerg Med, 2013, 45（3）：392-399.

［58］DunnA. In suspected PE with Wells score >4 or positive D-dimer, multiorgan ultrasonography had 90% sensitivity for PE. Ann Intern Med, 2014, 161（8）：12-13.

［59］NazerianP, VanniS, VolpicelliG, et al. Accuracy of point-of-care multiorgan ultrasonography for the diagnosis of pulmonary embolism. Chest, 2014, 145（5）：950-957.

［60］GrumannA, BarettoL, DugardA, et al. Localized cardiac tamponade after open-heart surgery. Ann ThoracCardiovascSurg, 2012, 18（6）：524-529.

［61］Al-DeebM, BarbicS, FeatherstoneR, et al. Point-of-care ultrasonography for the diagnosis of acute cardiogenic pulmonary edema in patients presenting with acute dyspnea：a systematic review and meta-analysis. AcadEmerg Med, 2014, 21（8）：843-852.

［62］SilvaS, BiendelC, RuizJ, et al. Usefulness of cardiothoracic chest ultrasound in the management of acute respiratory failure in critical care practice. Chest, 2013, 144（3）：859-865.

［63］BatailleB, RiuB, FerreF, et al. Integrated use of bedside lung ultrasound and echocardiography in acute respiratory failure：a prospective observational study in ICU. Chest, 2014, 146（6）：1586-1593.

［64］WangXT, LiuDW, ZhangHM, et al. Integrated cardiopulmonary sonography：a useful tool for assessment of acute pulmonary edema in the intensive care unit. J Ultrasound Med, 2014, 33（7）：1231-1239.

［65］MoschiettoS, DoyenD, GrechL, et al. Transthoracic Echocardiography with Doppler Tissue Imaging predicts weaning failure from mechanical ventilation：evolution of the left ventricle relaxation rate during a spontaneous breathing trial is the key factor in weaning outcome. Crit Care, 2012, 16（3）：81.

［66］DokainishH, ZoghbiWA, LakkisNM, et al. Optimal noninvasive assessment of left ventricular filling pressures：a comparison of tissue Doppler echocardiography and B-type natriuretic peptide in patients with pulmonary artery catheters, Circulation, 2004, 109（20）：2432-2439.

［67］LamiaB, MaizelJ, OchagaviaA, et al. Echocardiographic diagnosis of pulmonary artery occlusion pressure elevation during weaning from mechanical ventilation. Crit Care Med, 2009, 37（5）：1696-1701.

［68］de Meirelles AlmeidaCA, NedelWL, MoraisVD, et al. Diastolic dysfunction as a predictor of weaning failure：A systematic review and meta-analysis. J Crit Care, 2016, 34：135-141.

［69］DresM, TeboulJL, MonnetX. Weaning the cardiac patient from mechanical ventilation. CurrOpinCrit Care, 2014, 20（5）：493-498.

［70］FichetJ, MoreauL, GeneeO, et al. Feasibility of right ventricular longitudinal systolic function evaluation with transthoracic echocardiographic indices derived from tricuspid annular motion：a preliminary study in acute respiratory distress syndrome. Echocardiography, 2012, 29（5）：513-521.

［71］RepesseX, CharronC, Vieillard-BaronA. Right ventricular failure in acute lung injury and acute respiratory distress syndrome. Minerva Anestesiol, 2012, 78（8）：941-948.

［72］Vieillard-BaronA, MatthayM, TeboulJL, et al. Experts' opinion on management of hemodynamics in ARDS patients：focus on the effects of mechanical ventilation. Intensive Care Med, 2016, 42（5）：739-749.

［73］AliOM, MasoodAM, SiddiquiF. Bedside cardiac testing in acute corpulmonale. BMJ Case Rep, 2014, 2014.

［74］KimHB, SuhJY, ChoiJH, et al. Can serial focussed echocardiographic evaluation in life support（FEEL）predict resuscitation outcome or termination of resuscitation（TOR）A pilot study. Resuscitation, 2016, 101：21-26.

［75］ZamaniM，MasoumiB，EsmailianM，et al. A Comparative Analysis of Diagnostic Accuracy of Focused Assessment With Sonography for Trauma Performed by Emergency Medicine and Radiology Residents. Iran Red Crescent Med J，2015，17（12）：e20302.

［76］French Intensive Care Society，International congress-Reanimation 2016. Ann Intensive Care，2016，6（Suppl 1）：50.

［77］BehboodiF，Mohtasham-AmiriZ，MasjediN，et al. Outcome of Blunt Abdominal Traumas with Stable Hemodynamic and Positive FAST Findings. Emerg（Tehran），2016，4（3）：136-139.

［78］MOK，ClarkS，KhosaF，et al. Imaging Protocols for Trauma Patients：Trauma Series，Extended Focused Assessment With Sonography for Trauma，and Selective and Whole-body Computed Tomography. SeminRoentgenol，2016，51（3）：130-142.

［79］MeredithEL，MasaniND. Echocardiography in the emergency assessment of acute aortic syndromes. Eur J Echocardiogr，2009，10（1）：31-39.

［80］JanosiRA，BuckT，ErbelR，et al. Role of echocardiography in the diagnosis of acute aortic syndrome. Minerva Cardioangiol，2010，58（3）：409-420.

［81］CecconiM，ChirilloF，CostantiniC，et al. The role of transthoracic echocardiography in the diagnosis and management of acute type A aortic syndrome. Am Heart J，2012，163（1）：112-118.

［82］BossoneE，SuzukiT，EagleKA，et al. Diagnosis of acute aortic syndromes：imaging and beyond. Herz，2013，38（3）：269-276.

［83］EvangelistaA，CarroA，MoralS，et al. Imaging modalities for the early diagnosis of acute aortic syndrome. Nat Rev Cardiol，2013，10（8）：477-486.

［84］CloughRE，NienaberCA. Management of acute aortic syndrome. Nat Rev Cardiol，2015，12（2）：103-114.

［85］MayoPH，NarasimhanM，KoenigS. Critical care transesophageal echocardiography. Chest，2015，148（5）：1323-1332.

［86］MacKnightBM，MaldonadoY，AugoustidesJG，et al. Advances in Imaging for the Management of Acute Aortic Syndromes：Focus on Transesophageal Echocardiography and Type-A Aortic Dissection for the Perioperative Echocardiographer. J CardiothoracVascAnesth，2016，30（4）：1129-1141. 2016.

［87］LichtensteinD，GoldsteinI，MourgeonE，et al. Comparative diagnostic performances of auscultation，chest radiography，and lung ultrasonography in acute respiratory distress syndrome. Anesthesiology，2004，100（1）：9-15.

［88］LichtensteinDA，MeziereGA，LagoueyteJF，et al. A-lines and B-lines：lung ultrasound as a bedside tool for predicting pulmonary artery occlusion pressure in the critically ill. Chest，2009，136（4）：1014-1020.

［89］BourcierJE，PaquetJ，SeingerM，et al. Performance comparison of lung ultrasound and chest x-ray for the diagnosis of pneumonia in the ED. Am J Emerg Med，2014，32（2）：115-118.

［90］LichtensteinDA. BLUE-protocol and FALLS-protocol：two applications of lung ultrasound in the critically ill. Chest，2015，147（6）：1659-1670.

［91］丁欣，王小亭，陈焕，等. 不同床旁肺部超声评估方案评估膈肌点位置与征象的研究. 中华内科杂志，2015，54（9）：778-782.

［92］VolpicelliG. Sonographic diagnosis of pneumothorax. Intensive Care Med，2011，37（2）：224-232.

［93］ArbelotC，FerrariF，BouhemadB，et al. Lung ultrasound in acute respiratory distress syndrome and acute lung injury. CurrOpinCrit Care，2008，14（1）：70-74.

［94］CorradiF，BrusascoC，PelosiP. Chest ultrasound in acute respiratory distress syndrome. CurrOpinCrit

Care，2014，20（1）：98-103.

［95］BassCM，SajedDR，AdedipeAA，et al. Pulmonary ultrasound and pulse oximetry versus chest radiography and arterial blood gas analysis for the diagnosis of acute respiratory distress syndrome：a pilot study. Crit Care，2015，19：282.

［96］VolpicelliG，ElbarbaryM，BlaivasM，et al. International evidence-based recommendations for point-of-care lung ultrasound. Intensive Care Med，2012，38（4）：577-591.

［97］ForceADT，RanieriVM，RubenfeldGD，et al. Acute respiratory distress syndrome：the Berlin Definition. JAMA，2012，307（23）：2526-2533.

［98］ManceboJ，FernandezR，BlanchL，et al. A multicenter trial of prolonged prone ventilation in severe acute respiratory distress syndrome. Am J RespirCrit Care Med，2006，173（11）：1233-1239.

［99］GuerinC，ReignierJ，RichardJC，et al. Prone positioning in severe acute respiratory distress syndrome. N Engl J Med，2013，368（23）：2159-2168.

［100］丁欣，刘大为，王小亭，等. 俯卧位肺部超声检查预测急性呼吸窘迫综合征患者俯卧位通气的预后价值. 中华内科杂志，2014，53（9）：719-723.

［101］王艺萍，肖菲，黎嘉嘉，等. 床旁超声指导设定重度急性呼吸窘迫综合征患者的通气时间. 中华医学杂志，2015，95（19）：1448-1452.

［102］BouhemadB，BrissonH，Le-GuenM，et al. Bedside ultrasound assessment of positive end-expiratory pressure-induced lung recruitment. Am J RespirCrit Care Med，2011，183（3）：341-347.

［103］RodeB，VucicM，SiranovicM，et al. Positive end-expiratory pressure lung recruitment：comparison between lower inflection point and ultrasound assessment. Wien KlinWochenschr，2012，124（23-24）：842-847.

［104］DuJ，TanJ，YuK，et al. Lung recruitment maneuvers using direct ultrasound guidance：a case study. Respir Care，2015，60（5）：93-96.

［105］TusmanG，AcostaCM，NicolaM，et al. Real-time images of tidal recruitment using lung ultrasound. Crit Ultrasound J，2015，7（1）：19.

［106］SoummerA，PerbetS，BrissonH，et al. Ultrasound assessment of lung aeration loss during a successful weaning trial predicts postextubation distress. Crit Care Med，2012，40（7）：2064-2072.

［107］DiNinoE，GartmanEJ，SethiJM，et al. Diaphragm ultrasound as a predictor of successful extubation from mechanical ventilation. Thorax，2014，69（5）：423-427.

［108］FerrariG，De FilippiG，EliaF，et al. Diaphragm ultrasound as a new index of discontinuation from mechanical ventilation. Crit Ultrasound J，2014，6（1）：8.

［109］FarghalyS，HasanAA. Diaphragm ultrasound as a new method to predict extubation outcome in mechanically ventilated patients. AustCrit Care，2016，30（4）：1129-1141.

［110］KimSH，NaS，ChoiJS，et al. An evaluation of diaphragmatic movement by M-mode sonography as a predictor of pulmonary dysfunction after upper abdominal surgery. AnesthAnalg，2010，110（5）：1349-1354.

［111］OhYJ，LeeJR，ChoiYS，et al. Randomized controlled comparison of combined general and epidural anesthesia versus general anesthesia on diaphragmatic function after laparoscopic prostatectomy. Minerva Anestesiol，2013，79（12）：1371-1380.

［112］SchepensT，VerbruggheW，DamsK，et al. The course of diaphragm atrophy in ventilated patients assessed with ultrasound：a longitudinal cohort study. Crit Care，2015，19：422.

［113］LichtensteinD，van HoolandS，ElbersP，et al. Ten good reasons to practice ultrasound in critical care. Anaesthesiol Intensive Ther，2014，46（5）：323-335.

［114］KarabinisA，FragouM，KarakitsosD．Whole-body ultrasound in the intensive care unit：a new role for an aged technique．J Crit Care，2010，25（3）：509-513．

［115］LichtensteinDA．Whole-body ultrasound in the ICU．A visual approach to the critically ill．Bull AcadNatl Med，2007，191（3）：495-516．

［116］SoldatosT，KarakitsosD，ChatzimichailK，et al．Optic nerve sonography in the diagnostic evaluation of adult brain injury．Crit Care，2008，12（3）：R67．

［117］MorettiR，PizziB．Optic nerve ultrasound for detection of intracranial hypertension in intracranial hemorrhage patients：confirmation of previous findings in a different patient population．J NeurosurgAnesthesiol，2009，21（1）：16-20．

［118］CammarataG，RistagnoG，CammarataA，et al．Ocular ultrasound to detect intracranial hypertension in trauma patients．J Trauma，2011，71（3）：779-781．

［119］DubourgJ，JavouheyE，GeeraertsT，et al．Ultrasonography of optic nerve sheath diameter for detection of raised intracranial pressure：a systematic review and meta-analysis．Intensive Care Med，2011，37（7）：1059-1068．

［120］RagauskasA，BartusisL，PiperI，et al．Improved diagnostic value of a TCD-based non-invasive ICP measurement method compared with the sonographic ONSD method for detecting elevated intracranial pressure．Neurol Res，2014，36（7）：607-614．

［121］NinetS，SchnellD，DewitteA，et al．Doppler-based renal resistive index for prediction of renal dysfunction reversibility：A systematic review and meta-analysis．J Crit Care，2015，30（3）：629-635．

［122］LaingFC，JacobsRP．Value of ultrasonography in the detection of retroperitoneal inflammatory masses．Radiology，1977，123（1）：169-172．

［123］HilbertG，VargasF，ValentinoR，et al．Comparison of B-mode ultrasound and computed tomography in the diagnosis of maxillary sinusitis in mechanically ventilated patients．Crit Care Med，2001，29（7）：1337-1342．

［124］LichtensteinDA．Point-of-care ultrasound：Infection control in the intensive care unit．Crit Care Med，2007，35（5Suppl）：S262-267．

［125］ChenHJ，YuYH，TuCY，et al．Ultrasound in peripheral pulmonary air-fluid lesions．Color Doppler imaging as an aid in differentiating empyema and abscess．Chest，2009，135（6）：1426-1432．

［126］CortellaroF，ColomboS，CoenD，et al．Lung ultrasound is an accurate diagnostic tool for the diagnosis of pneumonia in the emergency department．Emerg Med J，2012，29（1）：19-23．

［127］NaganoY，NakagawaM，TeshimaY，et al．Infective Endocarditis--Blood Culture and Echocardiography．RinshoByori，2015，63（8）：949-955．

［128］CortellaroF，FerrariL，MolteniF，et al．Accuracy of point of care ultrasound to identify the source of infection in septic patients：a prospective study．Intern Emerg Med，2016．

［129］HyzyRC．Bedside Ultrasonography for Diagnosis of Septic Shock．JAMA，2016，315（1）：89．

［130］MongodiS，ViaG，GirardM，et al．Lung Ultrasound for Early Diagnosis of Ventilator-Associated Pneumonia．Chest，2016，149（4）：969-980．

［131］BodenhamAR．Ultrasound guided central venous access．Ultrasound localisation is likely to become standard practice．BMJ，2003，326（7391）：712．

［132］SharmaA，BodenhamAR，MallickA．Ultrasound-guided infraclavicular axillary vein cannulation for central venous access．Br J Anaesth，2004，93（2）：188-192．

［133］LampertiM，BodenhamAR，PittirutiM，et al．International evidence-based recommendations on ultrasound-guided vascular access．Intensive Care Med，2012，38（7）：1105-1117．

［134］ScheiermannP, SeegerFH, BreitkreutzR. Ultrasound-guided central venous access in adults and children: Procedure and pathological findings. Anaesthesist, 2010, 59 (1): 53-61.

［135］TroianosCA, HartmanGS, GlasKE, et al. Special articles: guidelines for performing ultrasound guided vascular cannulation: recommendations of the American Society of Echocardiography and the Society of Cardiovascular Anesthesiologists. AnesthAnalg, 2012, 114 (1): 46-72.

［136］VezzaniA, MancaT, VercelliA, et al. Ultrasonography as a guide during vascular access procedures and in the diagnosis of complications. J Ultrasound, 2013, 16 (4): 161-170.

［137］KundraP, MishraSK, RameshA. Ultrasound of the airway. Indian J Anaesth, 2011, 55 (5): 456-462.

［138］DinsmoreJ, HeardAM, GreenRJ. The use of ultrasound to guide time-critical cannula tracheotomy when anterior neck airway anatomy is unidentifiable. Eur J Anaesthesiol, 2011, 28 (7): 506-510.

［139］DasSK, ChoupooNS, HaldarR, et al. Transtracheal ultrasound for verification of endotracheal tube placement: a systematic review and meta-analysis. Can J Anaesth, 2015, 62 (4): 413-423.

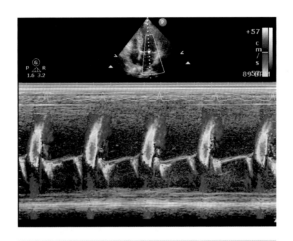

彩图2-6-2 血流递增速度

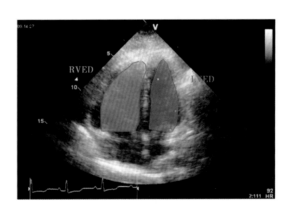

彩图2-7-2 四腔心切面评价右室的大小

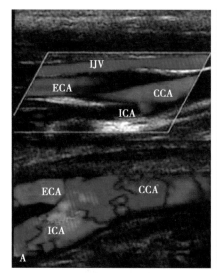
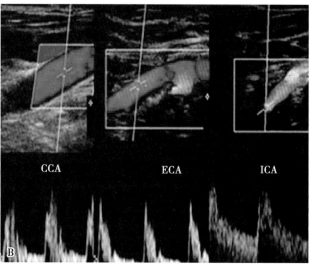
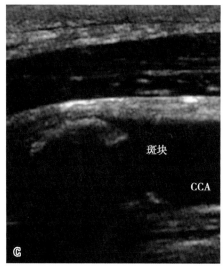

**彩图 7-1-1　颈总动脉（CCA）及颈总动脉分支颈内动脉（ICA）和
颈外动脉（ECA），颈内静脉（IJV）**

图 A. CCA、ECA、ICA 彩色多普勒影像；图 B. CCA、ECA、ICA 的血流频谱；图 C. CCA、
ECA、ICA 的灰阶显像，CCA 内的动脉粥样硬化斑块及其声影

自：*Critical Care Ultrasound*，courtesy of Dr. Philip Lumb and Dimitrios Karakitsos

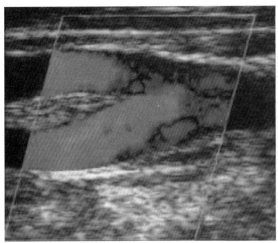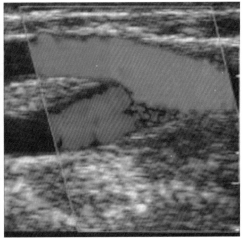

彩图7-1-8　颈总动脉图像：不同角度的彩色框显现了不同时段的血流

自：*Peripheral Vascular Ultrasound*，courtesy of Dr. Abigail Thrushand Timothy Hartshorne

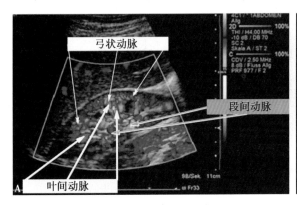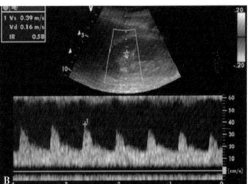

彩图7-1-15　测定肾阻力指数

图 A. 肾脏的彩色多普勒；图 B. 测量肾阻力指数

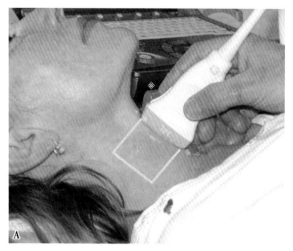

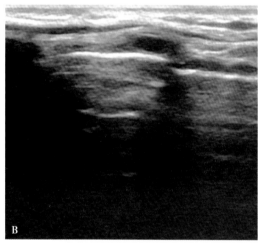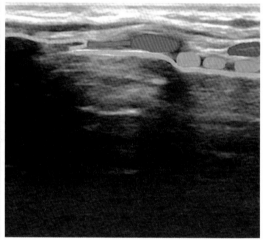

彩图 10-1-2　环甲膜及环状软骨超声扫描

图 A. 线性高频换能器放置在正中矢状平面，扫描范围为淡蓝色；图 B. 甲状软骨、环状软骨、气管环、环甲膜、组织/空气边界、甲状腺的峡部、橙色线下面的只是伪影

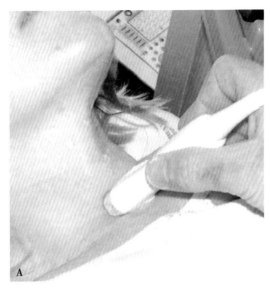

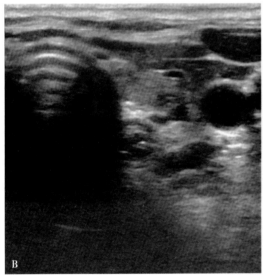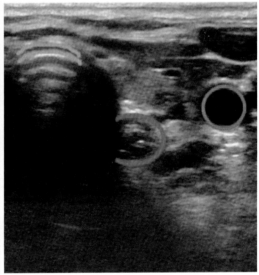

彩图 10-1-3　气道和食管超声扫描

图 B. 从头颅至胸骨上切迹横向扫描；

图 C. 前气管软骨部分、食管、颈动脉

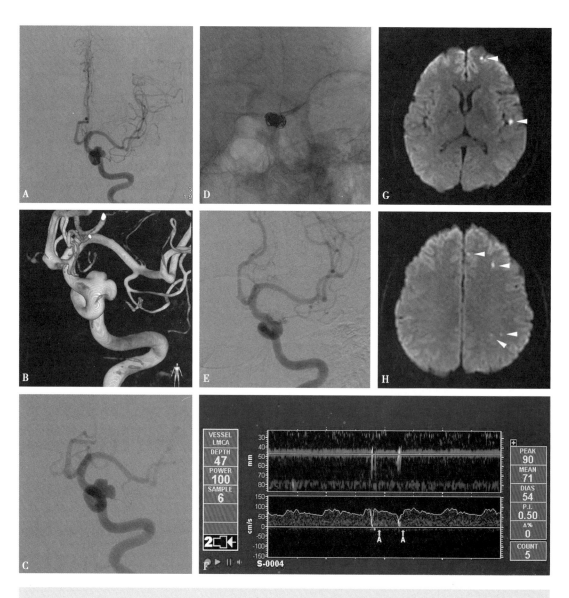

彩图 11-4-2　TCD 在大脑中动脉监测到微栓子信号

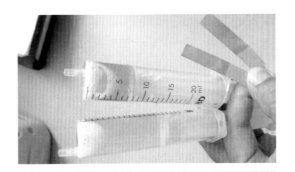

彩图 17-3-4 胃液及肠液颜色及 pH 值对比